E-Book inside

Mit dem Kauf dieses Buchs erhalten Sie das zugehörige E-Book gratis. Sie können dabei aus zwei Dateiformaten wählen: EPUB (gängiges Format für E-Reader und Tablets) und PDF (für PC und Laptop). So kommen Sie an Ihr kostenloses E-Book:

Rufen Sie im Internet diese Website auf:
↗ http://www.junfermann.de/ebook-inside

Geben Sie den unten stehenden Code in das dafür vorgesehene Feld ein und klicken Sie → Code einlösen. Nach Eingabe Ihrer E-Mail-Adresse und Auswahl des E-Book-Formats erhalten Sie sofort einen Download-Link für das gewünschte E-Book an Ihre E-Mail-Adresse.

Bitte beachten Sie, dass der Code für Sie personalisiert wird und nur einmal gültig ist. Die Datei müssen Sie zunächst auf Ihrem Computer speichern, bevor Sie sie auf ein mobiles Endgerät überspielen können.

JIMPJNLD

Michaela Huber

**Wege der Traumabehandlung**

Trauma und Traumabehandlung, Teil 2

www.junfermann.de

planetpsy.de

blogweise.junfermann.de

www.facebook.com/junfermann

www.youtube.com/user/junfermann

www.instagram.com/junfermannverlag

MICHAELA HUBER

# WEGE DER TRAUMABEHANDLUNG

TRAUMA UND TRAUMABEHANDLUNG, TEIL 2

Überarbeitete Neuauflage

Junfermann

Covergestaltung / Reihenentwurf JUNFERMANN Druck & Service GmbH & Co. KG, Paderborn

Satz & Layout JUNFERMANN Druck & Service GmbH & Co. KG, Paderborn



Junfermann Verlag GmbH, Driburger Straße 24d, D-33100 Paderborn, Tel.: +49 5251 1344-0, E-Mail: infoteam@junfermann.de

Bibliografische Information der Deutschen Nationalbibliothek
Die Deutsche Nationalbibliothek verzeichnet diese Publikation in der Deutschen Nationalbibliografie; detaillierte bibliografische Daten sind im Internet über http://dnb.d-nb.de abrufbar.

ISBN 978-3-7495-0171-7
*Dieses Buch erscheint parallel als E-Book.*
*ISBN 978-3-7495-0393-3 (EPUB), 978-3-7495-0394-0 (PDF).*

PEFC
Förderung nachhaltiger Waldbewirtschaftung
PEFC/04-31-0810 www.pefc.co.uk

# Inhalt

## Inhaltsverzeichnis von Band 1, Trauma und die Folgen

Einige der Übersichten und Fragebogen aus diesem Buch bieten wir Ihnen zusätzlich zum Download an. Sie erkennen sie an diesem Icon ⭳.

Gehen Sie dafür auf ↗ https://www.junfermann.de auf die Artikelansicht dieses Buches und scrollen Sie dann nach unten, in den Bereich „Mediathek“.

# Einleitung zur überarbeiteten Neuauflage

Wenn man ein Buch über Traumabehandlung vor rund 20 Jahren veröffentlicht hat, könnte man denken: Nun musst du alles neu schreiben. Nun, vieles ist hier auch neu, im Vergleich zum Buch vor 20 Jahren.

Doch tatsächlich hat sich, wie ich beim Durcharbeiten bemerkt habe, an den Grundsätzen der Arbeit mit traumatisierten Menschen wenig verändert, auch wenn neue „Techniken" und zahllose Publikationen hinzugekommen sind. Aber nach wie vor geht es vor allem darum: Zu verstehen, eine Haltung zu dieser Arbeit zu entwickeln, und genau zu wissen, womit man es zu tun hat, welche Themen in der Behandlung mit einer gewissen Wahrscheinlichkeit auftauchen werden, und schließlich möglichst konkrete Tipps und Hinweise zu bekommen, was man am besten tun und was man lassen sollte.

Komplexe Traumafolgestörungen erfordern ein multidimensionales Arbeitsverständnis sowie ein Zusammenwirken mit anderen Profis in diesem Feld, und das können viele sein: ÄrztInnen (AllgemeinärztInnen, InternistInnen, ChirurgInnen, AnästhesistInnen, GynäkologInnen …), HeilpraktikerInnen, PsychotherapeutInnen (ambulant wie stationär), PsychiaterInnen, MitarbeiterInnen bei Krankenkassen, Behörden, Sozialpsychiatrischen Diensten und Ambulanzen, ErzieherInnen, LehrerInnen, KollegInnen in der ambulanten und stationären Betreuung und Pflege, SozialarbeiterInnen und -pädagogInnen in Beratungsstellen etc. Sie sehen, das kann schon aufwendig sein. Dann sollten wir natürlich mit den Angehörigen zu tun haben und wissen, ob und wie wir sie einbeziehen können: Eltern und Elternersatzfiguren, Kinder, PartnerInnen. Auch „relevant others" wie beste FreundInnen können manchmal hilfreich sein, und von unserer Seite lohnt es sich, sie anzuschauen.

*Trauma und die Folgen,* den ersten Teil dieses zweiteiligen Grundlagenwerks, habe ich Ende 2020 neu vorgelegt, es in großen Teilen neu formuliert und viel neue Literatur hinzugefügt, denn das Wissen um die Entstehung von Traumafolgestörungen sowie die Diagnosemöglichkeiten haben sich tatsächlich vergrößert. Bei der Behandlung jedoch ist zwar weltweit die Erfahrung gewachsen, sie ist aber im Wesentlichen an einer entscheidenden Stelle ähnlich geblieben – eine Stelle, die nicht genug betont werden kann: Dass wir, wenn wir traumatisierten Menschen wirklich helfen wollen, *bindungsorientiert* arbeiten müssen. Was das bedeutet, wird zu erklären sein.

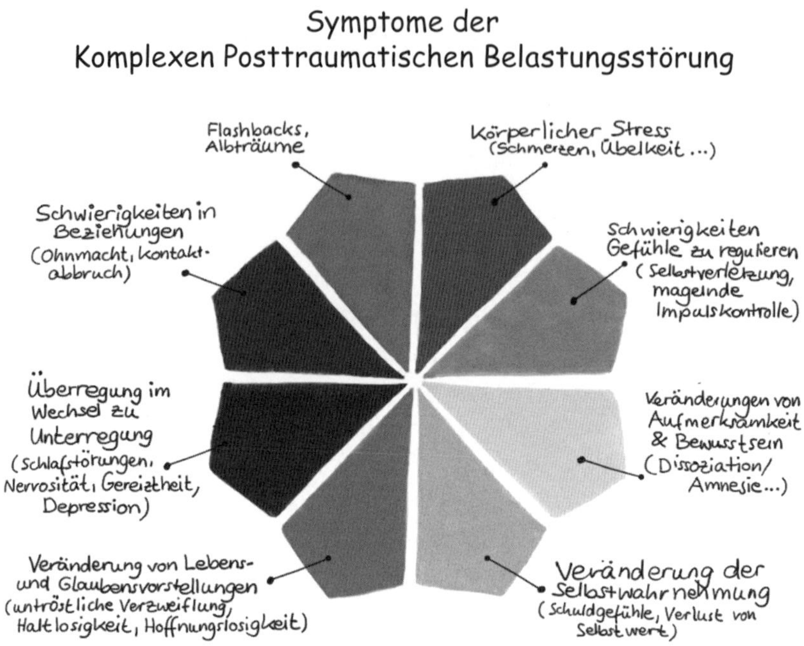


**Abbildung:** Symptome der Komplexen Posttraumatischen Belastungsstörung

Was haben wir in den letzten Jahren darüber hinaus über die Psychotherapie, besonders mit *komplex* traumatisierten Menschen, gelernt? Dieser Frage möchte ich hier gleich zu Anfang nachgehen. Denn in der Tat ist der Schwerpunkt dieses Buches nicht das Monotrauma im Erwachsenenleben, sondern es sind die frühen, oft langwierigen, schweren, in der Kindheit beginnenden komplexen Traumafolgen, von denen hier die Rede ist. Was also haben wir lernen dürfen?

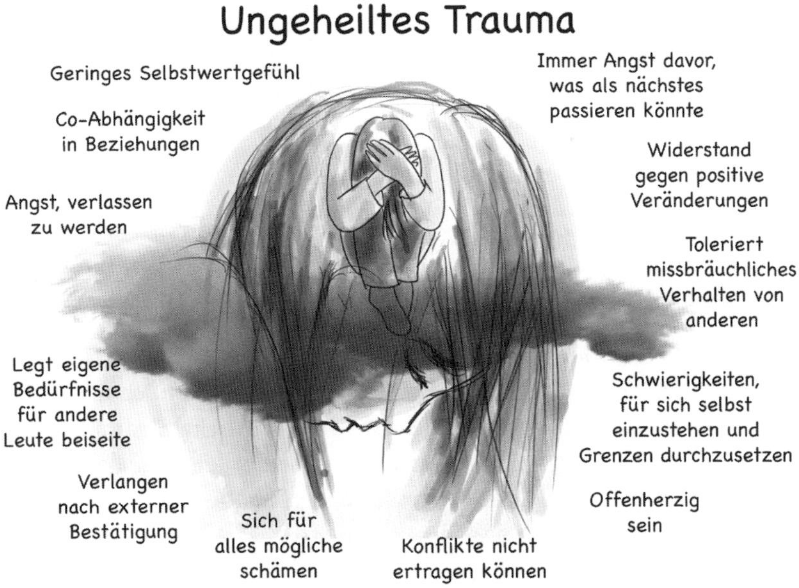


**Abbildung:** Folgen eines nicht geheilten Traumas

Zum einen, dass wir jetzt genauer wissen, was eine „Komplexe Posttraumatische Belastungsstörung“ (abgekürzt K-PTBS, auf Englisch C-PTSD) ist und welche Verläufe sie langfristig hat, wenn man sie nicht verändert. Nämlich so gravierende, dass Menschen, die als Kind zwei, drei, vier oder mehr Belastungsfaktoren wie psychisch kranke Elternteile, seelische Quälereien, körperliche Misshandlung und sexualisierte Gewalt erlebt haben (alles häufige Ereignisse, die eine K-PTBS auslösen können), bis zu 20 Jahre früher sterben. Das hat uns eine Prävalenzstudie aus den USA bereits 1998 deutlich gemacht (Felitti et al.) – eine Studie, deren Ergebnisse vielfach ausgewertet und teilweise repliziert wurden. Dem Fragebogen zu den ACE *(adverse childhood experiences)* wurde inzwischen ein Fragebogen zu den BCE *(benevolent childhood experiences)* an die Seite gegeben, mit eindrucksvollen Ergebnissen: Wer trotz hoher ACE-Werte viel positive Unterstützung als Kind bekommen hat, ist besser gerüstet gegen psychische Erkrankung und sozialen Stress. Das verweist darauf, dass es in den meisten Kindheiten sowohl positive wie negative Einflussfaktoren gibt. Es kommt also zum einen darauf an, was man mitbekommen hat – positiv wie negativ. Zum anderen, was man aus den Belastungen macht.

Schlimme Lebensereignisse in der Kindheit sind zwar sozusagen „Steine, die man im Lebensrucksack mit sich führt“ und die Folgeprobleme nach sich ziehen können, aber sie sind nicht unausweichliches „Schicksal“, wie auch die Literatur zu „Posttraumatischem Wachstum“ zeigt. Dennoch gilt, dass Menschen mit mehreren

Belastungen in der Kindheit, wie Armut, frühe Bindungsverluste, körperlich oder seelisch schwer belastete Eltern, seelische, körperliche, sexuelle Gewalt etc., deutlich höhere Risiken aufweisen für Herz-Kreislauf-Erkrankungen, Diabetes Typ 2 und diverse andere körperliche Erkrankungen. Dass sie gehäuft psychische Störungen wie Suchterkrankungen, depressive und / oder Angststörungen, psychosomatische Beschwerden erleiden, dass sie gehäuft durch Beziehungs- und Lebenskrisen gehen, die nicht wenigen von ihnen den Lebensmut nehmen und sie immer wieder – manche chronisch – suizidal werden lassen.

Mit anderen Worten: Wenn Menschen starke Kindheitsbelastungen mit sich herumtragen, ist das eine Bürde, die häufig schweres körperliches und seelisches Leid verursacht. Dieses Leid ist manchmal so tief, dass die Persönlichkeit unter seiner Last gar nicht erst ein zusammenhängendes Selbst entwickeln kann, sondern dass schon während der Strukturbildung, also des inneren Persönlichkeitswachstums, tiefe Spaltungen entstehen, welche die gesamte Identität des Menschen in Fragmenten weiterexistieren lassen – und sie bei neuem Stress weiter zerlegen. In Fragmente von Selbstzuständen, die das Alltags-Ich bewusst kaum bis gar nicht kontrollieren kann, da die Wechsel dieser traumabedingten Persönlichkeitszustände (engl. *personality states*) unwillkürlich erfolgen. Das mögen manche LeserInnen befremdlich finden. Es kann Ihnen aber erklären, wieso manche Menschen sich einfach nicht „zusammenreißen" können, obwohl sie es versuchen. Weshalb so manche Zeitgenossen häufig „wie ausgewechselt" wirken. Oder – falls Sie selbst betroffen sind – wieso Sie manchmal einfach „außer sich" geraten: Weil Sie vielleicht in besonderen Stresssituationen automatisch in einen Persönlichkeitszustand rutschen, der einst in einer äußersten Notsituation entstand; der Ihnen heute peinlich ist, den Sie aber nicht steuern können. Manche erleben das als verzweifelt-depressiven Einbruch, bei dem sie warten und ggf. mit Medikamenten gegenzusteuern versuchen, bis er vorbei ist. Andere erleben das als übertriebene Schreckreaktion, Panik- oder ohnmächtigen Wutanfall, und wieder andere als unwiderstehlichen Impuls zu einem Verhalten, von dem sie wissen, dass es absolut schädlich für sie ist: etwa Essen in sich hineinstopfen, Kette rauchen, hungern, nichts mehr trinken, alles Geld ausgeben bzw. verspielen, eigentlich gute Beziehungen abbrechen, Drogen nehmen, zu viel Alkohol trinken, bis zur absoluten Erschöpfung arbeiten, Erbrechen oder Entwässerung bzw. Darmentleerung zwangsweise herbeiführen, sich die Fingernägel blutig kauen, die Haare ausreißen, sich schneiden, brennen, dauernd „Unfälle" haben; Arztbesuche meiden, bis es zu spät ist, sich selbst durch Ablenkungen wie Smartphone oder TV um viele Stunden Schlaf bringen und erschöpfen, bis zum Zusammenbruch Sport treiben, zwanghaft alle/s kontrollieren müssen, sich aus zerstörerischen Beziehungen nicht lösen können, und und und. Wenn Sie an sich selbst solche nicht steuerbaren Impulse und Verhaltensweisen bemerken – oder wenn Sie als Profi das bei Ihren PatientInnen / KlientInnen beobachten –, dann könnten das früher sogar angemessene Reaktionen gewesen sein auf völlig chaotische, unberechenbare, extrem stressreiche Ereignisse und Zeiten. Das zu wissen hilft natürlich noch nicht, etwas zu verändern. Aber es könnte für die Betroffenen der Beginn einer Reise zu sich selbst sein und dazu, ihr „Gewordensein" zu verstehen und konkrete Schritte zur Veränderung gehen zu können.

Zusammen mit dem ersten Band *Trauma und die Folgen* ist dieses Buch eine Werbung dafür, dieses Verständnis zu verbessern und die Angebote zur Veränderung zum einen zu prüfen – was taugt etwas, was ist weniger empfehlenswert –, und zum anderen, einiges davon zu beschreiben. Es handelt sich also nicht um ein „Kochbuch": Man nehme eine Prise dies, eine Prise das, mache das konkret, dann kommt dies dabei heraus. Dazu ist eine komplexe Persönlichkeit eben zu vielgestaltig in ihrem Sein und ihren Möglichkeiten, sie erfordert ein individuell auf sie zugeschnittenes Vorgehen. Dieses Buch inspiriert Sie eher dazu, kreativ zu werden. Ich habe zahlreiche Verweise auf konkrete Übungsbücher und -materialien aufgenommen, die Ihnen helfen könnten, und etliche konkrete Tipps hinzugefügt. Doch ein Lehrbuch zu Komplextrauma ist nun einmal kein Kochbuch, und daher mute ich Ihnen an einigen Stellen vielleicht einiges zu, ob Sie nun Profi, Angehörige/r oder Betroffene/r sind. Achten Sie also bitte bei der Lektüre gut auf sich, damit Sie sie gut „verdauen" können.

In die ICD-11 – die neue, überarbeitete Auflage des Internationalen Diagnosehandbuchs – wurden inzwischen einige neue Erkenntnisse eingearbeitet. So wurde die Diagnose „Komplexe Posttraumatische Belastungsstörung" aufgenommen, und die traumabedingten Identitäts-Fragmentierungen wurden in zwei verschiedene Diagnosen gepackt: in die „Partielle dissoziative Identitätsstörung" (Stichwort: ein Alltags-Ich, mehrere emotionale Persönlichkeitszustände als Teil-Identitäten) und in das Vollbild der „Dissoziativen Identitätsstörung". Bei Letzterem übernehmen mehrere Teilidentitäten voll die Kontrolle über das im Alltag agierende Bewusstsein, ohne einander beeinflussen zu können. Das hilft uns KollegInnen, die Diagnosen klarer zu fassen – enthebt uns aber natürlich nicht einer auch sonst umfassenden Persönlichkeitsdiagnostik.

## Fragen und Antworten zum Thema Traumabehandlung

In diesem Buch werde ich zu unterschiedlichen Traumafolgestörungen Hinweise zur Behandlung geben. Damit Sie schon einmal einen kleinen Einblick bekommen, hier einige Antworten von mir auf häufig gestellte Fragen meiner KollegInnen:

1. **Wie erkennt man überhaupt, ob jemand einfach oder komplex traumatisiert ist, und welche Rolle spielt Dissoziation?** Hier verweise ich auf den ersten Band, auf *Trauma und die Folgen.* Dort finden Sie zahlreiche Hinweise. Stichworte könnten sein: Psychotrauma erkennt man an den Symptomen: Leid nach extrem belastenden Lebensereignissen, verbunden mit Übererregung, Vermeidung von erinnernden Reizen und Wiedererlebensmomenten. Komplexe Traumafolgestörungen erkennt man an einem Mangel an Impulskontrolle, schweren Selbstwertproblemen, psychosomatischen Störungen, häufigen Sinnkrisen – und dem Ausmaß an dissoziativen Störungen. Zu Letzteren gehören Amnesien im Alltag oder für wichtige biografische Ereignisse, Entfremdungserleben (häufiger die Umgebung oder Teile des Selbst bzw. des Körpers nicht angemessen wahrnehmen können) bzw. Identitätsprobleme (unkontrollierbare Persönlichkeitszustände). Auch Persönlichkeitsstörungen, Suchterkrankungen, schwere Gefühlsprobleme wie Angst-, Zwangs- und depressive Störungen sowie soziale Probleme, etwa am Arbeitsplatz, sind häufige Begleiterscheinungen komplexer Traumafolgestörungen. Es kommt also darauf an, dass man über gute diagnostische Fähigkeiten und Instrumente verfügt, wenn man Traumafolgen diagnostizieren möchte.
2. **Wenn ich den Verdacht auf eine Traumafolgestörung habe, was mache ich dann?** Als Erstes wird die Stabilisierung des Betreffenden (Kind, Jugendliche/r oder Erwachsene/r) im Vordergrund stehen. Dazu gehört, zu prüfen, ob diese Person überhaupt in Sicherheit ist. Viele Traumatisierte sind in Lebensumständen, die einen Heilungsprozess erschweren: Sie sind mit Menschen verwickelt, die ihnen geschadet haben (dazu gehören u.U. auch Familienmitglieder oder PartnerInnen!) oder ihnen derzeit immer noch schaden. Viele haben aufgrund ihrer Selbstwertprobleme immer wieder erlebt, dass sie zu Opfern anderer Menschen wurden, oder sie haben problematische Seiten in sich, die sie immer wieder in Versuchung führen, sich ausbeuten zu lassen oder andere Menschen auszubeuten. Viele haben chronische Geldprobleme, manche sind obdachlos. Sehr viele fühlen sich chronisch einsam und unsicher in der Welt. Das bedeutet für die Helfenden, dass sie oft erleben, wie sehr sich traumatisierte Menschen an sie klammern, während es diesen gleichzeitig schwerfällt, sich von Personen zurückzuziehen, die ihnen geschadet haben oder immer noch schaden. Das wird uns in diesem Buch noch beschäftigen.
   Anschließend geht es an die Stabilisierung des Umfelds, und oft parallel dazu wird man beginnen, die guten Fähigkeiten und die stabilen oder stabilisierungsfähigen Merkmale der Persönlichkeit der Hilfesuchenden zu stärken, nach dem Motto: „Äußerlich und innerlich festen Boden unter die Füße!" Erst danach wird man sich den Details der traumatisierenden Erfahrungen selbst inhaltlich mehr zuwenden können. Was bedeutet, dass man sich um den Ansturm der Flashbacks, der erzählen wollenden Persönlichkeitszustände und der angstvoll den

Alltag leben wollenden Alltagspersönlichkeit, die sich dem Unaushaltbaren nicht mehr zuwenden will, besonders kümmern und gleichzeitig während des Stabilisierens alles in der Persönlichkeit um Geduld bitten muss. Was naturgemäß nicht einfach ist. Auch davon wird zu reden sein.

3. **Ich habe wenig Zeit für eine PatientIn, die sehr instabil ist. Was ist das Wichtigste, auf das ich achten muss?** Neben einer Stärkung des Willens, aus möglicherweise schädlichen Sozialkontakten und anderen schlechten inneren und äußeren Lebensbedingungen herauszukommen, wird die gesamte gesundheitliche Situation zu stabilisieren sein: Hat die Person körperliche Erkrankungen, die dringend versorgt werden müssen? Muss man sie zu Ärzten, Ämtern, Einrichtungen begleiten, ihr helfen, Formulare auszufüllen, um eventuell eine finanzielle, ambulante oder auch eine stationäre Betreuung zu erhalten? Muss ich nachsehen, ob sie absprachefähig ist, etwa Selbstschutzvereinbarungen abzuschließen, sich nicht ernsthaft zu verletzen, regelmäßig zu essen und zu trinken, keine radikalen Entscheidungen ohne Absprache zu treffen (Wohnortwechsel, gesamtes Geld ausgeben, Beziehungsabbruch, Suizid …)? Wenn sie nicht absprachefähig ist, kann ich sie motivieren, sich stationär psychiatrisch aufnehmen zu lassen oder muss ich gar – was wir alle stets so lange wie möglich, aber bitte nicht zu lange vermeiden möchten – eine geschlossene Unterbringung beantragen? Kann ich ein Helfernetz aufbauen, das vermutlich längerfristig unbedingt nötig sein wird: Sicherung und eventuell Aktivierung des privaten Umfelds und der familiären Situation; bei Bedarf Einbeziehung von Institutionen wie Kinderschutz, Jugendamt, Beratungsstellen, Betreuungseinrichtungen, Arztpraxen, Kliniken. Häufig ist Psychotherapie gar nicht das Erste, das notwendig ist, sehr wohl aber eine Ansprache an die Persönlichkeit in all ihren Facetten und eine Bitte um Mitwirkung bei der Stabilisierung bzw. im Genesungsprozess. Auch das gilt es zu lernen, insbesondere wenn die Persönlichkeit des / der Hilfesuchenden fragmentiert ist.

4. **Wann kann ich mit der Traumakonfrontation beginnen?** Jede Beschäftigung mit der traumatisierten Person ist – und je tiefer die Gespräche gehen, desto mehr – eine Form von Traumakonfrontation. Doch wenn unter dem Begriff das gezielte Arbeiten mit den traumatisierenden Ereignissen verstanden wird, gilt: Bitte tun Sie das nicht, bevor einige Lebensumstände der hilfesuchenden Person geklärt sind. Sie sollte aktuell nicht in traumatisierenden Lebensumständen sein; es sollte kein Teil der Persönlichkeit mehr aktiv dagegen arbeiten, zu verstehen, was das Ereignis mit ihr gemacht hat. Die Persönlichkeit sollte sich entweder spontan oder auf Wunsch der helfenden Person in der Gegenwart, also in Raum und Zeit orientieren können; sie sollte die Arbeit portionieren können, was auch bedeutet: Persönlichkeitsanteile, die nicht beim Prozessieren der traumatogenen Ereignisse notwendig sind, innerlich in Sicherheit bringen oder an inne-

ren sicheren Orten halten zu können; und sie sollte sich klarmachen, weshalb das traumatische Material bislang getrennt gehalten war, das wertschätzen und Mitgefühl mit dem eigenen erlittenen Leid entwickeln können. Ist eine dieser Bedingungen nicht erfüllt, kann es, statt zur Integration, während und durch die Traumakonfrontation zur Retraumatisierungen kommen, was natürlich zu vermeiden ist.

5. **Was aber tun, wenn die PatientIn von Flashbacks überflutet und gleichzeitig zu instabil ist für eine Traumakonfrontation?** Diese Frage wird mir sehr häufig gestellt, und die Antwort ist nicht einfach. Denn dieses Dilemma bedeutet: Einerseits flutet das Traumamaterial an, andererseits kann die Persönlichkeit das schreckliche Geschehen noch gar nicht voll erfassen, weil sie noch nicht gefestigt genug ist. Die Stabilisierung wiederum wird durch die Flashbacks behindert – ein Teufelskreis, in dem sich viele TraumapatientInnen befinden. Hier empfiehlt es sich, mit den Hilfesuchenden sogenannte Containmenttechniken zu erarbeiten. Man kann 23 Stunden und 55 Minuten mit dem Traumamaterial zu tun haben, sollte sich aber wenigstens fünf Minuten lang „das Zeug vom Hals schaffen“ können, um in dieser Zeit zu lernen, stabiler zu werden. Also wird die Persönlichkeit alle Kraft aufbieten müssen, um anflutende Schrecken in Form von Bildern, Geräuschen, Gerüchen, Geschmacksempfindungen, inneren Geräuschen wie Schreien oder bedrohlich klingenden Stimmen fünf Minuten lang auf Distanz zu bringen. Durch gezieltes Ablenken bzw. Umgebungswechsel – allein oder mithilfe anderer Menschen; durch (auch inneres Über-)Malen, Aufschreiben; durch das Wegpacken in Tresore oder andere Behältnisse; durch „Sich-runter-Klopfen“ per Klopftechnik; durch die Aktivierung innerer Wächter oder Helfergestalten und die Herstellung innerer sicherer bzw. geborgener Orte, durch das Errichten innerer Barrieren wie Mauern oder Schutzräume, durch das Einsetzen der Screen-Technik, um „Filme“ danach „wegzupacken“ – und andere Portionierungs- und Aufbewahrungsmöglichkeiten, die man mit Betroffenen entwickeln kann. Über kurz oder lang können auch viele mit den Borderline-Skills arbeiten und dazu Apps nutzen wie *dbt112* oder *Body2Brain,* um sich selbst anzuregen, auf Ideen zu kommen und in Notsituationen zumindest vorübergehend Entlastung zu finden. Den Betroffenen selbst kann man mit Erich Kästner nur raten: „Es gibt nichts Gutes – außer man tut es.“ Es mag sich anfangs anfühlen, als sei es nicht möglich. Aber es geht kein Weg daran vorbei, selbst anzufangen, die eigene Innenwelt Schritt für Schritt zu verändern, sodass aus einem unwillkürlichen, automatischen ein bewusst gestalteter Wandel werden kann. Andere Menschen sind dazu sehr wichtig, allein schafft man es oft nicht, dranzubleiben. Aber entscheidend wird sein, dass man mit Mini-Schrittchen anfängt, auch wenn man glaubt, dass das nichts bringt. – Es bringt auf Dauer sehr wohl sehr viel.

6. **Es dauert viel zu lange – die Kasse bezahlt das nicht.** Ja, das ist wahr. Dennoch lohnt es sich, jeden Tag darum zu kämpfen, bedarfsgerechte Psychotherapie für die Hilfesuchenden zu erhalten. Oft muss jedoch die Arbeit unterbrochen werden, weil die Kassenstunden auslaufen, und es ist eine stete Auseinandersetzung mit allen Institutionen nötig: Versorgungsämtern (Opferentschädigungsgesetz), Krankenkassen, Pflegekassen etc. Wenn alle anderen Möglichkeiten ausgeschöpft sind, zahlt der Fonds sexueller Missbrauch (FSM) eine gewisse Summe, die Betroffene für Therapie verwenden können. Es lohnt sich, die Konditionen aller möglichen Institutionen kennenzulernen, um Betroffene beraten zu können. Auch das bundesweite Hilfetelefon 08000 116 016 hat für das Thema rituelle Gewalt eine Sondernummer (sie nennt sich Berta: 0800 30 50 750) und kann Betroffene und Fachleute beraten.

7. **Wohin kann meine KlientIn, wenn sie vor gewalttätigen Tätern fliehen muss?** Es gibt leider immer noch zu wenig „Weglaufhäuser" für Kinder oder Unterbringungsmöglichkeiten für Frauen, die – oft zusammen mit ihren Kindern – vor Tätern fliehen. Frauenhäuser nehmen sie nur in Ausnahmefällen auf, denn in ihren Richtlinien steht meist, dass es sich um Häuser für von Partnern misshandelte Frauen handelt, und viele Mädchen und Frauen, die z. B. aus der Zwangsprostitution fliehen wollen, haben keine Möglichkeit, dort unterzukommen. Außerdem sind viele während des Ausstiegs hin- und hergerissen. (Ich habe 2018 das Lesebuch *Der innere Ausstieg* herausgegeben, um darzustellen, dass es verschiedenen Stadien der Auseinandersetzung gibt: „Gehe ich oder bleibe ich? Und was ist in mir / in meinem Innern dazu für ein Durcheinander …?") Häufig braucht es anfangs eine mehr oder weniger lange Begleitung, bis ein Mädchen bzw. eine Frau (auch: ein Junge bzw. ein Mann) den Ausstieg aus einem zerstörerischen Bindungsgeschehen bzw. der Zwangsprostitution geschafft hat. Sie vorher hektisch in irgendwelchen Einrichtungen unterzubringen, hat meist wenig Zweck, denn viele kehren zu den Tätern zurück. Dennoch kann eine solche Unterbringung vorübergehend sinnvoll sein – dann nämlich, wenn man die „Misshandlungspausen" nutzen kann, an einer Stabilisierung des Ausstiegswillens und -plans zu arbeiten. Wenn es dafür ein Hilfsbudget gäbe, pro Kopf berechnet, also für jede hilfesuchende Person ein Budget, dann könnte damit einiges an Hilfe bezahlt werden, die für die Betroffenen wirklich effektiv ist. Oft muss während des Ausstiegs phasenweise eine 24-Stunden-Betreuung organisiert werden, da besonders nachts der Druck stark ist, zu den Tätern zurückzugehen. Ja, das Kostenthema ist für viele Menschen tatsächlich entscheidend dafür, wie schnell sie in ihrer Entwicklung vorwärtskommen. Unsere Sozial- und Gesundheitsbehörden könnten dabei wesentlich besser zusammenarbeiten, als das bislang (Stand Herbst 2022) der Fall ist.

8. **Bei komplexem Trauma gibt es unendlich viele traumatisierende Erfahrungen. Soll man sie alle bearbeiten?** Nein, das ist nicht nötig. Wir arbeiten mit den Menschen daran, dass sie verstehen, was mit ihnen geschehen ist, und dass sie daraus lernen, damit sich die Situationen nicht wiederholen, sie nicht unbewusst reinszeniert werden, und auch nicht an die nächste Generation zur Bearbeitung weitergereicht werden müssen. Für die Betroffenen bedeutet das: Sie arbeiten daran, dass ihre Symptome geringer werden. Die werden nie ganz verschwinden, denn jeder extreme Zustand, in dem man einmal war, hat sich eingeprägt. Es kommt darauf an, dass immer mehr zusammenkommen muss, damit man sie noch einmal innerlich erlebt. Umgekehrt heißt das: Je stabiler die Menschen in ihrer Binnenstruktur werden und je mehr sie von ihrer Lebensgeschichte verstanden und die Gefühls- und Körperzustände etc. dazu besser integriert haben und auch besser sehen können, welche Bedeutung die Ereignisse für ihr Leben haben, desto seltener geraten sie „außer sich". Und was die traumatogenen Ereignisse selbst anbetrifft, so sprechen wir heute davon, dass es vor allem auf die „Hotspots" (die schlimmsten Momente) und die „Traumanetzwerke im Gehirn" (die „fallenden Dominosteine") ankommt. Sie ausreichend zu deaktivieren, damit sie nicht jederzeit wie ein Hier-und-Jetzt-Erleben wahrgenommen und kaskadenartig verschlimmernd erlebt werden müssen, ist das Ziel der Traumabehandlung. Dieses Ziel wird umso leichter erreichbar sein, je weniger „Trauma-Felder" es gab, also unterschiedliche Umstände, Täter, Gruppierungen, Orte, Zeitpunkte …, die unerträglich schlimm waren. Leider haben nicht wenige komplex Traumatisierte eine Fülle schrecklicher Erfahrungen gemacht. Die Arbeit, sie ausreichend stabil zu halten, kann deshalb auch bedeuten, dass sie ihr Leben lang immer wieder therapeutischer Unterstützung bedürfen. Das ist dann kein Versagen dieser Persönlichkeiten, sondern dem Umstand geschuldet, dass es so viele traumatisierende Ereignisse gab, etwa überwältigende Verlusterfahrungen, schlimme Krankheiten, extreme Gewalt bzw. immer wieder sexuelle Übergriffe. Dennoch gibt es viele Studien, die darauf hinweisen, dass traumazentrierte Psychotherapie bei Komplextrauma für die Betroffenen meist ausgesprochen hilfreich ist (s. die zahlreichen Literaturangaben in den Literaturlisten in *Trauma und die Folgen* und in diesem Band; schmökern Sie ruhig darin).

9. **In meiner KlientIn gibt es so viel Selbstzerstörerisches – was tun?** Selbsthass, täterloyales Denken („Ich bin ja auch eine Nutte / ein Dreckskerl, meine Mutter / mein Vater hatte schon recht") und täterimitierendes Verhalten (sich oder andere genauso verletzen, wie man verletzt wurde) gehören zu den sehr häufigen Reaktionen eines Menschen auf traumatisierende Ereignisse. Die Erfolgsprognose der Traumabehandlung hängt davon ab, wie weit es der Persönlichkeit gelingt, diese Tendenzen in den Griff zu bekommen. Pi mal Daumen kann man sagen: Je mehr die zerstörerischen Tendenzen Ich-synton, also in die Alltagspersönlichkeit

des Menschen übergegangen sind, desto schlechter die Prognose. Glücklicherweise gibt es viele Menschen, die extrem schlecht behandelt wurden und selbst mies mit sich umgehen (vielleicht auch mit ihren Schutzbefohlenen, obwohl sich viele sehr darum bemühen, *nicht* weiterzugeben, was sie selbst erlitten haben), die nicht in ihrem Wesenskern „schlechte Menschen" geworden sind. Auch wenn sie lange unter den erniedrigenden Gedanken und schlimmen Impulsen leiden, so merkt man unter der Therapie oft, dass diese sich verändern und größtenteils auflösen, sobald ein Gefühl von Zugehörigkeit, Angenommensein und liebevoll begleitet zu werden in ihnen ankommt. Manchmal erst in professionellen Zusammenhängen, dann auf Dauer aber auch in persönlichen Kontakten. Fortschritte kann man u. a. daran erkennen, dass die Hilfesuchenden mit der Zeit immer stabilere FreundInnen bzw. PartnerInnen für sich gewinnen können.

10. **Wann ist eine Therapie zu Ende? Im Grund kann man ja immer weiter arbeiten.** Ja, gerade mit komplex traumatisierten Menschen, die häufig „viele Baustellen" haben, könnte man oft immer weiter therapeutisch arbeiten. Meine Daumenregel dazu: Wenn möglich, sollte die KlientIn das Ende der Therapie selbst bestimmen. Vielleicht ein wenig sanft „aus dem Nest geschubst", aber doch aus freien Stücken. Meine Erfahrung ist, dass die meisten das können. Leider manche nur, indem sie am Schluss noch einen Streit inszenieren, um sich empört abwenden zu können (wie es auch Pubertierende nicht selten mit ihren Eltern tun). Aber immer mit der Möglichkeit, zurückzukommen, wenn sie später noch einmal Unterstützung brauchen. Deshalb darf eine gute BeraterIn bzw. PsychotherapeutIn bitte NIEMALS eine sexuelle Beziehung mit einer (Ex-)KlientIn eingehen. Denn der Therapeut oder die Therapeutin wird im Zuge der Nachreifung der KlientIn als Elternersatz angesehen. Häufig waren Elternteile übergriffig. Dann ist die sexuelle „Beziehung" keine Partnerschaft auf Augenhöhe, sondern ein erneutes Abhängigkeitsverhältnis inzestuöser Art. Außerdem muss die KlientIn ja jederzeit wiederkommen können, vielleicht noch viele Jahre später, denn ein insbesondere in einer langjährigen Psychotherapie entstandenes besonderes Vertrauensverhältnis lässt sich nicht einfach auf andere TherapeutInnen übertragen. Leider wird das Ende der Therapie häufig durch die Finanzierungsfrage bestimmt. Wenn die Kasse nicht mehr zahlt bzw. die KlientIn nicht selbst die Beratungs- oder Therapiekosten aufbringen kann, muss man sich oft mitten im Prozess voneinander verabschieden. Viele TherapeutInnen versuchen diese unbefriedigende Situation abzumildern, indem sie die KlientIn dann in eine Klinik empfehlen. Doch zum einen sind Klinikplätze rar, zum anderen möchten die KollegInnen in den Kliniken nicht, statt inhaltlich mit einer KlientIn arbeiten zu können, die Trauerprozesse bearbeiten müssen – um die KlientIn dann in eine Situation ohne ambulante Anbindung entlassen zu müssen. Das ist also auch keine Lösung. Daher empfehle ich, die Finanzierungsfrage immer im Blick zu behalten, sie offen

zu diskutieren und der Hoffnung der KlientIn auf eine vielleicht kostenfreie Weiterbehandlung eine klare Absage zu erteilen. Traumabehandlung ist eine Arbeit, die hochqualifizierte Kenntnisse erfordert. Sie kann und wird nicht kostenfrei sein. Was jedoch immer möglich ist: Eine bestimmte „Portion" zu arbeiten. Ein bestimmtes realistisches Ziel in der Behandlungsplanung anzupeilen. Dafür aber muss man auch eine Behandlungsplanung, gemeinsam mit der KlientIn/PatientIn, erarbeitet haben! Wie man das macht, auch das wird in diesem Buch beschrieben, und ich verweise auch auf weitere Bücher von mir, auf *Viele sein, Der Feind im Innern* und *Multiple Persönlichkeiten,* aber auch auf gute Bücher von anderen Kolleginnen, etwa von Susanne Leutner & Elfie Cronauer, Alice Romanus-Ludewig oder Verena König – Sie finden sie alle im Literaturverzeichnis.

Traumabehandlung ist ein vielgestaltiger Prozess, und wenn dann noch die Persönlichkeit sehr vielgestaltig ist und komplexe Traumastörungen vorliegen, wird sie ein großes Abenteuer. Dennoch möchte ich Sie ermutigen, es anzugehen. Als Betroffene, weil Sie sich niemals mit den schlechten Verhältnissen begnügen sollten. Als KollegInnen, weil sie unendlich viel lernen werden: Darüber, was ein Mensch alles überleben kann, wie ein Mensch sich anpasst an unerträgliche Lebensumstände; wie diese Anpassungsstrategie irgendwann förmlich „Amok läuft" und veränderungsbedürftig wird; welche Kompensations- und Selbsthilfeversuche jemand schon unternommen hat; was davon brauchbar und gewaltfrei war und bleiben kann und welche neuen Strategien und Wege sich finden lassen. Letztlich bleibt eine Psychotherapie im besten Fall eine Begegnung zwischen zwei Menschen von Herz zu Herz, mit allen Kompetenzen, die beide mitbringen. Eine Begegnung, die darüber entscheidet, ob eine Traumabehandlung gelingt oder nicht bzw. wie weit sie gelingt. Wenn Sie KollegIn sind, werden Sie erleben, dass gerade komplex traumatisierte Menschen Sie in einer Weise herausfordern, wie kaum je ein Mensch Sie herausgefordert hat. Und Sie werden sich selbst während dieses Prozesses verändern. Sollten Sie Burnout-Gefühle bekommen, ist das phasenweise absolut normal, denn die Arbeit ist langwierig und anstrengend. Holen Sie sich bitte Unterstützung bei KollegInnen, damit Sie Ihre Familienmitglieder und Freundschaften nicht mit Ihren „Gruselschilderungen" und deren Folgen wie Reizbarkeit, Schlafstörungen etc. überfordern. Die Belohnung Ihrer Mühe besteht in Ihrem eigenen Persönlichkeitswachstum, während Sie in Ihrer Arbeit einen großen Garten pflegen, in dem Lebendiges heilt und wächst. *Heilewächst,* wie es eine meiner Klientinnen einmal ausgedrückt hat. Und diese Erfahrung kann sehr beglückend sein.

Ich wünsche Ihnen alles erdenklich Gute für dieses Abenteuer.

Portugal im Herbst 2022

Michaela Huber

# Einführung

*„Menschen, die ein Trauma zu bewältigen haben, fühlen sich oft hilflos und von Umständen überwältigt, die außerhalb ihrer Kontrolle liegen. Wir werden als auf immer geschädigte Menschen angesehen (und sehen uns auch selbst so) – als ‚Überlebende' …"* (Linda B. Jones)

*„Es ist eine wirklich destruktive Einstellung, zu denken, dass PTBS eine Störung ist. Wir verstehen es grundlegend falsch, wenn wir glauben, es sei ein Zeichen dafür, dass die Betroffenen gebrochen sind. Es ist ein Zeichen für den Drang zu überleben."* (Mary Catherine McDonald in Blakemore 2020)

*„Für den Stellenwert therapeutischer Verfahren zur Linderung oder Heilung posttraumatischer Belastungsstörungen ist grundsätzlich festzuhalten, dass es unrealistisch ist, zu hoffen, dass durch eine Psychopharmakotherapie oder durch eine Psychotherapie in irgendeiner Art und Weise das traumatische Ereignis aus dem Leben und aus der Erinnerung des Betroffenen beseitigt werden kann. Es geht vielmehr immer darum, dass die Betreffenden in die Lage versetzt werden, adäquat mit den belastenden Erlebnissen umzugehen und sich entsprechend ihres Lebensentwurfes auch darauf einzustellen."* (Steffen Haas)

Wer Opfer eines seelischen Traumas geworden ist, befindet sich oft lange im Status des „Überlebenden". Und Linda Jones hat recht: Von vielen Menschen werden Überlebende so betrachtet, als hätten sie eine Krankheit, auf die sie sich „adäquat einzustellen" hätten, ähnlich, wie man sich nach einem körperlichen Trauma etwa auf eine Behinderung einstellen muss. Entsprechend drastisch fallen auch oft die psychischen Diagnosen nach Extremstressereignissen aus. Wer Überlebende/r von Langzeittraumata ist, bekommt nicht selten solche Diagnosen zugeschrieben wie „Borderline" oder andere „Persönlichkeitsstörungen", wie denn überhaupt oft von Störungen die Rede ist: depressive Störung, Angststörung, dissoziative Störung, posttraumatische Störung, komplexe posttraumatische Störung … – Und in der Krankenakte sieht es so aus, als sei diese Person eo ipso irreparabel geschädigt, wobei die Ursache aus dem Blickfeld gerät. Dabei ist sie doch „nur" traumatisiert.

Was heißt „nur": Sie ist gezwungen worden, extreme Abwehr gegen extremen Stress auszuprägen. Bei den Überlebenden von frühen Traumata bedeutet dies: Sie sind von Kindesbeinen an gezwungen worden, wieder und wieder Gewalt, seelische Quälereien oder körperliche Torturen durch nahe Angehörige, später vielleicht durch Freunde, Partner, Fremde zu erdulden, weit mehr, als ein Gehirn und ein Organismus gesunderweise verkraften können. Und das hatte gravierende Folgen. Aber sind sie deswegen irreparabel geschädigt? Oder lassen sich nicht doch die Folgen der seelischen Traumata durch sorgfältige Behandlung so verändern, dass aus Trauma-Überlebenden „Neurotiker wie du und ich" werden, also Menschen, die zwar Leid und Probleme kennen, aber Wege finden, damit umzugehen?

Vielleicht ist manchmal beides richtig, mal mehr das eine, mal mehr das andere. Die Bedingungen, unter denen mehr positive Veränderungen möglich sind, werden in diesem Buch genauer betrachtet.

In einem jedoch hat Steffen Haas sicher recht: Ein Trauma „lässt sich nicht beseitigen". Es geht nicht weg. Es kann nur, wie wir heute wissen, durch adäquate traumazentrierte Behandlungsmethoden im Hirnstoffwechsel zu Veränderungen kommen, sodass das Trauma auf eine neue Art „metabolisiert" wird. Es ist dann so, als würde man einen Tropfen Gift im Ozean auflösen, statt weiterhin eine Art „undichte Giftphiole" mit sich herumzutragen.

## Dissoziation und Spaltung

In Band 1 wurden die neurophysiologischen Prozesse während eines Traumas genauer beschrieben. Der entscheidende Abwehrmechanismus des Gehirns im Moment der Traumatisierung ist Dissoziation. In der individuellen Wahrnehmung erleben die Traumaopfer im Augenblick der seelischen Todesnähe eine Art „Zerspringen des Spiegels" – sie verlieren den raumzeitlichen Bezug, erleben sich als entfremdet von sich und anderen; später leiden sie dann, wenn es ihnen nicht gelingt, das Trauma innerhalb weniger Wochen zu integrieren, unter Gedächtnislücken, Körpersymptomen, sozialem Rückzug, Schreckreaktionen …

**Dissoziation ist dazu da, Erkenntnis zu verhindern.**

Erkenntnis, die von entscheidenden Schaltzentralen in unserem Gehirn – und zwar solchen, die nichts mit unserem bewussten Denken zu tun haben – als „zu gefährlich" eingeschätzt wurde. Die primäre Dissoziation während einer traumatischen Einwirkung verhindert die fundamentale Erkenntnis:

**„Es geschieht jetzt das absolut Unaushaltbare, und es geschieht mir."**

Da diese Erkenntnis vom limbischen System in Zusammenarbeit mit dem Stammhirn und anderen Schaltzentralen in den „unteren Regionen des Gehirns" automatisch verhindert wird, um sein Selbst zu schützen, entsteht ebenso automatisch eine Spaltung zwischen „Ja – es ist passiert" und „Nein – das ist nicht wahr". Und dann folgen unter Umständen sekundäre und weitere Dissoziationsformen und Spaltungen, wie sie in Band 1 ausführlich beschrieben wurden.

Ein unter einer Posttraumatischen Belastungsstörung (PTBS) leidender traumatisierter Mensch hat aus Selbstschutz eine Reihe von Symptomen entwickelt, die große Auswirkungen auf sein weiteres Leben haben. Dazu gehören nicht nur Flashbacks (Wiedererleben), Einschränkung (z.B. Depressionen) oder Übererregung (etwa plötzliche Wutausbrüche). Sondern er hat in seiner Persönlichkeit auch sehr oft eine tiefere Spaltung entwickelt, in alltagsorientierte Selbstzustände und in Zustände, die Elemente des Traumas spiegeln. Wollen wir das Trauma behandeln, dann bekommen wir es mit diesen dissoziativen Prozessen zu tun, mit deren Hilfe sich das Gehirn des traumatisierten Menschen bislang geholfen hat. Vor allem eine fundamentale Spaltung ist es, die Traumatisierten oft lebenslang zusetzt, wenn es ihnen nicht gelingt, ihr Trauma zu integrieren:

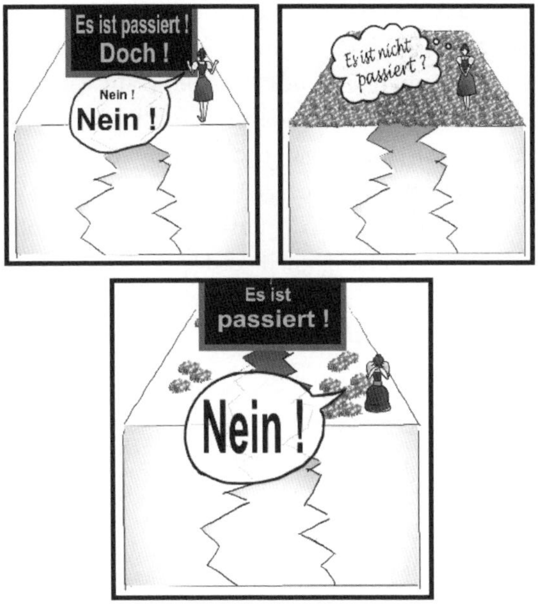


**Abbildung:** Dissoziation

Harvey Schwartz (2000) nennt diese Spaltung die „Illusionen von ‚Nicht-Ich‘ und ‚Nur-Ich‘“. Die Illusion des „Nicht-Ich“ ist verbunden mit Vorstellungen wie:

- „Es ist nicht passiert.“
- „Ich war nicht dabei.“
- „Es ist ihr passiert, nicht mir.“
- „Es ist zwar passiert, aber es hat mir nichts ausgemacht.“
- „Es ist zwar passiert, aber ich habe es längst überwunden.“

Letzteres ist natürlich nur dann eine Illusion, wenn man das Trauma lediglich „weggedrückt“, aber nie wirklich angeschaut hat. Viele Menschen sind nach traumatisierenden Erfahrungen wie Kriegen, Unfällen, Vergewaltigungen oder einer Kindheit voller Misshandlungen der Meinung: „Das hat mir gar nichts ausgemacht, da hab ich mich einmal geschüttelt, und das war's.“ Leider stimmt so etwas, wie wir wissen, nicht. Denn wie der französische Psychiater Pierre Janet schon um die Jahrhundertwende zum 20. Jahrhundert sagte, ist, wer ein Trauma nicht „realisiert“ – also als wahr anerkennt und die Bedeutung des Traumas für sein Leben verstanden hat –, gezwungen, das Erlebte mit anderen zu wiederholen oder zu reinszenieren. Und, wie Judith Herman (2018) sagt, taucht dann das Trauma in der weiteren Lebensgeschichte der Betroffenen nicht als zusammenhängende Erzählung auf wie: „Das und das ist passiert, so hat es angefangen, das war besonders schrecklich, so und so ist es zu Ende gegangen; aber ich habe es überlebt, und jetzt habe ich es auch überwunden, auch wenn mich die Erinnerung daran noch schmerzt.“ Meistens taucht es gar nicht als Erzählung auf, weil darüber geschwiegen wird – dafür aber als Symptom, als Angststörung zum Beispiel, oder als Alkoholabhängigkeit, als Depression oder (psycho-)somatische Erkrankung. Oder wird reinszeniert mit den eigenen Kindern, Enkeln etc. als transgenerationales Trauma (Huber 2018, Mucci 2019, Narayan 2021, Rauwald 2020).

Die Illusion des „Nur-Ich“ dagegen ist verbunden mit Vorstellungen wie:

- „Ich bin schuld, dass es passiert ist.“
- „Hätte ich nur … (besser aufgepasst, einen Umweg genommen …) oder wäre ich nur … (hübscher, weniger hübsch, klüger, dümmer, besser in Kampfsport, besser im Totstellen …), dann wäre es nicht geschehen.“
- „Da komme ich nie drüber weg.“
- „Ich habe freiwillig mitgemacht.“ (Denn ich mochte den / war verliebt in den Täter; versuchte ihn mit meinem Charme unter Kontrolle zu halten; habe ja blöderweise mit ihm geredet; hab ihm nicht die Tür vor der Nase zugemacht; bin ja mitgegangen etc.)
- „Ich habe es ja so gewollt.“ (Was verliebe ich mich auch in so einen; habe ihn ja auch provoziert; hab ja die Zimmertür nicht abgeschlossen; was muss ich auch nachts auf die Straße gehen; habe es verdient; wer sich in Gefahr begibt, kommt darin um …).

- „Ich bin auch so eine." (Bin böse, schmutzig, unberechenbar, voller Hass, könnte um mich schlagen; bin keinen Deut besser als die da; wahrscheinlich muss man genau so sein, um durchzukommen ...).

Tatsächlich ist die KlientIn, wenn wir das Beispiel der Überlebenden von sexualisierter Gewalt gegen Kinder bzw. die Misshandlung von Frauen nehmen, von denjenigen verraten und verletzt worden, denen sie am meisten vertraute und die sie am meisten brauchte. Sie konnte zum Zeitpunkt der Traumatisierung nichts – nichts! – anderes tun, als letztlich zu kapitulieren. Sonst wäre es kein Trauma geworden, sondern „nur" ein belastendes Lebensereignis, denn sie hätte noch rechtzeitig dagegen ankämpfen oder davor fliehen können, wirklich traumatisiert zu werden. Stattdessen konnte sie lediglich eine Art erzwungener Komplizenschaft mit dem Täter oder der Täterin eingehen und sich in seiner/ihrer Gegenwart nur unter dem Bann bewegen, ihr oder ihm ausgeliefert zu sein; einen freien Willen, der diesen Namen verdient hätte, gab es ebenso wenig wie freiwillige Handlungen. Sondern es kam zu einer erzwungenen Änderung der eigenen Moral und einer Spaltung im oben genannten Nicht-Ich- und/oder Nur-Ich-Sinne (siehe Kapitel 14 über Täter-Opfer-Spaltung). Dies zu erkennen ist bitter – und es ist der Anfang der Befreiung.

**„Das Unaushaltbare ist tatsächlich passiert, und ich konnte nichts dagegen tun. Es war schrecklich. Es ist dort und damals geschehen. Jetzt ist es vorbei. Ich lerne daraus, damit es mir möglichst nie wieder passieren kann. Und ich bin daran gereift. Jetzt kann ich das Trauma loslassen, denn ich bin längst nicht mehr Opfer und mehr als Überlebende/r: Ich bin ein tief empfindender Mensch voller Kraft. Die überstandene Todesnähe hat mir gezeigt, worauf es für mich im Leben ankommt."**

So könnten wir die entscheidenden Erkenntnisse eines traumatisierten Menschen nach einer geglückten Integration des Traumas zusammenfassen. Was nicht heißt, dass dann „alles gut" ist. Aber dass das Trauma nicht mehr abgespalten, sondern Bestandteil der eigenen Biografie geworden und man daran gereift ist. Das klingt so attraktiv – warum gehen dann so viele traumatisierte Menschen sehr lange diesen Weg der Integration nicht? Warum brauchen sie körperliche Behandlungen, Psychotherapien gegen diese oder jene Störung, Physio – ohne wirklich gesünder zu werden? Warum brauchen sie gute, traumazentrierte Psychotherapien, um von ihrem Trauma zu genesen, oder andere sehr koordinierte und bewusste Wege des „Durcharbeitens", weil es sonst nicht besser wird?

Versuchen wir einige Antworten auf diese Frage, und vermeiden wir dabei, die Persönlichkeit eines traumatisierten Menschen, der diverse Symptome entwickelt hat, als „einfach gestört" zu betrachten. Die naheliegendsten Antworten sind dann: Weil traumatisierte Menschen zu jung oder zu überwältigt waren, als „es" passierte, um allein damit fertigzuwerden. Und / oder weil niemand mit ihnen darüber sprach, niemand sie in ihrem Leid damals sah, ernst nahm und herausforderte, sich mit dem Trauma zu beschäftigen. Weil sie leider gelernt haben, sich selbst nicht so wichtig zu nehmen. Weil sie es „wegdrückt" haben, als sie zu klein oder zu schwach waren, und später dann nicht mehr wissen, dass ihr seelisches Leid mit den konkreten Lebenserfahrungen von damals zusammenhängt, die sie nicht ausreichend verarbeitet haben. Weil sie Angst haben – es war doch unaushaltbar, es gab doch erst einmal die automatische Aufsplitterung und die Entfremdungserlebnisse; tief im Innern schwärt die Wunde weiter, und die Angst sagt: „Nähere dich dem Thema nie wieder, vergiss es, es war einfach zu schrecklich."

Und dann, besonders bei komplexen Traumatisierungen, mag auch eine Abwärtsspirale entstehen. Durch das chronische „Weghalten der Erkenntnis" entstehen weitere Symptome, die wiederum schwächen: Süchte, Zwänge, Depressionen, Persönlichkeitsspaltungen, Wutdurchbrüche, Todessehnsucht, wiederholte Beziehungsabbrüche … Dann mag das Unbewusste erst recht sagen: „Das schaffst du nicht, da noch mal dranzugehen (ans Trauma)! Lass es!" Schon nach einmaligen Traumatisierungen ist eine Person oft völlig verstört. Nach langjährigen, komplexen Traumatisierungen hat sie inzwischen gelernt, in die „Umwege" zu investieren, die sie machen musste und weiterhin macht, um sich ihr Trauma „vom Hals zu halten".

## Abwehr gegen jede Veränderung

Wenn jemand zu uns in Behandlung kommt, ist es für uns TraumatherapeutInnen wichtig, die Gründe kennenzulernen, weshalb es bislang nicht möglich schien, das Trauma zu integrieren. Wenn wir nämlich gemeinsam mit der KlientIn mit dem Trauma etwas anderes tun wollen als das, was wir bislang getan haben, bekommen wir es – und das umso mehr, je länger die Traumatisierung her ist – mit den vielfältigen Abwehrmechanismen der gesamten Persönlichkeit des oder der Betroffenen zu tun. Denn eines ist allen Menschen klar: Ein (und sei es noch so prekäres) Gleichgewicht zu halten ist besser, als zusammenzubrechen. Hier verwende ich gern eine Metapher: Stellen Sie sich vor, Sie müssten ein Tablett mit lauter leeren, halbvollen und vollen Wassergläsern auf einem Schwebebalken balancieren. Und die TherapeutIn sagt zu Ihnen: „Und jetzt schütten Sie bitte etwas von der Flüssigkeit im Glas hinten links in das leere Glas vorne rechts." Je prekärer das Gleichgewicht ist, desto mehr wird es gegen Veränderung verteidigt. Wer ein Trauma erlebt hat, klammert sich instinktiv an die Überzeugung: Immerhin hat man es bis hierher so geschafft;

jede Veränderung des Status quo könnte einen (endgültig) abstürzen lassen. Wir BehandlerInnen werden also gut daran tun, diesen Widerstand nicht zu durchbrechen. Sonst würden wir uns ja benehmen wie ein (erneuter) Täter.

Doch was sollen wir stattdessen tun? Da kommt jemand in Behandlung und leidet unter Symptomen, von denen ich eben einige aufgezählt habe. Diese wiederum verbergen sich häufig hinter akuten Krisen in der Partnerschaft oder Schule, am Arbeitsplatz oder mit den Kindern. Eine komplex traumatisierte Person hat wahrscheinlich schon eine Fülle von Kontakten mit dem Gesundheitswesen gehabt: Sie war bei Beratungsstellen, Ärzten, im Krankenhaus, vielleicht in der Psychiatrie, und möglicherweise sind wir auch bereits die x-te psychotherapeutische Anlaufstelle für sie. Bislang hat nichts so richtig geholfen. Warum sollte ausgerechnet eine traumazentrierte Psychotherapie helfen?

Die vielleicht größte Hürde wird sein, eine verlässliche Arbeitsbeziehung miteinander aufzubauen. Dabei werden wir in so manche Beziehungsfalle tappen, aber wenn wir als BehandlerInnen erfolgreich sein wollen, dürfen wir letztlich nicht auf das hereinfallen, was eine KlientIn – besonders, wenn sie früh traumatisiert wurde – so alles veranstaltet, um uns unter Kontrolle zu bekommen oder zu beweisen, dass nichts hilft als das, was sie bisher schon gemacht hat:

- Sie wird uns idealisieren: „Sie sind toll, und Sie sind meine letzte Rettung."
- Sie wird uns erpressen: „Wenn das hier nichts bringt, bringe ich mich um."
- Sie wird uns entwerten: „Sie verstehen gar nichts, Herr Dr. X war viel besser als Sie."
- Sie wird sich uns unterwerfen, mit uns flirten, sich uns auf alle erdenkliche Weise anbieten und dabei nonverbal zum Ausdruck bringen: „Nimm mich und mach mit mir, was du willst."
- Sie wird sich einfühlsam nach unserem Befinden erkundigen und versuchen, sich „nützlich" zu machen.
- Sie wird mit uns in Konkurrenz gehen oder uns „von oben herab belehren".
- Sie wird eine aggressive Opferhaltung einnehmen und sich weigern, selbst für sich die Verantwortung zu übernehmen („Immer soll ich etwas tun, dabei ist mir doch so übel mitgespielt worden. Diese Gesellschaft ist mir was schuldig …").
- Sie wird sich selbst entwerten („Ich bin der letzte Dreck") oder Täterverhalten uns gegenüber zeigen: „Arschloch" …
- Sie wird zu den unmöglichsten Situationen „Rückfälle bauen": Immer, wenn wir denken, sie hat wirklich Fortschritte gemacht …

Umgekehrt werden wir oft genug versucht sein, uns ethisch fragwürdig zu verhalten – der Schritt von der notwendigen originell-kreativen Arbeit zur Übergriffigkeit scheint rasch gegangen; keine KlientInnen-Gruppe leidet so unter Fehlverhalten von TherapeutInnen wie komplex traumatisierte Personen. Wenn wir …

- versuchen, sie „mit drei Griffen auf die Matte zu legen";
- entwertende Deutungen, Kommentare, Diagnosen, Arztberichte schreiben;
- wenn wir uns privat mit ihr einlassen: mit ihr Kaffee trinken gehen, uns mit ihr anfreunden, gar eine sexuelle Beziehung mit ihr eingehen;
- wenn wir sie für uns arbeiten lassen;
- wenn wir ihr unsere persönlichen Sorgen und Nöte erzählen;
- wenn wir ihr alle nötigen Schritte der Selbstständigkeitsentwicklung abnehmen: Behördenanrufe und -gänge für sie (statt mit ihr oder sie darin unterstützend) erledigen, ihr Geld leihen, an ihrer statt mit ihrer PartnerIn Krisengespräche führen etc.

… dann handeln wir unethisch, und dies scheint öfter vorzukommen, als das viele für möglich halten.

Was ich jetzt für TherapeutInnen aufgezählt habe, gilt in entsprechend abgewandelter Form natürlich auch für BeraterInnen und andere Helferberufe, Angehörige und FreundInnen.

Also noch einmal: Was tun?

## Eine Therapie, die „etwas taugt", gemeinsam durchführen und teilweise neu entwickeln

In diesem Band werden Sie einige „Wege der Traumabehandlung" kennenlernen, vor allem jene, die sich als gangbar, als sinnvoll und nützlich auch und gerade für langzeit-traumatisierte Menschen erwiesen haben. Bislang. Sie harren der Ergänzung, Erweiterung, und sie brauchen die kreativen (Neu-)Entwicklungen, die Sie als Betroffene/r und Sie als professionelle HelferIn hinzufügen können.

Erfolgreiche traumazentriert arbeitende PsychotherapeutInnen setzen weder darauf, KlientInnen zu ermutigen, „die schrecklichen Gefühle einfach aus sich rauszulassen" – weil sie sonst mit komplex Traumatisierten eher im Orkus der Dekompensation landen –, noch bemühen sie sich, dauerhaft „den Deckel draufzuhalten", was nur dazu führen wird, dass ihnen die „heißen Emotionen" zwischendurch einfach um die Ohren fliegen. Erfolgreiche TraumatherapeutInnen verwenden eher nicht die laborexperimentellen Kurztherapien, wie sie gern von unseren universitären KollegInnen als „evidence-based" (wissenschaftlich überprüft) bezeichnet und angepriesen werden. Nur unter laborexperimentellen Bedingungen lassen sich wissenschaftliche

Studien an TraumapatientInnen in einem überschaubaren Zeitraum durchführen. Doch solche therapeutischen Interventionen, wie sie aus Laborversuchen stammen, taugen für komplex traumatisierte und hoch-dissoziative Menschen meist wenig. Es sind vielmehr solche therapeutischen Schritte und Interventionen nötig, die …

- bei Langzeittrauma in einen längerfristigen Arbeits- und Entwicklungsprozess integriert werden können;
- emanzipatorisch sind, also dabei helfen, sich aus Abhängigkeiten zu befreien – auch der therapeutischen;
- gute therapeutische Arbeitsbeziehung fördern, die auf empathischer Abstinenz seitens der TherapeutIn beruht, also einerseits solidarisch sein sollte, während sich die BehandlerIn andererseits nicht in die Fallstricke, wie sie oben skizziert wurden, verwickeln lässt;
- kreativ und manchmal ungewöhnlich sind, denn bei unserer Klientel sind Ausnahmen die Regel;
- auf den Ressourcen und den besonderen Fähigkeiten der Klientenpersönlichkeit aufbauen und individuell auf sie zugeschnitten werden;
- dem Klienten / der Klientin die gezielte Distanzierung von Traumamaterial ermöglichen und erst dann die Durcharbeitung fördern;
- Exposition (also die Konfrontation mit dem Trauma selbst) so selten und so kurz wie möglich halten – viel kürzer, als das früher oft für nötig gehalten wurde;
- adäquate Trauerprozesse und die Loslösung von alten Mustern oft jahrelang geduldig begleiten (siehe Shah & Weber 2016).

Ausgewählt habe ich bewährte therapeutische Methoden, die von vielen Hundert KollegInnen in Deutschland sowie insgesamt Tausenden im europäischen Ausland sowie weltweit, besonders in sogenannten westlichen Industriestaaten, angewandt werden. Natürlich werde ich Studien erwähnen und Ihnen eine Literaturliste zur Verfügung stellen, in der Sie weitere Hinweise finden (wie schon gesagt: in *Trauma und die Folgen* finden Sie weitere Literaturangaben). Doch es bleibt nach wie vor noch viel zu tun, vor allem müssen wir Langzeitstudien durchführen, die zeigen, wie bestimmte therapeutische Methoden und Interventionen bei komplex traumatisierten Menschen langfristig helfen, wie viele Kosten sie dem Gesundheitswesen ersparen und welche Lebensqualität sie vermitteln können (siehe u. a. Brzank 2009, Gleaves 2000, Hase et al. 2013, Huber et al. 2019, Watkins 2018). Das größte Problem bleibt die Kassenfinanzierung, denn sie entscheidet darüber, wie viele Menschen sich wirklich sorgsam darum kümmern können, ihre Schreckenserfahrungen zu verarbeiten. Johanna Sommer und die von ihr gegründete Initiative Phoenix[1] haben nicht nur eine Petition aufgelegt, in der nach „bedarfsgerechter Psychotherapie bei

1 ↗ http://www.initiative-phoenix.de

Komplextrauma" verlangt wird[2], sondern auch mehrere Veröffentlichungen zu Umfragen der Initiative vorgelegt, die den Bedarf nachweisen (siehe Sommer 2016); eine Nachfolgestudie wurde 2022 begonnen. Es gibt weitere Initiativen von KollegInnen, etwa eine, die sich (Stand März 2022) mit dem Thema Kassenfinanzierung[3] kritisch und beratend beschäftigt oder eine andere, die sich politisch für eine „Agenda bedarfsgerechte Versorgung[4]" einsetzt. Diese Initiativen zeigen auf, wie lückenhaft die Versorgung ist. Umso mehr sollten wir alle diese Anstrengungen unterstützen, da wir den Rücken breit machen müssen für unsere KlientInnen, die sich häufig nicht selbst äußern können.

Nun weiter zum grundsätzlichen Ablauf, zu den Stadien der Traumabehandlung, die sich in wenigen Stichworten beschreiben lassen (mehr dazu in Anhang 1):

**Stadien der Traumabehandlung**

**A. Basics:**

- Keine weitere Traumatisierung! Ggf. Ausstiegsbegleitung aus destruktiven Bindungen;
- Basale Grundfunktionen aufbauen bzw. erhalten: essen, trinken, sich nicht extrem verletzen; keine ernsthaften Suizidversuche;
- Aufbau einer tragfähigen, vertrauensvollen therapeutischen Arbeitsbeziehung.

**B. Stabilisierung:**

- Aufbau von Affektmodulation und Affektkontrolle (Selbstverletzung, Suizidalität etc. „harmloser" werden lassen bzw. steuern);
- Täterimitierende Gedanken, Impulse, Anteile kennenlernen und respektvoll in die Therapie einbeziehen, ohne dass diese zu viel Dominanz erlangen;
- Selbst-Rückgriff auf Ressourcen erlernen;
- Ich-Struktur und soziales Netz aufbauen;
- Erlernen von Selbstfürsorglichkeit und Fürsorglichkeit für Schutzbefohlene, auch in Stresssituationen;
- Aufbau von Beziehungs- und Konfliktfähigkeit;
- Berufstätigkeit oder andere sinnvolle Tätigkeit.

**C. Distanzierung von Traumamaterial:**

u. a. durch Erlernen imaginativer Hilfstechniken wie sicherer Ort, Tresor, Bildschirmtechnik.

---

2 ↗ https://www.change.org/p/bedarfsgerechte-psychotherapie#:~:text=Bedarfsgerechte%20Psychotherapie%20ist%20Gesundheitsf%C3%B6rderung%2C%20Pr%C3%A4vention,volkswirtschaftliche%20Belastung%20durch%20psychische%20Erkrankungen

3 ↗ http://posttraumatische-belastungsstoerung.com/psychotherapie-krankenkasse

4 ↗ https://bedarfsgerechte-versorgung.de/versorgungsluecken-komplexer-traumafolgestoerungen

**D. Durcharbeitung des Traumas durch Exposition:**

- Mithilfe der Bildschirmtechnik als Traumasynthese
- und / oder durch EMDR.

**E. Während des gesamten Prozesses von A bis D:**
Integration, Trauerarbeit und Wiederanknüpfen an vortraumatische Stärken.

Nun hätte ich es mir einfach machen und diese Punkte von vorne nach hinten „abarbeiten" können. Doch so einfach ist es in Wirklichkeit nicht. Da fängt man an und will erst einmal sorgfältig Diagnostik machen – schon muss man sich mit den entsetzlichen Albträumen, den Flashbacks und Süchten der KlientIn herumplagen, mit ihren Impulsdurchbrüchen, Selbstverletzungen und Krisen en masse. Man möchte erst eine gute Arbeitsbeziehung aufbauen – doch die Klientin bleibt misstrauisch, taumelt von Drama zu Drama, fasst zaghaft etwas Zutrauen, gefolgt von dicken therapeutischen Beziehungskrisen, und unterdessen verlangt der Krankenkassengutachter einen Fortsetzungsbericht, in dem die Therapiefortschritte schlüssig begründet werden sollen, damit er eine Handvoll weiterer Stunden genehmigt … Was ich hier so tragikomisch beschreibe, ist für viele KollegInnen ganz normaler therapeutischer Alltag.

Der Großteil unserer TraumapatientInnen besteht nämlich aus langzeittraumatisierten Frauen, die genau solche Probleme mitbringen. Aus diesem Grund auch verwende ich grundsätzlich die weibliche Form mit großem „i": Sowohl die Patienten als auch die Behandler (jedenfalls, wenn wir Berater, Ergotherapeuten und andere helfende Berufe hinzunehmen) sind nämlich mehrheitlich weiblichen Geschlechts. Männliche Leser mögen sich bitte mitgemeint fühlen – Unterschiede werden in Kapitel 11 beschrieben.

Meine Bucheinteilung folgt der Logik, Ihnen die Grundlagen zum Thema „Trauma und die Folgen", einschließlich einiger Hinweise zur Diagnostik, in Band 1 zu liefern und in diesem Band die wichtigsten Fragen zu beantworten, die Menschen – Betroffene, Angehörige und KollegInnen – zum Thema Traumatherapie stellen. Sie werden alle Punkte aus der oben genannten Liste ausführlich in diesem Buch beschrieben finden, wenn auch in sehr unterschiedlichen Kapiteln sowie in den Anhängen. Daher empfehle ich Ihnen, bei Bedarf das Stichwortverzeichnis heranzuziehen, um sich gezielt Buchstellen herauszusuchen. Die verwendete Literatur habe ich, bis auf wenige Ausnahmen, aus dem Text herausgenommen, um der Lesbarkeit willen. Im Anhang finden Sie eine Literaturliste; weiterhin eine sehr umfangreiche Literaturliste zu allen Grundlagenthemen der Psychotraumatologie in Band 1.

Auch in zwei Bänden lässt sich natürlich bei Weitem nicht genug sagen über das komplexe Thema Trauma und Traumabehandlung. Daher einige Worte zu dem, was Sie nicht oder nicht ausreichend hier finden können: Es fehlt eine Auseinandersetzung mit Kurzzeittherapien nach Monotrauma; mein Metier sind eher die Langzeittraumatisierungen. Es fehlt weiterhin eine ausführliche Auseinandersetzung mit der Psychopharmakologie bei Traumatisierungen; Sie finden einige Hinweise in verschiedenen Kapiteln; mir scheint, dass es bei Weitem noch nicht genug Studien gibt, in denen die Vor- und Nachteile einer pharmakologischen Traumabehandlung, besonders bei früh Traumatisierten, ausreichend und langfristig dokumentiert wären. Und schließlich habe ich die spezifischen Therapieansätze für Kinder und Jugendliche nur rudimentär berücksichtigt; ich selbst bin Erwachsenen-Psychotherapeutin, auch wenn ich die Arbeiten von Dagmar Eckers (2003), Bob Tinker & Sandra Wilson (2006), Thomas Hensel (2006) zu EMDR bei Kindern und Jugendlichen gern wahrgenommen und immer wieder Kolleginnen wie Anne Schmitter-Boeckelmann (2018), Katja Paternoga (2018a), Jacqueline Schmid (2011, 2013) oder andere in meinen Sammelbänden zu Artikeln über ihre Arbeit mit Kindern und Jugendlichen eingeladen habe; auch wenn es einige neuere Arbeiten gibt wie die von Hiller & Hensel (2019) oder Reich (2022) und ich die dort dargestellten Therapieformen mit großem Interesse verfolge. Gern unterstütze ich KollegInnen, die mit Kindern arbeiten, in ihrer Arbeit supervisorisch, doch ich habe festgestellt, dass es mir das Herz bricht, wenn ich ein Kind wieder in unerträgliche Verhältnisse zurückkehren lassen muss, sodass ich mich darauf konzentriere, mit Jugendlichen und Erwachsenen zu arbeiten, die ich motivieren kann, diese Verhältnisse zu verlassen. Was nichts an meiner Bewunderung für die KollegInnen ändert, die sich geduldig um die Unterstützung von Kindern und Jugendlichen bemühen! Sehr gute Literatur über die therapeutische Arbeit mit Kindern und Jugendlichen finden Sie u. a. hier: Gil 2013, Krüger & Reddemann 2007, Krüger 2012, Landolt & Hensel 2012, Reich 2022, Sage et al. 2016, Steele & Malchiodi 2011, Weinberg 2017 – um nur einige zu nennen.

So sehr ich mich darüber freue, wenn Betroffene meine Bücher lesen – hier wie immer mein Warnhinweis: Ich habe mich bemüht, viele „Trigger“ (Auslöser für mögliche Erinnerungs-Flashs) wegzulassen; dennoch sind manche Passagen sicher schwer zu verkraften, wenn man ähnliche Traumatisierungen erlebt hat, daher habe ich sie *kursiv* drucken lassen.

Eine große Ermutigung möchte ich Ihnen allen bei der Lektüre mit auf den Weg geben: Es lohnt sich. Für Sie als **Überlebende/r** lohnt es sich, eine Traumatherapie zu machen, um von Symptomen zu genesen und in der gesamten Persönlichkeit zu reifen. Es wird darauf ankommen, den richtigen Zeitpunkt dafür zu finden, denn nicht immer, wenn man in Not ist, braucht man sofort eine Traumatherapie, sondern erst, wenn man schon etwas mehr Energien bündeln kann, sich mit dem eigenen

Innenleben und dem „Früher" auseinanderzusetzen. Suchen Sie auf jeden Fall nach mehreren Menschen, die Sie privat wie professionell unterstützen könnten: nette Bekannte, eine Freundin, vielleicht Ihr Partner oder Ihre Partnerin – wenn diese Menschen keine TäterInnen an Ihnen sind. Suchen Sie vielleicht auch nach guten ÄrztInnen, die Ihnen helfen, alle möglichen Dinge zu beantragen, die Sozial- bzw. Krankenkassen heute für Menschen in Not bezahlen. Das reicht von Logo-, Physio- und Ergotherapie bis hin zum persönlichen Budget, das Ihnen ermöglicht, sich Ihre HelferIn auszusuchen, die Sie dann selbst bezahlen. Es reicht von Beratung (auch Schuldnerberatung!) über diverse Formen möglicher Betreuung bis zur Feststellung eines Schweregrads der „Behinderung" bzw. Pflegestufe. Und nicht in jedem Fall ist eine Psychotherapie die erste, sondern manchmal auch die zweite oder sogar dritte Wahl ...

Für Sie als **PsychotherapeutIn** lohnt es sich, Traumatherapie zu lernen, weil Sie dann effektiver helfen können, auch solchen Menschen, die vorher als „hoffnungslose Fälle" galten – und weil es ein wunderbarer, intensiver Veränderungsprozess ist, der Sie selbst mit einschließt.

Für Sie als **Angehörige/r anderer helfender Berufe, als PartnerIn oder FreundIn** von Betroffenen lohnt es sich, dieses Buch zu lesen, weil Sie hoffentlich alles gut verstehen werden, was hier über Traumabehandlung geschrieben wird, und weil es Sie ermutigen könnte, mit Betroffenen zu sprechen und sie zu einer Traumatherapie zu motivieren. In der Psychotraumatologie merken wir seit Längerem deutlich, dass eine sogenannte Psychoedukation – also das Aufklären über Trauma und die Folgen sowie über Traumabehandlung – ein wesentliches Hilfsmittel für jede Form therapeutischer Unterstützung sein kann und muss (siehe auch Allen et al. 1997, Alsleben et al. 2004, Bäuml et al. 2018, Beckrath-Wilking et al. 2013, Liedl et al. 2009, Zurek et al. 2008). In diesem Sinne hoffe ich, dass Ihnen auch der vorliegende Band einige hilfreiche Hinweise geben kann.

Wenn Sie Rückmeldungen und weitere Anregungen haben, schreiben Sie gern an info@michaela-huber.com. Mein Team und ich – wir würden uns freuen[5].

5 ↗ Aktuelle Informationen zu Ausbildungskursen, Vorträgen und Supervisionen von und mit Michaela Huber finden Sie unter https://michaela-huber.com/ – oder schreiben Sie eine Mail an info@michaela-huber.com.

# 9 Wann ist es Zeit für Traumatherapie – und wann nicht?

*„Wir alle würden verwandelt, wenn wir nur den Mut hätten, wir selbst zu sein."*
(Marguerite Yourcenar)

Wie im ersten Band *Trauma und die Folgen* gezeigt wurde, können Traumatisierungen zahlreiche Wunden schlagen: körperliche, seelische, soziale. Viele Menschen – vielleicht gehören Sie auch dazu – leiden lange an Symptomen wie Angst, Schlafstörungen, Albträumen, Schmerzsyndromen, heftigen Gefühlszuständen, Selbstzweifeln, Schamgefühlen und haben möglicherweise schon weitere Folgesymptome entwickelt: Sie trinken zu viel, essen zu wenig (oder umgekehrt), rauchen Kette, kiffen, arbeiten von morgens bis abends – und versuchen, sich dadurch das untergründig Rumorende „vom Hals zu halten". Oder sie werden depressiv und krank, gehen von Arzt zu Ärztin, von Heilpraktiker zu Physiotherapeutin, vom Schamanen zu Psychotherapeutin und suchen nach Hilfe. Vielleicht wissen sie nicht einmal bewusst, dass es unbewältigte Lebenserfahrungen sind, die sie quälen, sondern sie versuchen, die Folgen davon zu bekämpfen und „wegzukriegen": die chronische innere Unruhe und die Sucht, die seelischen Abstürze, den Lebensüberdruss, die Beziehungsstörungen.

Unter Umständen sind sie (und Sie?) sich selbst ein Rätsel und wissen vor allem eins: „Ich leide. Und ich will, dass das Leiden aufhört."

Irgendwann überlegt möglicherweise eine der vielen HelferInnen, die Sie aufgesucht haben: „Vielleicht könnten Ihre Symptome mit Ihrer Vergewaltigung damals zu tun haben" oder: „… mit Ihrer, wie Sie es genannt haben, ‚schrecklichen Kindheit'"; oder: „… mit der Folter, die Sie in Ihrem Heimatland erlitten haben", „… mit Ihrer Totgeburt" oder welches Grauen von früher Sie einmal, und sei es in einem kleinen Nebensatz, erwähnt haben. Und fügt hinzu: „Machen Sie doch einmal eine Traumatherapie." Und Sie, die Sie schon alles probiert haben, denken vielleicht: Na gut, dann probiere ich eben das auch noch.

Wenn wir Glück haben, ist es so. Dann können Sie sich dieses Kapitel in Ruhe durchlesen und überlegen: Ist es denn überhaupt für mich der richtige Zeitpunkt im Leben, mich mit meinem früheren Trauma noch einmal therapeutisch auseinanderzusetzen? Mit Glück meine ich: Sie haben dann nach der Lektüre dieses Buches eine bessere Vorabkenntnis über das, was Sie erwarten kann. Sie wissen, was Traumabehandlung ist (und was nicht), welches die entscheidenden Stadien der Traumatherapie sind, und können für sich besser planen, ob, wann und wie Sie die in manchen Phasen der Behandlung auf Sie zukommenden zusätzlichen seelischen – und unter Umständen auch materiellen – Belastungen verkraften können.

Anders ergeht es vielen Menschen, die zu uns PsychotraumatologInnen kommen und fest entschlossen scheinen, jetzt Traumatherapie zu machen. Viele von ihnen werden entweder – wenn wir TherapeutInnen redlich sind – am Ende des ersten Gesprächs ernüchtert, vielleicht auch enttäuscht sein oder im Lauf einer vielleicht längeren Behandlung mitbekommen, dass das, was sie sich vorgestellt haben, und das, was Traumabehandlung tatsächlich ist, wenig miteinander zu tun haben müssen. Viele Menschen verstehen nämlich unter Traumabehandlung, wenn sie nicht genauer darüber aufgeklärt wurden, ausschließlich die Traumaexposition, also sich den schlimmsten Bildern, Gefühlen und Schmerzen auszusetzen. Sie glauben, wenn sie all das Schreckliche, was Sie da früher erlebt haben, nach ein, zwei kurzen Vorgesprächen noch einmal im Sinne einer Katharsis durchleben, so, als würden sie eine Eiterbeule aufschneiden und alles herauslaufen lassen, dann sei das Traumabehandlung, und danach gehe es ihnen besser.

Nein, das ist es nicht, und das geht meist auch gar nicht so, bis auf ganz seltene Ausnahmen: Natürlich gibt es Menschen, die schon so weit vorgearbeitet haben, die so stabil sind und mit beiden Beinen auf dem Boden ihres heutigen Lebens stehen, dass ihnen ein kathartisches Erlebnis – sozusagen „auf die Matte, raus damit und durch" – in kurzer Zeit eine entscheidende Hilfe sein kann. Doch die meisten Traumatherapien sehen anders aus. Inzwischen haben TraumabehandlerInnen aus den unterschiedlichsten Disziplinen – Körpertherapeutinnen, Tiefenpsychologen, Verhaltenstherapeutinnen, Gestalttherapeuten etc. – sogar ein standardisiertes Vorgehen entwickelt, das ich Ihnen in diesem Buch aus meiner Sicht und meinen therapeutischen Erfahrungen heraus vermitteln möchte.

Als erste Kollegin hat Judith Herman (1994/2018) ein dreischrittiges Vorgehen in der Traumabehandlung vorgeschlagen:

1. Stabilisierung
2. Traumadurcharbeitung
3. Wiederanknüpfen

Seither haben unzählige KollegInnen ihr therapeutisches Vorgehen schriftlich dargelegt und begründet. Aus diesen Erfahrungen, von denen zahlreiche auch wissenschaftlich begleitet wurden, ergibt sich heute ein Vorgehen, das sich – vor allem bei den komplexen und langjährigen Traumatisierungen – faktisch in folgende Stadien gliedert:

1. Stadium: Diagnostik, Stabilisierung, Aufbau einer tragfähigen Arbeitsbeziehung und Ressourcenarbeit

2. Stadium: Umgang mit brisanten Affekten und täterimitierenden Impulsen Distanzierung von belastendem Traumamaterial
3. Stadium: Traumasynthese, Integration und Trauerarbeit

Wenn Sie also vorhaben, eine Traumabehandlung zu machen, werden Sie heute – sowohl in den psychosomatischen Kliniken als auch in der ambulanten Psychotherapie – immer merken, dass zunächst eine sorgfältige Diagnostik gemacht wird und die TherapeutIn versucht, mit Ihnen gemeinsam herauszufinden, ob jetzt die Zeit in Ihrem Leben wirklich gekommen ist, sich näher mit dem früheren Trauma auseinanderzusetzen. Die TherapeutIn wird in dieser ersten Phase besonders auf folgende Punkte achten:

## 9.1 Leben Sie in sicheren Lebensumständen?

Woran können Sie das erkennen? Lassen Sie es mich erst einmal anders herum formulieren: Sie leben nicht in sicheren Lebensumständen, wenn …

- Sie (weiterhin) seelisch, körperlich, sexuell traumatisiert werden;
- Sie mit dem Täter / der Täterin in einer Wohnung leben bzw. diese/r die Schlüssel zu Ihrer Wohnung oder andere leichte Zugangswege zu Ihnen hat;
- Ihr Aufenthaltsstatus als Flüchtling unsicher ist;
- Sie keinen festen Wohnsitz haben;
- Sie finanziell vom Täter / von der Täterin abhängig sind;
- Sie sich prostituieren;
- Sie akut ausgebrannt, gemobbt bzw. von Kündigung bedroht sind;
- Sie völlig verschuldet sind;
- Sie keine Freunde, keine Arbeit, kein soziales Netz haben;
- oder wenn ähnliche zutiefst lebensverunsichernde Bedingungen da sind.

Sie sehen, es handelt sich zunächst einmal darum, abzuklären, ob Ihre äußeren Lebensumstände so sind, dass sie Ihre ganze Kraft und Aufmerksamkeit erfordern. Oder ob Sie äußerlich festen Boden unter den Füßen haben. Ist das nicht der Fall, sollten Sie erst die oben genannten anderen Unterstützungsformen aufsuchen. Für eine bevorstehende Traumabehandlung ist es am besten, wenn …

- Sie finanziell auf eigenen Füßen stehen;
- Sie einen unterstützenden Freundeskreis haben;
- Sie einem Beruf (oder anderer sinnvoller Beschäftigung, etwa Kindererziehung oder ehrenamtlicher Arbeit) nachgehen, was Ihnen Freude macht, ohne Sie über die Maßen zu beanspruchen;
- Ihre Kinder „aus dem Gröbsten heraus“ sind.

Was nicht heißt dass, wenn noch einige der schwierigen Bedingungen auf Sie zutreffen bzw. die positiven nicht ausreichend verwirklicht sind, Sie keine Traumabehandlung machen können. Doch, aber dann wird die Therapie sicher erst einmal Ihre aktuelle Lebenssituation in den Mittelpunkt stellen und versuchen, Sie so weit zu stabilisieren, dass Sie den nächsten Schritt gehen können.

Als Nächstes geht es um Ihre innere Sicherheit:

## 9.2 Sind Sie innerlich gefestigt genug?

Auch hier zunächst die schwierigen Punkte: Wenig innerlich gefestigt sind Sie wahrscheinlich, wenn …

- Sie suchtmittelabhängig sind;
- Sie akut suizidal („lebensmüde“) sind;
- Sie sich in Ihrer Persönlichkeit sehr instabil fühlen;
- Sie einen Gutteil Ihrer Zeit mit Zwangsritualen verbringen;
- Ihr Lebensrhythmus aus Aufstehen, zur Arbeit fahren, Arbeiten, nach Hause fahren, Schlafen, Aufstehen, zur Arbeit fahren … besteht;
- Sie häufige und intensive Angstzustände haben, die Sie einengen;
- Sie chronisch übermüdet sind, weil Sie sehr wenig und unregelmäßig schlafen;
- Ihnen akutes Burnout droht;
- Sie sich gerade in einer Trennungssituation befinden;
- Sie vor Kurzem erfahren haben, dass Sie unheilbar krank sind;
- Sie bereits eine oder mehrere psychotische Episoden hatten;
- Sie sich innerlich loyal zum Täter fühlen und sein Schweigegebot befolgen;
- Sie davon überzeugt sind, dass Sie eigentlich verrückt oder eine LügnerIn sind;
- oder ähnliche Bedingungen.

Allerdings treffen fast alle diese Bedingungen zunächst auf komplex traumatisierte Menschen zu, sodass deutlich wird: Das sind die „Baustellen“, an denen zuerst gearbeitet werden muss.

Am besten ist es, wenn Sie …

- in einem mittleren Lebensalter sind;
- sich an die wichtigsten Ereignisse Ihres Lebens zumindest in groben Zügen erinnern;
- über eine gute Imaginationsfähigkeit verfügen, sich z. B. gut einen inneren „sicheren Ort“ vorstellen und gestalten können (siehe Kapitel 13);
- über eine gewisse Intelligenz und die Fähigkeit verfügen, sich sprachlich gut auszudrücken.

Seit Langem wissen wir, dass die Lieblingsklientel der PsychotherapeutInnen aus sogenannten „Yavis"-KlientInnen besteht: Young, attractive, verbal, intelligent, social. Solche Menschen haben die besten Chancen auf eine erfolgreiche Psychotherapie; schon allein deshalb, weil sie von ihren TherapeutInnen eher gemocht und daher bevorzugt werden.

Doch für alle Regeln gibt es Ausnahmen: Es gibt auch nichtsprachliche Therapien, etwa Körpertherapien und manche EMDR-Protokolle, und auch Kinder und Jugendliche können bereits Traumatherapie bis zur Durcharbeitung machen – wenn sie sich denn in sicheren Lebensumständen befinden. Alter jedenfalls ist kein Ausschlusskriterium: Man kann sich bis zum letzten Atemzug verändern, und ich selbst habe mit Menschen gearbeitet, die kurz vor ihrem Tod standen, und die sehr davon profitiert haben, noch etwas in ihrem Leben „aufzuräumen", um ruhiger sterben zu können …

Sollten einige der kritischen Punkte auf Sie zutreffen, dann heißt das nicht, dass Traumatherapie für Sie nicht infrage kommt. Doch es bedeutet: Zunächst einmal sollten Sie sich in der Therapie mit diesen Fragen beschäftigen und versuchen, stabiler zu werden, bevor es für Sie damit weitergehen kann, dass Sie sich dem Traumamaterial gezielt zuwenden.

## 9.3 Akuttrauma oder chronisches Trauma?

Sollten Sie gerade eben von einem existenziell sie ängstigenden Erlebnis überwältigt worden sein – durch einen Überfall, ein Kriegserlebnis, einen Unfall, eine Naturkatastrophe etc. –, dann ist es wichtig für Sie, genau hinzuspüren: Bin ich schon bereit, mich mit dem Trauma erneut in einer Durcharbeitungssituation zu konfrontieren? Oder fühle ich mich (noch) zu instabil dazu? Oder gibt es in mir gar einen starken Widerstand, der heißt: Bloß nicht jetzt damit beschäftigen, bleib mir dabei bloß vom Leib … Falls Letzteres der Fall ist, tun Sie sicher gut daran, auf Ihren Organismus zu hören und ihm erst einmal Ruhe und Ablenkung zu gönnen.

Viele Menschen, die akut traumatisiert wurden, erleben in den ersten vier bis sechs Wochen Symptome der akuten Belastungsreaktion – also Albträume, Schreckhaftigkeit, Entfremdungsgefühle von sich selbst und von anderen Menschen, Angstzustände und Rückzugstendenzen, um nur einiges zu nennen. Das ist völlig normal. Vielleicht lassen Sie Ihrem Organismus und Ihrer Psyche ein paar Wochen Zeit, das Ereignis auf seine / ihre Weise zu verarbeiten. Erst wenn Sie merken: „Da geht etwas nicht, das integriert sich nicht, da bleibt etwas unverarbeitet", und zwar auch noch nach Wochen oder vielleicht sogar Monaten – dann wäre es vielleicht wichtig, eine

TraumatherapeutIn aufzusuchen und mit ihr zu schauen, wie Sie das Ereignis besser verarbeiten können.

Eines jedoch geht natürlich nicht:

**Sie können das Ereignis nicht ungeschehen machen.**

Sollten Sie dies anstreben – tut uns leid, aber dafür sind wir TraumatherapeutInnen nicht zuständig. Wir helfen Ihnen, wenn es gut geht, dabei, das traumatische Ereignis in Ihre Lebensgeschichte zu integrieren, es zu verstehen, ihm vielleicht sogar einen Sinn zu geben und es fühlbar „hinter sich" zu lassen. Mehr nicht. Aber auch nicht weniger, denn das kann sehr viel sein.

Immer wieder habe ich erlebt, dass ein Mensch vor mir saß und mich flehentlich anschaute mit der Bitte, die ich so übersetzen könnte: „Mach das weg!" – „Mach, dass es nicht passiert ist!" – „Wenn ich meinen Sack Nöte hier ausgekippt habe – dann räumst du es auf, und dann ist es weg, nicht wahr?!" Doch Traumabehandlung heißt: Wir sortieren das, was der „Sack" enthält, und wir helfen, die Inhalte besser zu verstauen. Sie „wegmachen", das können wir nicht. Wenn Sie das, was in Ihrem Sack Nöte steckt, nicht wirklich anschauen möchten, wenn Sie nicht bereit sind, nach und nach zur Not alles – oder doch das Wichtigste – noch einmal anzuschauen und es dann selbst mit therapeutischer Unterstützung neu zu sortieren, dann sollten Sie sich überlegen, ob Sie nicht lieber etwas Besseres mit Ihrer Zeit anfangen können.

Anders ist es bei chronischen Traumatisierungen: Hier kommen die Menschen oft zu uns und sagen: „Das ist alles doch so schrecklich gewesen, da kann ich doch gar nicht mehr dran, das würde mir viel zu viel, dann kann ich mir ja gleich den Strick nehmen" oder so ähnlich. Gleichzeitig gibt es viel Hoffnung: Vielleicht geht es doch? Manche, die ohnehin eher auf Kamikaze-Tour sind in ihrem Leben, fliegen auch durch die Traumatherapie und rufen uns zu: „Mehr! Schneller! Es muss wehtun! Es muss heftig sein! Sonst hilft es ja nichts! Stabilisierung? Das dauert mir zu lange. Es muss ‚knallen'!" Und es gibt etliche KlientInnen, die zwischen beiden Extremen hin- und herschwanken. Zwischen „Das kann doch nicht gehen" und „Schneller! Es muss wehtun, sonst hilft es nicht!" Manche würden durch brennende Reifen springen, wenn es nur schnell helfen würde, ihre Not zu beseitigen. In diesen Fällen sagen wir oft solche – natürlich nicht immer gern gehörte – Sätze wie:

**Wenn man früh und lange Zeit traumatisiert wurde, dann dauert es auch lange, bis das heilt.** Wobei wir meist weniger von „Heilung" als von Integration des Traumas sprechen, oder von einer Lebensqualität, die sich verbessert. Zwei amerikanische ExpertInnen für Langzeittrauma haben Sätze geprägt, die ich seit zehn Jahren in meinen Ausbildungskursen auch den KollegInnen immer wieder ans Herz lege:

**„Hurry slowly!“** (Roberta Sachs), was so viel heißt wie: „Beeil dich langsam!“ und

**„The slower you go, the faster you get there!“** (Richard Kluft), in etwa übersetzbar mit „Je sorgfältiger wir sind, desto schneller kommen wir voran.“

Die Stadien der Traumaarbeit, die Sie in diesem Buch näher kennenlernen, können relativ zügig durchgegangen werden – im Anhang finden Sie eine Checkliste, an der Sie ablesen können, welche Punkte Sie für sich sozusagen schon abhaken können und wo Sie gerade noch „hängen“ –, aber in jedem Fall sollten Sie sich die Zeit nehmen, Schritt für Schritt vorzugehen. Ein schönes, praktikables Übungsprogramm für Menschen, die komplex traumatisiert sind und viel dissoziieren, finden Sie bei Boon et al. (2013), es eignet sich sowohl für gruppentherapeutisches Arbeiten als auch für die Einzeltherapie.

**Ein hoher Prozentsatz der Traumaarbeit ist nicht unmittelbare Auseinandersetzung mit den Inhalten des Traumas.**

Sondern handelt von ganz anderen Dingen: Eigenen Fähigkeiten, Umgang mit schwierigen Gefühlen, zerstörerischen Impulsen und quälenden Erinnerungen – und damit, aktuell festen Boden unter die Füße zu bekommen, vielleicht auch Hilfen für die eigenen Kinder zu erhalten oder eine Partnerschaft zu retten. Wenn Sie dann so weit sind, kann die Durcharbeitung der schwierigsten Szenen des Traumas (bei Komplextrauma: phasenweise) in wenigen Sitzungen gehen (s. Steele et al. 2017).

**MEIN TIPP**

Eine TherapeutIn, die Ihnen gleich in der ersten Sitzung verspricht, dass Sie Ihr Trauma in ganz kurzer Zeit loswerden, ist nicht seriös. Eine, die Ihnen sagt, dass es dauert, aber dass Sie sorgfältig Schritt für Schritt vorgehen werden; die Sie beteiligt an der Entscheidung, wann was in der Therapie als Nächstes „dran“ sein könnte; die Ihnen Literatur gibt, mit der Sie sich auseinandersetzen können; die Ihnen die „Grundhaltungen“ der Traumatherapie (welche Sie im nächsten Kapitel kennenlernen können) praktisch vorlebt und die Ihnen hilft, sowohl an die kritischen Punkte heran- als auch davon wieder wegzukommen – die Sie, mit anderen Worten, fördert und stabilisiert und Sie trotzdem Schritt für Schritt mit dem Inhalt Ihres „Sacks voller Nöte“ vertraut macht – der können Sie wohl eher vertrauen.

# 10. Grundhaltungen der Traumaarbeit

*„Ich verneige mich vor den anderen, die vor mir Genesung gefunden haben: Möge meine Entschlossenheit auf dem Pfad stark sein. Ich habe die Erfahrung der Kraft positiver Ausrichtung gemacht: Möge ich versuchen, das Richtige zu tun und das Falsche zu lassen. In lebhafter Erinnerung an die Kraft der Negativität: Mögen äußere, innere und geheime Hindernisse völlig ausgeräumt werden."* (Linda B. Jones, 2003)

Das Zitat stammt aus der „Anrufung" einer Traumaüberlebenden, mit der sie sich selbst über lange Zeit ermutigte, ihren Genesungsprozess durchzustehen. Mir scheint dies eine gute „Anrufung" – Christen würden es ein Gebet nennen – zu sein, und zwar sowohl für Betroffene als auch für uns TraumatherapeutInnen.

Bevor sich TherapeutIn und KlientIn auf das Abenteuer einlassen, gemeinsam die Reise in die Untiefen der Traumatisierungserfahrung der KlientIn anzutreten, sollten einige wichtige Grundregeln der Arbeit besprochen werden. Jede ÄrztIn oder Psychologische PsychotherapeutIn bzw. HeilpraktikerIn Psychotherapie, die Traumabehandlung durchführt, hat ihre eigenen Möglichkeiten und Grenzen.

Vor allem um die Grenzen zu wissen ist für die KlientIn wichtig. Denn was jeder Mensch, der früh im Leben traumatisiert wurde, nur allzu gut kennt: Jemand oder etwas ist über seine/ihre Bewältigungsgrenzen gegangen, vielleicht sogar häufig und immer wieder. Umso bedeutsamer wird es sein, in der Traumabehandlung über Möglichkeiten, aber auch über solche Grenzen zu sprechen. Dabei könnten sich beide Beteiligten an einer Reihe von wesentlichen Punkten bzw. Fragen orientieren.

## 10.1 Mögen wir uns?

Auch wenn es vielleicht pathetisch klingt: Nichts ist wichtiger, als jemanden zu finden, mit der oder dem man sich zutraut, „durch die Hölle zu gehen" – denn genau das passiert in einer Traumatherapie, zumal dann, wenn die KlientIn vorher über lange Zeit gequält worden ist, also viele „Höllen-Situationen" kennt.

Eine große Ermutigung an alle, die sich in Traumatherapie begeben (wollen): Schauen Sie sich *mehrere* traumatherapeutisch arbeitende PsychotherapeutInnen an. Wenn Sie Ihre Therapie über die Krankenkasse finanziert bekommen möchten, müssen Sie in der Regel eine approbierte und von der Kassenärztlichen Vereinigung (KV) zugelassene PsychologIn oder ÄrztIn aufsuchen. Leider. Denn die Zahl dieser

KollegInnen ist sehr begrenzt, ihre Wartezeit entsprechend lang, und es gibt sehr viele andere gute PsychotherapeutInnen, die keine Kassenzulassung haben. (Achten Sie bei diesen aber bitte besonders auf deren Qualifikation!) Daher zuallererst überlegen: Brauche ich unbedingt die Kassenfinanzierung? Wenn ja, muss ich bereit sein, mehrere Monate auf den Beginn der Therapie zu warten. Will ich möglichst bald anfangen? Dann muss ich bereit sein, die Therapiekosten zu bezahlen, die mindestens bei ca. 80 bis 100 Euro pro Stunde oder auch deutlich höher liegen können.

Weshalb dennoch mehrere TherapeutInnen anschauen? Weil Sie eine klare Entscheidung brauchen: „Mit der / dem will und kann ich arbeiten." Auch ihre Krankenkasse erlaubt Ihnen einige probatorische Sitzungen pro bezahlter Psychotherapie. Das heißt, Sie können Krisen- oder Erstgespräche mit mehreren BehandlerInnen führen – wenn Sie nicht das Gefühl haben, bei einer TherapeutIn mehrere Vorgespräche zu brauchen (oder diese erklärt, mehrere Probesitzungen mit Ihnen zu brauchen, was ebenfalls oft genug vorkommt!), um sich entscheiden zu können. Auch das ist möglich, und das bezahlt die Kasse. Bitte erkundigen Sie sich im Zweifelsfall danach, was Ihre Kasse übernimmt.

Wenn Sie bei einem Krisen- oder Vorgespräch sind: Schildern Sie so offen und klar wie möglich Ihr Anliegen. Und dann fragen Sie die TherapeutIn „Löcher in den Bauch". Alles, was Ihnen nur einfällt: „Wenn Sie mich übernehmen könnten – wann kann die Therapie beginnen?" (Rechnen Sie mit einigen Monaten zwischen dem Erstgespräch und dem Behandlungsbeginn; bei Krisengesprächen kann es sein, dass Sie lediglich weitervermittelt werden.) – „Wie arbeiten Sie?" – „Wie viel Zeit haben Sie für mich?" – „Was kostet mich die Therapiestunde, wenn ich sie selbst bezahle?" – „Wenn ich früher komme, kann ich dann schon klingeln und mich ins Wartezimmer setzen?" – „Wenn ich zu spät komme oder verhindert sein sollte, wie regeln wir das?" Und bei allem, was die TherapeutIn sagt, kommt es im Grunde vor allem auf eines an: Mögen wir uns? Können wir Klartext miteinander sprechen, ist die TherapeutIn aufrichtig und ist man es selbst? Können wir Möglichkeiten und vor allem: Grenzen benennen, ohne dass wir zu vorsichtig miteinander umgehen müssen?

Wenn Sie nicht das Gefühl haben, dass Sie sich bei dieser TherapeutIn auf sicherem Terrain befinden, dass Sie ihr Ihr Herz öffnen können, in dem Tempo, das für Sie und Ihr bebendes Herz richtig ist, und dass auch sie Sie mag, dann gehen Sie woanders hin. Auch wenn das bedeutet, dass Sie noch einmal ein paar Monate auf den Behandlungsbeginn warten müssen. Denn das zentrale Ergebnis jeder Psychotherapiewirkungsforschung besagt: Der wichtigste Faktor, der einer Psychotherapie zum Erfolg verhilft, ist die gute Beziehung. Fehlt sie, wird die Behandlung schwierig und ist nicht selten zum Scheitern verurteilt.

**MEIN TIPP**

Schlafen Sie in jedem Fall noch einmal „drüber“, bevor Sie sich für eine TherapeutIn entscheiden. Manchmal neigt man als traumatisierter Mensch zu impulsiven Handlungen. Da ist eine TherapeutIn vielleicht überaus nett und bietet Ihnen gleich „ihren großen Busen zum Anlehnen“ an. Aber wollen Sie das wirklich? Oder kommt Ihnen diese TherapeutIn da nicht zu nahe?

Und umgekehrt: Wenn Sie eine TherapeutIn auf Anhieb wunderbar fanden, weil sie klar und abgegrenzt und nüchtern war – können sich Ihre verletzten zarten inneren Anteile, etwa Ihre verletzten inneren Kinderanteile, bei dieser TherapeutIn auch wohlfühlen? Ebenfalls wichtig: Erinnert die TherapeutIn Sie in irgendeiner Weise an einen Täter oder eine Täterin? Dann Vorsicht!

Sie sehen, es gibt viel zu bedenken, und eine Traumatherapie ist weder eine Freundschaft noch eine Mutter-Kind-Beziehung, sie ist kein Philosophieseminar und kein Diskutierklub. Vor allem aber darf sie keine reale Wiederholung der Täter-Opfer-Beziehung sein. Auch wenn Sie in all diese Richtungen zwischendurch vielleicht Erinnerungen, vielleicht auch Sehnsüchte und Wünsche entwickeln werden. Letztlich wird es eine gute, hoffentlich eine liebevolle, in jedem Fall muss es aber eine respektvolle Arbeitsbeziehung sein. Wenn Sie dies bereits bei der TherapeutInnensuche im Kopf haben, werden Sie möglicherweise eher fündig.

Umgekehrt eine große Bitte an alle KollegInnen: Wenn Sie eine KlientIn auf Anhieb unsympathisch finden – fangen Sie nicht an, mit ihr zu arbeiten. Das wird nichts. Fast ein halbes Jahrhundert lang begleite ich schon als Ausbilderin und Supervisorin insgesamt einige tausend KollegInnen in ihrer Arbeit. Und ich kann nur betonen: Am Anfang des Erfolgs muss die wechselseitige Sympathie stehen. Der Rest ist noch schwer genug. Meine Empfehlung, falls Sie die KlientIn einfach nicht mögen: Nehmen Sie es auf „Ihre Kappe“. Sagen Sie ihr etwas, das der Wahrheit vermutlich sehr nahekommt, wie: „Sie haben ein Recht darauf, dass Ihre TherapeutIn Ihnen unvoreingenommen positiv begegnen kann. Leider haben Sie das Pech, dass Sie mich an jemanden erinnern, mit dem ich einmal eine schlechte Erfahrung gemacht habe. Eine solche Belastung möchte ich Ihnen nicht zumuten, von daher biete ich Ihnen an, Ihnen bei der Suche nach einer anderen TherapeutIn behilflich zu sein.“

## 10.2 Wie lange können wir miteinander arbeiten?

Wie lange dauert eine Therapiestunde? Wie viele Therapiestunden in welchen Phasen der Behandlung sind möglich bzw. sinnvoll? Wenn die Behandlung von der Krankenkasse finanziert werden soll, gibt es, wie gesagt, einige probatorische (= Probe-) Sitzungen – je nachdem, wie viele probatorische Stunden die KlientIn schon bei anderen PsychotherapeutInnen kassenfinanziert zugebracht hat –, in denen abgeklärt wird, ob eine Behandlung möglich und sinnvoll ist. Danach muss die BehandlerIn entscheiden, ob sie prinzipiell mit Ihnen eine Kurztherapie oder eine längerfristige Therapie machen möchte. Wichtig ist die Bewilligung der Krankenkasse; viele KollegInnen beginnen die Behandlung erst dann, sodass auch da einige Monate vergehen können, bis Sie „wirklich starten".

Eine komplette Traumabehandlung in wenigen Therapiestunden abzuschließen ist nur möglich, wenn es bei einem vor der Traumatisierung recht gesunden Menschen einzelne Traumatisierungen zu behandeln gilt. Alles andere sind „Wunderheilungen" – es gibt sie, sie sind aber selten. Bei komplexen langjährigen und früh begonnenen Traumatisierungen, die einen Großteil der Traumabehandlungen überall auf der Welt ausmachen, benötigt die Traumatherapie oft weitaus mehr Stunden, als die Kasse insgesamt bereit ist zu genehmigen.

Obwohl seit Jahrzehnten die Leitlinienkommissionen für die Posttraumatische Belastungsstörung (Flatten et al. 1999) und die für die Dissoziativen Störungen (Hoffmann et al. 2003, Gast & Wirtz 2016) darauf hingewiesen haben, dass komplexe Traumastörungen langfristige Behandlungen benötigen, sehen sich die Kassen aufgrund des Geldmangels nicht in der Lage, mehr zu zahlen. Das bedauern Psychotraumatologen sehr, denn es ist ein kurzsichtiges Argument: Eine erfolgreiche Traumabehandlung erspart den Krankenkassen langfristig erhebliche Kosten, wie dies auch gelegentlich durchgerechnet wurde (Loewenstein et al. 1997, Hogan et al. 2021, Mavranezouli et al. 2020).

Faktisch und nüchtern betrachtet bedeutet die Kassenpolitik derzeit, dass Traumabehandlung von Langzeittrauma in mehreren Etappen durchgeführt werden muss: eine von der Kasse bezahlte ambulante Psychotherapie, eventuell dazwischen stationäre Aufenthalte zur Krisenintervention oder zur Regeneration (Kur); danach eine Phase der Kurzkontakte oder der von der KlientIn selbst finanzierten Psychotherapie. Und bei Bedarf kann ein bis zwei Jahre nach Beendigung der letzten Kassenzahlungen noch einmal ein Antrag an die Krankenkasse gestellt werden, wenn sich neue Aspekte (z. B. eine neue Diagnose, ein Behandlerwechsel, ein Wechsel der Therapierichtung) ergeben.

All dies wird eine verantwortlich handelnde TraumatherapeutIn gleich zu Beginn mit der KlientIn besprechen. Leider habe ich es immer wieder erlebt, dass KollegInnen erst kurz vor Ablauf der von der Kasse bezahlten Stunden darauf hingewiesen haben, dass die Therapie jetzt aufhören oder die KlientIn selbst zahlen muss. Meist sind bei komplexen Traumastörungen nach 80 bis 120 Therapiestunden (bei einer Frequenz von ein- bis zweimal in der Woche eine Stunde oder einmal pro Woche eine Doppelstunde, wie es in der Traumatherapie üblich ist, kann man sagen: nach einem bis maximal zweieinhalb Jahren) gerade die ersten wichtigen Fortschritte erzielt: Es gibt ein einigermaßen tragfähiges therapeutisches Bündnis, äußere Sicherheit ist hergestellt, innere Sicherheit wird eingeübt, erste Distanzierungsmöglichkeiten von überwältigenden Gefühlszuständen, Selbstverletzungstendenzen und überflutenden Traumaerinnerungen werden erprobt. Man ist sozusagen „mittendrin". Übrigens dauert es bei etwa einem Drittel der komplex traumatisierten Klientel noch deutlich länger, bis man so weit ist! Und dann zahlt die Kasse nicht mehr.

Eine solche Situation muss vorausschauend besprochen werden, damit die KlientIn nicht „in ein Loch fällt". Sie muss sich dann damit auseinandersetzen, entweder ihre Psychotherapie in Zukunft selbst zu zahlen oder jetzt eine Therapiepause einzulegen. Letzteres fällt aber den meisten KlientInnen äußerst schwer, was auch verständlich ist. Viele empfinden es so: Gerade haben sie Vertrauen und Tritt gefasst, schon sollen sie wieder alleine klarkommen.

Dies ist ein Dilemma, für das es keine einfachen Lösungen gibt. Viele PsychotherapeutInnen, die schon länger ambulant arbeiten, haben sämtliche Varianten mit KlientInnen erprobt, wenn die Kassenstunden ausgelaufen sind:

- Die KlientIn arbeitet mehr oder leiht sich das Geld für die Weiterbehandlung.
- Die KlientIn bezahlt einen Abschlag und „stottert" den Rest nach der Behandlung ab.
- Die KlientIn macht eine Therapiepause, bis ein neuer Kassenantrag gestellt werden kann.
- Die KlientIn stabilisiert sich mithilfe von Kurzkontakten bei der Therapeutin oder bei einer PsychiaterIn.
- Die KlientIn stellt einen Antrag beim „Weißen Ring", beim Versorgungsamt (sog. OEG-Antrag), und wenn das alles nicht hilft und ein Hintergrund von sexualisierter Gewalt vorliegt, beim „Fonds sexueller Missbrauch" und erhält eine Summe an Unterstützung, die sie zur Therapiefinanzierung verwendet.
- Die TherapeutIn verzichtet auf einen Teil der Therapiekosten und macht einen Sozialtarif aus, den die KlientIn bezahlen kann.
- Die TherapeutIn behandelt die KlientIn in der restlichen Behandlungszeit „für einen Appel und ein Ei" oder ganz umsonst.

Ethisch verantwortlich ist natürlich nicht, umsonst oder für wenig Geld zu arbeiten. De facto wird es aber immer wieder gemacht. Das Problem wird allerdings sein, dass das beide Seiten in ein Dilemma bringt: Die TherapeutIn fühlt sich schlecht, weil sie zu wenig verdient und diese Sonderfallregelung gegenüber ihrer SupervisorIn oder der Psychotherapeutenkammer im Zweifelsfall verteidigen muss (manches verstößt auch gegen die Ethikrichtlinien, bitte, liebe KollegInnen, erkundigen Sie sich danach!). Für die Betroffenen heißt es, dass sie sich entweder wieder und wieder um das Thema Finanzierung der Psychotherapie kümmern oder dass sie sich dafür „krummlegen" müssen, die Therapie selbst zu zahlen. Oder sie haben gar ein schlechtes Gewissen der TherapeutIn gegenüber, die ihnen ein unter dem Kassensatz liegendes Angebot gemacht hat. Schwierig für das therapeutische Verhältnis und daher unbedingt in der Therapie zu besprechen!

Das Dilemma ist also ein zweiseitiges: Verantwortlich handelnde TraumatherapeutInnen werden eine Therapie nicht abbrechen, nur weil die Anzahl der bewilligten Kassenstunden so gering ist. Sie werden aber sehr früh mit der KlientIn darüber sprechen und sind auch darauf eingestellt, falls die KlientIn nach den Kassenstunden nicht weiter selbst zahlen kann oder will, mit ihr eine andere Lösung zu finden – und zwar rechtzeitig, sodass Zeit bleibt, ggf. die schmerzhafte „zu frühe" Ablösung der KlientIn zu bearbeiten. Und für die KlientIn lautet das Dilemma: Lebensqualität einschränken, um Therapiekosten zu bezahlen? Oder aufhören, noch bevor die erforderliche Langzeitbehandlung erfolgreich abgeschlossen wurde?

## MEIN TIPP

... und ich weiß, dass ich mich damit bei den Krankenkassengutachtern nicht beliebt mache: Solange eine solch unzureichende Kassenfinanzierung der erforderlichen Behandlung von Langzeittrauma existiert, kann die TherapeutIn einen – natürlich gut zu begründenden – besonderen Antrag stellen. Es gibt nämlich immer eine „Einzelfallregelung", nach der in einem konkreten Fall auch weit mehr als die jeweils üblichen Stunden Psychotherapie bewilligt werden können.

Dies zu tun ist auch ein Politikum: Es zeigt, wie groß der Bedarf ist. Schließlich geht es bei komplex traumatisierten Menschen nicht um irgendwelche „Neurosen von Reichen", sondern es ist ihnen massives Unrecht geschehen, das ihre Arbeitsfähigkeit (und damit ihre Fähigkeit, Geld zu verdienen und später eine anständige Rente zu bekommen) in der Regel erheblich beeinträchtigt hat. In einer demokratischen Gesellschaft mit dem Anspruch, eine „Solidargemeinschaft" zu sein, sollten Gewaltüberlebende wahrlich das Recht auf eine adäquate kassenfinanzierte Behandlung haben. Es gibt inzwischen einige Initiativen für eine „bedarfsgerechte Psychotherapie", die ich persönlich für wichtig und gut halte und die ich stets auch unterstütze. Angesichts unserer Gesundheitspolitik / er halte ich sie aber auch für wenig realistisch. Leider.

Zur Besprechung über den „Faktor Zeit", die schon recht bald nach dem Kennenlernen – am besten spätestens in der vierten oder fünften Sitzung – erfolgen sollte, gehört auch, dass die TherapeutIn der KlientIn mitteilt, falls sie vorhat, in Kürze – oder wann auch immer – länger in Urlaub zu fahren, ihre Praxis aufzugeben, ihre Kassenzulassung zurückzugeben oder wegzuziehen. Auch wenn die TherapeutIn an einer Krankheit leidet, die immer wieder längere „Auszeiten" erfordert oder gar tödlich ist, sollte sie dies, sobald sie es selbst weiß, mit der KlientIn besprechen. Denn beide planen von Anfang an die Behandlung gemeinsam, und dazu gehört eine entsprechende Klarheit.

Umgekehrt ist es wichtig für die TherapeutIn zu wissen, welche wesentlichen Veränderungen die KlientIn eventuell in den nächsten Monaten plant: ob sie schwanger werden will oder es schon ist, ob sie ihre Partnerschaft oder den Job beenden, weit weg ziehen wird etc. Es kommen noch genügend Unwägbarkeiten in den nächsten Monaten und Jahren hinzu!

Nach diesen ersten beiden Punkten – Sympathie und geklärter Zeit- und Kostenfaktor – kann die Behandlung beginnen. Wie gesagt, aufgrund der Wartezeiten bei fast allen traumazentriert arbeitenden PsychotherapeutInnen meist erst einige Monate nach dem / den Erstgespräch/en.

In einer verantwortlichen Traumabehandlung wird die TherapeutIn einige weitere ethische Grundregeln beachten, die als ungeschriebene Gesetze in die Traumatherapie Eingang gefunden haben und die ich im Folgenden, ohne Anspruch auf Vollständigkeit, erläutern möchte.

## 10.3 Pragmatisches und respektvolles Arbeitsbündnis

Manchmal muss ich meine ärztlichen – aber erstaunlicherweise auch so manche psychologischen – KollegInnen ausdrücklich darauf hinweisen: In der Psychotraumatologie sind wir keine „Halbgötter", weder in weiß noch in Straßenkleidung. Wir stellen uns nicht „drüber". TherapeutIn und KlientIn bauen zwar ein Arbeitsverhältnis auf, aber ein nichthierarchisches. Nichthierarchisch sollte das Arbeitsbündnis in dem Sinne sein, als die TherapeutIn nicht glaubt, sie wisse besser über die KlientIn Bescheid als diese selbst. Sie „deutet" deren Verhalten nicht. Sie bemüht sich nicht darum, eine Eltern-Übertragung zu bekommen, wie es z. B. das psychoanalytische Übertragungsverhältnis kennzeichnen soll – sie bekommt es ohnehin, und damit auch bei Frühtraumatisierten jede Menge negativer Übertragungen. In der Psychotraumatologie könnten wir unser Selbstverständnis etwa so kennzeichnen:

Die KlientIn ist „der Boss“, also die AuftraggeberIn, welche die Behandlung direkt (privat) oder indirekt (über ihre Krankenkasse) bezahlt; die TherapeutIn ist eine „Serviceleistende im Gesundheitswesen“. Beide kooperieren und respektieren einander. Beide Seiten dürfen auf diesem Respekt bestehen und verdienen ihn. Die KlientIn gibt den Auftrag, die TherapeutIn sagt, ob sie ihn annimmt und unter welchen Bedingungen. Dass dieser Therapieauftrag gemeinsam ausgehandelt wird, versteht sich von selbst.

## 10.4 Die KlientIn ist die ExpertIn ihres Lebens

Der traumatisierte Mensch – bzw. sein Unbewusstes – weiß die Lösung für seine Probleme am besten selbst; nur gilt es, gemeinsam mit der TherapeutIn, diese Lösungen zu finden und umzusetzen. Die Erfahrungen der Psychotraumatologie folgen in dieser Hinsicht nicht nur allen emanzipatorischen Theorien, etwa der Frauenbewegung, sondern z. B. auch der Gedächtnisforschung und besagen: Die KlientIn hat alle wichtigen Informationen gespeichert. Auch das Traumamaterial ist „da“, es ist unauslöschlich im Gehirn eingegraben, wie wir aus neurophysiologischen Studien wissen. Es kann aber sein, dass die Persönlichkeit des traumatisierten Menschen aufgrund der dissoziativen Prozesse während und nach der – u. U. wiederholten und langjährigen – Traumatisierung nicht ausreichend aus ihren Erfahrungen lernen konnte. Dieser Lernprozess wird jetzt in der Therapie nachgeholt. Die TherapeutIn ist der KlientIn dabei behilflich, aber sie weiß es nicht besser, sondern sie vertraut darauf und fördert den Prozess, dass die KlientIn ihre eigenen Wahrheiten findet und auswertet.

## 10.5 Subjektivität und Intersubjektivität, Induktion statt Deduktion

Der Erkenntnisprozess in der traumazentrierten Psychotherapie verläuft von unten nach oben: Erkenntnisse werden von der KlientIn und im Prozess der Therapie zwischen KlientIn und TherapeutIn gewonnen, dann verallgemeinert und in ihrer Verallgemeinerung wieder der Überprüfung durch die Praxis unterzogen. Es werden keine theoretischen oder abstrakt gewonnenen Modelle (Stichwort: Herrschaftswissen) auf die praktische Psychotherapie angewendet, sondern es ist umgekehrt. Dies mag in konkreten Psychotherapien kaum bemerkt werden, ist aber erkenntnistheoretisch von großer Bedeutung.

Nur während des Diagnoseprozesses und einer ersten anamnestischen Phase (biografische und diagnostische Befragung) sowie bei der Schlusserhebung und der Katamnese (Nachbefragung) erlaubt sich die TherapeutIn einen „objektivierbaren“ Blick. Dieser ist, wenn man genauer hinsieht, ein eher inter-subjektiv (zwischenmenschlich) und deduktiv (aus theoretischen Ableitungen) gewonnener Blick und von daher durchaus hin und wieder kritikwürdig. Dennoch können wir nicht darauf verzichten, unsere Daten auszuwerten. Also erhebt die TherapeutIn sorgfältig alle Daten und anonymisiert sie dann, um ggf. mithilfe einer Vorher-Nachher-Messung eine Überprüfung der Wirksamkeit des therapeutischen Prozesses zu ermöglichen, wenn möglich auch in wissenschaftlichen Studien. Doch der praktische Erfolg ist das entscheidende Kriterium. Wie heißt es so schön:

**Nichts ist erfolgreicher als der Erfolg.**

Wenn etwas geholfen hat, wird es weiterempfohlen; wenn etwas nur manchmal hilft, wird es so gekennzeichnet weitergegeben. Wenn eine Intervention schiefging, wird vor dieser Intervention gewarnt. Auf diese Weise werden z. B. therapeutische Techniken wie die Reizüberflutung (Flooding) und die verhaltenstherapeutische „Konfrontationsbehandlung“ von vielen Psychotraumatologen nicht für die Behandlung von Komplextrauma empfohlen: Eine „Überflutung“ mit Traumamaterial führt nämlich tendenziell nicht zur Integration des Traumas, sondern zu Retraumatisierungen; daher ist es sinnvoll, eher davon abzuraten. Auch die verhaltenstherapeutische Methode der Konfrontationsbehandlung ist nicht unumstritten: „Bemerkenswert sind … die hohen Therapieabbruchraten, insbesondere bei der Konfrontationsbehandlung“ (Hartwich 2000). In diesem Buch hingegen wird, was die Durcharbeitung angeht (besonders in Kapitel 18), auf solche Methoden verwiesen, die insbesondere bei Komplextrauma bewährt sind.

## 10.6 Die TherapeutIn übt „empathische Abstinenz“

Während des psychotherapeutischen Prozesses ist die TherapeutIn keine „neutrale Projektionsfläche“ für die KlientIn; sie versucht gar nicht erst, „objektiv“ sein zu wollen. Sondern sie ist an der Seite der KlientIn und begleitet diese mit einer grundsätzlich freundlich-solidarischen Haltung durch den Prozess.

Auch dies hat sich als unerlässlich für den Erfolg der Traumatherapie erwiesen. Denn wenn eine TherapeutIn ihre KlientIn wie ein Naturwissenschaftler seinen aufgespießten Schmetterling durchs Mikroskop betrachtet, wird die KlientIn bald eine Täterübertragung auf ihn oder sie entwickeln, und möglicherweise nicht einmal zu Unrecht. Es kann sein, dass der Mensch, der an ihr zum Täter wurde, sich genauso verhalten hat, sie zappeln ließ, sie studierte, sie manipulierte, sie raten ließ, was er von ihr wollte – und sie dann, wenn sie glaubte, sie habe ein Minimum an Kontrolle über die Situation, zutiefst demütigte und quälte. Dies ist insbesondere bei sadistischen Tätern häufig der Fall. Gerade früh und langjährig gequälte KlientInnen haben ein sehr gutes Gespür dafür, wenn eine TherapeutIn versucht, sie (die KlientIn) zum Objekt zu machen. Sie verweigern sich dann entweder oder – schlimmer – wiederholen für längere Zeit die Täter-Opfer-Dynamik, was die Therapie nicht gerade vorwärtsbringt. Stattdessen gehört es zum Ethos der Psychotraumatologie, Empathie und Abstinenz miteinander zu kombinieren. Empathische Abstinenz hat das einmal der Kollege Fischer genannt (Fischer & Riedesser 1998).

**Empathie** heißt Mitempfinden, und wenn eine TherapeutIn das gar nicht kann, sollte sie diesen Beruf nicht ausüben; wenn sie es vorübergehend nicht kann, sollte sie sich professionelle Unterstützung suchen (siehe Kapitel 19); wenn sie es bei „dieser“ KlientIn nicht kann, sollte sie sie gar nicht erst in Behandlung nehmen, oder, wenn es nur ab und zu auftaucht, die Übertragungs- und Gegenübertragungsdynamik beachten (Berzoff & Kita 2010, Howell 2020). Ansonsten wird das freundliche Mitempfinden, das „Mitschwingen“ – Bindungsforscher würden sagen: die Feinfühligkeit – der TherapeutIn ein zentraler Punkt der guten Arbeitsbeziehung sein. So macht die TherapeutIn ein sicheres Bindungsangebot und bietet das solide Fundament an, auf dem das Abenteuer der Veränderung der KlientIn (und indirekt auch der TherapeutIn) stattfinden kann.

**Abstinenz** ist deshalb sehr wichtig, weil die KlientIn zu Recht in ihrer TherapeutIn jemanden erwartet, der sich nicht in ihre alten Mechanismen, Rollenspiele und Täter-Opfer- bzw. Täter-Retter-Spaltungen verwickeln lässt. Also wird die TherapeutIn die KlientIn nicht „retten“, wird ihr keine „guten Ratschläge erteilen“, wird sie nicht bei sich zu Hause einquartieren oder mit ihr den in Urlaub fahren. Sie wird sie nicht für die Renovierung ihres Hauses oder als Putzfrau beschäftigen, wird nicht mit ihr erotisch herumspielen, nicht gemeinsam mit ihr Alkohol trinken oder Haschisch rauchen – und schon gar nicht mit ihr schlafen.

Was ich hier aufgezählt habe, sind nur Beispiele, und man könnte denken, diese Art Abstinenz verstehe sich doch von selbst. Doch mir ist als Supervisorin all dies schon als Verhaltensweisen von KollegInnen berichtet worden, und es bedeutet in jedem Fall für die TherapeutIn: Sofort mit dem nichtabstinenten Verhalten aufhören, sich eigene Psychotherapie und/oder Supervision holen, bei schwierigen Fällen auch:

aufhören, mit traumatisierten Menschen zu arbeiten oder ganz den Psychotherapeutenberuf an den Nagel hängen.

Andererseits: Den Impuls zu all diesen Verhaltensweisen zu bemerken wird sehr wichtig sein, um in der Therapie hilfreich sein zu können – sie etwa als Reinszenierungen der Traumasituation zu verstehen. Nur ausgelebt werden dürfen diese Impulse natürlich nicht.

Neben emotional oder sogar sexuell missbräuchlichen Praktiken ist es besonders das „Retten-Wollen" der KlientIn, welches ein großes Problem für viele TraumatherapeutInnen darstellt. Wenn die KlientIn zum Beispiel noch in den Händen von Tätern ist, möchten viele TherapeutInnen am liebsten einen Privatdetektiv engagieren oder Anzeige erstatten, um die Täter zu „erwischen". Oder sie sind versucht, die KlientIn zu verstecken, damit die Täter sie nicht finden. Weiter Beispiele finden Sie in Kapitel 19.

Die Forderung der empathischen Abstinenz ist schwer einzuhalten und fordert viel von der TherapeutIn. Nicht selten wird auch die KlientIn mehr oder weniger direkt an die TherapeutIn appellieren: „Rette mich!" – „Löse dieses Problem für mich!" – „Nimm mich und mach mit mir, was du willst!" Und es liegt an der TherapeutIn, darauf mit einem freundlichen „Oh, lieber nicht" zu reagieren; stattdessen zu sagen: „Das kann und werde ich nicht tun – aber ich glaube, Sie können lernen, wie Sie dieses Problem bewältigen können, und ich werde gern mit Ihnen gemeinsam schauen, wie Sie weiterkommen können."

Eine Klientin von mir, die ich das Glück hatte, einige Jahre zu begleiten, sagte gegen Ende der Therapie einmal: „Was soll ich denn jetzt machen?! Ach, ich weiß schon, jetzt sagen Sie als Erstes wieder: ‚Tja, was meinen Sie?'" – lachte, und versuchte, meine so oft gestellte Rückfrage gleich für sich zu beantworten. Dann seufzte sie und meinte: „Aber phasenweise hätte ich es genossen, wenn Sie einfach alles Mögliche für mich entschieden hätten! Na ja, gut, ich gebe zu, es ist richtig, dass Sie es nicht getan haben." Noch bei dieser längst „flügge" gewordenen Klientin ist deutlich herauszuhören, wie schwer es ihr gefallen ist zu akzeptieren, dass die TherapeutIn keine Probleme für sie lösen wird. Interessanterweise hat dieselbe, ehemals multiple Klientin im auf Video aufgezeichneten therapeutischen Nachgespräch gesagt: „Meine Integration und diese ganze Entwicklung, das ist eigentlich von ganz alleine gegangen." So soll es sein, dass die Klientin im Nachhinein kaum noch merkt, wie sie unterstützt worden ist, und mehr das Gefühl hat, eine organische eigene Entwicklung genommen zu haben. Wir TherapeutInnen haben die Aufgabe, uns überflüssig zu machen – unter anderem dies ist mit dem Begriff „emanzipatorisch" gemeint.

## 10.7 Nicht nur die KlientIn – auch die TherapeutIn verändert sich im Prozess der Traumatherapie

Die TherapeutIn erlebt sich in einer Doppelfunktion während der Traumatherapie: als engagierte ExpertIn und als Lernende. Das ist das Schöne an diesem Beruf: In der Psychotherapie haben wir nie „ausgelernt". Wir können nicht alle menschlichen Dimensionen, Konflikte und Ereignisse studieren und dann einfach hochrechnen und sagen: „Das wird geschehen und jenes nicht." Oder: „Dies hier wird funktionieren und alles andere auf gar keinen Fall." Wir erheben zwar unsere Daten, lassen sie ausrechnen, hören uns auf Tagungen und Kongressen an, was die KollegInnen Wissenschaftler da für uns herausgefunden haben, lernen neue Methoden und Techniken – aber am meisten lernen wir in der konkreten Praxis mit den KlientInnen gemeinsam.

Spezifisch für die Traumatherapie gilt auch: Wir haben es – besonders bei unseren früh traumatisierten KlientInnen – mit solchen „BeziehungsexpertInnen" und gleichzeitig so äußerst beziehungsgeschädigten Menschen zu tun, dass sie uns enorm herausfordern, aufrichtig zu sein, auch mit uns selbst; Veränderung nicht nur von der KlientIn zu erwarten, sondern uns auch selbst zu entwickeln; dysfunktionale Muster in Verhalten und Beziehungen nicht nur bei unseren KlientInnen zu entdecken – sondern unsere eigenen zu finden und konstruktiv zu verändern. Wir werden in unserer gemeinsamen Arbeit mit der KlientIn an nie gekannte Grenzen stoßen. Denn gerade zwischenmenschliche Traumatisierungen bedeuten ja, dass Gewalt von Menschen auf die KlientIn ausgeübt wurde, die damit „über all ihre Grenzen" gingen. In der Therapie wiederholen sich die Täter-Opfer-Muster. Die KlientIn wird uns zu Grenzerfahrungen und auch zu Grenzüberschreitungen herausfordern, bewusst und unbewusst. Damit auf eine gute Weise umzugehen, standzuhalten, wo es standzuhalten gilt, und sich zu verändern, wo wir uns verändern müssen – das sind enorme Herausforderungen.

Auch das Anhören von unendlich vielen Gewaltgeschichten wird uns verändern. Es wird unser Selbst- und Weltbild verändern, wird uns in unserem Glauben an das Gute im Menschen, an Vorhersehbarkeit von Erfahrungen und an „festen Boden unter den Füßen" erschüttern. Wir werden versucht sein, zynisch zu werden oder „abgebrüht" – in anderen Phasen werden wir uns in Tränen aufgelöst fühlen, wenn wir des Nachts aus Albträumen aufwachen. Das alles wird uns, muss uns beeinflussen. Es liegt an uns TherapeutInnen, das umzusetzen, was wir auch gegenüber unseren KlientInnen ausstrahlen: „Du bist es, die sich verändert, schau, dass du es in einer konstruktiven Weise machst, die dir mehr statt weniger Lebensfreude bringt."

Wer also TraumatherapeutIn wird, sollte getrost damit rechnen, sich im Lauf dieses Prozesses selbst zu verändern. Von daher sind eigene Psychotherapieerfahrung und gute psychotherapeutische Ausbildungen Grundbedingungen für diesen Beruf. Doch wer glaubt, dann „zu Ende analysiert zu sein“ und daher „objektiv“, irrt sich sehr. Eher müssen wir damit rechnen, unsere Arbeit nicht nur kontinuierlich supervidieren zu lassen, sondern uns gegebenenfalls selbst noch einmal in eigene weitere Psychotherapie zu begeben – vielleicht auch deshalb, weil während der Arbeit mit einer KlientIn eigene noch unbearbeitete Traumaerinnerungen auftauchen (siehe auch Kapitel 19 über Psychohygiene).

## 10.8 Die TherapeutIn als Beziehungsvorbild

Die TherapeutIn ist der KlientIn Vorbild in der Hinsicht, respektvoll und achtsam mit sich und anderen Lebewesen umzugehen. Sie besteht darauf, respektvoll behandelt zu werden, und auf der Einhaltung von gemeinsam mit der KlientIn getroffenen Vereinbarungen, die sie auch ihrerseits verlässlich einhält. Nichts gilt nur für eine Seite. Das mag manchen TherapeutInnen unbequem erscheinen. Doch diese Wechselseitigkeit, und bei aller Wechselseitigkeit der positive Vorbildcharakter der TherapeutIn, ist besonders für diejenigen KlientInnen unerlässlich, die seit früher Kindheit keine guten, sondern missbräuchliche und ausbeuterische Beziehungen kennengelernt haben.

So ist die TherapeutIn manchmal nolens volens wie eine „gute Mutter“, manchmal wie ein „Hilfs-Ich“. Wir streben dies nicht an, aber die meisten KlientInnen werden uns dazu machen. Den wenigsten früh traumatisierten Menschen gelingt es auf Anhieb, uns als das zu sehen, was wir in Wirklichkeit sind: eine Art „Coach“ oder TrainerIn, um etwas Spezifisches zu lernen. Häufig wird die KlientIn im Lauf der Therapie erzählen: „Als ich nicht mehr weiterwusste diese Woche, habe ich mich gefragt: Was würden Sie jetzt sagen? Wie würden Sie sich jetzt verhalten? Und habe danach gehandelt.“ Dieses „gute Introjekt“, das wir erst einmal sind, wird im Lauf der Zeit verinnerlicht, und die KlientIn merkt: „So liebevoll, unterstützend und respektvoll über mich zu sprechen, wie Sie das immer getan haben, ist ein Teil von mir geworden. Ich denke jetzt auch viel freundlicher über mich.“

## 10.9 Die TherapeutIn reflektiert ihr Anderssein und die Asymmetrie der Beziehung

Die TherapeutIn beachtet die geschlechtsspezifischen, kulturspezifischen und schichtspezifischen Aspekte und die entsprechenden Differenzen zwischen ihr und der KlientIn.

Gehören TherapeutIn und KlientIn nicht demselben Geschlecht an, müssen sie reflektieren, dass der eine vieles aus Männersicht, die andere dasselbe aus der Frauensicht betrachtet – und darin kann eine erhebliche Differenz liegen. Bei körperlicher Gewalt gilt: 90 Prozent der Täter sind Männer, auch gegenüber Jungen und Männern. Bei sexueller Gewalt gilt: Ca. 80 Prozent der Täter gehören dem männlichen – und 50–80 Prozent der Opfer dem weiblichen Geschlecht an. Dafür haben sich Frauen in Gestalt der Mütter unserer komplex traumatisierten Klientel zu einem Viertel als Ersttäterin[6](!) und sehr oft als „Sekundär-“ oder Mittäterinnen verhalten: Sie waren kalt, grausam und unnahbar, wo sie liebevoll und warm hätten sein müssen; sie haben das Kind dem Partner oder anderen TäterInnen ausgeliefert, statt es zu beschützen; sie haben das Leid des Kindes bagatellisiert oder es selbst für sein Opfer-Sein verantwortlich gemacht, statt hinzusehen, TäterInnen verantwortlich zu machen und den Schutz des Kindes vor die eigene Bequemlichkeit zu stellen.

Alles dies ist bei Traumatisierungen durch zwischenmenschliche Gewalt nicht wegzudiskutieren, sondern will mitbedacht sein. So wird die Übertragung auf männliche Therapeuten oft die aktive Täterrolle beinhalten: „Sie quälen mich!“ – „Sie tun mir das an und lachen noch darüber!“ Während die Übertragung auf weibliche Therapeuten oft das Bagatellisieren und Wegschauen thematisieren: „Sie haben ja keine Ahnung!“ – „Sie hören mir gar nicht richtig zu!“ – „Sie lassen es sich gut gehen, während ich leide!“ Statt sich in solchen Fällen zu rechtfertigen, wird eine TherapeutIn gut daran tun, diese Übertragung ebenso zu reflektieren wie ihre eigene Gegenübertragung. Etwa: „So, wie Sie mir erzählt haben, dass Ihre Mutter es sich hat gut gehen lassen, während Sie gelitten haben – könnte das sein?“ oder: „Jetzt bekomme ich den Impuls, Ihnen zu beweisen, dass ich doch ‚Ahnung habe‘ – aber ob Sie wirklich gemeint haben, dass ich es Ihnen jetzt zeigen soll? Oder was wollten Sie vielleicht damit sagen?“

An dieser Stelle noch einmal ausdrücklich an die psychoanalytischen KollegInnen: Was wir uns bei traumatisierten KlientInnen in jedem Fall verbieten müssen, sind Deutungen „ex cathedra“, etwa: „Daran zeigt sich, wie sehr Sie mich mit Ihrer

---

6 Siehe den Bericht der Unabhängigen Kommission zur Aufarbeitung sexuellen Kindesmissbrauchs (2021): *Sexueller Kindesmissbrauch durch Frauen.* ↗ https://www.aufarbeitungskommission.de/mediathek/sexueller-kindesmissbrauch-durch-frauen.

Mutter verwechseln!“ Oder: „Sie sagen dies, meinen aber in Wirklichkeit das …“ Solche Deutungen werden nur zu einem Machtkampf in der Therapie führen, und eine komplex traumatisierte KlientIn wird sich dann tendenziell eher unterwerfen (solange sie noch keine bessere Alternative zu haben glaubt als Sie), statt wirklich einen Therapiefortschritt zu machen. Oder sich mit Ihnen in einen malignen Clinch begeben, und das kann eine langwierige, quälende und möglicherweise für den Therapieprozess ausgesprochen zerstörerische Dynamik sein.

Ebenso wie den Geschlechterunterschied und deren spezifische Täter-Opfer-Dynamik in der Übertragung bedenken wir viele andere **häufige Ungleichheiten**:

- Wenn die KlientIn eine MigrantIn oder eine „person of color“ ist;
- wenn sie von Angehörigen einer anderen Ethnie gefoltert wurde – was bei Frauen sehr häufig bedeutet, auch vergewaltigt worden zu sein;
- wenn sie aus einem Land stammt, in dem man sich Männern nicht anvertrauen darf;
- wenn sie „weiß“ mit „Herrenrasse“ gleichsetzt;
- wenn sie sich nicht in ihrer Muttersprache ausdrücken darf, weil die TherapeutIn diese nicht versteht oder die DolmetscherIn von der KlientIn als eine Instanz der Zensur empfunden wird;
- wenn sie weiß, dass sie abgeschoben wird, sobald sie die TherapeutIn nicht dazu bewegen kann, weiter mit ihr Psychotherapie zu machen und ihr die Notwendigkeit dazu auch schriftlich zu bestätigen (und selbst dann kann die Ausländerbehörde noch anders entscheiden);
- wenn ihre Kultur es ihr verbietet, einem anderen Menschen in die Augen zu schauen;
- wenn eine gemischtgeschlechtliche Zweiersituation von der KlientIn automatisch als „sexuell verfänglich“ gesehen wird, wie es in ihrem Kulturkreis üblich ist;
- wenn die TäterIn sie zu Hause erwartet und sie sofort ausfragt und eventuell bestraft, weil sie etwas „verraten“ hat;
- wenn sie aus einer Generationenfolge von SozialhilfeempfängerInnen stammt und die TherapeutIn stolz darauf ist, nie „dem Staat auf der Tasche gelegen“ zu haben;
- wenn sie aus einer Arbeiterfamilie, die TherapeutIn aus dem Großbürgertum stammt;
- wenn sie AnalphabetIn ist und einen Therapievertrag unterschreiben soll;
- wenn sie sich klein und hässlich fühlt, die TherapeutIn ihr aber groß und schön vorkommt …

Bei diesen und unzähligen anderen Differenzen wird die TherapeutIn aufmerksam sein. Sie wird diese Differenzen weder bagatellisieren, noch wird sie einseitig entscheiden, was besser und was schlechter sei. Sie wird ihr Licht nicht unter den

Scheffel stellen, sich nicht klein machen (lassen), aber auch ihrerseits lernen müssen, das Anderssein der KlientIn zu akzeptieren, so gut wie möglich ihre Perspektive zu verstehen. Kurz: Die TherapeutIn darf „anders“ sein.

Und die KlientIn auch.

Im Lauf des therapeutischen Prozesses werden beide merken, wo sich Differenzen überbrücken lassen, wo sich Unterschiede verwischen, wo Gemeinsamkeiten entstehen. Aber auch: wo Unterschiede unüberbrückbar sind, wo sie unversöhnlich sind; wo Grenzen respektiert oder neu gesetzt werden müssen. Dieser Prozess kann und wird auch mit Trauer verbunden sein.

**In manchen Phasen der Therapie werden sich TherapeutIn und KlientIn nicht einmal darüber einig sein, dass sie sich nicht einig sind …**

Dennoch wird dieser Prozess von entscheidender Bedeutung sein. Denn die KlientIn hat ein Recht darauf, etwas Neues zu lernen, nämlich: „Ich darf anders sein.“

In ihrem Buch *The Bonds of Love,* deutsch sehr einseitig mit *Die Fesseln der Liebe* übersetzt, beschreibt die Philosophin und Psychoanalytikerin Jessica Benjamin (1997) den entscheidenden Prozess der Beziehungsentwicklung in den ersten Lebensjahren, wenn das kleine Mädchen erfahren sollte, dass es „erkannt“ – also in seinem So-Sein gesehen und wahrgenommen – und in einem nächsten Schritt auch „an-erkannt“ wird. Es ist anders als die Mutter, es darf auch anders sein, selbst wenn es den Eltern nicht immer gefällt. Die meisten unserer früh traumatisierten KlientInnen haben diesen Entwicklungsschritt jedoch nicht machen dürfen. Sie wurden nicht in ihrem So-Sein, in ihrem ureigenen Wesen gesehen. Und / oder sie durften nur so sein, wie ihre Eltern es zuließen, die zu Tätern an ihnen wurden, sie Tätern auslieferten oder sie vernachlässigten. Ihr Anderssein, ihre Not, ihr „Nein“ wurden nicht gehört. Und wenn es gehört wurde, dann war es Anlass für Demütigungen und Verletzungen.

Die therapeutische Beziehung ist also eine entscheidende Begegnung: Darf die KlientIn endlich gesehen werden? Darf sie sich dann auch selbst erkennen? Wird sie von der TherapeutIn auch für ihr Anderssein anerkannt? Und darf sie sich dann auch in einem nächsten Schritt selbst anerkennen, so, wie sie wirklich ist, und nicht, wie andere sie haben wollen?

TherapeutInnen, die sich als Gegenüber der KlientIn verweigern, verhindern diesen Entwicklungsschritt. Ähnlich ist es bei TherapeutInnen, die sich sozusagen bei der KlientIn „unterhaken“ und behaupten: „Ich bin genau wie du.“ Ebenso wie die empathische Abstinenz fordert die Reflexion der Differenz die TherapeutIn heraus, ihren eigenen Standpunkt und ihre eigene Herkunft zu reflektieren, aber auch, ihn zu behaupten, ohne in Herrschaftsverhalten zu verfallen und ohne die Asymmetrie der Beziehung zur KlientIn zu leugnen.

## 10.10 Die TherapeutIn denkt ganzheitlich und systemisch

Die TherapeutIn bemüht sich, mehr im Blick zu haben, als es die KlientIn jeweils vermag: die äußere Lebenssituation der KlientIn ebenso zu berücksichtigen wie die unterschiedlichen Bereiche der Persönlichkeit und ihre Wünsche und Bestrebungen, ihre inneren Konflikte ebenso wie die Beziehungs-Übertragungen und Gegenübertragungen (Cacanagh et al. 2015). Sie fühlt sich vom ganzen Persönlichkeitssystem „engagiert", auch wenn es Anteile geben mag, die der Therapie zunächst ablehnend gegenüberstehen (etwa täterimitierende Zustände in der Persönlichkeit). Dies trifft vor allem bei stark gespaltenen KlientInnen zu, etwa bei den Formen der Dissoziativen Identitätsspaltung, der Borderlinestörung oder bei psychotischen Zuständen. Hier wird die TherapeutIn erwarten dürfen, dass sie im Lauf der Therapie manche Impulse, Gedanken und Handlungsweisen der KlientIn kennenlernt, die sich ganz und gar nicht an Therapieverträge oder andere Vereinbarungen gebunden fühlen, die sehr anders empfinden, denken und handeln als diejenigen Anteile der Persönlichkeit, die bewusst in Therapie gekommen sind.

In diesem Zusammenhang ist es auch von großer Bedeutung, dass die TherapeutIn sich nicht auf eine Seite der inneren Täter-Opfer-Spaltung ziehen lässt, sondern weiß, dass die KlientIn sowohl opfer- als auch täteridentifizierte oder täterloyale Anteile hat; dies gilt in ausgeprägtem Maße für früh und langjährig traumatisierte KlientInnen (siehe Kapitel 14).

Systemisch zu arbeiten ist bei allen Spaltungsprozessen wichtig, und in der Traumabehandlung werden wir es mit solchen Spaltungen in vielfältiger Form zu tun bekommen. Multiple Persönlichkeiten – Menschen mit einer partiellen oder vollständigen dissoziativen Identitätsstruktur – haben unter Umständen diverse innere Ebenen, Schichten oder Gruppierungen, die sich meist anfangs auch gegenseitig bekämpfen und die „Lufthoheit" im Alltag beanspruchen. Stets wird die TherapeutIn aufmerksam und respektvoll sein, wird einerseits aus ihrem Herzen keine Mördergrube machen – so wird sie deutlich zu verstehen geben, dass es sie schmerzt, wenn die KlientIn – egal, ob die Alltagsperson dafür amnestisch ist oder nicht – sich selbst verletzt, sich in suizidalen Zuständen zu verlieren scheint oder entwertend über andere Teile der Persönlichkeit oder etwa die Arbeit in der Therapie spricht. Doch sie wird auch die Zustände der Persönlichkeit in der KlientIn akzeptieren und aktiv in die Behandlung einladen, die feindselig und zerstörerisch sind. Oft gibt es eine Dreiteilung in der Persönlichkeit: die Alltagsperson oder auch mehrere Anteile, die den Alltag regeln; sowie die oft verzweifelten ehemaligen Opferanteile und die zerstörerischen, kontrollierenden wütenden Impulse, Anteile oder Zustände, die entweder als selbst entwickelte wehrhafte Zustände während der pubertären Phase entstanden sind oder täterimitierendes Denken, Empfinden und Verhalten widerspiegeln. Nach der strukturellen Dissoziationstheorie nennt man die Alltagsanteile einer traumatisierten Persönlichkeit ANP (*apparently normal personality* – anscheinend normale Persönlichkeit), die oft verzweifelten ehemaligen Opferzustände „fragile EPs", also zerbrechliche emotionale Persönlichkeitszustände, und die oft wütend agierenden Teile der Persönlichkeit „kontrollierende EPs", weil sie häufig versuchen, in Notsituationen der Persönlichkeit die Oberhand zu gewinnen, mit heftigen, oft destruktiven Impulsen sich selbst oder anderen gegenüber (Huber 2013, Nijenhuis 2019).

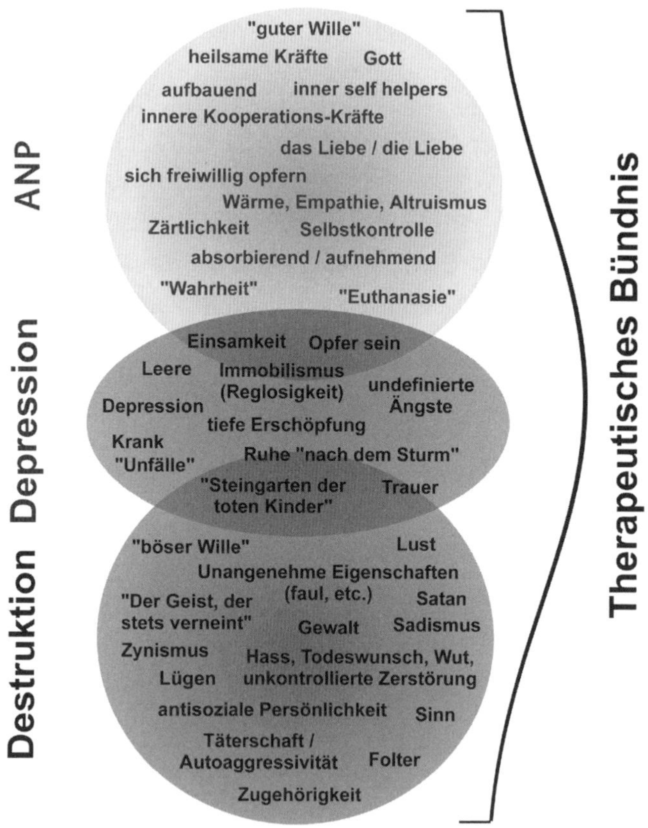


**Abbildung 10.1:** Therapeutisches Bündnis

**MEIN TIPP**

Je gespaltener die KlientIn ist, also je weniger sie in ihrem Alltagsbewusstsein heftige Zustände – etwa zu Beziehungsabbruch neigende oder selbst- bzw. fremdschädigende „states" – unter Kontrolle hat, desto unverzichtbarer ist die frühe Einbindung der aggressiven und „zerstörerischen" Persönlichkeitsanteile in die Therapie (mehr dazu in Kapitel 14 über Täter-Opfer-Spaltung). Doch Achtung: Es gibt häufig auch Anteile in der KlientIn, welche die „Ruhe nach dem Sturm" vertreten: Das Gefühl, es sei „ohnehin alles zu spät". Eine Vitalisierung dieser Bereiche kann unter Umständen suizidale Impulse auslösen: „Ich will nicht mehr ins Fühlen, in den Schmerz zurück, lieber sterbe ich!" (Siehe hierzu Kapitel 6 in Band 1).

## 10.11 Den Zeitpunkt für die Traumaexposition gemeinsam bestimmen

Ohne vertrauensvolle therapeutische Arbeitsbeziehung, ohne äußere und innere Sicherheit keine Arbeit am unmittelbaren Traumamaterial. Bei einem Monotrauma können diese drei Bedingungen – tragfähiges therapeutisches Bündnis, äußere Sicherheit, innerer sicherer Ort – manchmal schnell erfüllt sein, dann kann man auch schnell zur Tat (zur Durcharbeitung) schreiten. Bei Komplexer Posttraumatischer Belastungsstörung (K-PTBS) dauert es meist sehr viel länger, bis es so weit ist. Die TherapeutIn wird häufig eher bremsen müssen, wird Geduld predigen und vorleben müssen, wird der KlientIn viele Distanzierungsmöglichkeiten nahebringen müssen, bevor das Traumamaterial durchgearbeitet werden kann. Doch die TherapeutIn wird auch selbstkritisch darauf achten, ob sie selbst vielleicht das Haupthindernis für die zügige Durcharbeitung von Traumata darstellt, etwa weil sie sich vor den heftigen Affekten der KlientIn fürchtet. Im letzteren Fall wird sie sich hoffentlich dafür Supervision holen. Denn manchmal können erste belastende Traumata früher bearbeitet werden als der Rest; solche erste Traumaintegrationen sorgen bereits für eine enorme Entlastung.

Bei einer Langzeitbehandlung gilt es also, in verschiedenen Behandlungsphasen jeweils die Entscheidung für die Durcharbeitung zu fällen.

## 10.12 Ein HelferInnennetz bilden

Die TherapeutIn sieht sich als „NetzwerkerIn", als Bestandteil eines (professionellen) Unterstützungsnetzwerks für die KlientIn. Sie arbeitet daran, dieses Netzwerk in einer für die KlientIn akzeptablen Form zu erweitern. Das bedeutet: Es wird wichtig sein, über Schweigepflichtentbindungen konkret zu sprechen. Die PsychotherapeutIn braucht alle wichtigen Akten aus der Vorgeschichte der KlientIn, zum Beispiel Jugendamtsakten, aus denen ihre Misshandlungsgeschichte hervorgeht, Arztberichte, Zwangseinweisungsbeschlüsse etc.

Sie benötigt den Informationsaustausch mit der mitbehandelnden PsychiaterIn ebenso wie mit den stationär und ambulant arbeitenden ärztlichen oder anderweitig professionell mit der KlientIn arbeitenden KollegInnen. Die meisten komplex traumatisierten KlientInnen werden den einen oder anderen stationären Aufenthalt in einer psychosomatischen oder psychiatrischen Klinik hinter sich haben oder einplanen. Daten von der AllgemeinärztIn zu erhalten und sich mit ihr auszutauschen kann ebenso wichtig sein, wie im Auftrag einer behandlungsbedürftigen, aber angstvollen Klientin mit der GynäkologIn oder ihrer ZahnärztIn, bei einer bevorstehenden Operation mit der AnästhesistIn oder der ChirurgIn zu sprechen. Auch wenn die KlientIn in Beratungsstellen gewesen ist oder diese Beratungen zur Therapie parallel aufsucht, ist ein gegenseitiger Informationsaustausch wichtig; ebenso, wenn sie ambulant oder stationär in Betreuung ist oder eine Pflegestufe hat.

Der Austausch kann zum Beispiel folgende Punkte umfassen:

**Vorgeschichte der PatientIn:** Je weniger eine Klientenpersönlichkeit über ihre Wahrnehmung und Erinnerung bewusst und kontinuierlich verfügen kann, desto mehr wird sie Informationen über sich selbst unterschiedlichen Menschen in unterschiedlicher Form zur Verfügung gestellt, andere wiederum „vergessen" haben. Dies ist meist keine böse Absicht, sondern abhängig davon, in welchem Zustand die KlientIn jeweils war. Ein von der KLientIn erlaubter Informationsaustausch kann für sie u. U. lebensrettend sein, etwa wenn vitale Informationen über Krankheitsbedingungen, drohende Pfändungen oder Obdachlosigkeit rechtzeitig ausgetauscht werden können.

**Medikation:** Gerade komplex Traumatisierte schlucken häufig sehr viele unterschiedliche Medikamente gegen unterschiedliche Schmerzzustände und Beschwerden; manche der Medikamente könnten in Wechselwirkung treten und/oder die psychotherapeutische Arbeit erschweren. Außerdem nehmen viele auch noch Nahrungsergänzungsmittel, Naturheilmittel oder Medikamente in Kombination mit Alkohol zu sich oder kiffen parallel, oder sie essen tagelang nichts und nehmen ihre

Medikamente nicht regelmäßig, sodass es auch hier zu Wechselwirkungen oder Wirkungsverstärkungen kommen kann.

**Weitere Traumatisierungen, Störungsbilder und Erkrankungen** als diejenigen, welche die TherapeutIn selbst diagnostiziert hat. Hier warten oft Überraschungen: Viele KlientInnen waren bereits vielfach mit dem Sozial- und Gesundheitswesen in Kontakt oder sind zum Zeitpunkt der Therapie noch in Täterhänden, berichten darüber aber nicht, teils, weil es ihnen unangenehm ist, teils, weil sie es nicht bewusst erinnern.

**Art und Ausmaß der psychotherapeutischen oder beraterischen Interventionen** der KollegInnen, damit man sich nicht gegenseitig „ins Gehege" kommt, sondern sich möglichst gut ergänzt. Ich habe immer wieder in supervisorischen Zusammenhängen erlebt, dass KollegInnen geradezu erschüttert waren, wenn sie (teilweise erst nach Jahren) bemerkten, dass die KlientIn die ganze Zeit über andere auf sie einwirkende professionelle Kontakte hatte, die u. U. in die entgegengesetzte Richtung gearbeitet haben.

**Nutzung der unterschiedlichen fachlichen Blickwinkel**, damit die TherapeutIn, welche die KlientIn ja meist nur in ihrem Praxisraum sieht, auch lernt, wie sich die KlientIn in anderen Zusammenhängen darstellt und wie die KollegInnen sie wahrgenommen haben. So habe ich bei KollegInnen die Wut auf GutachterInnen nicht selten relativieren können, wenn ich ihnen riet, die GutachterIn selbst zu kontaktieren, und diese dann berichtete, sie habe vollkommen andere Informationen von anderen Institutionen oder der KlientIn / PatientIn selbst erhalten als von der therapeutischen KollegIn. In einem Fall sagte die Patientin einem Gutachter, die Therapeutin dränge sie dauernd zu Traumaexpositionen, während die Kollegin dem Gutachter geschrieben hatte, sie müsse die noch sehr instabile Klientin geduldig an Stabilisierungsübungen heranführen und warne sie vor zu früher Exposition. Erst der Austausch zwischen Gutachter und Therapeutin ermöglichte, dass der Gutachter die weitere Behandlung genehmigte.

Es bedarf oft einer intensiven Überzeugungsarbeit, um gerade früh und schwer traumatisierten KlientInnen deutlich zu machen, dass das HelferInnennetz zu ihrem eigenen Nutzen ist und sich nicht, „wie früher", Menschen „hinter ihrem Rücken" gegen sie zusammenschließen wollen. Es hat sich als unerlässlich erwiesen, gerade bei längerfristiger therapeutischer Arbeit, den Austausch mit den Vor- und Mitbehandelnden zu suchen.

Gerade wenn die TherapeutIn sich „in einer Sackgasse" fühlt oder den Eindruck hat, etwas nicht mehr zu verstehen oder ertragen zu können, ist dieser Informationsaustausch mit den MitbehandlerInnen (neben der Supervision und Intervision natürlich) von Vorteil, um die Blockade zu überwinden, damit die Therapie auch im Sinne der KlientIn gut weitergehen kann.

Und schließlich sollte die TherapeutIn auch die Kinder (falls diese noch im Haushalt sind) sowie den Partner/die Partnerin der KlientIn kennenlernen. Nicht, um diese mit zu behandeln. Sondern um zu schauen, …

- ob die Kinder einen selbstbewusst-gesunden oder einen verstörten Eindruck machen und selbst Hilfe brauchen;
- und ob der Partner / die Partnerin die KlientIn ausbeutet oder ihr hilfreich zur Seite stehen kann. Studien zeigen, dass eine Einbeziehung von solchen Sekundärfamilien (nicht die Personen aus der Herkunftsfamilie, die der KlientIn geschadet haben oder es immer noch tun – die müssen „draußen bleiben"!), wo immer es für die KlientIn in Ordnung ist, den Therapieerfolg beschleunigen kann (z. B. Davidson et al. 1998, van der Hart et al. 1995, Herbert 2002, Levold et al. 1993, Sachs et al. 1988).

Einbeziehen heißt in diesem Fall: Die KlientIn bleibt weiterhin das Zentrum der Therapie; es geht nur darum, ob die anderen Mitglieder ihrer jetzigen Familie (oder bei FreundInnen-Netzwerken: ihrer „Wahl-Familie") Fragen oder Konflikte haben, die in Anwesenheit der TherapeutIn besser geklärt werden können.

Viele PsychotherapeutInnen werden sich über diesen Abschnitt wundern – sind sie doch gewohnt und haben es vielleicht schon so gelernt, sich gänzlich ohne Vorinformation auf die KlientIn einzulassen. Viele glauben, wenn sie derart „unbelastet" seien, könnten sie die KlientIn besser würdigen. Das mag bei Monotraumabehandlungen noch angehen, ist aber bei der Behandlung von komplex traumatisierten KlientInnen auf jeden Fall ein Irrtum. Denn Letztere werden aufgrund ihrer chronischen Instabilität und häufig auch Zerrissenheit in Gefühlen, Gedächtnisleistungen, Beziehungen etc. kaum ein kohärentes Selbst entwickelt haben, sondern eher mit der einen Person dies und mit der anderen Person jenes gelebt und erlebt haben – und das können unter Umständen sehr radikal unterschiedliche Leben (gewesen) sein. Hoch dissoziative (z. B. multiple) Persönlichkeiten können sogar viele sehr verschiedene Parallel-Leben haben, mit unterschiedlichen sozialen Netzwerken, fortgesetzter Traumatisierung, verschiedensten Hausärzten, multidimensionaler Medikation etc. Wenn die TherapeutIn das nicht versucht zu eruieren, können Jahre vergehen, bis sie lernt, warum die KlientIn kaum Fortschritte macht …

## 10.13 Ein unterstützendes soziales Netz der KlientIn fördern

Psychotherapie findet nicht auf einer Insel statt, Traumabehandlung schon gar nicht. Wenn wir uns nicht darum kümmern, ob und welche Bezugspersonen unsere KlientIn hat, werden wir gerade bei komplex Traumatisierten unser blaues Wunder erleben. Entweder nämlich kann sie das Pech haben, in Misshandlungsbeziehungen verstrickt zu sein (ohne uns das zu sagen, weil sie nichts anderes kennt oder – wahrscheinlicher – weil sie sich schämt). Vielleicht merken wir es dann erst, wenn wir Drohanrufe oder sonstige bedrohliche Gesten der Täter erhalten, die nicht wollen, dass wir die KlientIn ihnen „entfremden".

Oder sie ist nicht nur Opfer, sondern auch TäterIn, zum Beispiel an ihren eigenen Kindern. Oder die KlientIn hat überhaupt niemand Näheres im Kontakt außer ihrer TherapeutIn, bindet sich auf eine verzweifelte, exklusive Weise an sie und möchte, dass diese Beziehung ihr „Ein und Alles ist". In allen drei Fällen brauchen wir uns nicht zu wundern, wenn die Therapie ins Stocken gerät.

Für eine früh traumatisierte Person ist die Beziehung zur TherapeutIn nicht selten die erste Nicht-Misshandlungsbeziehung, die sie über einen längeren Zeitraum halten und der sie vertrauen lernen muss. Es kann Jahre dauern, bis die KlientIn auch nur zeitweise ihr Misstrauen verliert, das sich in inneren, bewussten oder unbewussten Monologen äußern kann wie z. B.: „Das kann doch nicht sein – die (TherapeutIn) ist doch bestimmt wie alle anderen." – „Na, wann wird sie wohl das erste Mal übergriffig?" – „Vielleicht biete ich mich ihr gezielt an, dann habe ich es schneller hinter mir", etc.

Zum Thema **Täterkontakt** an dieser Stelle erst einmal: Die TherapeutIn achtet darauf, ob die KlientIn noch Täterkontakt hat bzw. wie dieser gestaltet ist. Wann immer sich herausstellt – bei dissoziativ gespaltenen oder sehr misstrauischen Klientinnen kann das u. U. lange dauern –, dass die Klientin noch oder wieder traumatisiert wird, wird die TherapeutIn dieses zum Hauptthema erklären und so lange ausschließlich am Thema „Ausstieg aus Täterzusammenhängen" sowie stabilisierend arbeiten, bis die KlientIn in Sicherheit ist (mehr dazu im Täter-Opfer-Kapitel 14).

**Auch wenn die KlientIn selbst TäterIn ist**, muss zunächst für äußere Sicherheit, in diesem Fall der Schutzbefohlenen bzw. Opfer der KlientIn, gesorgt werden.

Immer wieder bin ich erstaunt, wenn eine KollegIn meint, die Kinder oder (andere) Opfer der KlientIn mit im Blick zu haben, sei nicht ihr Thema, sie (die TherapeutIn) sei nur von der KlientIn engagiert. Wie soll die KlientIn denn jemals ihre eigenen verletzten inneren Kindanteile liebevoll versorgen lernen, wenn sie ihre äußeren Kinder misshandelt? Wie soll sie ihre Täterintrojekte integrieren und sie zu

Beschützeranteilen machen, wenn sie nach wie vor Täterschaft auslebt? Wie soll sie mit Schuld und Scham umgehen lernen, wenn stets neuer realer Anlass für Schuld- und Schamgefühle geschaffen wird? Eindeutig sind wir als PsychotherapeutInnen auch gehalten, mit der KlientIn – wenn sie TäterIn ist – vorrangig an diesem Thema zu arbeiten, damit wir überhaupt eine Chance haben für die Traumaarbeit.

**Die Schutzbefohlenen unserer Schutzbefohlenen sind ebenfalls unsere KlientInnen.**

Diesen Satz muss ich in Supervisionen häufig sagen. Ebenso wie den nächsten:

## 10.14 Die TherapeutIn macht sich nicht zur KomplizIn der schlechten Verhältnisse

Dies betrifft die unterschiedlichsten Bereiche:

- Wenn die KlientIn noch mit Tätern verstrickt ist, aber monatelang nicht daran arbeitet, sich aus dieser Verstrickung zu lösen, ja aus ihrer ggf. vorhandenen Co-Abhängigkeit nicht herauswill, täterloyal denkt („Er kann ja nichts dafür“, „Sie hat ja recht, wenn sie so zu mir ist“) und sich bzw. ihre Kinder weiterhin Misshandlungen ausliefert;
- wenn sie in sadomasochistischen Beziehungen lebt und diese auch längerfristig immer wieder rechtfertigt („Das ist das Einzige, was mir Lust bereitet“);
- wenn sie dauerhaft als aggressives Opfer auftritt („Mir wurde unrecht getan, und ich verlange, dass man mich versorgt!“ – „Immer soll ich mich ändern – sollen sich die anderen doch ändern!“) und sich weigert, aktive eigene Schritte zu unternehmen, um vom Opfer zur Überlebenden und von der Überlebenden zur „freien“ Persönlichkeit zu werden;
- wenn die KlientIn von Angehörigen und / oder den Tätern geschickt wird und keine eigene Motivation für die Behandlung mitbringt, sie auch nach einiger Zeit (etwa einem Vierteljahr) nicht entwickelt („Mein Mann sagt ja, er braucht so was nicht, und bringen würde es auch nichts, aber die Krankenkasse will, dass ich zu Ihnen komme“);
- wenn die KlientIn sich standhaft weigert, wichtige Behandlungsschritte aktiv zu gehen, etwa Vereinbarungen abzuschließen hinsichtlich des Selbstschutzes, des Umgangs mit Selbstverletzungen und Suizidalität, in Bezug auf die Einnahme notwendiger Medikation etc. („Das mache ich sowieso nicht“);

- wenn die KlientIn dauerhaft auf unrealistischen Zielen besteht, z. B. sich noch besser in ihr Unglück fügen will („Da muss man den unteren Weg gehen", „Ich brauche eben eine starke Hand"), lästige Symptome nur einfach loswerden will, ohne an dem zu arbeiten, wofür diese Symptome stehen („Ich bin eigentlich nur körperlich krank, und ich habe schon wieder zwei Arzttermine, wo ich das feststellen lassen will"); trotz durchaus vorhandener Arbeitsfähigkeit mithilfe der PsychotherapeutIn berentet werden will („Ich brauche nur die Bescheinigung"); fixe Ideen hat wie: „Ich brauche einen neuen Mann, helfen Sie mir, einen zu finden" – „Ich will mich umoperieren lassen und brauche ihr positives Gutachten" etc.;
- wenn die KlientIn wichtige Informationen verheimlicht oder die TherapeutIn öfter bewusst belügt, z. B. Alkoholikerin ist und dies leugnet; sich völlig verschuldet und nichts darüber sagt, dass sie gepfändet wird; behauptet, die Therapierechnungen schon bezahlt zu haben, es aber nicht macht; ihre Kinder misshandelt und dies leugnet; Selbstverletzungen als Fremdverletzungen ausgibt oder umgekehrt etc.

Wichtig ist in all diesen Fällen: Zuallererst sollte die Psychotherapie sich damit beschäftigen, welche Gründe es für dieses Verhalten der KlientIn gibt. Häufig können solche Therapieblockaden überwunden werden, wenn erst verstanden und geklärt werden konnte, was da im Hintergrund gegen die Fortsetzung der Therapie oder für ganz andere Ziele aktiv arbeitet. Manchmal müssen wir uns in der Therapie erst einmal damit auseinandersetzen, dass andere wichtige Menschen ganz andere Ziele für die KlientIn haben und diese im Loyalitätskonflikt ist: Will ich (darf ich) mich entwickeln oder muss ich „gehorsam" sein gegenüber meinem Partner, meinen Eltern, meiner Freundin, meinem Arbeitgeber? Wird meine PartnerIn mich verlassen, wenn ich Fortschritte mache? Etc.

Häufig muss man sich in der Traumatherapie auch mit Täterintrojekten beschäftigen, und zwar sowohl mit täterloyalen als auch mit täteridentifizierten Anteilen der KlientIn (siehe Kapitel 14), die dafür sorgen, dass sie keine Fortschritte machen „darf". Manchmal fühlt sich die KlientIn auch zu schwach, um den Schritt in Richtung eigener Weiterentwicklung noch zu schaffen.

Manchmal aber will eine KlientIn einfach etwas, das ethisch der Therapeutin zuwider ist, sodass diese nicht mitgehen kann. So etwas erlebe ich z. B., wenn Jugendliche sich im Zuge ihrer Identitätskrisen plötzlich als „trans" definieren, ihre Eltern oder Lehrer das noch forcieren und früh ein positives Gutachten für die sogenannte „Geschlechtsangleichung" gefordert wird. Etliche KollegInnen schwanken dann zwischen ihrer beruflichen Ethik, so früh keine Einbahnstraße in Richtung Geschlechtsumwandlung einzuschlagen, und dem – von Lobbygruppen auch aggressiv betriebenen – Druck in Richtung „political correctness", also alles zu unterstützen, was jemand sagt, der sich „queer", „divers" oder „trans" fühlt, nämlich: Dann sei die Person auch als Gesamtpersönlichkeit „so", also z. B. „im falschen Körper". Das wird von einer politischen Richtung unterstützt, die man „Self-ID" nennt oder philosophisch Dekonstruktivismus: „Alles, wie sich jemand fühlt, so ist man auch." Man könne sich also beliebig als männlich, weiblich, divers etc. definieren, wenn man sich so fühle, und auch verlangen, von der Gesellschaft so behandelt zu werden.

Oft handelt es sich jedoch bei jungen Menschen um vorübergehende Identitätsunsicherheiten, wie sie gerade auch bei hochdissoziativen und Borderline-Persönlichkeiten fast regelhaft auftreten und z. B. eine Folge einer komplexen Traumageschichte sind, die unterschiedliche Selbstwahrnehmungen bewirkt hat. Hier empfehle ich, sorgsam zu diagnostizieren und vorsichtig zu agieren. Etwas anderes ist es natürlich, Menschen, die bereits eine solche Entwicklung, etwa eine Geschlechtsumwandlung, abgeschlossen haben, sorgsam und ohne Vorurteile therapeutisch zu begleiten. Der Weg dazwischen kann für viele KollegInnen so kniffelig sein (Handelt es sich um eine Identitätsproblematik, die psychisch zu klären wäre? Oder ist die Person wirklich transsexuell?), dass ich in diesen Fällen nicht nur entsprechende Fortbildungen, sondern auch eine regelmäßige sorgsame Supervision empfehle.

**MEIN TIPP**

Es lohnt sich auf jeden Fall, um diese Punkte in der Therapie zu ringen, mit allem Respekt und aller Sorgfalt, und oft werden über kurz oder lang andere Möglichkeiten der Persönlichkeitsentwicklung zu finden sein, als sie anfangs existierten. Wenn die TherapeutIn sich hier aber unsicher ist, könnte sie mit der KlientIn eine Frist vereinbaren, binnen deren beide Seiten sich des Themas intensiv annehmen. Ist innerhalb dieser Frist keine Einigung auf eine gemeinsame Weiterarbeit an realistischen Therapiezielen möglich, sollte die Therapie beendet werden. Auch kann besprochen werden, unter welchen Umständen eine Wiederaufnahme der Therapie möglich ist.

## 10.15 Selbst- und Fremdgefährdung zum vorrangigen Thema machen

Wenn eine KlientIn schon einige ernsthafte Suizidversuche unternommen hat, wenn sie sich nach wie vor stark selbst verletzt und / oder wenn sie andere Menschen, etwa ihre Kinder, psychisch oder körperlich misshandelt oder mit dem Tod bedroht, gibt es keine wichtigeren Themen in der Traumatherapie als diese. Gerade in der ambulanten Psychotherapie muss eine verantwortliche TherapeutIn kritische Situationen vorhersehen und diese mit der KlientIn besprechen: Sobald es näher an das Anschauen und Durcharbeiten des Traumamaterials herangeht, werden solche instabilen inneren Situationen und die bereits „bewährten" Bewältigungsmuster der Selbst- und / oder Fremdgefährdung sicher ein Thema.

Bei Selbstschädigung und Selbstverletzung der KlientIn arbeitet die TherapeutIn mit ihr an Selbstschutzverträgen, stellt mit ihr Notfall- und Hilfslisten zusammen und diskutiert mit ihr die Bedingungen und Umstände einer eventuell notwendigen (vorübergehenden) stationären Aufnahme (zu all dem gibt es in diesem Buch einige Hinweise, z. B. in Anhang 2). Dies so früh wie möglich zu tun, erleichtert die Sache im Krisenfall. Nichts ist schlimmer, als wenn die TherapeutIn sich sozusagen dauernd „auf Samtpfoten" durch die Therapie bewegen muss, aus lauter Angst, auf irgendeine innere „Tretmine" bei der KlientIn zu kommen und dadurch selbstverletzendes oder suizidales Verhalten auszulösen. Traumatherapie ist harte Arbeit; man wird gemeinsam immer wieder an heikle Punkte kommen. Daher wird es zuallererst nötig sein, für Krisenfälle vorzusorgen und sich dem brisanten Material erst dann anschauend und verstehend zuzuwenden, wenn sicher ist, dass die KlientIn auch damit umgehen kann.

**MEIN TIPP**

Viele schwer traumatisierte KlientInnen stolpern von Krise zu Krise. Sie haben heftige Flashbacks mit traumatischen Erinnerungen und glauben, sie müssten diese sehr schnell bearbeiten, damit sie stabiler werden können. Tatsächlich wird umgekehrt ein Schuh daraus:

**Erst den Umgang mit heftigen Affekten und Impulsen erlernen, dann an die Durcharbeitung gehen!**

## 10.16 Traumaexposition nur bei ausreichender Stabilität und guter Arbeitsbeziehung

Manche TraumatherapeutInnen glauben, sie bräuchten keine gute Beziehung zur KlientIn und diese bräuchte auch nicht ausreichend stabil zu sein, damit eine Traumadurcharbeitung erfolgen kann. Um es ganz klar zu sagen: Dies ist ein unethisches Denken, und wer sich als TraumatherapeutIn entsprechend verhält, handelt auch unethisch.

Erst bei ausreichender externer Sicherheit, innerer Kooperation und Hilfsmöglichkeiten, befriedigender Affektkontrolle und dem möglichen Rückgriff auf innere Ressourcen und ein äußeres stabiles soziales Netzwerk der KlientIn wird die Traumaexposition durchgeführt. Hierfür gibt es mehrere bewährte Verfahren, die in Kapitel 18 vorgestellt werden. Das eine lässt sich als „erweiterte Bildschirmtechnik“ bezeichnen, das andere ist EMDR, und auch die Körpertherapien haben verschiedene Durcharbeitungstechniken entwickelt, etwa das Somatic Experiencing (SE).

Ein gewisses Maß an Exposition ist für die erfolgreiche Traumaintegration unerlässlich. Dieses Maß sollte jedoch so weit wie möglich durch die KlientIn, in jedem Fall aber durch die TherapeutIn kontrolliert werden und zeitlich so kurz wie möglich andauern. Bei mangelnder Stabilität der KlientIn muss eventuell ganz auf Exposition verzichtet werden. Dies schon von Beginn der Traumabehandlung an deutlich zu machen erspart der KlientIn unter Umständen die herbe Enttäuschung, dass sie doch nicht, wie erwünscht, ihr Trauma „loswird“ (wenn sie damit meint: ihre Symptome loszuwerden und das Traumamaterial besser unter Kontrolle zu haben), weil sie nicht ausreichend stabilisiert werden kann.

**MEIN TIPP**

Gehen Sie die wesentlichen Punkte in der Checkliste *Stadien der Traumaarbeit* (Anhang 1) durch. Viele Menschen können sich selbst durchaus gut genug einschätzen, um zu sagen: „Das kann ich schaffen, und das kann ich nicht schaffen. Da bin ich schon, und da bin ich noch nicht.“ Diskutieren Sie in der Therapie darüber; lassen Sie sich zwar nicht entmutigen, aber schauen Sie auch, dass ein realistischer Therapieplan zustande kommen kann – auch wenn der natürlich entsprechend der konkreten Umstände stets aufs Neue den realen Bedingungen angepasst werden muss.

# 11. Wieso brauchen Frauen und Männer verschiedene Therapien?

*„Männer und Frauen passen einfach nicht zusammen."*
(Vicco von Bülow alias Loriot)

*„Wir haben uns der Thematik der Frauen vor allem deshalb angenommen, weil wir selbst Frauen sind und daher parteilich für Frauen. Ganz entscheidend ist für uns aber auch, dass wir in unserer klinisch-psychologischen Tätigkeit immer wieder mit den negativen Konsequenzen konfrontiert waren, die sich für Frauen in psychologischer Beratung und Therapie dadurch ergeben, dass nicht angemessen berücksichtigt wird, inwiefern ihre psychische Situation und ihr Leiden durch ihre Existenz als Frau in unserer Gesellschaft beeinflusst werden. Die Beeinträchtigungen, die aus dem Ignorieren oder Übersehen der Geschlechtszugehörigkeit entstehen, sind für Frauen erheblich größer als für Männer, weil in der klinisch-psychologischen Forschung zwar die Vorstellung vom geschlechtlich neutralen Untersuchungsobjekt besteht, diese Neutralität sich aber eher an impliziten männlichen Normen orientiert als an weiblichen."* (Alexa Franke und Annette Kämmerer im Vorwort zu dem von ihnen herausgegebenen Lehrbuch *Klinische Psychologie der Frau*, 2001)

„Männer und Frauen sind gleichberechtigt." Wir alle kennen diesen Satz aus dem Grundgesetz. Und häufig tun wir gesellschaftlich so, als sei das richtig: Wir behandeln Frauen und Männer so, als seien sie gleichberechtigt, und schließen daraus, sie seien – bis auf ihre Geschlechtsmerkmale – gleich. Doch das eine stimmt nicht, und das andere noch viel weniger, sonst bräuchten wir keine umständlichen Bemühungen, wie sie sich hinter dem neudeutschen Begriff „Gender Mainstreaming" verbergen.

Es ist unbequem – und zwar für Frauen mindestens genauso wie für Männer –, der Wahrheit immer wieder ins Gesicht zu sehen, dass Frauen nach wie vor gesellschaftlich benachteiligt werden. Mit unserem „Anderssein" allein ist das nicht zu erklären. Denn Frauen werden auch da benachteiligt, wo es um die durchaus vergleichbaren materiellen Dinge des Lebens geht: Lohn und Gehalt, Aufstiegsmöglichkeiten und Zulassung zu Spitzenpositionen – und last, but not least bei der Rente. Frauen leisten den Großteil der Beziehungsarbeit; sie sind es, die den Löwenanteil der Kindererziehung tragen; nach einer Scheidung sind sie es, die fast immer die Kinder weiter allein erziehen – gleichgültig, ob ihnen das alleinige oder das gemeinsame Sorgerecht zugesprochen wurde. Auch wenn es prozentual etwas besser geworden ist: Männer scheuen sich wie ehedem ihre Väter vor der Hausarbeit, sind selbst als Väter – wie gehabt – eher abwesend und drücken sich nach der Scheidung, wo sie nur können, vor der Unterhaltszahlung. Viel zu häufig auch davor, ihre Kinder weiterhin zu sehen: Etwa 60 Prozent der Scheidungskinder sehen ihre Väter kaum oder gar nicht mehr.[7]

Fakten: Von den rund 13 Millionen Kindern unter 18 Jahren leben inzwischen 16 Prozent in einem Haushalt mit nur einem Elternteil. In neun von zehn Fällen ist dies die Mutter.[8] Und die Armut ist weiblich: Die Gruppe der Ärmsten in Deutschland besteht zu zwei Dritteln aus alleinerziehenden Müttern oder Rentnerinnen. „Frauen sind vom Risiko der Armut besonders bedroht. Sie verdienen in Deutschland durchschnittlich 22 Prozent weniger als Männer. Obwohl Frauen oft besser ausgebildet sind, arbeiten sie seltener in Führungspositionen und sind seltener in Aufsichtsräten vertreten. Zudem sind Frauen von niedrigen Löhnen und Teilzeitarbeit überproportional betroffen. Sie stellen nur gut 35 Prozent aller Vollzeitbeschäftigten, aber fast 60 Prozent der vollzeitbeschäftigten Geringverdiener."[9] Das Armutsrisiko von Alleinerziehenden (42,7 Prozent, Mikrozensus 2019) ist mehr als doppelt so hoch wie im gesellschaftlichen Durchschnitt (15,9 Prozent).

Auch wenn wir alle Ausnahmen von diesen Regeln kennen – das, was ich hier aufgeführt habe, ist die bittere statistische Wahrheit.

Wie muss sich diese vielfältige Wahrheit in der Seele von Mädchen und Jungen widerspiegeln, die ja schon sehr früh – spätestens mit etwa zwei Jahren – sehr genau wissen, welchem Geschlecht sie angehören und dass dies in ihrem weiteren Leben eine entscheidende Rolle spielen wird, die also den sozialen Unterschied zwischen weiblich oder männlich sein früh begreifen (Maccoby 2000)? Wie erst muss es sich auf ihr Verhalten dem eigenen oder anderen Geschlecht gegenüber auswirken? Und auf ihren Umgang mit ihren eigenen Töchtern und Söhnen?

Bereits in den 1980er-Jahren hat die amerikanische Soziologin Nancy Chodorow in ihrem bahnbrechenden Buch *Das Erbe der Mütter* auf diese „soziale Prägung" hingewiesen: Ein Mädchen lernt rasch, dass es „so ist wie die Mutter", ein Junge dagegen, dass er „anders werden muss als sie". Eltern bestärken ihre Kinder in ihrem unterschiedlichen Verhalten – je nachdem, ob sie mit einem Sohn oder mit einer Tochter umgehen, gelten andere Regeln. Nach wie vor zum Beispiel wird ein Vater anders mit seinem Sohn spielen als mit seiner gleichaltrigen Tochter. Den Sohn wird er fordern und herausfordern, er wird ihn probieren lassen und unnachgiebig darauf bestehen, dass der Junge die Lösung herausfindet. Seiner Tochter wird er, sobald sie erste Frus-

---

7 Quelle: ↗ https://de.statista.com/themen/5182/alleinerziehende-in-deutschland/#dossierKeyfigures (Stand: Februar 2022)

8 ↗ https://www.bmfsfj.de/bmfsfj/themen/familie/chancen-und-teilhabe-fuer-familien/alleinerziehende

9 Quelle: ↗ https://lsv-nrw.de/themen-2/altersarmut/aktiv-gegen-armut-im-alter/30-stichworte/wie-armut-gemessen-wird-und-beeinflusst-werden-kann-2-11

trationszeichen zeigt, das Spielzeug aus der Hand nehmen und das Problem selbst beheben: „Komm, ich mach es für dich." Entsprechende Versuche werden seit Jahrzehnten wiederholt, sie gelten als Meilensteine der Erforschung geschlechtstypischen Verhaltens, und sie zeitigen immer wieder die gleichen Ergebnisse.

Nach wie vor gibt es auch im klassischen „Empathie-Test" geschlechtstypische Unterschiede: Mädchen wird die Aufgabe leichtfallen, sich abwechselnd in eine Puppe hineinzuversetzen, die ganz anders denkt und fühlt als sie, und dann wieder als sie selbst zu agieren. Jungen werden tendenziell immer nur ihre eigene Rolle spielen – sie können sich schon im Kindergartenalter schlecht in ein völlig anderes Gegenüber versetzen.

Neuere Ergebnisse der Geschlechterforschung zeigen, dass doch mehr angeboren zu sein scheint, als wir gedacht (oder gehofft) haben: Technikorientierung und Wenn-dann-Denken sowie leichteres räumliches Orientierungsvermögen bei Jungen – soziale und sprachliche Kompetenz, kreatives Denken („In alle Richtungen zugleich", siehe Fisher 2000) sowie eine reichhaltige Fähigkeit, Gefühle zum Ausdruck zu bringen, bei Mädchen (siehe u. a. Maccoby 2000).

## 11.1 Wie spiegeln sich die Geschlechtsunterschiede bei den Gewalttaten wider?

Als ich einmal zu einem Abendvortrag eingeladen wurde, hatte man für mich den Vortragstitel *Inzest und Traumatisierung in Familien* gewählt. Ohne zu wissen, dass ich mich seit Anfang der 1970er-Jahre mit den Geschlechterunterschieden auch im Bereich der Gewalt beschäftigt habe. Von daher habe ich mir erlaubt, nach den ersten Dankesworten mein Thema zutreffender zu benennen: *Sexualisierte Gewalt von Männern und Frauen an Kindern und Frauen.*

Die Kollegen, die mich eingeladen und mir diesen Titel zugeschrieben hatten, waren durchaus willens, sich mit dem schwierigen Thema auseinanderzusetzen. Doch durch die Begriffe „Inzest" und „Familien" verwischten sie die Dinge auf eine Art, die ich bezeichnend finde, auch für uns PsychotherapeutInnen. Viele von uns haben den geschlechtsspezifischen Blick nicht gelernt oder ihn im Lauf ihrer Arbeit wieder verloren – zu Unrecht. Leider sind sie damit nicht allein; auch in den Medien wird häufig als „Beziehungstat" oder „Familientragödie" bezeichnet, was statistisch eindeutig als Gewalt von Männern gegen Frauen und Kinder beschrieben werden muss. Wie wir wissen, passiert das unter nicht selten heftiger Beteiligung von Frauen als Ausliefernde und Mittäterinnen (siehe die sogenannten Fälle in Staufen, Lügde, Münster und Bergisch-Gladbach, die in den Jahren 2018–2021 in Deutschland für

Aufsehen sorgten) (Berle & Großbongardt 2022, Huber 2018b, Lottritz 2021, Radio Berg 2022; SWR.de 2022). Umgekehrt wird von „gewalttätigen Jugendlichen" gesprochen, wo meist Jungen gemeint sind, und von „kindlichen Gewaltopfern", statt zu sagen, dass Jungen oder / und Mädchen betroffen waren.

### Ein Beispiel

In meiner örtlichen Tageszeitung fand ich einen Artikel, der mit „Geschwisterliebe" betitelt war (ohne Anführungszeichen!). Tatsächlich wurde darin die brutale körperliche und sexuelle Gewalt eines Bruders gegen seine weitaus jüngere Schwester beschrieben.

Wer den Blick für diese Verwischung der Täter-Opfer-Dynamik nicht hat, wird denken, dass „Bruder-Schwester-Inzest" gleichzusetzen sei mit „Geschwisterliebe". Meist ist es aber so, wie es der Artikel ausführt: Ein älterer Bruder zwingt seine jüngere Schwester zu sexuellen Handlungen. Mehrfach habe ich mit Frauen gearbeitet, die einen solchen **„Bruder-Schwester-Inzest"** zu verkraften hatten. An eine Frau – ich nenne sie hier Marianne – erinnere ich mich noch genau. Sie war groß, schlank und burschikos, hübsch und sportlich – und litt unter extremen Selbstwertproblemen, Schlafstörungen und Angstzuständen nach einer Gruppenvergewaltigung im Urlaub. Wie bei jedem Akuttrauma erfrage ich regelmäßig auch sonstige traumatische oder besondere Belastungssituationen in der Lebensgeschichte. Erst verneinte Marianne diese, doch ich bemerkte, wie sie zögerte. „Denken Sie ruhig noch einmal nach – manchmal fällt einem das eine oder andere auch erst später ein. Gab es irgendwelche Belastungen in Ihrem Leben, die Sie heute noch mit sich herumtragen?" Daraufhin sank Marianne sichtlich in ihrem Sessel zusammen. Während sie bis dahin recht forciert aufgetreten war, suchte sie nun erkennbar nach einer Formulierung: „Ich hab das noch nie jemandem erzählt. Man weiß ja, wie Leute darüber denken, aber ich habe auch mal ein Verhältnis mit meinem Bruder gehabt" – in einem leisen, kleinen Nebensatz. Als ich fragte: „Von wann bis wann ging denn dieses ‚Verhältnis'?", entstand eine Pause. Marianne sah mich nicht an, als sie schließlich antwortete: „Ich war fünf, als es anfing." Nun wurde ich auch leise und vorsichtig: „Und, wie lange ging es?" – „Bis 24", flüsterte sie. Marianne war 26 Jahre alt.

In jedem einzelnen Fall von sogenanntem „Bruder-Schwester-Inzest", der mir begegnet ist – meist kommt ja die Schwester in Behandlung –, waren die Eltern der Kinder, zwischen denen es zu sexuellen Handlungen gekommen war, entweder körperlich und / oder seelisch abwesend oder gleichgültig und kalt oder misshandelnd gewesen. Der ältere Bruder verkörperte damals für das Mädchen so etwas wie Wärme, Schutz und die so vermisste Zärtlichkeit. Deshalb fühlten sich die Mädchen später mindestens mitschuldig an ihrem Leid. Doch bei genauer Exploration merkten die Frauen, dass sie zwar Wärme, Nähe und Zärtlichkeit vom Bruder gewollt hatten. Dass jedoch das Sexuelle in der Regel vom Bruder ausgegangen war, selbst wenn sie später irgendwann dazu übergingen, sich selbst sexualisiert zu verhalten, weil sie wussten, dass dies dem Bruder gefiel oder es von ihm erwartet wurde. Und in jedem einzelnen Fall, den ich kenne, bagatellisierten später die Brüder die Tat und weigerten sich, dafür die Verantwortung zu übernehmen. Sodass häufig eine Aufdeckung und ein Benennen von Tat und Täter für die Frauen bedeutete, sich ganz von ihrer Familie loszusagen – wie es bei sogenanntem Inzest generell meist der Fall ist. Ein hoher Preis dafür, sich selbst als Opfer und Überlebende ernst zu nehmen.

Wer dies durchgemacht hat, kann bei dem Wort „Geschwisterliebe" nur den Kopf schütteln. Die Folgen dieser „Liebe" sind für die Mädchen und Frauen nämlich gravierend: gestörte Beziehungsfähigkeit, ungute Geheimnisse, extreme Schuld- und Schamgefühle – und eine höhere Wahrscheinlichkeit, später wieder zum Opfer zu werden, wie es bei Marianne der Fall war (siehe Blume 1991, Classen et al. 2005, Grand 1997a, Wöller 2005); manche werden auch zur Täterin (Grand 1997b, Huber 2018b, Lottritz 2021).

Über das, was aus den ehemaligen Inzest-Brüdern wird, gibt es leider so gut wie keine Angaben – es sei denn, sie tauchen als Täter wieder auf, etwa in stationärer Unterbringung oder in Adoptiv- bzw. Pflegefamilien (Klees 2008), oder es handelt sich um die seltenen Ausnahmen, bei denen ein jüngerer Bruder von einer älteren Schwester „verführt" wurde und der Junge später als Opfer in therapeutische Behandlung kommt.

Ebenfalls in fast jeder Ausgabe einer Tageszeitung kann man eine Geschichte wie die folgende lesen: Ein Mann hat seine ehemalige Frau oder Freundin aufgesucht, sie vergewaltigt, mit einer Waffe verletzt und vielleicht sogar ermordet. Überschrift dazu in der Zeitung: „Beziehungsdrama" oder „Familientragödie". Mir fällt bei solcher Gelegenheit auf, dass hier Täter und Opfer auf die gleiche Stufe gestellt werden – was ja vielleicht suggerieren soll, das Opfer habe seinen gleichwertigen Anteil an der Tat.

Vergleichen Sie dies bei Gelegenheit ruhig einmal mit der Berichterstattung über Diebstähle oder Raubüberfälle. Sie werden dann feststellen, dass dort in der Regel das Verhältnis zwischen Täter und Opfer sehr eindeutig gehalten ist: Zwei ältere Jungen haben zwei jüngere erpresst, zur Herausgabe von Jacke, Handy oder Geld genötigt …

Dabei können wir Frauen ja noch froh sein, wenn über uns überhaupt berichtet wird. Birgit Poppke hatte vor Jahren eine Nachrichtenagentur namens www.womenticker.net gegründet und zusammen mit ihrer Kollegin Marlies Hesse über längere Zeit die ersten Seiten der Tageszeitungen analysiert. Ergebnis: „Der Anteil der Frauen in der aktuellen Gesamt-Berichterstattung der Printmedien ist um 5 Prozent von 18,3 Prozent im Vorjahr [gemeint ist das Jahr 2002] auf nunmehr 13,4 Prozent zurückgefallen. Der Rückgang der Repräsentanz der Frauen in den deutschen Medien ist in der Tat bemerkenswert, denn ihr Anteil in Politik und Wirtschaft steigt stetig", wunderte sich Poppke. Vielleicht lag es an der vermehrten Kriegsberichterstattung, die

Männer doch eher Männern zutrauen, die ihrerseits eher über Männer berichten? Interessant war der Vergleich mit den Online-Medien. Dort waren immerhin 27 der Namen weiblich, und 34 Prozent der Fotos stellten Frauen dar. Aber wie: „Mehr als die Hälfte der Fotos sind ohne Namen abgebildet. Botschaft: Ein Baby wird geboren, ein Lied wird besonders gut gesungen, ein Tanz besonders gut getanzt oder ein makelloser und nackter Oberkörper wird präsentiert. Fazit: Die Präsenz von Frauen in den Online-Medien ist zwar zahlenmäßig größer, dafür ist die Qualität der Berichte und das, wofür die Frauen hier stehen, qualitativ um einiges schlechter" (Poppke 2003). Also vielleicht doch lieber wütend als froh sein? Leider hat sich daran in den letzten 20 Jahren sehr wenig geändert. Während der Corona-Pandemie wurden von 2020 bis 2022 ganze sieben Prozent Frauen als ExpertInnen gehört[10], ein Beispiel dafür, dass in Krisenzeiten vor allem Männer als kompetent vorgestellt werden.

Eine andere interessante Verzerrung gibt es im Bereich der Berichterstattung über Gewaltkriminalität. Hier dürfen wir, wie es eine Studie der Soziologin und Wissenschaftsjournalistin Ulla Fröhling zeigt, uns als Leserin glücklich schätzen, wenn wir etwas über sogenannte „Beziehungstaten" aus der Presse erfahren. Ulla Fröhling hatte sich 1999 im Rahmen eines internationalen Wissenschaftsstipendiums ein Forschungsthema aussuchen dürfen und wählte *Trauma und Tabu – die Darstellung von Gewalt in den Medien.* In einem Monat durchsuchte sie z. B. 350 deutschsprachige Zeitungen, Zeitschriften und Magazine nach dem Stichwort „Vergewaltigung". Sie fand mehr als 220 längere Artikel, von denen sich 64 Prozent mit dem fremden Einzeltäter beschäftigten. In einem Prozent der Artikel ging es um Gruppenvergewaltigung, in drei Prozent um organisierte Kriminalität, in sechs Prozent um Vergewaltigungen im Krieg. Und ganze 22 Prozent der Artikel beschäftigten sich mit sogenannten Beziehungstaten.

Ähnlich sieht es im Bereich der Online-Medien aus. Immer noch muss dafür geworben werden, die Opfer sexualisierter Online-Gewalt (Cybergrooming, Cybermissbrauch) ernst zu nehmen und auch zu verstehen, dass die psychische sexualisierte Gewalt im Netz enormen seelischen Schaden zufügt, und zwar deshalb, weil Opfer (häufig Mädchen) und Täter (häufig Männer) eine Beziehung eingegangen sind, auch (und gerade!), wenn sie sich niemals persönlich kennengelernt haben (s. MiKADO-Studie[11], s. auch von Weiler 2011, Rüdiger 2020).

Ganz anders die Kriminalstatistiken: Sie zeigen uns mit unschöner Regelmäßigkeit ein genau umgekehrtes Bild. In den Fällen, in denen eine Vergewaltigung angezeigt

---

10 Quelle: ↗ https://malisastiftung.org/studie-geschlechterverteilung-corona-)berichterstattung/#:~:text=Berichterstattung%20in%20Online%2DAuftritten%20von,in%20den%20Online%2DBerichten%20erw%C3%A4hnt

11 ↗http://www.mikado-studie.de/tl_files/mikado/upload/MiKADO_Zusammenfassung.pdf

wird, ist mehr als jeder sechste Vergewaltiger ein Verwandter, in weiteren fast 32 Prozent ein guter Bekannter oder Beziehungspartner, und in weiteren 12 Prozent gibt es eine flüchtige Vorbeziehung zwischen Täter und Opfer – etwa bei sogenannten *date rapes,* also Vergewaltigungen bei einem Rendezvous. Zusammen sind es 62,7 Prozent. „Nur in 27,4 Prozent der Fälle handelt es sich bei der Gewalttat um einen Überfall durch einen Fremdtäter. Über den aber berichten die Medien offenbar am liebsten", schreibt Ulla Fröhling und kommt nach einer ausführlichen Inhaltsanalyse der Zeitungsberichterstattung zu dem Schluss: „Besonders erwähnenswert sind dort Vergewaltiger offenbar, wenn man sie als Serientäter (…), als eiskalte reuelose Triebtäter bezeichnen kann, wenn sie besonders brutal vorgegangen sind, wenn ihre Opfer besonders jung oder besonders wehrlos waren, wenn die Täter aufgrund von Gutachten vorzeitig aus dem Gefängnis entlassen wurden oder aber fliehen konnten. (…) Bestien, die so gefährlich sind, dass wir noch nicht einmal vor ihnen sicher sind, wenn sie im Gefängnis sitzen, weil sie ja jederzeit wieder ausbrechen können. Wir Frauen müssen sozusagen immer mit ihnen rechnen. Am besten bleiben wir also zu Hause. Das ist die Botschaft. Zu Hause, wo nach der Statistik Mädchen und Frauen die meiste Gewalt geschieht" (Fröhling 1999, Büttner 2020).

Eine von der Bundesregierung in Auftrag gegebene und 2004 publizierte Studie[12] kam zu ähnlichen Ergebnissen:

- 58 Prozent der Frauen zwischen 16 und 85 hatten unterschiedliche Formen sexueller Belästigung erlebt.
- 42 Prozent berichteten von psychischer Gewalt (von Einschüchterung bis hin zu Psychoterror / Stalking).
- 25 Prozent erlebten oder erleben derzeit körperliche und / oder sexuelle Gewalt in der Partnerschaft.
- 40 Prozent hatten bereits körperliche und / oder sexuelle Gewalt erlebt.
- 13 Prozent berichteten über strafrechtlich relevante sexualisierte Gewalterfahrung. Doch …
- nur 8 Prozent aller Frauen hatte die Taten angezeigt; da viele Frauen mehrfache Gewalt erlebt haben, liegt die Quote de facto bei ca. 5 Prozent.
- Frauen, die in Kindheit und Jugend bereits körperliche **oder** sexuelle Gewalt erlebt hatten, waren **dreimal** so häufig von Gewalt in Paarbeziehungen betroffen.
- Frauen, die sexuelle Gewalt in der Familie erlebt hatten, wurden **viermal** so häufig Opfer sexueller Gewalt nach dem 16. Lebensjahr.
- Weit über 90 Prozent der Gewalt wurde von Männern verübt.

---

12 ↗ https://www.frauen-gegen-gewalt.de/de/infothek/gewalt-gegen-frauen/studienergebnisse/bmfsj-2004.html?file=files/userdata/downloads/studien/2004_Praevalenzstudie_Gewalt_gegen_Frauen_Kurzfassung.pdf&cid=909

Aber auch Jungen erleiden viel Gewalt, häufig subsumiert unter „Gewalt gegen Kinder". Fast ein Viertel (22,3 Prozent) aller Kinder und Jugendlichen in Deutschland werden von Erwachsenen oft oder manchmal geschlagen; 28 Prozent davon sind Kinder ab sechs Jahren, etwa 17 Prozent Jugendliche. Dabei gibt es in Deutschland ein gesetzlich verankertes Recht auf eine gewaltfreie Erziehung. Die *Gewaltstudie 2013* der Universität Bielefeld gilt als repräsentativ für die deutsche Bevölkerung.

Die Folgen sind bekannt, in letzter Zeit sogar durch Befunde der sogenannten Epigenetik, die zeigt, dass Stresserfahrungen, hier seelische, körperliche, sexualisierte Gewalt, tiefe Spuren auch im Erbgut hinterlassen. So sind misshandelte Kinder erheblich gefährdet, angst- oder gemütskrank zu werden, weil der einwirkende hohe Stress die Regulation ihrer Gene dauerhaft verändern kann. Wissenschaftler vom Max-Planck-Institut für Psychiatrie in München dokumentierten 2012, „dass manche Varianten des FKBP5-Gens durch ein frühes Trauma epigenetisch verändert werden. Bei Menschen mit dieser genetischen Veranlagung verursacht das Trauma eine dauerhafte Fehlregulation des Stresshormonsystems. Die Folge ist eine lebenslange Behinderung im Umgang mit belastenden Situationen für den Betroffenen, welche häufig zu Depression oder Angsterkrankungen im Erwachsenenalter führt".[13]

In Gewaltverhältnissen aufzuwachsen bedeutet, sich in einem Milieu ständiger Angst, Unsicherheit, Ohnmacht und Überforderung zu befinden. „Kinder, die Gewalt mit ansehen mussten (…) und auch selbst Opfer körperlicher Gewalt wurden, [zeigten] signifikant gravierendere Verhaltensauffälligkeiten als Kinder, die nicht unmittelbar von der Gewalt betroffen waren (…). Vor allem bei Kindern unter 6 Jahren traten Kopfschmerzen, Essprobleme, Bauchschmerzen und diffuse körperliche Schmerzen deutlich häufiger auf (…). Zentral ist hier zudem die für traumatische Belastungen typische dauerhafte innere Anspannung" (Oloffson et al. 2011, zit. in Büttner 2020).

So wachsen Kinder und Jugendliche zu Erwachsenen heran, die sich sehnsuchtsvoll in Beziehung zueinander begeben. Mit folgendem Effekt:

- Bei mindestens 50 Prozent aller Paare wurde mindestens eine/r von beiden in der Kindheit traumatisiert, durch seelische, körperliche oder sexuelle Gewalt oder durch Vernachlässigung, Verwahrlosung, Bindungsverluste.
- Je früher die Bindungstraumatisierung, desto sprachloser, automatisierter, affektiver (emotional und körperlich „geladen") die Folgen.
- Je krasser die Bindungserfahrung, desto intensiver werden die Erfahrungen wiederholt und reinszeniert (TäterIn-Opfer-ohnmächtige ZeugIn–RetterIn …).

13 ↗ https://www.psych.mpg.de/1875659/PM1211

- Nicht wenige haben einen dissoziativen Lebensstil mit Parallelwelten: tätergebunden und gleichzeitig auf der Suche nach Rettung; fürsorglich und gleichzeitig parentifizierend …

Vielleicht gibt es so etwas wie einen heimlichen Lehrplan in dieser Gesellschaft, der uns beibringt, dass Frauen anhänglich und sexualisiert zu sein haben und Männer hart und expansiv. Es ist jedoch ein Märchen, dass sexualisierte Gewalt hauptsächlich vom fremden bösen Mann ausgeübt wird; dass sexuelle Handlungen zwischen Erwachsenem und Kind, wenn überhaupt, von uns so wahrgenommen werden sollen, dass beide gleichermaßen dafür verantwortlich sind: das Kind mit „Ödipuskomplex“ (so einer der täterorientierten Mythen der Psychoanalytiker) und der Mann als Triebtäter. Dabei gerät einiges aus dem Blick, nicht nur über die Gewaltdynamik zwischen Erwachsenem und Kind. Einiges davon ist durchaus bei näherem Hinsehen überraschend:

Männer werden z. B. viel häufiger Opfer von Gewalttaten als Frauen, nämlich von schweren Gewaltdelikten wie Raub, versuchtem Totschlag, schwerer Körperverletzung oder Mord. **Nur bei zwei Tatbeständen ist das Verhältnis umgekehrt, dann aber auch radikal:** Bei sexualisierter Gewalt – und bei „domestic violence“, also der häuslichen, familiären Gewalt. (Büttner, 2020)

Männer werden, statistisch betrachtet, deshalb häufiger Opfer von Gewalttaten, weil sie

- als Soldat, Polizist, Sicherheitsbeamter, Bodyguard, Türsteher etc. männlich dominierte körperlich riskante Berufe wählen;
- als Geschlecht auch zu mindestens 90 Prozent die Täter bei Gewaltverbrechen ausmachen – sowohl an Kindern als auch an Frauen UND Männern – und zu mindestens einem Drittel – vorher oder nachher – ihrerseits als Opfer von anderen (männlichen) Tätern traumatisiert werden;
- als Schwule, bedingt durch die männliche Homophobie (Angst der Männer vor der männlichen Homosexualität) häufiger körperlichen Attacken ausgesetzt sind;
- häufiger an gefährlichen Orten und / oder in den frühen Morgenstunden und alkoholisiert unterwegs sind und dabei ausgeraubt, geschlagen, genötigt, erpresst, bestohlen oder Opfer von (versuchtem) Totschlag oder Mord werden;
- weniger gelernt haben, sich erfolgreich verbal zu verteidigen, sondern eher seit ihrer Kindheit darin bestärkt wurden, sich körperlich durchzusetzen – nicht zuletzt, indem sie von ihren Vätern, Großvätern, Onkeln oder älteren Brüdern geschlagen wurden und so das „Recht des Stärkeren“ gelernt haben. Von daher werden sie bei Weitem häufiger als Frauen in Schlägereien verwickelt.

Dass Männer so häufig Opfer physischer Gewalttaten werden (sogenannte Kampf-Traumata erleiden), muss Auswirkungen auf sie haben: Vielleicht fühlen sie sich beschämt, nehmen Signale ihres Körpers, auf den hart eingeprügelt wurde, schlechter wahr; vielleicht versuchen sie, ihre Demütigung dann lieber zu Hause, wenn keiner hinschaut, an Schwächeren (Frauen und Kindern) auszulassen? Vielleicht versuchen sie umso mehr, ihren eigenen Sohn zu einem mindestens durchsetzungsbewussten Jungen, vielleicht sogar zu einem „taffen Kämpfer“ auszubilden? Hier würde ich mir wünschen, dass männliche Kollegen sich damit näher beschäftigen, um mehr Präventionsprogramme zu entwickeln, damit Jungen und Männer, die (potenziell) Opfer und (daraufhin?) Täter – oder wiederum depressives Opfer anderer (ihrer Partnerinnen, die das „verbale Florett“ häufig virtuoser bedienen lernen), leider aber zunehmend auch handgreiflich aggressiv werden könnten[14]; aber auch Opfer andere Männer: Chefs zum Beispiel, die sie quälen; oder Opfer von Überfällen auf der Straße etc.) – dass sie adäquat geschützt werden bzw. konstruktivere Konfliktstrategien lernen (siehe auch Schützwohl & Maercker 1997).[15] Denn wir wissen jetzt, dass Jungen und Männer vor allem die Affekt-Wippe Depression – Aggression entwickeln, wenn sie mit überwältigenden Erfahrungen konfrontiert waren (Gruber & Grube 2016, Möller-Leimkühler 2009). Bei meinen Vorträgen merke ich immer wieder, wie erstaunt viele KollegInnen über diese unterschiedlichen Befunde von Traumafolgen bei Männern und Frauen sind, gerade auch, was ihre Depressivität betrifft. Dabei gilt es unter Fachleuten als unbestritten:

„Als weitere Anzeichen von Depressionen bei Männern können unter anderem eine herabgesetzte Stresstoleranz, allgemeine Unzufriedenheit sowie auch erhöhte Aggressivität und Risikobereitschaft sowie antisoziales Verhalten auftreten.“[16] Oder wie es die Comedienne Elayne Boosler einmal ausdrückte: „Wenn Frauen depressiv sind, gehen sie shoppen oder trösten sich mit Essen, Männer marschieren in ein fremdes Land ein.“

Das Ergebnis der Geschlechtergewalt ist erschütternd:

- Laut einer Studie der Europäischen Grundrechteagentur (European Union Agency for Fundamental Rights, kurz FRA) aus dem Jahr 2014 hat in Europa jede dritte Frau über 15 Jahre sexualisierte und/oder körperliche Gewalt erlebt, in den allermeisten Fällen durch Männer verübt.[17]

---

14 Siehe z. B. ↗ https://www.gewaltinfo.at/.

15 Siehe auch die Fachstellen Täterarbeit häusliche Gewalt oder ↗ https://mens-mental-health.de/.

16 ↗ https://www.neurologen-und-psychiater-im-netz.org/neurologie/ratgeber-archiv/artikel/reizbarkeit-aerger-sucht-sind-typische-depressionssymptome-bei-maennern

17 ↗ https://fra.europa.eu/en/publication/2014/violence-against-women-eu-wide-survey-main-results-report

- Nur wenige Täter werden angezeigt. Die Meldequote in Deutschland liegt bei 9,85 Vergewaltigungen auf 100.000 Einwohner. Das ist im europäischen Vergleich eine sehr niedrige Quote. In Schweden ist sie z. B. viermal höher.
- Die Verurteilungsquote ist seit dem Jahr 2000 von durchschnittlich 20 Prozent auf 13 Prozent gesunken. Damit ist die deutsche Verurteilungsquote im europäischen Ländervergleich unterdurchschnittlich.
- Entgegen bestehender Stereotype sind Falschanschuldigungen bei Vergewaltigung eher selten. In Deutschland liegt der Anteil bei 3 Prozent, in den anderen europäischen Ländern zwischen einem und 9 Prozent.[18]

## 11.2 Sexualisierte Gewalt in Familien

Auch für die sexualisierte Gewalt gegen Frauen in den Familien gibt es ein gesellschaftliches Klima, das sich erst ganz allmählich verändert. Immerhin hat noch 1966 ein deutsches Gericht zu den ehelichen Pflichten der Frau die Opferbereitschaft gezählt, mit der sie ihrem Mann die „Beiwohnung“ zu gewähren hatte, und zwar, man bemerke: „ohne Gleichgültigkeit oder Widerwillen zur Schau zu tragen“ (Fröhling 1999). Immerhin haben wir 1997 (erst!) erlebt, dass Vergewaltigung in der Ehe ein Straftatbestand geworden ist – und manchen LeserInnen wird vielleicht noch in Erinnerung sein, welch teilweise unwürdiges Schauspiel so manche konservativen Politiker bei der Diskussion um dieses neue Gesetz im Vorfeld abgegeben haben.

Nehmen wir einmal an, ein Kind wird in einer Familie groß, in der es gar nicht erst geplant war oder gewollt wurde. Vielleicht mussten die Eltern seinetwegen heiraten und halten es ihm immer direkt oder indirekt vor. Nehmen wir also an, das Kind hat in ihrer Persönlichkeit unreife Eltern, die selbst noch gar nicht bereit waren, so viel Verantwortung für neu entstehendes Leben zu übernehmen. In einer solchen Familie kommt es nicht selten zu einer Umkehrung der Rollen: Die Erwachsenen benehmen sich wie Kinder, und die Kinder müssen die Erwachsenenbedürfnisse befriedigen. Wir können davon ausgehen, dass das Verschweigen sexualisierter Gewalt in der Öffentlichkeit sich auch im privaten Raum weiter fortsetzt. Nehmen wir bei unserer Beispielfamilie weiter an, dass sich hier auch andere Merkmale „dysfunktionaler Familienbeziehungen“ finden lassen, dann kann es zu folgendem Szenario kommen, das nicht untypisch ist für diese Art Familienstruktur:

Der Mann lässt seinen Frust an seiner Frau und den Kindern aus. Die Frau „meckert“ viel und nervt ihn damit, lässt ihn oft nicht in Ruhe, wenn er das braucht. Doch er hat eine tiefe Überzeugung, die er von seiner Mutter, die ihm vieles nachsah,

---

18 ↗ https://www.frauennotruf-hamburg.de/sexualisierte-gewalt/zahlen-und-fakten/

gelernt hat, und von seinem Vater, der selten da war, ihn dann überforderte und einen „richtigen Mann“ aus ihm machen wollte. Nach dieser Überzeugung, die er auch in seinem Verein, an seinem Arbeitsplatz, in seiner Social-Media-Blase und seiner Zeitung wiederfindet, sollen Frau und Kinder ihm seine Bedürfnisse befriedigen. Bei Frustrationen wird er sie für seine Stimmung verantwortlich machen. Er wird die Frau nach seinem Verständnis lieben, was meist heißt, dass er „guten Sex“ mit ihr haben will. Er wird sie aber, wenn sie „zickt“, von sich schubsen, und wenn es ihm zu viel wird, ihr ab und zu „eine vor die Backe“ geben. Auch die Kinder („Ein paar heiße Ohren haben noch nie geschadet“) bekommen Ohrfeigen oder mehr, wenn sie ihn nerven. Er wird vor allem die Frau, vielleicht bei Bedarf aber auch seine Tochter – je länger, desto unfreundlicher bzw. brutaler – zu seiner sexuellen Befriedigung benutzen. Und wird in der Regel damit rechnen können, dass alle in der Familie – auch Großeltern, Onkel und Tanten – sowie die Nachbarn schweigend ertragen, was er tut. Oder sagen wir: fast schweigend.

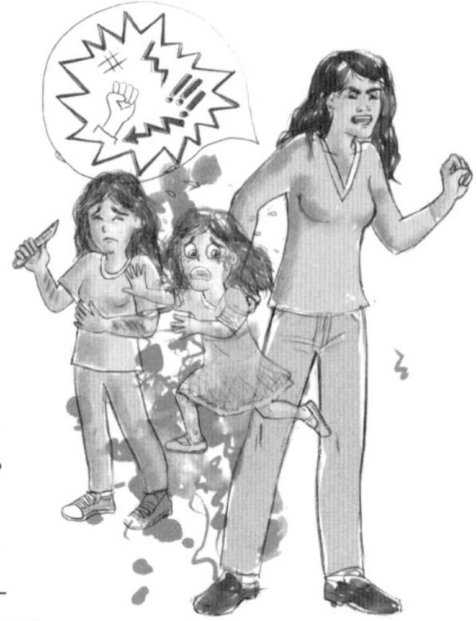

Die Frau wird sich vielleicht verbal wehren, wird – besonders in seiner Abwesenheit – sich über ihn beklagen, ihn vielleicht sogar in Anwesenheit Dritter verhöhnen und sich auf diese Weise etwas Entlastung verschaffen. Und sie wird sich hinter den Kindern verstecken. Wird im Kinderzimmer übernachten, wenn er betrunken und angriffslustig nach Hause kommt. Wird ihm, wenn sie es selbst nicht anders kennt, die eigene Tochter zur Benutzung für Schläge, Tritte, Demütigungen und Vergewaltigung ausliefern, um selbst verschont zu bleiben. Wird ihrerseits ihre Macht benutzen, um den Kindern, falls sie sich verbal gegen sie durchsetzen wollen, zu drohen: „Warte nur, wenn Papa nach Hause kommt.“ Oder wenn die Kinder weinen oder entsetzt sind, ihr also ihre eigene Ohnmacht vor Augen führen, wird sie sie anherrschen: „Stell dich nicht so an!“ Oder: „Du wirst schon selbst deinen Teil dazu beigetragen haben!“ Oder sogar: „Du hast es doch nicht anders gewollt.“

In Tausenden von Familien in jedem Land der „westlichen Welt“ wird die häusliche Gewalt gegen die Kinder auch noch als Vorbereitung für weitere Entsetzlichkeiten dienen, die wir Kinderpornografie und Kinderprostitution nennen, auch dies beschönigende Begriffe für Kinderfolter und, wie es jetzt heißt, „Missbrauchsabbildungen“. Nur in Einzelfällen sind die Eltern dabei völlig ahnungslos, weil der Babysitter sich am Kind vergreift oder es vom Sandkasten weggeholt wird oder im Kindergarten oder der Schule den Tätern zugeführt wird. Nein, meist sind es die Eltern, welche die Kinder ausliefern: anderen Verwandten, Kollegen, zahlenden Fremden. Es sind Väter und Mütter, nicht aus der sogenannten Dritten Welt, sondern in Deutschland, Österreich, in der Schweiz oder in einem anderen relativ reichen Industrieland, die ihre Kinder verkaufen, um ihre Schulden zu bezahlen oder sich einen teuren Wagen leisten zu können, auch hier und jetzt und während Sie dies lesen: gerade in diesem Augenblick, irgendwo in Ihrer Nachbarschaft.

Natürlich möchten wir alle glauben, das seien seltene Ausnahmefälle. Der Polizeipsychologe Adolf Gallwitz und der Kriminalhauptkommissar Manfred Paulus, die man sicherlich nicht verdächtigen kann, zu Übertreibungen zu neigen, haben in ihrem Buch *Grünkram* (1998) eine bedrückende Zahl genannt: „Können Sie sich ein zivilisiertes Land vorstellen, in dem Jahr für Jahr 100.000 Kinder – und vielleicht noch viel mehr – sexuell missbraucht, vergewaltigt, als Sexsklaven eingefangen oder als Sexobjekte gehandelt werden?" (S. auch Blumstengel 2009, Dammermann 2002 Deutsches Jugendinstitut 2012, Fegert et al. 2014) Interessant ist, dass in der von der Bundesregierung veröffentlichten Statistik „Fälle von erfassten und aufgeklärten Straftaten (Anzahl). Gliederungsmerkmale: Jahre, Deutschland, Straftaten (Gruppen)" ab 2018 keinerlei (keinerlei!!) Zahlen zu diesem Thema existieren, während es vorher noch welche gab. Kein Wunder, dass einem Mitarbeiter des Bundeskriminalamts (BKA) „kein Hellfeld" – also keine offiziellen Zahlen für die organisierte Ausbeutung von Kindern – bekannt war, als ich ihn darauf ansprach. Umso wichtiger, dass der „Unabhängige Beauftragte für Fragen des sexuellen Missbrauchs" (UBSKM) sich in seiner Behörde ernsthaft mit der Thematik auseinandergesetzt hat. Auf einer Website der Behörde wird auf Hilfsangebote und Helferorganisationen verwiesen.[19]

Bislang (Stand Frühjahr 2022) ist es nicht gelungen, ein Kriminologisches Forschungsinstitut der Bundesregierung ernsthaft daran zu setzen, die Studien, die es bislang zum Thema gibt, auszuwerten und systematisch Zahlenmaterial zu erheben. Jetzt, wo ich dies schreibe, erinnert mich dies an das aktuelle Dilemma: Der Bundesregierung liegen keine auch nur annähernd aussagefähigen Zahlen vor über die (ausschließlich) an SARS-CoV-2 Gestorbenen, keine exakten Zahlen über Geimpfte, Genesene und keine konkreten Zahlen über diejenigen, die in Deutschland unerwünschte Impfschäden erlitten oder an einem der neuen Vakzine gestorben sind. Mag sein, dass die Analogie nicht richtig ist, aber man kann den Eindruck gewinnen, dass es Themen gibt, die politisch unerwünscht sind, und dass man sie deshalb so wenig wie möglich in konkrete statistische Daten fasst. Dass man auf diese Idee kommen kann, zeigt ein Artikel der *New York Times* vom 20. Februar 2022, laut dem

---

19 ↗ https://beauftragter-missbrauch.de/themen/definition/organisierte-sexualisierte-und-rituelle-gewalt

die amerikanische Gesundheitsbehörde C. D. C. gezielt Datenmaterial nicht veröffentlicht hat, um die „Impfskepsis nicht anzuregen".[20]

Dass Informationen, die man der Bevölkerung gezielt vorenthält, erst recht Verunsicherung auslösen, weiß die deutsche Öffentlichkeit spätestens, seitdem 2015 die Reaktionen auf Innenminister Thomas de Maizières berühmten Satz „Ein Teil der Antworten würde die Bevölkerung verunsichern" (im Kontext der von Terrorismus ausgehenden Gefahr) diskutiert wurden.[21]

Seit vielen Jahren wird von Fachleuten eine intensivere Auseinandersetzung mit Folgen von Regierungshandeln gefordert. Wissenschaftliche Befunde zu den Formen, Inhalten, Folgen organisierter sexueller Ausbeutung. Die meisten Daten gibt es allgemein zum Thema sexualisierte Gewalt. Doch es braucht viel mehr Daten zu den organisierten Netzwerken der Täter, die im Netz ihre „Ware Kind" anbieten. Es braucht mehr zu den Strukturen, die nötig sind, um diesen Kindern (Jungen und Mädchen), Jugendlichen, später auch oft noch als Erwachsene ausgebeuteten Frauen und einigen Männern aus den sie ausbeutenden Zusammenhängen herauszuhelfen (einschließlich betreuter Weglaufhäuser etc.). Es ist nötig, spezielle Behandlungsprogramme für sie zu entwickeln, und, last, but not least, die Täternetzwerke zu zerschlagen und die Organisatoren dieser brutalen Ausbeutung einzeln und als Gruppen verurteilen zu können. Dies ist bislang nur in Einzelfällen gelungen. Was bedeutet das?

Dieses Land ist das unsere. Ausbeutung findet statt, egal, ob sie in der offiziellen Kriminalstatistik unter den (insbesondere durch die Corona-Jahre deutlich gestiegenen!) Zahlen zum Gesamtthema „sexuelle Gewalt" auftaucht, oder irgendwann vielleicht doch noch unter „Menschenhandel zum Zweck der sexuellen Ausbeutung". Und ich will es noch einmal betonen: Es sind meist Eltern oder nahe Angehörige, die ihre Kinder vermieten oder verkaufen, und weitaus weniger Fremdtäter, die sie vom Spielplatz wegholen oder als „Sexmonster" plötzlich vor ihrem Bett stehen, wie es uns die Presse glauben machen will. Eltern, von denen zumindest ein Teil, in der Regel die Vaterfigur (Vater, Großvater, Stiefvater, Pflegevater ...), das Kind vorher schon – wie es in der Szenesprache heißt – „zugeritten", es also zuvor schon so oft vergewaltigt hat, dass es sich von weiteren Tätern scheinbar willenlos oder sogar angeblich „willig" weiter vergewaltigen lässt. Und: Mindestens sieben von zehn dieser Kinder sind Mädchen, auch wenn die Zahl der gequälten Jungen sicher noch gar nicht ausreichend bekannt ist. – Fälle wie die Odenwaldschule und die Skandale in den christlichen Kirchen werfen ein Schlaglicht darauf, wie sehr auch Jungen sexualisiert gequält werden.

---

20 ↗ https://www.nytimes.com/2022/02/20/health/covid-cdc-data.html

21 ↗ https://www.zeit.de/gesellschaft/zeitgeschehen/2015-11/thomas-de-maiziere-terror-sicherheit?utm_referrer=https%3A%2F%2Fwww.google.com%2F

Sexualisierte Gewalt und Gewalt im häuslichen Bereich sind in der Regel besonders schwere Traumatisierungen (siehe Kapitel 3 in Band 1). Besonders schwer, weil die Gewalt ein Kind trifft, also eine Person, die noch eine ungefestigte Persönlichkeit hat. Schwer im Sinne der schwierigen Verarbeitung ist ein Trauma auch dann, wenn es von einem nahen Angehörigen begangen wurde, und das besonders, wenn zu diesem auch eine positive Bindung bestand. Besonders schwer zu verarbeiten ist ein Trauma auch dann, wenn es nicht „realisiert“ wird, also im Extremfall, wenn niemand darüber spricht und jeder so tut, als sei gar nichts Schlimmes passiert. Und sexualisierte Gewalt ist auch deshalb ein schweres Trauma, weil es in die Integrität der Persönlichkeit auf körper-seelischer Ebene eindringt und diese extrem bedroht und zerstört. All diese Faktoren, die ein Trauma besonders schwer machen, treffen auf Kinder zu, die von einem Elternteil oder einem geliebten Bruder oder Onkel sexuell ausgebeutet werden. Denn in diesen Familien wird in der Regel nicht gesprochen über das Trauma, und tatsächlich tut jeder so, als sei nichts Schlimmes geschehen, als sei das alles völlig normal – und das kindliche Opfer wird es glauben.

Auffällig werden die Kinder individuell, und individuell werden ihnen Fehlverhalten, Macken, Störungen und Krankheiten zugeschrieben, die ihre Biografie oft lebenslang bestimmen. Das Kind tagträumt häufig, ist besonders ängstlich, hat aber hin und wieder heftige Wutausbrüche. Vielleicht macht es noch (oder wieder) ins Bett oder kotet ein, wirkt ungepflegt, juckt sich häufig zwischen den Beinen oder onaniert in der Schule erkennbar und „stört“ damit (statt dass geschaut wird, was mit dem Kind los ist, also was das Kind so „verstört“). Vielleicht hat es früh eine Essstörung, weil TäterInnen ihm eingeredet haben, es sei „zu dick“, um sein Selbstwertgefühl zu zerstören. Vielleicht reißt es sich büschelweise die Haare aus, zieht sich extrem zurück, wird leise und würde am liebsten immer mit der Wand verschmelzen, um nicht beachtet zu werden. In jedem Fall, ob laut oder leise: Es fühlt sich als Außenseiter, weil es etwas erlebt hat, das es mit niemandem teilen kann.

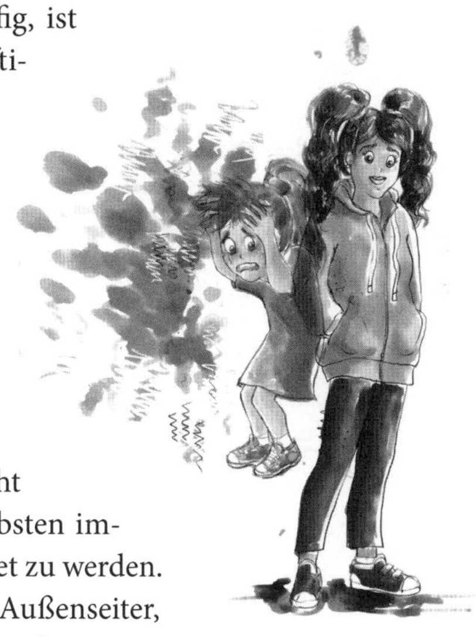

Dennoch, trotz des Schweigegebots, das in Misshandlungsfamilien meist mindestens so stark ist wie bei der Mafia (weil der Täter dem Kind oft mit dem Tod droht oder es dadurch einschüchtert, dass er das Lieblingshaustier quält oder sagt, die Mutter des Kindes würde krank, wenn das Kind etwas erzähle), dann, so zeigen Studien, versucht jedes vergewaltigte Kind es trotzdem bei bis zu sieben verschiedenen Menschen, seine Not zum Ausdruck zu bringen, bevor vielleicht – aber auch nur vielleicht – jemand dem Kind wirklich zuhört und es versteht.

Als Jugendliche/r wird das misshandelte Kind versuchen, so früh wie möglich von zu Hause fortzukommen. Und jetzt beginnen sich Mädchen und Jungen stark in ihrem weiteren Lebensweg zu unterscheiden:

## 11.3 Der Leidensweg der „geopferten" Jungen

- Bis zu einem Drittel der Opfer sexualisierter Gewalt sind Jungen (Bange 2007, Beule 2011, Fobian & Ulfers 2021).
- Jungen werden eher zu „externalisierenden Störungen" neigen (siehe Kapitel 4 in Band 1), also z. B. zu „Acting out", zu ADHS, zu Wutausbrüchen, zum Sich-Prügeln, Zerstören von Sachen, zu Diebstahl und anderen Verhaltensstörungen – und sexuell misshandelte Jungen haben ein um ein Vielfaches höheres Risiko, später zum (Sexual-)Täter zu werden (Chandy et al. 1996, Coleman et al. 1996, Connell 2013, Deegener 1995, 1999; Dykman et al. 1997, Fobian et al. 2018, 2022; Mosser 2012, Mosser & Lenz 2013). Dass mehr als zwei Drittel der mit ADHS diagnostizierten sexuell gequälten Kinder auch eine dissoziative Störung haben könnten, darauf verweisen einige Studien (u. a. Endo et al. 2006).
- Unter den Jungen, die sich früh eine Waffe besorgen und Schwächere terrorisieren, ist die überwiegende Mehrzahl selbst zum Opfer körperlicher oder sogar sexueller Gewalt geworden (Fobian et al. 2022, Remschmidt 2019, Toprak 2015).
- Jungen werden insgesamt weitaus eher kriminell. Manche versuchen, ihre enorme Aggression – Widerspiegelung der Wucht der erlittenen Gewalt – in Zwänge, Selbstverletzungen, Depressionen und Suizidalität zu verwandeln; die Mehrheit aber wird zumindest manchmal auch nach außen aggressiv (Engelfried & Heiliger 1998, Garnefski & Arends 1998, Lisak & Luster 1994, Stahl & Lemke2018).
- Wenn Jungen aufgrund der Traumatisierungen suizidal werden, neigen sie eher dazu, den Suizid als Unfall zu tarnen; sie spielen eher „russisch Roulette" mit sich, indem sie riskant im Straßenverkehr agieren, (Sport-)Unfälle provozieren, mit harten Drogen experimentieren, sich heftig selbst verletzen (Friebel 2020). Viele versuchen, sich mit Suchtmitteln zu helfen – die allerdings eher die Impulsdurchbrüche verstärken können (Brisch 2019, Fischer 2020, Fischer & Möller 2020, Garnefski & Diekstra 1997, Lisak 1994, Laging 2004).

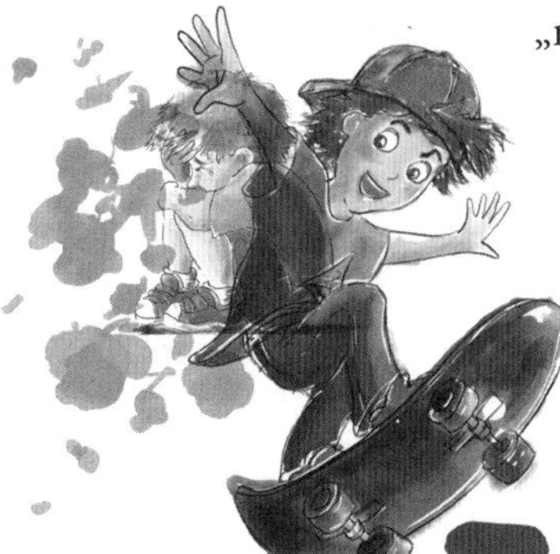

- Traumatisierte Jungen haben besonders oft Probleme mit der Konzentration und ihrer motorischen Überreaktion. Folge: Ihnen wird besonders häufig die Diagnose „Aufmerksamkeits-Defizits- und Hyperaktivitätsstörung" (ADHS) gegeben (Weinstein et al. 2000) – unter Umständen erhalten sie Ritalin oder Medikinet zur Ruhigstellung; dies kann zu Depressionen sowie zu einer Neigung zu Drogenabhängigkeit führen.
- Jungen neigen eher zur Bildung von Gangs, die wiederum ihre Dissozialität fördern und ihnen in dieser Hinsicht noch mehr „beibringen"; eventuelle Heimunterbringung, Jugendknast oder später Gefängnis verstärken diese Tendenz. Manche versuchen später in der Armee, der Fremdenlegion oder als Söldner, Bodyguard oder in anderen gewaltnahen Berufen ihr Glück – und werden dort häufig wieder zu Opfern, und natürlich laden diese Jobs auch zu gewalttätigen Handlungen ein (siehe auch Rosen & Martin 1996). Gleichzeitig sind hier die Suizidraten höher als in der übrigen männlichen Bevölkerung. Man vermutet z. B. bei Polizisten, sie sei doppelt so hoch wie in der Normalbevölkerung (epd-Meldung vom 5.11.2020[22]).

Insgesamt lehrt uns die zu Unrecht in manchen Politkreisen schlecht angesehene Geschlechterforschung, dass es sich lohnt, genauer hinzuschauen, um festzustellen, welche Unterstützung Jungen und Mädchen und welche Männer und Frauen brauchen, um ihnen gerecht werden zu können. Männer und Frauen sind eben nicht gleich, auch wenn sie gleiche Chancen im Leben bekommen sollten. Das gilt insbesondere für die Themen „Gewalt und Geschlecht" (s. Breitenbach et al. 2020, Dackweiler & Schäfer 2002, Koher 2003, Lamnek 2003, Pieken et al. 2018).

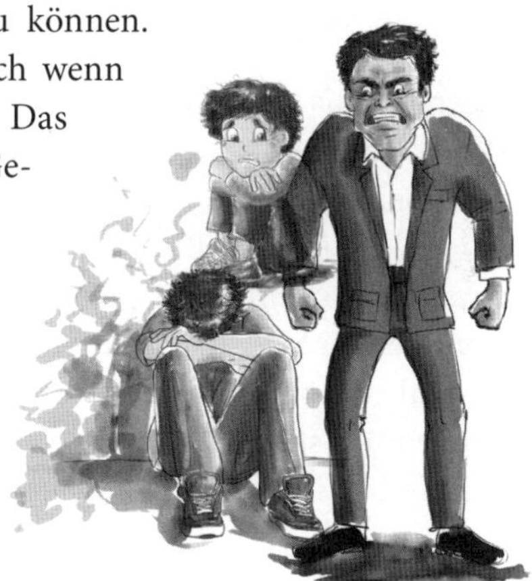

22 ↗ https://www.evangelisch.de/inhalte/177852/05-11-2020/gewerkschaft-fordert-studie-zur-suizidrate-unter-polizisten

## 11.4 Der Leidensweg der „geopferten" Mädchen

Nun zum Werdegang traumatisierter Mädchen: Manche (Klein-)Kinder erleben ein Ausmaß an Misshandlung, dass sie ihre werdende Identität aufspalten und stationär pädiatrisch aufgenommen werden müssen (Rinaldi et al. 2019). Viele Mädchen und Frauen, die ihre traumatisierenden Erfahrungen nicht verarbeiten konnten, leiden unter Panikstörungen (Ural 2015).

Es gibt inzwischen mehr brutale Mädchengangs als früher, und tendenziell werden auch mehr traumatisierte Mädchen offen aggressiv, „ticken aus" und erhalten u. U. eine Jugendstrafe (Dittmann 2016). Manche werden auch als Erwachsene zur Täterin, nicht wenige auch im Bereich sexueller Gewalt, gegen Kinder oder sogar im Bereich Menschenhandel (Elliott 1995, van Herste 2009, Huber 2020, Roßmanith 2021, Sapelza 2017, Walser 2018). Nicht wenige sind üble Täterinnen, schon als Mädchen, erst recht als Frauen, im Bereich (Cyber-)Mobbing (Belik 2009). Manche liefern ihre Kinder später hemmungslos zur Misshandlung aus (Künzel 2007) oder benutzen sie dazu, als treu sorgende Mutter dazustehen, machen aber in Wirklichkeit die Kinder bewusst krank – bekannt als „Münchhausen-by-proxy-Syndrom" (Filchner 2017). Manche misshandeln ihren Partner / ihre Partnerin (Geißler 2020) oder betätigen sich aktiv als Täterin in rechtsextremen Kreisen (Birsl 2011).

Aber weitaus mehr Mädchen und Frauen „verinnerlichen" die erlittene Gewalt in der Form, dass sie sich selbst schrecklich und klein fühlen, sich niedermachen, sich abhängig und unfähig, schlecht und wertlos fühlen – und glauben, dass sie die „dienende" Rolle in Beziehungen einnehmen müssten, wobei sie ihre Wut und Verzweiflung in Selbsthass und Depressionen sowie Angststörungen abspalten. Insgesamt richten Mädchen und Frauen sehr viel mehr als Jungen und Männer ihre Wut ausschließlich gegen sich selbst. Letztlich sind dies Phänomene, die zusammen mit der deutlich stärkeren Tendenz zu dissoziieren beim weiblichen Geschlecht den Satz rechtfertigen:

**Traumatisierte Jungen explodieren eher – traumatisierte Mädchen implodieren eher.**

- Mädchen lernen früh, dass sie sich nicht körperlich wehren dürfen, weil es sonst nur schlimmer wird, woraufhin viele die angeblich typisch weibliche Aggressionshemmung bekommen. Anders ist es bei den taffen Mädchen, die viel Kampfsport machen und nicht so stark dissoziieren: Sie können ein Gefühl von Stärke entwickeln und lassen sich nicht so viel gefallen. Daher lohnt es sich, Mädchen in Kontakt zu bringen mit guten Kursleiterinnen, bei denen sie lernen können, ihre Kräfte auszuprobieren und einzuschätzen. Auch die zahlreichen inzwi-

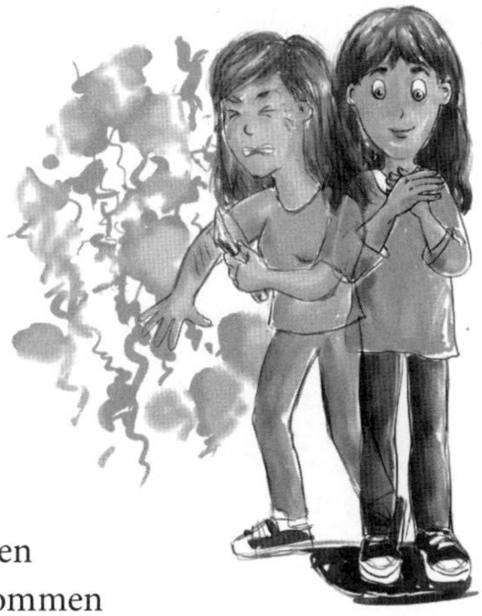

schen angebotenen Selbstverteidigungskurse für Mädchen und Frauen sind zu empfehlen. Von der Wucht dessen, was in Selbstverteidigungskursen gelehrt wird, die auch Jungen offenstehen, sind viele traumatisierte Mädchen jedoch eher erschreckt. Deshalb fangen die meisten Kurse für eine weibliche Zielgruppe heute vorsichtig an und lehren erst einmal, sich verbal abzugrenzen und auch, wann und wie es gelingen kann, aus Übergriffversuchen herauszukommen und erfolgreich zu fliehen. Mädchen, die nur niedergemacht wurden, erstarren oft bei Gefahr, auch wenn sie sich anderes vorgenommen haben. Im Gegensatz zu Jungen, die früher der Enge eines gewalttätigen Elternhauses entkommen können – zu den Pfadfindern oder zum Sport, und in der Regel auch länger draußen bleiben dürfen als Mädchen –, verweilen sie länger „im Haus" der (sie ggf. entwertenden und an ihrer Stärke nicht interessierten) Eltern. Wer sich weniger aus den schlimmen Bindungen entfernen kann, hat es schwerer, nicht in Starre oder Lähmung zu verfallen.

- Mädchen und Frauen reagieren auf unmittelbare Gewalt mehr mit Rückzug und Dissoziation, also mit inneren Entfremdungserlebnissen und Amnesien (siehe einige Arbeiten im Literaturverzeichnis dazu; Zusammenfassungen u. a. in: Gast & Wabnitz 2017, Huber 2010, 2011). Leider werden solche dissoziativen Störungen oft immer noch fehlgedeutet (Sonnenmoser 2004), gilt doch ein gewisses Maß an Schreckhaftigkeit, Ängstlichkeit, Zurückgezogenheit, an Stummheit, stillem Leid etc. als „normal" für Mädchen. Es muss also schon jemand genau hinschauen, um ein traumatisiertes Mädchen zu entdecken.
  Neben Hypervigilanzsymptomen (Schreckhaftigkeit) entwickeln viele, vor allem wenn sie allein sind, dauerhaft „Betäubungs"-Reaktionen. Sie fühlen sich innerlich leer und beginnen, starke Reize zu setzen gegen das immer größere Gefühl „zu verschwinden" (eine Klientin von mir nannte es: „Ich gehe dann aus" – wie eine Kerze). Von dort aus entwickeln viele dann mehr oder weniger schwere Formen selbstverletzenden Verhaltens (Morgan et al. 1997, Noma 2011, Schulte-Markwort 2019, Wersin & Schoppmann 2019) sowie eine schlechtere neurophysiologische Möglichkeit, stressreiche Ereignisse als „mir zugehörig" im biografischen Gedächtnis zu speichern (s. Levine 2016). Das ist besonders tragisch, wenn geistige und körperliche Behinderungen hinzukommen (Claes & Vandereycken 2012), denn nicht nur werden Menschen mit Behinderungen noch viel mehr körperlich und / oder sexuell misshandelt, sie entwickeln auch nicht selten besonders gravierende Formen von „Sich-Wegmachen" und Selbstschädigungen.

- Traumafolgestörungen können zahlreich sein, besonders, wenn der Stress schon auf Kinder einstürmt (s. Levine et al. 2005). Die härtesten Formen von Stress für Kinder sind diejenigen, die mit Verlassen, Vernachlässigen und massiver Gewalt verbunden sind. Kinder, die das erleben, müssen sich am weitesten in sich selbst zurückziehen, sich leer machen, die Erfahrungen aufsplittern und so gut dissoziieren, wie sie nur können.
  Am besten untersucht von allen Folgen schweren Stresses für Kinder ist die radikalste Form der schweren dissoziativen Störungen: das Vollbild der Dissoziativen Identitätsstörung (DIS). Über diese kursierten viele Mythen, etwa, es sei „eine Mode aus den USA", keine ernsthafte oder eher eine Abart der Borderline-Störung; es sei eine seltene Störung, die von Therapeuten eingeredet werde (die berüchtigte False-Memory-These). Die Art der Behandlung – die Arbeit „auf der inneren Bühne", um die Selbstanteile miteinander zu verbünden – schade zudem den Patienten eher, als dass sie nütze.
  All diese Mythen wurden längst empirisch in soliden internationalen Studien zurückgewiesen (s. u. a. Brand et al. 2017), werden aber munter weiterverbreitet – und das vermutlich nicht aus wissenschaftlichen Gründen, sondern eher, um das Leid der Betroffenen abzuwehren. Dabei hat sich empirisch erwiesen: Arbeitet man mit den dissoziativen Zuständen in PatientInnen / KlientInnen, reduzieren sich ihre Selbstverletzungs- und Suizidtendenzen substanziell (Loewenstein 2018).
- Bereits Kinder können eine schwere Dissoziative Identitätsstörung entwickeln (Boysen 2011). Kümmert man sich nicht, kann die schwere traumabedingte Spaltung auch bei älteren Frauen noch große Schwierigkeiten verursachen (Kluft 2007).
- Sexuell misshandelte Mädchen werden häufiger erneut Opfer von (sexueller) Gewalt (Arata 2002, Messman & Jong 1996, Sjoberg 2001): Zwei von drei sexuell Traumatisierten werden sexuell reviktimisiert, also erneut Opfer sexualisierter Gewalt, wie eine solide Metastudie (eine Auswertung zahlreicher Studien) gezeigt hat (Classen et al. 2005).
- Dissoziative Identitätsstörung, eine eher Mädchen und Frauen zugeschriebene Störung, wird häufig als Schizophrenie fehldiagnostiziert. Bei sogenannten Schizophrenen sollte man also eher einmal auf ihre Traumageschichte und ihre dissoziativen Symptome schauen. Häufig sind sie nämlich fehldiagnostiziert und haben in Wirklichkeit eine schwere dissoziative Symptomatik (Foote & Park 2008). Ähnliches gilt für das Thema Epilepsie: Unter den sogenannten EpileptikerInnen finden sich viele mit einer schweren dissoziativen Störung (Bowman & Coons 2000, Joos et al. 2017). Auch bei Zwangsstörungen finden sich viele Dissoziative (Belli et al. 2012).
- Mädchen wenden sich wesentlich häufiger an Institutionen wie Beratungsstellen oder Therapieeinrichtungen, wo sie regelmäßig mindestens zwei Drittel der Klientel ausmachen.

- Mädchen sind in Adoptiv- und Pflegestellen besonders von sexualisierter Gewalt bedroht und damit häufig von Reviktimisierung, und zwar dann, wenn die leiblichen Eltern ihnen nach der ersten sexuellen Gewalterfahrung nicht glauben und sie nicht auffangen, und die Kinder weiter in Fremdbetreuung oder bei Eltern bleiben (bzw. immer wieder zu ihnen zurückkehren) müssen, die sie nicht unterstützen (Hornor & Fischer 2016).
- Dasselbe gilt, wenn sie in die Drogenszene geraten (Kendler et al. 2000, Messman-More et al. 2012) oder Alkoholikerin werden (Ouimette et al. 1996, Ullman 2015).
- Und natürlich besteht bei Frauen, die als Kind in der Familie sexueller Gewalt ausgesetzt waren, eine erhöhte Gefahr, ihre eigenen Kinder (bewusst oder unbewusst) Tätern auszuliefern (Bert et al. 2009, Breitenbach 1998, Hall et al. 1998, Huber 2018b, Sallenave 1999).

## 11.5 Ein geschlechtsspezifischer Ansatz in der Therapie

Traumatisierte Mädchen und Frauen bekommen die psychischen Störungsdiagnosen; Jungen und Männer werden häufig erfolgreich das Gesundheitssystem meiden – dafür aber in den Familien, die sie wiederum gründen, den Zyklus der Gewalt oder der inneren und äußeren Abwesenheit und damit das Strafen und / oder das Verlassen ihrer Kinder fortsetzen und depressiv und / oder aggressiv werden. Man findet auch hochdissoziative Männer – zunehmend in psychotherapeutischen Praxen und Kliniken, noch eher in sozialpsychiatrischen Diensten und Einrichtungen sowie in Forensiken und Gefängnissen, was darauf verweist, dass wir die traumatisierten Jungen viel früher entdecken und ihnen helfen müssten, damit auch sie nicht den Zirkel der Gewalt fortsetzen (Guteman & Lee 2005, Smith Stover & Spink 2012). So manche transgenerationale Entwicklung – die Weitergabe von Schreckenserfahrungen durch Wiederholung und Reinszenierung über die Generationen – könnte verhindert werden, wenn wir sowohl die Mädchen und Frauen finden und ihnen helfen, damit sie nicht blinde Flecken für die Not ihrer eigenen Kinder entwickeln oder sie gar kalt und grausam behandeln und ausliefern (Bode 2013, 2015). Und wenn wir den traumatisierten Jungen und Männern früher helfen, damit sie nicht in ihrer Verzweiflung depressiv und suizidal werden oder die Gewalt an Partnerin und Kinder weiterreichen.

So haben wir es im Gesundheitswesen, ganz besonders in den Psychotherapien, also bislang meistens mit Frauen zu tun. Übrigens auf beiden Seiten: Frauen als Patientinnen sowie Frauen als Pflegekräfte, Beraterinnen, Physio- und Psychotherapeutinnen. So werden Frauen miteinander die Folgeschäden bearbeiten, die Männer und Frauen angerichtet haben. Was werden wir tun?

Die erste Phase der Traumabearbeitung heißt ja Stabilisierung. Dazu gehört vor allem: ein sicheres Umfeld schaffen. Für die Frauen, für die Kinder beiderlei Geschlechts. Und für die Männer? Häufiger, als man denkt, werden auch Männer von ihren Partnerinnen gequält, und neben Arbeit, Alkohol, Fußball oder Ballerspielen brauchen sie andere Möglichkeiten der Konfliktbewältigung. Hier hat sich über die letzten Jahrzehnte etwas zaghaft in eine bessere Richtung verändert: Mehr Jungen und mehr Männer bekommen psychotherapeutische Angebote und nehmen diese auch wahr, benötigen aber mehr auf sie zugeschnittene Angebote, die mehr Handlungsorientierung und weniger „Labern" enthalten. Außerdem wollen Männer lieber zu Männern in Therapie gehen, um heikle Themen zu besprechen wie eigene Hilflosigkeit, Gewalterfahrungen oder sexuelle Probleme, zumal sie sich von Frauen eher pathologisiert fühlen, wenn sie nicht so gern über Gefühle reden möchten (Sonnenmoser 2011).

„Domestic violence" umfasst körperliche, psychische und / oder sexuelle Gewalt in Beziehung und Familie. Der psychische Quälbereich wird oft von den Frauen verübt: Sie entwerten, nörgeln, können kalt und lieblos zu den Kindern und dem Partner sein, und ja, sie liefern ihre Kinder auch oft aus. Männer üben die meiste brachiale körperliche und sexuelle Gewalt aus. In solchen Fällen kann schon helfen, wenn der Mensch – also in der Regel der Mann – gehen muss und nicht mehr (nur) die Frauen und die Kinder sich ins Frauenhaus oder zu Bekannten flüchten müssen. Jedenfalls dann, wenn die Frauen sich trauen – wozu sie erst ermutigt werden müssen –, den Täter bei der Polizei als solchen zu benennen und dort um Hilfe zu bitten. Immer mehr Frauen tun das, aber insgesamt leider noch viel zu wenige. Dennoch stärkt es viele Frauen schon, wie Beraterinnen mitteilen, überhaupt zu wissen, dass Gewalt in der Ehe strafbar und damit jetzt ein Gesetz auf ihrer Seite – der Seite der Frauen – ist. Das ist auch für die Traumabehandlung von Bedeutung, denn wir wissen ja, wie in Band 1 ausführlicher dargestellt, dass Wunden, auch seelische, besser verheilen, wenn das Gewaltopfer sich nicht (allein) an der Tat schuldig fühlt. Es wird fast immer Scham- und Schuldgefühle haben, aber wenn gesellschaftlich anerkannt wird, dass ihm ein Unrecht geschehen ist, gelingt die Verarbeitung besser.

Etwas Weiteres, sehr Wesentliches gehört zur ersten Phase der Traumaarbeit: der Aufbau einer tragfähigen und vertrauensvollen therapeutischen Beziehung. Hier zeigt sich oft, wie verheerend die familiären Erfahrungen bei bindungstraumatisierten Kindern sich ausgewirkt haben: Bei vielen war die Mutter kalt und unnahbar oder viel zu gestresst, innerlich nicht anwesend, musste ständig geschont werden. Der Vater oder der neue Freund der Mutter behandelten das Kind bestenfalls gleichgültig, schlimmstenfalls mal freundlich und materiell versorgend, mal übergriffig, sodass es einsam aufwuchs und mit vielen Forderungen, was es schulisch und daheim alles schaffen sollte.

Bei sexualisierter Gewalt in den Familien wird häufig das Kind ZeugIn der Misshandlung, gar Vergewaltigung der Mutter und / oder wird selbst angegriffen. Es gibt Mütter, die selbst misshandelt werden und alles dafür tun, ihre Kinder vor der Gewalt zu schützen (s. Miller & Manzer 2021). Viele Mütter hingegen schützen weder sich noch ihre Kinder. Möglicherweise gibt es ein Kind, das sie besonders „hassen" und behandeln, als wäre es nicht ihres, während sie die anderen besser versorgen; oder sie können all ihre Kinder nicht leiden, sondern wollen eher selbst von den Kindern versorgt werden. Werden die Kinder von ihren Partnern gequält, sehen viele Mütter untätig zu, bekommen „nichts mit", sind selbst untröstlich und können die Kinder ihrerseits nicht trösten, wenn diese Kummer haben. So aufzuwachsen zerstört nicht nur das Urvertrauen in die Eltern, sondern überhaupt die Fähigkeit, sich einem anderen Menschen rückhaltlos anzuvertrauen. Als Erwachsene haben die Kinder daher häufig ebenfalls große Probleme damit, einfach zu vertrauen. Stattdessen versuchen sie zu wiederholen, was sie gelernt haben:

Jungen werden aktiv im Handeln – sie beschützen, aber sie glauben auch, dass sie sich „nehmen müssen, was ihnen zusteht". Mädchen werden „wie die Mutter": Sie versuchen, sich durch manipulatives, angepasstes Verhalten „von hinten durch die Brust ins Auge" durchzusetzen und andere durch Liebsein oder alle Arten von Manipulationen dazu zu bringen, ihre Bedürfnisse zu erfüllen.

**MEIN TIPP**

In der Psychotherapie sollten wir möglichst die Jungen und Männer zu guten männlichen Kollegen schicken. Die meisten wollen das auch. Für sie ist es oft wichtig, die Erfahrung zu machen, dass es Männer gibt, die stark sind, ohne verbal oder körperlich „hart" zu sein oder auf andere gewaltvolle Weise „Sieger" sein zu wollen. Dass es Männer gibt, die „da" sind, wenn man(n) sie braucht – die trösten können und einen halten, wenn man sich voller Kummer und haltlos fühlt. Die Wut aushalten, ohne sich zum Kumpel zu machen.

Und die Mädchen und Frauen sollten gute Frauen finden, die mit ihnen psychotherapeutisch arbeiten. Wobei „gut" heißt: sich der gesellschaftlichen und der Gewaltstrukturen bewusst sein, die eine früh traumatisierte Frau mitbringt, sorgfältig ausgebildet sein, sich nicht in die jeweiligen „geschlechtsspezifischen Spielchen" der Klientin hineinziehen lassen. D. h. auch: Nicht mit der Klientin konkurrieren, ihr nicht das eigene Lebensmodell aufnötigen, sondern sie stets in ihrer Autonomieentwicklung ebenso wie in ihrer Beziehungsfähigkeit fördern.

Bisher aber arbeiten beide Geschlechter meist mit weiblichen Überlebenden. Und in stationären Traumatherapien wird viel zu oft noch nicht unterschieden in Therapieansätze für Männer und solche für Frauen. Auch räumlich müssen Trennungen möglich sein. Jungen und Männer brauchen eigene Wachstumsherausforderungen, eigene gemeinsame Zeiten. Männer brauchen gute Erfahrungen von „väterlicher Begleitung“, ohne nur zu intellektualisieren oder vom Therapeuten dasselbe zu erleben wie vom eigenen Vater: ohne wirkliche Förderung zu sehr „auf Mann getrimmt“ zu werden.

Frauen wiederum brauchen Rückzugsräume, wo sie vor Männern geschützt „aus der Deckung kommen“ können. So wichtig es ist, dass unter geschützten Bedingungen beide Geschlechter auch heilsame Erfahrungen miteinander machen können – getrennte Frauen- und Männergruppen bzw. -stationen sind auch deshalb wichtig, weil die Opfererfahrungen sehr unterschiedlich verarbeitet werden und weil traumatisierte Frauen in Gegenwart von Männern häufig ihr typisches Unterwerfungs- und Anpassungsverhalten zeigen: Sie spalten Männer innerlich in Täter und Retter, unterwerfen sich, haben Angst vor dem „Täter“ und „flirten“ mit dem „Retter“. So agieren sie ihr Problem eher aus, statt sich mit dessen Verinnerlichung und der Überwindung solcher Spaltungsprozesse auseinanderzusetzen. Und viele von Männern traumatisierte Frauen fürchten sich einfach vor Männern, was man ihnen nicht verdenken kann, und sie brauchen, um sich zu öffnen, erst einmal einen Schutzraum.

Dort müssen sie dann noch genug lernen. Nämlich dass eine Zusammenarbeit mit einer anderen Frau nicht bedeuten darf, in einer Art „Solidarität der Schwäche“ nach dem Motto: „Wir beide sind ja nur gute Menschen, und nur Opfer dieser bösen Männer da draußen in der Gesellschaft“ oder „Wir beide gegen den Rest der Welt“ die Täter-Opfer-Spaltung zu wiederholen, statt sie zu überwinden. Ein Mädchen oder eine Frau sollte und kann in einer guten Psychotherapie lernen, dass die Therapeutin:

- sie erkennt und auch in ihrem Anderssein anerkennt;
- ihre Aussagen nicht bagatellisiert oder klein macht, sondern wichtig nimmt;
- ihr Entfaltungs- und Entwicklungsspielraum gibt, aber nicht vorgibt, wie die Lösungen von Problemen aussehen müssen;
- sie auch aushält und nicht verlässt und nicht „schlägt“, wenn sie sich „ekelhaft“, „unweiblich“ oder aggressiv benimmt;
- sie mit ihren verinnerlichten täterloyalen und täteridentifizierten Denkmustern, Gefühlen und Verhaltensweisen konfrontiert und zur Veränderung herausfordert;
- ihren Neid aushält, aber selbst nicht auf sie neidisch ist, sondern sie auch da fördert, wo sie mehr kann oder besser (begabter, hübscher …) ist als die Therapeutin;
- und sie schließlich auf eine Weise „abnabelt“ und „über die Nestkante schubst“, also in die Autonomie entlässt, die freundlich, aber bestimmt ist und ein Wiederkehren nach bestimmten Regeln (z. B. zeitlich immer größer werdenden Abständen) erlaubt.

Dies alles verlangt von den Psychotherapeutinnen noch genug, nämlich, über die allgemeine Psychotherapieausbildung und Selbsterfahrung hinaus, sich aktiv mit der weiblichen Rolle und ihren Geschlechtsstereotypen auseinanderzusetzen und Weiblichkeitsklischees zu überwinden.

Wie eine gute Psychotherapie für Jungen und Männer aussehen soll, das sollten möglichst Männer entwerfen. Mir scheint sinnvoll, dass …

- primär ganz andere Ansätze für die Bearbeitung männlicher Opfererfahrungen gefunden werden müssen, da Jungen und Männer Beratung, die nicht Coaching ist, und „Rede"-Psychotherapie eher meiden;
- viele Jungen und Männer eher über das gemeinsame Tun über Gefühle sprechen lernen;
- Jungen und Männer andere „Rituale" brauchen (Schwitzhütten, körperliche Herausforderungen in sportiver Hinsicht, um die eigenen physischen Möglichkeiten und Grenzen kennenzulernen und ihren Körper besser zu spüren);
- männliche Pädagogen früh und in verschiedenen Lebensstadien immer wieder mit Jungen Gewalterfahrungen auf eine für sie akzeptable Art und Weise aufarbeiten sollten – im (Rollen-)Spiel, im gemeinsamen Aufbauen von etwas, im Einüben von verbaler Konfliktfähigkeit; es muss auch ein Training hinzukommen, mit drohender physischer Aggression eher deeskalierend fertigzuwerden;
- Männer den Jungen ein besseres Vorbild sein müssen, indem sie die verbalen und körperlichen Ausfälle anderer Männer gegen Mädchen und Frauen („Die muss mal richtig durchgevögelt werden") ansprechen, als negativ brandmarken und stoppen; dass Männer allgemein körperliche und sexuelle Gewalt weitaus eindeutiger gegenüber ihresgleichen als negativ bezeichnen und aktiv dagegen einschreiten;
- Männer wohl eher über Trainings zum „Stressmanagement" als über „Psycho"-Gruppen gewonnen werden;
- in Psychotherapien mehr darauf geachtet werden muss, dass viele Männer, die als Opfer in Behandlung sind, schon selbst zum Täter geworden sind oder zumindest gefährdet sind, zum Täter zu werden. Und umgekehrt: dass die meisten Täter auch Opfer waren. Hier gibt es einen blinden Fleck aufseiten vieler Behandler. Die Frage: „Sind Sie schon einmal mit dem Gesetz in Konflikt geraten, auch wenn das außer Ihnen niemand weiß?" sollte in der Anamnese mit Männern grundsätzlich gestellt werden, denn viele Jungen und Männer gehen über Grenzen, auch weil sie ihre eigenen nicht gut genug kennengelernt haben, und so manches Mal habe ich erst in supervisorischen Zusammenhängen eine KollegIn dazu veranlassen können herauszufinden, welche dissoziale Geschichte ihr Klient bereits hatte.
  
  Das andere, worauf bei der Therapie mit Jungen und Männern m.E. zu achten wäre, ist die „Stoffwechsel-Wippe" Depression – Aggression. Was bei Mädchen

und Frauen wie „Himmelhoch jauchzend – zu Tode betrübt“ wirken kann, sieht bei Männern anders aus, da sie eher stumm werden, wenn sie nicht mehr können, und dann, wenn sie antidepressive Medikation bekommen, abrupt suizidal werden oder anderweitig „ausrasten“ können. Der amerikanische Männerforscher Jed Diamond hat ein viel beachtetes Buch über dieses Phänomen der radikalen Stimmungsschwankungen bei Männern geschrieben: *The irritable male syndrome* (2004). Und umgekehrt übersieht man oft bei Männern mit Wutdurchbrüchen die darunterliegende Depression (Meshkat et al. 2010).

In jedem Fall ist ein geschlechtsspezifischer Ansatz im Umgang mit Gewalterfahrungen unerlässlich, da sonst die Gefahr besteht, dass weiterhin …

a. ein Großteil der männlichen Gewaltopfer nicht erreicht wird;
b. Täter kein adäquates Veränderungsangebot bekommen oder sich eher als Opfer (das sie auch sein können) in Behandlung begeben, was erfahrungsgemäß an ihrer Täterschaft erst einmal nichts ändert;
c. Mädchen und Frauen ebenso wie Jungen und Männer in gemischtgeschlechtlichen Behandlungssettings gelegentlich regelrecht retraumatisiert oder zur Reinszenierung von Täter-Opfer-Strukturen eingeladen werden (der Mann muss der „große starke Bär“ sein, die Frau das „Weibchen“);
d. Frauen nicht adäquat gefördert werden, wozu auch die Überwindung ihrer negativen geschlechtstypischen Erfahrungen – und ihrer eigenen Mittäterschaft oder Täterschaft – gehören.

In vielen Kulturen ist es eine Selbstverständlichkeit, dass Männer und Frauen, da sie jeweils spezifisch sozialisiert werden, auch getrennt-geschlechtliche „Klärungs-Rituale“ benötigen (z. B. Somé 1999). Warum sollte es bei uns anders sein, solange es weiterhin so eklatante Ungleichheiten gibt? Schließlich wissen Frauen und Männer ohnehin, dass sie in der Gesellschaft und im Freundeskreis miteinander auskommen müssen. Mit sich selbst und mit „ihresgleichen“ auszukommen scheint eher das Problem zu sein … (siehe dazu die Buchreihe von Peter Maier zu Initiationsriten [2016a, b].

# 12. Ambulante und / oder stationäre Traumabehandlung?

*„Siehe, ich lebe. Woraus? Weder Kindheit noch Zukunft werden weniger … Überzähliges Dasein entspringt mir im Herzen.“* (Rainer Maria Rilke, 1912)

Traumabehandlung ist im Prinzip eine ambulant gut durchzuführende Psychotherapie. Man kann sagen: Bei Traumatisierungen ist ambulante Psychotherapie die Methode der Wahl. Doch je instabiler die KlientIn ist, desto mehr sollten von Anfang an stationäre Intervalltherapien mit eingeplant werden. Diese stationären Aufenthalte dienen primär der Stabilisierung in Krisen, können aber auch – je nach Spezialisierung der Klinik bzw. der Traumastation in der jeweiligen Klinik – auch fortgeschrittene Phasen der Traumabearbeitung mit einschließen sowie Teile der Traumaintegration und Trauerarbeit. Unterschieden werden sollte zwischen:

- ambulanten psychotherapeutischen Praxen bzw. Stationen in Kliniken, in denen Traumabehandlungen nach einmaligen Traumatisierungen (sogenanntes Monotraumata) durchgeführt werden;
- ambulanten psychotherapeutischen Praxen bzw. Stationen in Kliniken, in denen Traumabehandlungen nach frühen und langjährigen Traumatisierungen durchgeführt werden, also danach, ob jemand komplex traumatisiert ist, nach Erfahrungen wie extremen Bindungswechseln oder -verlusten, Verwahrlosung, Vernachlässigung und / oder sexuelle bzw. körperliche Gewalt in der Kindheit, nach Kriegs- oder Foltererlebnissen, besonders als Kind; bei Diagnosen wie „Frühstörung“, „Komplexe Posttraumatische Belastungsstörung (komplexe PTSD), „multiple dissoziative Störungen“ bzw. „partielle“ oder „vollständige Dissoziative Identitätsstörung“ (DIS). Auch die sogenannten Persönlichkeitsstörungsdiagnosen fallen darunter.

So sollte es sein. Selbstverständlich. Ist es aber nicht, bis auf „Borderline-Stationen“, die ein spezialisiertes Programm für diese Art von Ichstruktur-Störung entwickelt haben, das aber leider anderen komplex Traumatisierten, insbesondere denen mit tiefer struktureller Dissoziation (partielle oder vollständige DIS), kaum hilft. Denn die letztgenannten KlientInnen – von denen es unendlich viele gibt, etwa 1 Prozent der Bevölkerung – sind oft nicht gern gesehen in unseren psychosomatischen Kliniken und selbst auf Traumastationen nicht, weil sie so „schwierig“ sind.

Auch wenn nach einem Monotrauma eine Behandlung aufgesucht wird und zusätzlich eine affektive Störung (z. B. „bipolare Störung“; oder „Dysthymia“ oder

„komplexe Angst- und Panikstörung“ etc.) und / oder eine Persönlichkeitsstörung (Borderline, histrionische Persönlichkeit, narzisstische Persönlichkeit, zwanghafte Persönlichkeit, dependente, also abhängige Persönlichkeit etc.) festgestellt wurde und / oder eine Substanzmittelabhängigkeit besteht (Alkohol-, Drogen-, Medikamentenabhängigkeit etc.), sollte eher eine Praxis bzw. Klinik gewählt werden, die auf solche schwereren Störungen spezialisiert ist und sich in der Traumabehandlung auskennt.

Ein großes Problem stellt die „erst spät ausbrechende Posttraumatische Belastungsstörung“ dar: In einer Krise oder nach einem Monotrauma im Erwachsenenleben bricht plötzlich eine alte Traumageschichte auf und / oder die Person beginnt sich (vermehrt) an überwunden geglaubte Belastungen von früher zu erinnern. So kann auch durch eine Monotrauma-Behandlung eine komplexe PTBS erst „aufscheinen“, die einigermaßen kompensiert war, aber durch das Herangehen an die bzw. Bearbeiten der Gefühle während des (letzten) Traumas wieder aufbricht – eine „Traumakette“ entsteht (siehe Kapitel 13).

Aus diesen und vielen anderen Gründen ist es optimal, wenn Traumabehandlungen grundsätzlich von Fachleuten durchgeführt werden, die sich mit beiden Formen von Traumata und deren durchaus unterschiedlichen Folgen und Behandlungen gut auskennen.

Wer keine spezifischen Traumabehandlungsausbildungen gemacht hat – etwa die von der DeGPT zertifizierten plus einer Reihe von Spezialfortbildungen zu komplexen dissoziativen Störungen –, sollte sich auch nicht als Experte für Traumabehandlungen bezeichnen dürfen. Dennoch kann es Ratsuchenden passieren, dass sie zum Beispiel an einen Psychoanalytiker X oder eine Verhaltenstherapeutin Y überwiesen werden, die glauben, da sie eine Psychoanalyse- bzw. Verhaltenstherapieausbildung und die Kassenzulassung erhalten haben, seien sie auch zur Traumabehandlung befähigt.

**MEIN TIPP …**

… **an Ratsuchende:** Fragen Sie gezielt in der Praxis bzw. der Klinik, für die Sie sich interessieren, nach, welche **Ausbildung** die PsychotherapeutInnen in **Traumabehandlung** haben. Übrigens: Eine sogenannte EMDR-Ausbildung allein reicht nicht! Fragen Sie in Kliniken auch danach, ob es ein spezielles Konzept für die Arbeit mit Monotrauma bzw. komplexem Trauma (je nachdem, was auf Sie zutrifft) gibt und ob Sie dieses zugeschickt bekommen können. Und fragen Sie nach einem Vorgespräch – Sie kaufen doch auch sonst nicht die Katze im Sack!

In manchen Gegenden gibt es wenige niedergelassene Spezialisten für Traumatherapie. In diesen Fällen wird von den niedergelassenen ÄrztInnen bzw. den Beratungsstellen und allgemeinen Psychotherapiepraxen oft ein stationärer Aufenthalt zur Traumabehandlung empfohlen. Doch Achtung! Erwarten Sie nicht, Sie könnten Ihr Trauma ruckzuck in einem dreiwöchigen stationären Aufenthalt „fertig durcharbeiten". Dies mag in Ausnahmefällen bei Monotrauma möglich sein. In der Regel jedoch erwartet Sie anderes auf den Stationen (siehe unten).

## 12.1 Womit beginnen – mit ambulanter oder stationärer Behandlung?

Wenn Sie selbst sich entschieden haben, sich mit Ihrer eigenen Traumageschichte noch einmal auseinanderzusetzen, sollten Sie in Ruhe überlegen: Wie beginnen? Mit einer ambulanten oder einer stationären Behandlung? Hier einige Anmerkungen zu beiden Formen und einige besondere Hinweise hinsichtlich des Behandlungskonzepts, das erforderlich ist, um tatsächlich verantwortlich Traumabehandlungen durchführen zu können.

### *Bemerkungen für Ratsuchende*

Zunächst einige Bemerkungen zum Beginn der Therapie für Ratsuchende selbst: Wie Sie anfangen, hängt von Ihrer Lebenssituation ab. Werden Sie noch misshandelt und / oder sind Sie in Abhängigkeiten verstrickt? Dann geht es Ihnen wie einem guten Drittel aller TraumapatientInnen. Meine Empfehlungen in diesem Fall lauten (siehe auch Kapitel 8 in Band 1), Sie sollten vielleicht:

a. sich zunächst bei einer Beratungsstelle Unterstützung holen (z. B. Frauenberatungsstellen, Notrufe, dem bundesweiten Hilfetelefon, Wildwasser-Einrichtungen, Beratungsstellen gegen sexuelle Gewalt, Kinder- und Jugend-Nottelefone, Schuldnerberatung, Drogenberatungsstellen, Beratungsstellen für „Jugend und Familien"; Zentren für Psychotraumatologie, auch „Traumanetzwerke" oder „Traumahilfezentren genannt etc.). Wenn Sie in ambulanter oder stationärer Betreuung bzw. in einem Frauenhaus sind, können Sie auch die Sie Betreuenden ansprechen, dass Sie Hilfe brauchen, um von jemandem loszukommen, der noch Macht über Sie hat. Es gibt inzwischen auch etliche Online-Beratungsmöglichkeiten, die Sie nutzen können. Es wäre nur gut, darauf zu achten, dass sich online auch Täter oder Täterinnen im Chat zu Wort melden könnten. Und Sie möchten sicher nicht eine Abhängigkeit durch eine andere ersetzen, nicht wahr? Achten Sie dabei also auf Ihr Gespür: Wenn Sie unangenehm berührt sind oder Sie in sexualisierter Weise „angemacht“ oder ausgefragt werden, sollten Sie die AdministratorIn benachrichtigen, um die jeweilige Sie belästigende Person zu sperren. Sie sollten auch mit jemandem darüber sprechen, was Ihnen geschehen ist, um ggf. weitere Schritte – etwa über eine Meldung beim Organisator des Chats oder bei einer der Hate-Speech-Apps – unternehmen zu können, denn vermutlich sind Sie nicht die einzige Person, der das passiert ist. Gute Chats werden moderiert, d.h. es kontrolliert jemand jeden Eintrag und lässt nur durch, was der Netikette nicht widerspricht.

b. Dann können Sie gemeinsam mit Ihrer BeraterIn bzw. den anderen in Ihrem Chat Ihren „Ausstieg“ aus den Sie noch bindenden bzw. misshandelnden Lebenssituationen besprechen und Schritt für Schritt planen. Gerade von erfahrenen Menschen, die selbst ausgestiegen sind, kann man viel lernen. Hier empfehle ich noch einmal mein Lesebuch *Der innere Ausstieg* (Huber 2018), das viele Ausstiegswillige hilfreich finden.
c. Danach können Sie eventuell einen stationären Aufenthalt planen: etwa in einer Klinik, in der Sie zunächst einen Entzug machen können; in einer psychosomatischen Kurklinik, falls Ihre Arbeitsfähigkeit bedroht ist oder wiederhergestellt werden muss; in einer Akutklinik (für psychotherapeutische Medizin oder Psychiatrie), wenn Sie sofort in Sicherheit und in stabilisierende und ihre akuten suizidalen Impulse auffangende Behandlung müssen etc.
d. Falls Sie keine stationäre Behandlung möchten, können Sie überlegen, ob Sie zuerst in ein Mädchen- oder Frauenhaus oder eins der „Weglauf-“ oder „Ausstiegshäuser“ gehen, die es bundesweit gibt (Frauenberatungsstellen kennen meist mindestens einen dieser Orte), von dort aus in Ruhe und Sicherheit eine neue Wohnung suchen und danach eventuell eine ambulante Behandlung aufsuchen (leider gibt es nur wenige Fluchthäuser für Jungen und Männer).
e. Ihren ersten Aufenthalt auf einer Traumastation sollten Sie gut vorbereiten. Wenn Sie ihn brauchen, um aus Täterzusammenhängen „auszusteigen“, sollten Sie dies sehr sorgfältig geplant haben, wozu auch ggf. ein Umzug oder ein sonstiges „Abtauchen“ nach dem stationären Aufenthalt gehört, damit Sie nicht nach dem Verlassen der Station sofort wieder in die alten Abhängigkeitsbeziehungen zurückkehren oder von den Tätern dorthin zurückgezwungen werden (siehe Kapitel 14 über Täter-Opfer-Spaltung).
f. Sie sollten damit rechnen, dass jede Traumastation zunächst:
   - noch einmal oder zum ersten Mal eine sorgfältige psychologische und körperliche Diagnostik bei Ihnen durchführen wird;

- mit Ihnen genau abklärt, wie Ihre momentane äußere Lebenssituation ist. Falls Sie noch in Täterzusammenhängen leben, werden manche Kliniken dies auch als Ausschlusskriterium für ihre Arbeit sehen und Sie eventuell nicht oder nur unter Auflagen aufnehmen;
- Ihre Beeinträchtigungs- bzw. „Störungs"-Bereiche mit Ihnen durchspricht: Gibt es außer der Traumafolgestörung noch weitere Probleme, wie Essstörungen, körperliche Erkrankungen, eine besonders instabile Persönlichkeit, unter Umständen eine Psychosegefährdung, welche die Traumatherapie infrage stellen könnten und die zuerst behandelt werden müssen?
- Sie sorgfältig und eventuell in einer ersten stationären Therapiephase auf Ihre äußeren und dann erst auf Ihre inneren Rückzugsmöglichkeiten und Stärken aufmerksam machen wird; ggf. wird der gesamte erste Klinikaufenthalt ausschließlich Ihrer Stabilisierung und vielleicht der konkreten Ausstiegsplanung dienen;
- Ihren Umgang mit selbstverletzendem und suizidalem Verhalten sowie Ihre gefühlsmäßige Stabilität sorgfältig prüfen und Ihnen diesbezüglich (unter Umständen auch: vorrangig) ein eigenes Behandlungsprogramm hierzu anbieten wird.

**Leben Sie nicht mehr unter der akuten Bedrohung durch TäterInnen?** Dann wird die Klinik im Prinzip genauso vorgehen, Sie aber schneller zu konkreterer Traumaarbeit zulassen. Wie rasch Sie dort an der Verarbeitung der Sie traumatisierenden Erfahrung selbst arbeiten können, wird vom Grad Ihrer äußeren und inneren Stabilität abhängen. Diese wird in der Behandlung immer wieder einer Überprüfung unterzogen; Sie werden selbst merken, wie notwendig das ist, denn eine Arbeit am Trauma wird Sie tendenziell wieder an Ihre schlimmsten Erlebnisse heranführen. Sie brauchen dafür …

- rasche Möglichkeiten, sich wieder in Raum und Zeit zu orientieren;
- Innenarbeit mit Ihren täterimitierenden und täterloyalen Gedanken, Impulsen und Verhaltensweisen (Ihre Abwehr gegen Ermutigung, Ihren Selbsthass, Ihre negativen Gedankenkarussells, Ihre Tendenz aufzugeben, ggf. Ihre Abhängigkeit vom Täter oder der Täterin, der oder die auch ein Elternteil oder Partner sein kann … All das will verstanden und in die Therapie einbezogen werden);
- Distanzierungsmöglichkeiten vom Traumamaterial, um „die Geister, die Sie riefen", auch wieder zu bändigen;
- äußere Distanzierungsmöglichkeiten, z. B. von MitpatientInnen, die gerade in einer Krise sind und/oder Ihnen in Einzelheiten von ihrem Trauma erzählen (wollen).

## Anmerkungen für BehandlerInnen

Auffallend viele Kliniken sind aus rein marktpolitischen Gründen auf die Traumatherapie gekommen: Sie haben im Zuge der gesundheitspolitischen Veränderungen sowie der veränderten Wünsche der PatientInnen in anderen Bereichen Betten abbauen müssen. Zusätzlich wurden die kassenfinanzierten Kuren, die zudem immer weniger PatientInnen überhaupt verschrieben bekamen, auf wenige Wochen reduziert, sodass auch die psychosomatischen Kurkliniken in erhebliche Not kamen. Kliniken wurden zuhauf privatisiert, und die Aktionäre der großen Klinikkonzerne wollen eine Dividende sehen. Also wurde gespart: am Stellenschlüssel, an der Bezahlung der MitarbeiterInnen, und man hat wieder vermehrt Gruppentherapie eingeführt, weil die billiger ist als Einzelbehandlungen. Zusätzlich hat das „Kliniksterben" dazu geführt, dass immer weniger anfragende Menschen immer weniger Behandlungsangebote bekommen.

Ausgerechnet in diese Zeit fällt der größte Paradigmenwechsel in der Psychotherapie: die Rückkehr zur Behandlung von Realtraumata. Zunehmend wurden psychische Störungen (wieder) als das gesehen, was sie sind: nicht primär Symptome für unbewältigte innere Konflikte oder eingebildete Neurosen, sondern vor allem Ausdruck für unbewältigte reale Lebensereignisse.

Das Ausmaß von Gewalterfahrungen in der Lebensgeschichte der meist weiblichen Psychotherapiepatienten wurde ebenfalls erst in den letzten Jahrzehnten mehr und mehr erkannt, sodass Therapieformen entwickelt werden mussten, die auf Realtraumata wie die hochgradig schambesetzten sexualisierten Gewalterfahrungen angewandt werden konnten. Solche erfolgreichen Therapieformen standen auch in Deutschland ab den 1990er-Jahren zur Verfügung – aufbauend auf dem, was rund 100 Jahre zuvor gedacht und entwickelt worden war, etwa die auf der Traumasynthese (Van der Hart et al. 1995) basierenden schonenden Bearbeitungsverfahren mithilfe der Screen-Technik oder Timeline-Arbeit wie die Affektkettenarbeit und EMDR (Shapiro 1998, 2022). (Näheres zu diesen Expositionsverfahren in Kapitel 18.) Sie ergänzen auf effektive Weise die Psychotherapieansätze aus der Verhaltenstherapie, der Tiefenpsychologie und anderen Psychotherapieverfahren wie der Körperpsychotherapie.

Leider glaubten viele PsychotherapeutInnen, wenn sie eine kleine Fortbildung – sagen wir: einen EMDR-Grundkurs an einem oder auch mehreren Wochenenden – absolviert haben, könnten sie sich „Traumatherapeuten" nennen (eine ungeschützte Berufsbezeichnung) und loslegen. Dankenswerterweise hat EMDRIA, die Fachorganisation für EMDR-Therapie, in den letzten Jahren warnend und auch regulierend eingegriffen: EMDR muss jetzt in eine umfassende Traumatherapie-Ausbildung integriert werden. Der Wildwuchs an EMDR-ähnlichen Fortbildungen (Wingwave, Brainspotting etc.) ist für Hilfesuchende sicher schwer zu durchschauen. Daher empfehle ich immer, sich vorsichtig zu verhalten und erst einmal zu testen, ob die Beziehung zur Therapeutin oder zum Therapeuten tragfähig ist. Es mag viele Wege zum selben Ziel geben, aber lassen Sie sich nicht auf etwas ein, das Ihnen Angst macht.

Als Supervisorin und Ausbilderin in Traumabehandlung, die sowohl Tausende von ambulant arbeitenden wie auch einige Hundert KlinikärztInnen und PsychologInnen in Supervision bzw. Fortbildungskursen hatte, und aus meinen – teilweise regelmäßigen – Supervisionen auf etlichen Traumastationen kann ich sagen:

1. Es ist noch längst nicht jede ÄrztIn bzw. PsychologIn von der Persönlichkeit her geeignet, Traumabehandlungen durchzuführen.
2. Traumabehandlung ist längst nicht für jede KlientIn oder PatientIn geeignet. BehandlerInnen sollten rechtzeitig erkennen können, bei welcher PatientIn welche Therapieformen und -techniken infrage kommen.
3. TraumatherapeutInnen brauchen eine solide Berufserfahrung, eine stabile Persönlichkeit und besondere Sensibilität für diese Arbeit, die sowohl liebevolle Zuwendung zur Klientel (man muss Menschen mögen, sonst sollte man nicht mit ihnen so in die Tiefe arbeiten) als auch gute Abgrenzungsfähigkeiten erfordert, wie sie in vorherigen Kapiteln beschrieben wurden.
4. TraumatherapeutInnen sollten mindestens zwei bis drei Jahre lang regelmäßig Traumafortbildungen besucht, viel selbst geübt und die eigene Arbeit regelmäßig supervidiert haben, um sicherer in dieser Arbeit zu werden – besonders, wenn sie mit Menschen mit komplexen posttraumatischen Störungsbildern arbeiten.
5. Im stationären Bereich gilt: Ohne ein gutes Konzept und ohne zusätzliche personelle Aufstockung durch ausgebildete Fachkräfte lässt sich Traumabehandlung nicht in den Klinikalltag integrieren! Ich habe mehrere Möchtegern-Traumastationen an genau dieser Bedingung „sterben“ sehen.
6. Es ist etwas völlig anderes, mit Monotrauma als mit komplexen und frühen Traumata zu arbeiten. Wer das eine kann, besitzt nicht automatisch die Fähigkeiten für das andere. Denn die Arbeit mit Komplextrauma bedeutet eine Arbeit mit unterschiedlichen, anfangs nicht von der Alltagspersönlichkeit kontrollierbaren Zuständen und Anteilen. Das muss man lernen!
7. Traumatherapie muss regelmäßig supervidiert werden.
8. Traumabehandlungskonzepte müssen mindestens einmal jährlich überarbeitet werden, da ständig neue Anforderungen und innovative Therapieverfahren ge- und erfunden werden.

9. PatientInnen sollten nicht nur im ambulanten, sondern auch im stationären Setting mindestens ein Vorgespräch bekommen, um sich sowohl „ihre“ BehandlerInnen als auch die Praxis bzw. die Station anzusehen. Das ist im stationären Bereich leider fast nie der Fall – was ich schlecht finde! Wenn möglich, sollte daher ein „Tag der offenen Tür“ bei einer Klinik genutzt werden, um sich dort umzusehen, die Atmosphäre zu schnuppern, mit BehandlerInnen zu sprechen, das Pflegepersonal kennenzulernen (die oft viel wichtiger sind als die TherapeutInnen, weil Letztere nur wenig Zeit für die Therapie haben, während die Pflegepersonen die ganze Zeit auf Station anwesend sind).
10. PatientInnen sollten wählen können, wer sie behandelt. Auf jeden Fall aber sollten sie das Geschlecht des Behandelnden wählen können, wobei die meisten Frauen eine Frau wünschen, die meisten Männer einen Mann bekommen sollten. Ausnahmen sollten selbstverständlich möglich sein, etwa wenn der / die TäterIn dem Geschlecht des zugewiesenen Behandlers angehörte oder die BehandlerIn auf andere Weise sofort eine Täterübertragung bekommen hat. („Sieht aus wie meine Mutter!“)
11. Beide – ambulante und stationäre BehandlerInnen – sollten es als selbstverständlich ansehen, mit der KlientIn bzw. PatientIn in ambulant-stationären Intervalltherapien zu arbeiten. Das wäre schön, ist leider auch selten der Fall, auch deshalb, weil die Fluktuation auf den Klinikstationen so hoch ist, der Arbeitsdruck so groß – sodass schon Übergaben zwischen ambulanter und stationärer TherapeutIn selten sind! Ein Unding, wie ich finde, aber leider Realität im Gesundheitssystem der meisten Industriestaaten.
12. Ein intensiver Austausch zwischen ambulanten und stationären TraumatherapeutInnen und anderen HelferInnen ist dringend nötig, da sonst Therapieerfolge hinüber und herüber zu „versickern“ drohen. Bei dissoziativen PatientInnen könnten sie sogar in ein amnestisches „Loch“ fallen, da bei einem Wechsel der Umgebung ein „Vergessen“ des Gelernten droht. Solche Übergangsphänomene zu kennen wäre sowohl für ambulante wie für stationäre BehandlerInnen wichtig, denn viele früh traumatisierte Menschen bleiben im „state dependend memory“: Wechseln sie die Umgebung – etwa von ambulant zu stationär –, haben sie in dem jeweils anderen „Modus“ oft nicht mehr die Erfahrung des einen zugänglich. Was also auf Station gelernt wurde, kann im ambulanten Setting wie „weg“ sein, und umgekehrt. Deshalb ist es wichtig, den Übergang von einem Setting zum anderen, etwa mithilfe der Bildschirmtechnik, vorauszuplanen und einzuüben.

## 12.2 PTSD PC: Prognostische Checkliste für die Schwere einer PTBS

Der Ausprägungsgrad der Posttraumatischen Belastungsstörung (PTBS, englisch: PTSD) ist ebenso wie die Frage, ob noch weitere Misshandlungen stattfinden, entscheidend dafür, ob eine ambulante Psychotherapie sofort beginnen kann oder zunächst eine andere Form der Behandlung ansteht, eventuell stationär in einer psychiatrischen oder psychosomatischen Klinik, die sich mit den Folgen von Mono- bzw. komplexem Trauma auskennt.

Robert Simon von der Georgetown University School in Washington hat eine gut brauchbare Checkliste entwickelt (Simon 1999), nach der festgestellt werden kann, ob es sich um eine leichte, mittelschwere, schwere oder extrem ausgeprägte PTSD handelt, weil dies die Prognose für die Behandlung bestimmt. BehandlerInnen, die diese Ausprägungsgrade bestimmen können, haben damit ein Mittel in der Hand (auch gegenüber Gutachtern von Krankenkassen!), um etwas über die wahrscheinliche Dauer der Behandlung und ggf. die Notwendigkeit von intermittierenden stationären Aufenthalten auszusagen.

Die folgende Checkliste (in deutscher Übersetzung) sollte von der BehandlerIn im Zuge eines ausführlichen anamnestischen Gesprächs mit der KlientIn / PatientIn ausgefüllt werden. Dabei ist natürlich zu beachten, dass die KlientIn vorsichtig befragt wird, um keine akuten Flashbacks (Wiedererleben von Traumaerinnerungen) auszulösen; aber auch sorgfältig, um nicht durch Übervorsicht wichtige Informationen zu versäumen. Am Ende jedes Abschnitts / jeder Kategorie sollte die BehandlerIn die Schwere der gesamten Antworten in dieser Kategorie einschätzen:

| Risiken und Begleitfaktoren | vorhanden | nicht vorhanden |
|---|---|---|
| ***Stressoren*** | | |
| 1. Lebensbedrohung | _______ | _______ |
| 2. Kampfeinsatz *(combat experience)* | _______ | _______ |
| 3. Zeuge der Verletzung oder Tötung anderer gewesen sein | _______ | _______ |
| 4. Körperliche / sexuelle Misshandlung | _______ | _______ |
| 5. Ereignis (Elemente) lag(en) außerhalb der normalen menschlichen Erfahrung *(grotesqueness)* | _______ | _______ |
| 6. Körperliche Verletzung | _______ | _______ |
| 7. Stress ging von (einem) Menschen aus *(man made stressor)* | _______ | _______ |
| 8. Wiederholtes Trauma | _______ | _______ |

Gesamteinschätzung des Schweregrades:

nicht vorhanden _______, gering _______, mittel _______, schwer _______, extrem _______

| Risiken und Begleitfaktoren | vorhanden | nicht vorhanden |
|---|---|---|
| ***Symptome*** | | |
| 1. Vermeidung von Erinnerungen* | _______ | _______ |
| 2. Dissoziation während des Traumas | _______ | _______ |
| 3. Entfremdungsgefühle von anderen Menschen | _______ | _______ |
| 4. Psychische und körperliche Überreaktion auf Reize, die das Trauma symbolisieren *(Trigger)* | _______ | _______ |
| 5. Überlebensschuld *(survivor guilt)** | _______ | _______ |
| 6. Symptome, die über die Minimalkriterien für die PTBS-Diagnose hinausgehen Zahl der Symptome: _______ | _______ | _______ |
| 7. Dauer der PTBS-Symptome länger als drei Monate | _______ | _______ |

Gesamteinschätzung des Schweregrades:

nicht vorhanden _______, gering _______, mittel _______, schwer _______, extrem _______

| Risiken und Begleitfaktoren | vorhanden | nicht vorhanden |
|---|---|---|
| *Gegenwärtige Komorbidität* | | |
| 1. Somatisierungsstörung* | ______ | ______ |
| 2. Soziale Phobie* | ______ | ______ |
| 3. Persönlichkeitsstörung/en* | ______ | ______ |
| 4. Alkoholmissbrauch oder -abhängigkeit* | ______ | ______ |
| 5. Drogenmissbrauch oder -abhängigkeit* | ______ | ______ |
| 6. Depressive oder andere psychiatrische Störungen* | ______ | ______ |
| 7. Medizinische Erkrankungen* | ______ | ______ |

Gesamteinschätzung des Schweregrades:

nicht vorhanden ______, gering ______, mittel ______, schwer ______, extrem ______

| Risiken und Begleitfaktoren | vorhanden | nicht vorhanden |
|---|---|---|
| *Trennungen und Misshandlungen in der Kindheit* | | |
| 1. Frühe Trennung von den Eltern* | ______ | ______ |
| 2. Sexuelle Misshandlung* | ______ | ______ |
| 3. Körperliche Misshandlung* | ______ | ______ |

Gesamteinschätzung des Schweregrades:

nicht vorhanden ______, gering ______, mittel ______, schwer ______, extrem ______

| Risiken und Begleitfaktoren | vorhanden | nicht vorhanden |
|---|---|---|
| ***Komorbidität im bisherigen Leben*** | | |
| 1. PTBS (früher) | ______ | ______ |
| 2. Angst- oder affektive Störung | ______ | ______ |
| 3. Alkoholmissbrauch oder -abhängigkeit* | ______ | ______ |
| 4. Drogenmissbrauch oder -abhängigkeit* | ______ | ______ |
| 5. Weitere psychiatrische Störungen* | ______ | ______ |
| 6. Medizinische Erkrankungen* | ______ | ______ |

Gesamteinschätzung des Schweregrades:

nicht vorhanden ______, gering ______, mittel ______, schwer ______, extrem ______

| Risiken und Begleitfaktoren | vorhanden | nicht vorhanden |
|---|---|---|
| ***Demografische Faktoren*** | | |
| 1. Geschlecht: weiblich* | ______ | ______ |
| 2. Getrennt lebend, geschieden, verwitwet* | ______ | ______ |
| 3. Schulabbrecher (kein Hauptschulabschluss)* | ______ | ______ |

Gesamteinschätzung des Schweregrades:

nicht vorhanden ______, gering ______, mittel ______, schwer ______, extrem ______

| Risiken und Begleitfaktoren | vorhanden | nicht vorhanden |
|---|---|---|
| *Lebensstressoren (gegenwärtig)* | | |
| 1. Partnerschaftsprobleme | ______ | ______ |
| 2. Schwierigkeiten mit den eigenen Kindern | ______ | ______ |
| 3. Familiäre Probleme | ______ | ______ |
| 4. Probleme in anderen Beziehungen | ______ | ______ |
| 5. Berufliche Probleme | ______ | ______ |
| 6. Finanzielle Schwierigkeiten | ______ | ______ |
| 7. Wohnungsproblem | ______ | ______ |
| 8. Körperliche Krankheit oder Verletzung | ______ | ______ |
| 9. Probleme in der gegenwärtigen Lebensphase | ______ | ______ |
| 10. Simulation oder sekundärer Krankheitsgewinn | ______ | ______ |
| 11. Andere Probleme (welche?) | ______ | ______ |

Gesamteinschätzung des Schweregrades:

nicht vorhanden ______, gering ______, mittel ______, schwer ______, extrem ______

| Risiken und Begleitfaktoren | vorhanden | nicht vorhanden |
|---|---|---|
| *Faktoren in der Familiengeschichte* | | |
| 1. Antisoziales Verhalten | ______ | ______ |
| 2. Ängste | ______ | ______ |

Gesamteinschätzung des Schweregrades:

nicht vorhanden ______, gering ______, mittel ______, schwer ______, extrem ______

| Risiken und Begleitfaktoren | vorhanden | nicht vorhanden |
|---|---|---|
| ***Soziale Unterstützung*** | | |
| 1. Wenig oder keine erhaltene Unterstützung | __________ | __________ |
| 2. Unterstützung wird als gering oder nicht vorhanden wahrgenommen | __________ | __________ |

Gesamteinschätzung des Schweregrades:

nicht vorhanden _______, gering _______, mittel _______, schwer _______, extrem _______

| Risiken und Begleitfaktoren | vorhanden | nicht vorhanden |
|---|---|---|
| ***Bisherige Behandlung*** | | |
| 1. Keine Behandlung* | __________ | __________ |
| 2. Ineffektive Behandlung* | __________ | __________ |
| 3. Schädliche Behandlung* | __________ | __________ |

Gesamteinschätzung des Schweregrades:

nicht vorhanden _______, gering _______, mittel _______, schwer _______, extrem _______

| Risiken und Begleitfaktoren | vorhanden | nicht vorhanden |
|---|---|---|
| ***Funktionale Behinderung*** | | |
| 1. Nach DSM-5 bzw. ICD-11 | __________ | __________ |
| 2. Amtlich bewilligter Grad der Behinderung | __________ | __________ |

Gesamteinschätzung des Schweregrades:

nicht vorhanden _______, gering _______, mittel _______, schwer _______, extrem _______

* Ein Faktor, der mit der Schwere der PTBS einhergeht, ihn aber nicht unbedingt vorhersagt.

** Grobeinteilung des DSM-Achse 5-Scores: 81–100 Punkte = nicht vorhanden; 61–80 = gering; 41–60 = mittel; 21–40 = schwer; 0–20 = extrem

Mir gefällt diese Checkliste sehr viel besser als die neuen Screening-Instrumente auf komplexe Traumafolgestörungen wie S-KPTBS etc., da viele mögliche Faktoren einbezogen werden.

## 12.3 Simulation, Dissoziation oder Imitation?

Ein weiterer wichtiger Faktor, der die Prognose der Behandlung deutlich beeinflusst, ist das Ausmaß an Simulation. Ich sage „das Ausmaß", weil jeder Mensch ab und zu flunkert, was die eigenen Symptome angeht, sie verschlimmert, wenn er sich eine Kur verspricht, eine Pflegestufe oder eine Berentung, sie bagatellisiert, wenn dies andere Vorteile bringt. Der größte Teil der „Simulationen" findet allerdings unbewusst statt: Spüre ich meine Beschwerden deutlich oder sind sie (fast) nicht vorhanden? Letzteres hängt vor allem vom Ausmaß an Dissoziation ab. Wer seinen Körper kaum spürt, fühlt sich entweder gar nicht krank oder muss schon massive Körpersymptome haben, um die Erkrankung zu bemerken. „Ich bin so gut wie nie krank, weil ich gar nicht in meinem Körper lebe", hat einmal die „Alltagsperson" einer hochdissoziativen KlientIn zu mir gesagt. Umgekehrt kann eine Überflutung mit Angstgefühlen und schlimmen Körpererinnerungen zu einer Hypersensibilität in Bezug auf körperliche und / oder seelische Symptome führen: „Ist da was? Da ist doch was!"

Es kommt oft vor, dass dieselben Menschen, die ihren Körper meistens nicht fühlen, zu bestimmten Zeiten von Arzt zu Arzt laufen, weil sie von psychosomatischen Missempfindungen heimgesucht werden und Schmerzen „von früher" nicht von heutigen akuten Krankheitssymptomen unterscheiden können. Sie damit ernst zu nehmen, sie in jedem Fall respektvoll und achtsam zu behandeln sollte selbstverständlich sein, ist es nur leider nicht. So ist sicher täglich so manche AllgemeinärztIn, InternistIn, GynäkologIn, ZahnärztIn, Hals-Nasen-Ohren-ÄrztIn etc. frustriert: Diese oder jene PatientIn hat Beschwerden, aber es gibt keinen Befund. Doch wenn die betreffenden KollegInnen wissen, dass es sich um eine traumatisierte PatientIn handeln könnte, werden sie hoffentlich geduldig erklären, dass keine akute Erkrankung vorzuliegen scheint, aber behutsam nachfragen, ob solche Schmerzen denn früher einmal in belastenden Situationen aufgetaucht sind („Gab es Situationen oder Zeiten in Ihrem Leben, in denen Sie genau diese Empfindung / diesen Schmerz schon einmal hatten?"). Ich wünsche mir sehr, dass unsere somatisch orientierten ärztlichen KollegInnen hier vermehrt eine Sensibilität entwickeln, denn häufig gehen die Betroffenen zunächst zu ihnen, weil sie ihre Körpererinnerung für eine Akuterkrankung halten. Und es ist einfach so wichtig, dass die Weichenstellung in Richtung traumazentrierter Psychotherapie so früh wie möglich erfolgt. Denn wir wissen, dass oft viele Jahre vergehen, in denen die PatientIn sonst vergeblich durchs Gesundheitssystem geschleust wird. Krankenkassen und der Gesetzgeber müssten sehr daran interessiert sein, gegebenenfalls eine rasche Weichenstellung in Richtung einer Behandlung zu fördern, die Entlastung der Symptome und eine Integration unerträglich erlebter Erfahrungen ermöglicht! Wenn keine (Labor-)Befunde vorliegen, vorschnell von Simulation auszugehen, ist jedenfalls sicher unangebracht. Viel eher trifft häufig der

Begriff „Dissoziation“ zu: Viele Menschen haben in Bezug auf Körperphänomene ein „On-Off“-Erleben. Mal ist es „da“, mal ist es „weg“. Der Grund liegt in der Dissoziation, also ob die Erlebnisqualität gerade dem Bewusstsein zugänglich ist oder nicht. Dass das kein „Spökes“, sondern durch gute Wissenschaft unterfüttert ist, ist längst auf internationaler Bühne deutlich geworden (s. Brand & Loewenstein 2010, Brand et al. 2012, Dalenberg et al. 2007, Gast et al. 2001, Ginzburg et al. 2010, Stein et al. 2013). Dass das Vollbild der dissoziativen Identitätsstörung jedenfalls deutlich unter-, gelegentlich über- und vor allem fehldiagnostiziert wird, ist außerdem verschiedentlich nachgewiesen worden (s. auch Foote et al. 2006, Gast et al. 2006).

Ebenso schwierig kann es sein, seelische Missempfindungen bestimmten Störungsbildern zuzuordnen. Auch hier kann bewusste und unbewusste Simulation bzw. Dissoziation oft kaum unterschieden werden. Man muss schon gut ausgebildet sein, dann kann man mithilfe guter Diagnoseinstrumente und eines geübten klinischen Blicks diese Unterscheidung hinbekommen. Nur haben viele Professionelle im Gesundheitssystem diese gute Ausbildung nicht genossen (Dalenberg et al. 2012, 2014).

Dies stellt eine Herausforderung in jeder Diagnostik dar, auch in der forensischen Psychiatrie, wo sich immer wieder Täter als psychisch krank oder während der Tat alkoholisiert darstellen oder es auch tatsächlich waren, um „mildernde Umstände“ zu erhalten. In diese Kategorie gehört auch der „Opfer-Täter“, der eine schlechte Kindheit hatte oder gehabt haben will und sich davon Vorteile in Form eines milderen Urteils erhofft. Hier ist wichtig: Ja, die meisten Insassen von Gefängnissen haben eine Kindheit voller Verwahrlosungserfahrungen, sind häufig misshandelt worden, haben Entwertungen und nicht selten auch sexualisierte Gewalt erlebt. Den Prozess, Täter und Opfer zu sein, also die Verbindung von Delinquenz und Viktimisierung, mit fließenden Übergängen und einem Hin und Her, insbesondere in der Jugendzeit, lohnt es sich sowohl bei Menschen, die man als „Opfer“ behandelt, als auch bei solchen, die man als „Täter“ in Behandlung hat, genau anzuschauen (s. Schmoll & Willems 2018). Dennoch werden andere, die dieselben oder ähnliche Erfahrungen von Viktimisierung gemacht haben, nicht straffällig. Gutachter sind in solchen Fällen herausgefordert, die tatsächlichen oder vorgeblichen Traumatisierungsgeschichten bei der Frage der Schuldfähigkeit bzw. Zurechnungsfähigkeit zu unterscheiden und die Bewertung Ersterer, was die Auswirkungen auf die Gesamtpersönlichkeit anbetrifft, in ihre Beurteilung der Letzteren einfließen zu lassen (Sachs & Galton 2008).

## *Das Vollbild der Dissoziativen Identitätsspaltung*

… ist gekennzeichnet durch ein ganzes Cluster von dissoziativen Symptomen, wiederkehrenden Amnesien und einer schweren Fragmentierung der Persönlichkeit. Im Gegensatz zur partiellen DIS, bei der eine Alltagspersönlichkeit unterschiedliche traumabedingte und stets in ihren Impulsen traumanahe Teilidentitäten beherbergt, ist das Vollbild der Dissoziativen Identitätsstörung durch komplett voneinander getrennte, im Alltag voll agierende Teile der Persönlichkeit gekennzeichnet, die entweder fürsorglich für andere Tiere oder Menschen in der Außenwelt agieren, sich anderen Alltagstätigkeiten hingeben wie Autofahren, Einkaufen, Berufstätigsein etc., und / oder einigermaßen adäquat im Alltag mit anderen Menschen interagieren können. Zusätzlich haben sie die bei partieller DIS vorhandenen Teilidentitäten oder Zustände, die lediglich traumanahes Material widerspiegeln, also z. B. Anteile, die noch „wie dort" denken, fühlen oder agieren. Dazu gehören die ehemaligen Opferanteile, die sogenannten „fragilen EPs", und ebenso die täterimitierenden oder anderen verteidigenden Anteile, die in der strukturellen Dissoziationstheorie „kontrollierende EPs" genannt werden (Nijenhuis 2019). Typischerweise sind DIS-KlientInnen sehr zögerlich und zurückhaltend damit, sich als so gespalten zu zeigen, wie sie sind. Sie schämen sich oder versuchen, ihre Symptome zu verbergen, besonders ihre Tagesamnesien (Stichwort: Zeitverlust) und ihre Identitätswechsel.

Sie bemühen sich intensiv darum, „alles unter Kontrolle" zu haben, und vertuschen auch nonverbale Anzeichen ihres inneren Kampfes, ihrer „Switche" (Wechsel der mentalen Zustände, Anteile oder als innere „Leute" erlebten inneren Gestalten). Manche sind über ihre inneren Stimmen irritiert. Sie wissen nicht, dass andere Menschen das so nicht haben, und sind sich dabei unsicher, ob „Menschen außen" diese Stimmen auch gehört haben. Sobald sie auf mögliche andere Anteile, innere Stimmen etc. angesprochen werden, zeigen sie eher Anzeichen von Angst und Rückzug. Zumindest gilt dies typischerweise für Erstgespräche und diagnostische Interviews. Dissoziative Menschen sind nicht verrückt, haben aber den Eindruck, andere würden das von ihnen denken. Und die meisten haben Panik, für schizophren gehalten, eingesperrt, und wenn sie nicht „brav" sind, fixiert und mit Antipsychotika zwangsbehandelt zu werden. Nicht wenige haben das in alternativen Zuständen auch erlebt, etwa während massiver Wutanfälle oder heftiger Suizidimpulse. Manche kennen das auch schon aus der Kinder- und Jugendpsychiatrie, für psychotisch oder borderline gehalten und entsprechend (zwangs-)behandelt zu werden. Bei vielen gibt es deshalb erhebliche Vorbehalte gegen stationäre Behandlungen, insbesondere gegen psychiatrische Stationen.

Jede stationäre TherapeutIn wird daher gut daran tun, erst einmal die vorherigen Kontakte einer PatientIn abzufragen, mit dem Jugendamt, dem Sozial- und Gesundheitswesen, und ggf. zu erklären, worin sich der Behandlungsansatz in der eigenen Einrichtung von anderen Ansätzen unterscheidet. Wenn Diagnoseinstrumente eingeführt werden, ist es ebenfalls ratsam, sie erst zu erklären. Etwa so:

„Ich habe bemerkt, dass Sie gelegentlich über Erinnerungslücken für bestimmte Zeiten in Ihrem Leben berichtet haben. Diese Erinnerungslücken, die über das hinausgehen, was Menschen normalerweise vergessen. Bei Ihnen ist es ja so – darüber haben wir schon besprochen haben –, dass Sie oft mühsam danach suchen müssen, was in bestimmten Zeiten Ihres Lebens war oder was Sie gestern gemacht haben.

Diese Lücken nennt man Amnesien; sie gehören zu den sogenannten Dissoziationen. Davon gibt es einige Formen. Wir haben hier ein Screening-Instrument (zeigt etwa den FDS oder DES). Diesen Bogen sind wir schon zusammen durchgegangen, und Sie haben dabei einige andere Phänomene beschrieben: gelegentliche Entfremdungserlebnisse der Umgebung gegenüber, also so einen Tunnelblick, oder dass manchmal Leute mit Ihnen reden und Sie das quasi gar nicht hören können. Oder Verzerrungen in Ihrer Wahrnehmung des Körpers. Da haben Sie beschrieben, dass Sie öfter kein Gefühl für Ihren Rumpf haben, sondern den Eindruck, als würde Ihr Kopf, wie Sie es sagten, irgendwo im Raum schweben. Und dann haben Sie auch einige Beobachtungen geschildert, dass Sie sich z. B. im Spiegel nicht anschauen mögen, weil Sie oft denken, das seien Sie gar nicht.

Diese Verwirrung, wer man eigentlich ist, und dass das Spiegelbild nicht wirklich mit dem eigenen Inneren übereinstimmt, so etwas nennen wir Identitätsunsicherheit. Ich habe dafür ein diagnostisches Interview mitgebracht (zeigt das SKID-D oder ein anderes). Da wird auch nicht nach bestimmten schlimmen Erinnerungen gefragt, keine Sorge, sondern es geht darum, noch besser zu verstehen, wie diese Entfremdungserlebnisse sich äußern, in welchen Bereichen es sie gibt, weil wir das für die Therapie dann nutzen können. Es kann z. B. manchmal gut für Sie sein, wenn Sie lernen, mal gezielt ‚die Ohren zuzuklappen' oder ‚die Schotten dicht zu machen'. Sie haben mir ja erzählt, dass Sie solche Phänomene gar nicht unter Kontrolle haben, und an so etwas könnten wir arbeiten: Gezielt Ihre Fähigkeit zu nutzen, die Dinge voneinander zu trennen. Und wenn es wichtig und sinnvoll für Sie ist, Ihre Wahrnehmungen und Erinnerungen aber auch gezielt zusammenfügen zu können."

Wenn dann das Vertrauensverhältnis zwischen PatientIn / KlientIn und TherapeutIn gut genug ist, wird üblicherweise während der formellen Diagnostik – etwa, wenn der SKID-D durchgeführt wird – sehr deutlich, wie massiv die Hilfesuchende unter ihren Symptomen leidet, wozu regelmäßig auch eine breite Palette an PTBS-Symptomen gehört: viel Angst, heftige Gefühlsdurchbrüche, tiefe Verzweiflung, Vermeidung von Sozialkontakten, depressive Einbrüche über Tage und Wochen, Flashbacks von grausamen Szenen … Dies selbst dann, wenn die Befragten eher zur Unter- als zur Übertreibung neigen. Meistens ist da nämlich eine große Scham, anderen und auch sich selbst einzugestehen, wie schlimm es wirklich ist. Sie sind gewohnt, sehr viel auszuhalten. Und schließlich tun sie, die nie genug unterstützt wurden, fast alles dafür, ein wenig Zuwendung zu bekommen, und beschwichtigen dauernd, sobald sie bemerken, dass eine TherapeutIn erschrocken ist über das Ausmaß an Symptomen oder Erinnerungsqualitäten. (Ein Beweis für die These, dass es besonders für schwere Traumafolgestörungen einer besonderen Fähigkeit und viel klinischer Erfahrung der BehandlerInnen bedarf!)

Multiple Persönlichkeiten, also Menschen mit einer dissoziativen Identitätsstruktur, wollen nicht „multipel" sein, sie wollen – ähnlich wie Sie und ich – ihre inneren Zustände und vor allem das, was nach außen sichtbar wird, unter Kontrolle haben. Selbst im SKID-D-Interview für dissoziative Störungen war in einer Validierungsstudie von Draijer und Boon nur eine von 71 Persönlichkeiten bereit, offen ihre Persönlichkeitsanteile zu zeigen. Die anderen hatten zwar alle diagnostischen Kriterien dafür erfüllt, bemühten sich aber aufs Äußerste, ihre Persönlichkeitswechsel unter Kontrolle zu halten, was sie zumindest während der Zeit des diagnostischen Interviews schafften (wenn auch mit großer Wahrscheinlichkeit dann außerhalb dieser Befragungssituation – etwa auf dem Weg nach Hause oder in ihrer Wohnung – nicht mehr).

Bei hochdissoziativen Persönlichkeiten – so ein weiterer Befund in der Studie von Draijer und Boon – gibt es eine schwierige Gruppe: „Echte DIS plus histrionische Persönlichkeit" (siehe auch Hoffmann & Eckart-Henn 2000). Wer die Kriterien für beide Störungen erfüllt, wird eher dazu neigen, Körpersymptome (unbewusst) zu simulieren oder zu übertreiben, wird immer wieder neue „Innenpersonen" und zusätzliches Traumamaterial erfinden. Diese Gruppe ist schwer von vollständig simulierenden Personen zu unterscheiden und ruft ähnliche Gegenübertragungsgefühle hervor (Gefühl, dass die KlientIn lügt oder auf andere Weise nicht authentisch ist; dass es nicht stimmt, was sie an Traumata berichtet; Ärger etc.).

### Hierzu ein eigenes Beispiel

Da mein Spezialgebiet die schweren dissoziativen Störungen sind, konnte es nicht ausbleiben, dass ich auch einmal die eine oder andere solche KlientIn „zu Gast" hatte. Bei diesen KlientInnen war einerseits offensichtlich, dass sie in ihre Multiplizität selbst intensiv investierten und immerzu neue „Innensysteme" sowie Körpersymptome schufen. Andererseits hatten sie tatsächlich sowohl biografische als auch gelegentliche Alltagsamnesien, eine stark fragmentierte Identität und eine erhebliche Traumageschichte. Doch Genesung von der „geliebten Vielfalt" wollten sie eigentlich nicht – zu leer hätten sie sich offensichtlich sonst gefühlt und zu sehr genossen sie die Aufmerksamkeit als „Multiple".

> Mit meiner heutigen Erfahrung wäre ich sehr vorsichtig, noch einmal eine KlientIn in Behandlung zu nehmen, die ihre Beschwerden so dramatisiert, so lustvoll auslebt und so viel in ihre Störung investiert, dass sie lieber weiterhin gespalten sein will, statt innere Koordination und Kooperation anzustreben. In den USA laufen gelegentlich (Möchtegern-)Multiple in T-Shirts herum, auf denen steht: „5, 6, 7, 8 – we don't want to integrate". Was ich durchaus amüsant finde, aber wenn so jemand in meine Praxis käme, wäre meine Antwort: „Bitte sehr, aber dann ist offenbar nicht Traumabehandlung angesagt, denn die wird die Integration und Kooperation entschieden fördern!" Es mag sein, dass so eine Persönlichkeit nur auf der Durchreise ist und nur so lange bleibt, wie sie sich nicht verändern und sich dem Schmerz, der zur Spaltung führte, nicht aussetzen muss … Von der Fachgesellschaft DGTD aus haben wir 2018 eine Tagung durchgeführt mit dem Titel *Aus vielen Ichs ein Selbst? Trauma, Dissoziation und Identität*, und daraus ist ein spannender Tagungsband entstanden, den ich Interessierten sehr ans Herz lege (Huber et al. 2019).

Manche Menschen, etwa mit antisozialer Persönlichkeitsstörung, leugnen gelegentlich ihre Verantwortlichkeit – und da ist es ein „gutes" Argument zu sagen: „Ich bin multipel – das muss jemand anderes von ‚uns' gewesen sein!" Auch ein intensives Bedürfnis, versorgt und im Arm gehalten zu werden, bei gleichzeitiger Leugnung der Selbstverantwortung für die Bedürfnisse der eigenen kindlichen Anteile, kann bei früh traumatisierten Menschen verbreitet sein. Und was die Unterscheidung zwischen dissoziativer Identitätsstörung und Borderline-Störung betrifft, so haben Nel Draijer und Suzette Boon (1993), die selbst die niederländische Version des SKID-D validiert und in diesem Zusammenhang Hunderte von diagnostischen Interviews durchgeführt haben, festgestellt:

„Die meisten Borderline-PatientInnen haben im SKID-D-Interview keine dramatische Vorstellung gegeben und auch keine alternierenden Persönlichkeiten präsentiert. Die meisten von ihnen konnten darüber hinaus ihre dissoziativen Symptome besprechen. Häufig hatten sie tatsächlich Depersonalisations- und Derealisationsgefühle, und alle hatten Empfindungen von Identitätsunsicherheit. Die Qualität dieser Symptome unterschied sich jedoch von echter DIS. Sie beschrieben eher einen polarisierten Kampf zwischen guten und bösen Gefühlen (oder Anteilen) und gaben an, nur für die ‚bösen' amnestisch zu sein, sie also ‚vergessen' zu haben. Für anderes Verhalten seien sie nicht amnestisch. Während des Interviews dissoziierten sie nicht und hatten auch keine Probleme, über ihre sogenannten ‚anderen Anteile' zu sprechen. In manchen Fällen hatte ihnen ihr DIS-Konzept geholfen, ihre Stimmungsumschwünge und ihr wechselndes Selbstwertgefühl zu verstehen und ihre verwirrenden Gefühle und Erlebnisse zu strukturieren."

Als weitere Gruppe, die DIS imitieren kann, kommen die klassisch als „hysterisch" bezeichneten Menschen (meist Frauen), also die „reinen" histrionischen Störungen infrage. Die Betroffenen erhoffen sich hier mit der Imitation von DIS-Symptomen

Aufmerksamkeit und eine Strukturierung ihrer Identität. Sie haben entweder persönlich oder im Fernsehen multiple Persönlichkeiten gesehen und bemerkt, wie fasziniert die Umgebung oft auf diese reagiert. Diese Menschen benötigen andere, deren Aufmerksamkeit sie erringen wollen, suchen den Kontakt und zerstören ihn danach – denn sie suchen ja Aufmerksamkeit, nicht die Person, die ihnen gegenüber aufmerksam ist. Auch narzisstisch gestörte Persönlichkeiten können sich so verhalten. Wobei stets zu bemerken ist: Persönlichkeitsgestörte Menschen sind in der Regel auch stark vorbelastet durch Kindheitstraumata. Dennoch ist wichtig zu sehen, ob und inwieweit das Nichtwissen oder Nichtwissenwollen von anderen Persönlichkeitszuständen diagnostisch erfasst werden kann und was das jeweils für die Psychotherapie bedeutet.

Zusammengefasst haben Draijer und Boon ihre Hinweise in folgender Tabelle:

## Merkmale, die den BehandlerInnen helfen können, zwischen echter DIS und imitierter oder vorgetäuschter DIS zu unterscheiden

| Diagnose: | Echte DIS | Hysterische DIS | Imitierte oder vorgetäuschte DIS | |
|---|---|---|---|---|
| Merkmale: | | | Hysterischer Typ | Borderline-Typ |
| **Dissoziative Symptome (SKID-D):**<br>Amnesie | schwer | schwer | nicht messbar | abwesend schwer (v. a. für negatives Verhalten) |
| Selektive Amnesie<br>Depersonalisierung<br>Derealisierung | –<br>u. U. schwer<br>u. U. schwer | –<br>u. U. schwer<br>u. U. schwer | –/+<br>u. U. schwer<br>u. U. schwer | +<br>u. U. schwer<br>schwer oder abwesend |
| Identitätsunsicherheit | u. U. schwer | u. U. schwer | schwer oder abwesend | u. U. schwer (polarisiert) |
| Fragmentierung der Identität | schwer | schwer | abwesend oder moderat (Rollenspiel) | abwesend oder moderat |
| Präsentation von Innenpersonen inkonsistent | – | –/+ | + | +/– |

| Diagnose: | Echte DIS | Hysterische DIS | Imitierte oder vorgetäuschte DIS | |
|---|---|---|---|---|
| Merkmale: | | | Hysterischer Typ | Borderline-Typ |
| **Präsentation:** | | | | |
| Dramatisch | – | + | + | +/– |
| Übertreibungen | – | + | + | +/– |
| Will multipel sein | – | +/– | + | +/– |
| Zögernd-zurückhaltend | + | – | – | – |
| Nutzt DIS als Entschuldigung | – | –/+ | + | + |
| „La belle indifference“ | – | –/+ | + | – |
| Pseudologia phantastica | – | –/+ | + | –/+ |
| **Gegenübertragung:** | | | | |
| Gefühl von Unechtheit | – | +/– | + | – |
| Verärgerung/Irritation | – | +/– | + | +/– |
| **Offenbare Funktion:** | | | | |
| Nichtübernahme von Verantwortung | – | –/+ | + | ++ |
| DIS-Diagnose strukturiert die eigene innere Welt | – | + | + | + |
| Sucht Aufmerksamkeit | | | | |

+ = (möglicherweise) vorhanden;
– = nicht vorhanden;

Beurteilung der Schwere erfolgt nach dem SCID-D-Rating von Symptomen (nicht vorhanden, leicht, mittel, schwer) nach Steinberg (1993)

Wahrscheinlich gibt es solche Unterscheidungsmöglichkeiten auch bei anderen Störungsbereichen.

## 12.4 Was tun, wenn eine andere als eine traumabedingte Störung dominiert?

Was tun, wenn eine KlientIn oder PatientIn eine Traumabehandlung wünscht, aber die KlinikerIn eher eine andere Form von Störung, etwa eine der oben genannten, diagnostiziert? Es fehlen uns Daten aus Studien, also können wir sozusagen nur hören, was die Erfahrung der KollegInnen uns rät. Nel Draijer und Suzette Boon haben bei einigen Fällen von imitierter multipler Persönlichkeit die Erfahrung gemacht, dass sie am Ende der diagnostischen Sitzung (mit dem SKID-D) klar die PatientInnen konfrontiert und ihnen gesagt haben, dass sie nicht multipel seien. Die beiden Psychologinnen berichten aber auch, dass Konfrontation nicht selten im Therapieabbruch und in Beschwerdebriefen gegen die entsprechend konfrontierende Kollegin endete. So gingen die Kolleginnen mehr dazu über, der jeweiligen KlientIn gar nichts über ihren Verdacht mitzuteilen, sie könnte eine schwere dissoziative Störung (oder eine andere Traumastörung) nur simulieren. Vielmehr reagierten sie nur indirekt, indem sie – wenn sie selbst die Therapie durchführten – das Ziel der Therapie allmählich umdirigierten, z. B. in Richtung auf bessere Alltagsstruktur oder Beziehungs- und Konfliktfähigkeit der KlientIn. Im Übrigen berieten sie, wenn sie konsiliarisch (z. B. zur Diagnostik) hinzugezogen wurden, die behandelnden KollegInnen in eine ähnliche Richtung.

Viele KollegInnen – so das Ergebnis einer von mir mündlich durchgeführten persönlichen Umfrage, die ich immer mal wiederholt habe – bemühen sich, am Anfang eine sorgfältige Diagnostik zu machen, und sprechen dann auch direkt an, dass bestimmte Diagnosen ausgeschlossen werden können. Mir selbst ist es immer wieder eine Freude, nach einer Diagnosesitzung der Ratsuchenden, die vielleicht Angst hatte, so gespalten zu sein wie das Vollbild einer multiplen Persönlichkeit (DIS), sagen zu können: „Sie sind von allem, was unsere Diagnoseinstrumente hier aussagen, nicht multipel." Und dann mit ihr vorsichtig andere diagnostische Erklärungen für ihr Leid zu besprechen.

Nun gibt es aber umgekehrt Diagnosen, die nicht so leicht zu vermitteln sind, etwa der histrionische Persönlichkeitsstörung oder Borderline-Diagnosen. Beide sind durchaus problematisch und nicht unumstritten, beide können sehr wohl mit Traumastörungen koexistieren, ja sind mit hoher Wahrscheinlichkeit traumabedingt (siehe Kapitel 5 in Band 1). Meine kleine Umfrage ergab, dass offenbar viele KollegInnen es ähnlich handhaben: Der KlientIn die Diagnosen der Persönlichkeitsstörungen grundsätzlich zu vermitteln ist ein klares Ziel; aber vorrangig ist uns eine gute und vertrauensvolle therapeutische Beziehung wichtig. Wenn die vorhanden ist, kann man der KlientIn auch eine „ungeliebte" oder als „stigmatisierend" erlebte Diagnose, über die sie aber Bescheid wissen sollte, vermitteln.

In jedem Fall wird eine ambulante oder stationäre Behandlung nicht mit Stigmatisierung beginnen und auch nicht damit, dass wir eine KlientIn der „Täuschung“ bezichtigen, sondern dass wir mit ihr ruhig und sorgfältig klären, wie stabil oder instabil sie wohl ist, in welcher aktuellen Lebenssituation sie steckt und welche Aufträge und Ziele sie hat.

## 12.5 Therapieaufträge – Therapieziele

Meiner Erfahrung nach sind leider nicht wenige KollegInnen äußerst – ich will es einmal drastisch ausdrücken – schlampig darin, mit der KlientIn über deren Aufträge und realistische Ziele bzw. Perspektiven zu sprechen. Stattdessen hören sie sich an, welche Symptome und Beschwerden die KlientIn hat, fragen vielleicht noch nach, was sie erreichen möchte, begnügen sich mit allgemeinen Wünschen („Meine Kindheit aufarbeiten“, „Weniger Angst haben“) und fangen mit der Therapie an. Wer so vorgeht, braucht sich nicht zu wundern, wenn die Therapie nach kurzer Zeit – und unter Umständen dann für lange Zeit – ins Stocken gerät. Um nicht in eine solche Falle zu geraten, empfehlen sich gute systemisch-familientherapeutische Ausbildungen – allerdings solche, die bei Trauma die Unterschiede zwischen Tätern und Opfern nicht „systemisch“ verwischen!

### *Therapieaufträge*

In Supervisionen frage ich regelmäßig: „Welche Aufträge hat die KlientIn Ihnen gegeben? Und welche Ziele hat sie?“ und ernte wahrlich nicht selten ratlose Blicke. Und manche sagen dann tatsächlich solche Sätze wie: „Mein Klient will daran arbeiten, dass er weniger wütend ist.“ Oder: „Meine Patientin will ihre Kindheit aufarbeiten.“ Mit anderen Worten: Die KollegInnen wiederholen oft die Sätze, die ihnen ihre KlientInnen gesagt haben, als sie sie nach ihren „Zielen“ fragten. Dass man so nicht wirklich vorgehen kann, weil man dann nicht über das hinauskommt, was an der Oberfläche lauert, wissen viele nicht – und leider erlebe ich auch immer wieder, dass sie das zwar in ihren Fortbildungen anders gelernt, es aber offenbar im Dienstalltag rasch wieder verloren haben. Wie leider überhaupt viele PsychotherapeutInnen, PsychiaterInnen etc. nicht gelernt haben, außerhalb von Diagnosefragebogen in die Tiefe zu fragen, also sorgsam zu explorieren, sondern eins zu eins übernehmen, was ihre Schutzbefohlenen gesagt haben (oder die KlientIn mit viel zu schnellen, viel zu invasiven Fragen eher zu destabilisieren, aber dazu an anderer Stelle mehr).

Daher hier einige Hinweise dazu: Bei den mehr oder weniger unbewussten Aufträgen, die an uns gestellt werden, unterscheiden wir nach den Aufträgen, die uns die KlientIn erteilt, den Aufträgen, die andere Personen uns in Bezug auf die KlientIn erteilen, und den Aufträgen, die wir uns selbst erteilen.

**Typische Aufträge von KlientInnen, die sie oft eher nonverbal als verbal zum Ausdruck bringen:**

- „Helfen Sie mir, aus meiner Misshandlungsbeziehung herauszukommen!"
- „Helfen Sie mir, wieder besser zu funktionieren!"
- „Machen Sie meine schrecklichen Erinnerungen weg!"
- „Hilf mir, dass ich mich rächen kann."
- „Ich will weniger ... (Symptome) haben, will doch nur normal sein!"
- „Wasch mir den Pelz, aber mach mich nicht nass!"

Wichtig ist es, den Auftrag oder die Aufträge, die auch widersprüchlich sein können, zu hören und zu verbalisieren, und dann darüber zu verhandeln, ob die BehandlerIn diesen Auftrag annehmen kann und wenn ja, unter welchen Bedingungen.

**Typische, teilweise unbewusste Aufträge von anderen (PartnerIn, Kinder, Krankenkasse, Arbeitgeber, KollegIn etc.) in Bezug auf die KlientIn:**

- „Machen Sie sie wieder fit, damit ich sie wieder besser gebrauchen (zu meinen Zwecken benutzen, sie besser ausbeuten) kann."
- „Mach, dass Mama wieder lacht und es nett mit ihr ist."
- „Machen Sie sie normal und unauffällig und angepasst."
- „Machen Sie sie wieder arbeitsfähig."
- „Sagen Sie deutlich, ob sie nun berentet werden kann oder nicht."
- „Machen Sie mal schnell Traumatherapie, damit sie zu mir zurück in Behandlung kommen kann."

Diese Aufträge sollten wir ebenfalls „hören", auch wenn sie nicht direkt verbalisiert werden. Sie können sonst in der Therapie unterschwellig eine erhebliche Rolle spielen und sogar die Therapie torpedieren, etwa dann, wenn Fremdauftrag und Selbstauftrag der KlientIn verschieden sind.

**Aufträge, die sich die TherapeutIn selbst geben kann:**

- „Ich muss es schaffen, sie wieder arbeitsfähig zu machen."
- „Ich möchte ihr ihr Leid abnehmen."
- „Ich will sie so schnell wie möglich wieder loswerden."
- „Sie soll bitte nicht so schwer gestört sein."
- „Aber ans Trauma will ich nicht ran mit ihr. Das wird doch auch ohne gehen?!"
- „Das wird eine lange, lange Therapie."

Leider können sich alle drei Auftragsarten auf „entzückende" Weise verheddern. Zum Beispiel so:

- Nonverbaler **Auftrag des Ehemanns**, von Beruf Landwirt, der die Frau in Behandlung gebracht hat und über den sie auch als mithelfende Familienangehörige versichert ist: „Reparieren Sie sie, damit sie in Bett und Stall wieder funktioniert."
- Verbaler **Auftrag des Ehemanns** beim Partnergespräch: „Die Therapie soll aber nicht so lange dauern. – Was machen Sie da überhaupt mit ihr?"
- Verbale **Äußerung der Klientin**, die gar kein Auftrag ist und die sie nicht in Gegenwart des Ehemanns äußert: „Ich kann nicht mehr, mein Mann will dauernd Sex. Wie es mir dabei geht, ist ihm egal. Immer mehr erinnert er mich an meinen Vater."
- Nonverbaler **Auftrag der Klientin**: „Hilf mir, aus der Misshandlungsbeziehung herauszukommen."
- Nonverbaler **Auftrag der Klientin**: „Aber ich will bei ihm bleiben. Allein komme ich mit oder ohne Kinder nicht klar."
- Nonverbaler **Auftrag der Klientin**: „Kriege bitte mit, dass er gemein zu mir ist und ich deshalb ein ganz armer bedauernswerter Mensch bin, der nichts dafür kann, dass er nicht mehr gut funktioniert."
- Nonverbaler **Auftrag der Klientin**: „Behalte mich möglichst lange in der Klinik / in Behandlung, damit ich mich erholen kann. Danach muss ich ja eh wieder zurück in die Knochenmühle."
- Verbaler **Selbstauftrag der TherapeutIn**: „Wir werden Sie hier erst einmal stabilisieren, damit Sie weitere Entscheidungen über Ihr Leben fällen können."
- Nonverbaler **Selbstauftrag der TherapeutIn**: „Ich muss sie so weit fit machen, dass sie erkennt, dass sie sich von ihm trennen muss. Dazu plane ich schon mal eine Therapieverlängerung ein …"
- Nonverbaler **Auftrag der Krankenkasse**: „Machen Sie sie schnell wieder arbeitsfähig."

Würden Sie sich wundern, wenn die Therapie bei dieser KlientIn kaum oder gar nicht vorwärtsgeht? Hier wäre eine frühe genaue Besprechung der Ambivalenz der KlientIn und der diversen Aufträge sowie der Gegenübertragungs-Rettungsfantasien der TherapeutIn sicher eher hilfreich, als einfach mit dem Behandlungsprogramm anzufangen. Dazu aber muss die BehandlerIn in der Lage sein, all diese verschiedenen Einflussfaktoren auf die Therapie wahrzunehmen und in die Behandlung hineinzuholen. Stattdessen fokussieren zahlreiche Therapieausbildungen leider viel zu sehr die Dyade TherapeutIn-KlientIn und sperren damit die Realität ein gutes Stück weit aus der Behandlung aus – mit fatalen Konsequenzen: So wird Psychotherapie im luftleeren Raum zur „Insel", die für die KlientIn mit dem „wirklichen Leben" wenig zu tun hat. Langfristig werden sich Therapiemisserfolge geradezu zwangsläufig einstellen.

Meiner Erfahrung nach ist ein Hauptgrund für das Stocken oder Scheitern von Psychotherapien mit traumatisierten Menschen genau hier zu suchen: in der mangelnden Berücksichtigung der vielen Aufträge und Einflussfaktoren auf die Therapie.

## Therapieziele

Einen zweiten Stolperstein stellen mangelhafte oder unzureichende oder gar nicht explizit erarbeitete Therapieziele dar. Auch hier: Wer sich nur die Beschwerden anhört und dann anfängt zu arbeiten, wird mit der Behandlung zwangsweise in eine Krise kommen. Denn die Klärung realistischer Ziele in den ersten Therapiestunden ist ein erster Meilenstein in der Arbeit.

**Beispiel für unzureichende Therapieziele:**

- „Ich will nicht mehr so viel Angst haben."
- „Ich will keine Albträume mehr haben."
- „Ich will nicht mehr so einsam sein."
- „Ich will nicht mehr so viele depressive Einbrüche haben."
- „Ich will nie mehr an mein Trauma denken."
- Und so weiter.

Diese negativ formulierten Ziele bleiben alle sozusagen am Ausgangspunkt „kleben", wie in der folgenden kleinen Grafik gezeigt wird:

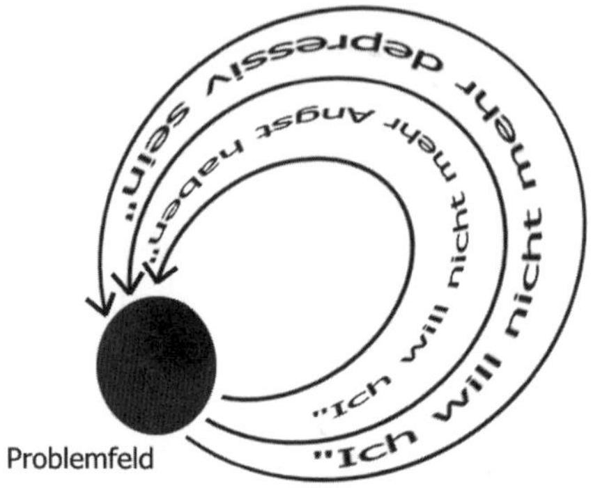


**Abbildung 12.1:** Inadäquate Therapieziele

Die auf den Ausgangspunkt zurückführenden Pfeile sind solche Aussagen wie: „Ich will nicht mehr so … sein." Damit hat die KlientIn noch nichts darüber ausgesagt, wo sie denn hinwill. Genau dies aber sollten wir mit ihr erarbeiten. Dabei kann sich herausstellen, dass sie von dem, wo sie hinwill, unrealistische Vorstellungen hat:

**Unrealistische Vorstellungen:**

- „Ich will einen reichen und gut aussehenden Mann kennenlernen, der mich erlöst."
- „Ich will immer glücklich und zufrieden sein."
- „Ich will, dass alle meine Kinder im Leben Erfolg haben."
- „Ich will einen tollen Beruf" (hat aber gar keine Ausbildung).
- „Ich will ein anderer Mensch werden."
- „Ich will reich sein."
- „Ich will immer gut schlafen können."
- „Ich will, dass es ungeschehen gemacht wird."

Häufig müssen wir als BehandlerIn mit der KlientIn um realistischere Ziele ringen. Was auch immer wir von den anderen Punkten der Liste halten – gerade der letzte Punkt ist unerfüllbar: Was geschehen ist – die Traumatisierung –, ist geschehen, sie ist nicht mehr aus der Welt zu schaffen. Aber die KlientIn kann lernen, besser damit zu leben.

Bei anderen Zielen können wir sie fragen: „Und woran würden Sie merken, dass Sie schon einen Schritt in die richtige Richtung gemacht haben?" Oder bei Zielen, die sie nicht beeinflussen kann (was die Zukunft der Kinder, einen zukünftigen Partner, das Reichsein etc. angeht): „Und während Sie dieses Ziel fest im Auge behalten: Was können Sie in der Zwischenzeit für sich tun?“

Am besten ist es, Aufträge und Ziele so klar wie möglich zu formulieren und so zu koordinieren, dass sie realistisch sind und auch operationalisiert, also in konkrete Verhaltensschritte gegliedert werden können. Dieses habe ich in der Grafik mit den „Meilensteinen“ symbolisiert.

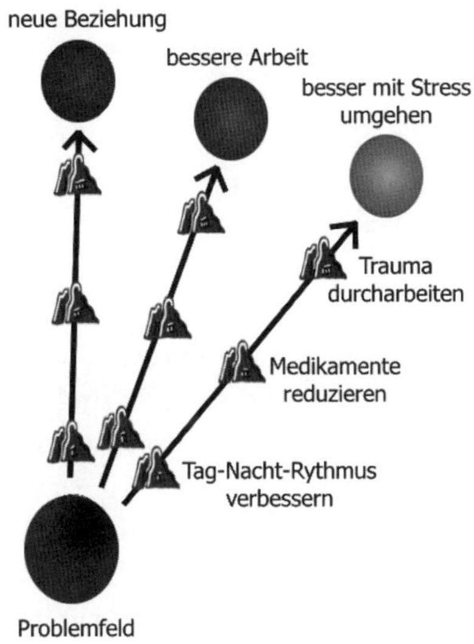


**Abbildung 12.2:** Zielbestimmung – mit „Meilensteinen“ unterwegs

## Beispiel: Zielklärung

Aus einer probatorischen Sitzung mit Klärung der „Zielfrage“ bei der ambulanten Therapie einer dissoziativen KlientIn (sie „berlinert“ manchmal, das ist dann ein clownhaft-humorvoller Teil der Persönlichkeit; „switchen“ nennt man den Wechsel der Persönlichkeitsanteile).

THERAPEUTIN: Und wo soll es hingehen?

KLIENTIN: Ich will mich nicht mehr so gequält fühlen, nicht mehr so schlecht schlafen, nicht mehr …

THERAPEUTIN *(unterbricht)*: Aha, ich kann mir vorstellen, dass Sie einiges nicht mehr wollen. Können Sie mir auch sagen, was Sie denn stattdessen gern wollen? Wo soll es denn hingehen?

KLIENTIN: Ich will lernen, mit meinem Leben besser zurechtzukommen.

THERAPEUTIN: Woran würden Sie es merken, dass Sie „besser" zurechtkommen?

KLIENTIN *(seufzt)*: Na jut. Ick seh schon, Sie wollen et jenau haben. Also … *(räuspert sich, switcht, überlegt)* Ich würde besser schlafen können, mit meinem Mann besser klarkommen, mehr Geduld für die Kinder haben, wieder mehr in Ruhe für mich etwas tun können.

THERAPEUTIN: Alles auf einmal oder nacheinander?

KLIENTIN *(lacht)*: Nein, ich glaube, ich könnte das nacheinander, weil sich in mir einiges so beruhigen würde, dass ich für all das auch Zeit hätte.

THERAPEUTIN: Und woran würden Sie merken, dass Sie schon auf dem richtigen Weg sind, diese Ziele zu erreichen?

KLIENTIN *(nach einigem Nachdenken)*: Vermutlich würde ich meine Stärken wieder entdecken, meine Zähigkeit zum Beispiel und mein Durchhaltevermögen, aber auch mein Verstehen-Wollen und den Humor. Und anderes müsste ich neu entwickeln.

THERAPEUTIN: Ahnen Sie schon, was Sie neu entwickeln müssten?

KLIENTIN: An mich zu glauben? Mir zu verzeihen? So was vielleicht. Irgendwie fühle ich mich nämlich selbst schuld und schlecht und so – na, Sie kennen das bestimmt. Und denke noch, dass ich nichts Besseres verdient habe. *(Switcht, sagt mit etwas quengelnder Stimme)*: Wat Sie allet fragen – ick will doch nur normal sein!"

Therapeutin *(lacht)*: Normal ist auch nur ein Programm, wie bei der Waschmaschine. Vielleicht ist es gerade gut, dass Sie so sind, wie Sie sind, und nicht wie alle Normalos? Und zurück zu dem, was Sie eben gesagt haben: Haben Sie denn vielleicht etwas Besseres verdient?

KLIENTIN: Na Mensch, säß ick sonst hier? *(lacht, switcht)* Aber ich merke auch: Unterwegs wird es manchmal sicher gar nicht lustig, wenn ich mich mit dem Missbrauch beschäftigen muss, da hab ich Angst vor.

THERAPEUTIN: Da haben Sie recht. Ihr humorvoller Anteil wird uns sicher sehr helfen. Und trotzdem wird es auch manchmal durchaus harte Arbeit werden, und es wird von Ihnen und uns beiden einiges verlangen. Aber wenn es einfach wäre, hätten Sie es sicher schon selbst geschafft. Oder?

KLIENTIN: Na, ick hab schon so viel jeschafft …

THERAPEUTIN: … dann schaffen Sie das hier auch noch?

KLIENTIN: Det haben Sie jesacht! *(lacht, switcht)* Wenn Sie mir helfen, schon. Wie geht das denn hier, wie muss ich mir das denn vorstellen?

THERAPEUTIN: Erfahrungsgemäß ist es eine allmähliche Entwicklung, jedenfalls bei einer Geschichte von Gewalterfahrungen, die, wie bei Ihnen, in der Kindheit anfing und einige Jahre Kummer und Leid bedeutet hat – auch wenn Sie versucht haben, das Beste daraus zu machen. *(Klientin schaut aufmerksam, nickt, seufzt).* Erst schauen wir, dass wir uns auf sicherem Grund befinden und das Gefühl von

Sicherheit im Leben vergrößern. Ihre Stärken und Fähigkeiten anzuschauen und einiges wieder zu aktivieren und weiterzuentwickeln wird uns dabei gut beschäftigen. Und dann bewegen wir uns immer wieder von sicherem Grund aus auf das zu, was Sie besser verstehen und am besten gut verarbeiten können, damit es Sie nicht mehr ständig so quält. Das machen wir vorsichtig, bewegen uns darauf zu, verstehen gemeinsam so viel wie möglich, was das für Sie bedeutet hat, entlasten damit Ihr Innenleben – und gehen wieder davon weg. Wie man sich einen Weg durch eine schwierige Landschaft mit Untiefen sucht: ganz vorsichtig und von festen Wegen aus. Vermutlich werden wir beide Zeichen für Sie finden müssen, woran ich merken kann, dass es jetzt für Sie nicht mehr so leicht ist, gut festen Boden zu spüren, während wir uns schwierige Dinge ansehen, die Sie erlebt haben. Dann helfe ich Ihnen gern, sich wieder gut hier in Raum und Zeit zu orientieren, und wir bewegen uns wieder weiter von der belastenden Erfahrung weg. Diese Bewegungen werden wir vermutlich oft machen: zur für Sie traumatischen Erfahrung hin – etwas verstehen – wieder zurück.

KLIENTIN: Das erleichtert mich, wenn Sie das so sagen. Ich habe natürlich einerseits gedacht: Kopfüber rein und durch und dann wie Phönix aus der Asche … *(lacht, switcht)* Andererseits hat ick natürlich Schiss wie sonst wat davor *(switcht)*. So, wie Sie es gerade gesagt haben, klingt es machbarer – aber auch so, als bräuchten wir Zeit … Ach ja, Zeit: Ich muss ja erst mal einige Monate warten, bis ich bei Ihnen anfangen kann. Sollte ich in der Zeit vielleicht schon mal eine stationäre Behandlung anfangen?

THERAPEUTIN: Das könnte sich gut ergänzen. Sie haben mir ja erzählt, dass Sie kleine Kinder haben, durch die Partnerschaft an die Misshandlungserlebnisse aus Ihrer Kindheit gekommen sind und ruhiger werden möchten. Ich könnte Ihnen eine psychosomatische Kur empfehlen, in der Sie allerdings nicht unbedingt mit allen Mitteln versuchen sollten, gleichzeitig auch Ihr Trauma zu verarbeiten *(lächelt)*. Das, so können Sie das Ihrem Unbewussten ja versprechen, tun wir dann, wenn Sie herkommen. In der Klinik geht es erst einmal darum, sich zu erholen, körperlich wie seelisch, und eher die erste Etappe schon mal gut vorzubereiten: Den KlinikkollegInnen können Sie gern erzählen, dass Sie bei mir eine Traumatherapie machen werden und es erst einmal darum geht, stationär Ihre guten Fähigkeiten und Eigenschaften wieder richtig zu aktivieren, kreativ mit Medien umzugehen, sich gute sichere innere Orte zu „basteln", sich körperlich ein bisschen fitter zu machen und sich ansonsten viel auszuruhen. Wie wäre das?

KLIENTIN *(seufzt und lacht dann)*: Na, da sach ick nich Nein.

THERAPEUTIN: Heißt das, Sie sagen Ja dazu? Sie merken schon: Ich werde Sie herausfordern, Dinge positiv auszudrücken.

KLIENTIN: Ja, hört sich gut an, ich glaube, wenn das klappt, dann würde ich mich sehr freuen.

## 12.6 Ambulante und stationäre Therapie

Wie dieses Beispiel illustriert, können sich ambulante und stationäre Therapie gut ergänzen. Jedenfalls dann, wenn die Beantragung der Kur nicht viele Monate braucht und etliche Widerspruchsversuche später dann endlich genehmigt wird. Idealerweise könnte so eine Traumabehandlung besser, schneller und erfolgversprechender verlaufen. In diesem Fall beginnt die KlientIn dann mit einer stabilisierenden und Ressourcen aktivierenden Kur und fängt danach mit der ambulanten Therapie an. So ein Start ist oft optimal. Doch häufig muss – trotz der meist vorhandenen Erschöpfungssyndrome, mit denen komplex traumatisierte Menschen in die Psychotherapie kommen – um die Kurbewilligung erst mit dem Kostenträger gerungen werden. Dabei bietet ein solches Vorgehen schon mittelfristig bessere Erfolge, als eine KlientIn in Traumabehandlung zu nehmen, die aufgrund ihrer körperlichen und seelischen Erschöpfung keine zusätzliche Belastung mehr verkraftet. Und es braucht eine Menge Kraft, um „ans Trauma heranzugehen", also die Belastungserfahrungen zu verarbeiten und sich durch alle Erkenntnisse hindurch zu einer besseren Integration der Gesamtpersönlichkeit zu entwickeln.

**MEIN TIPP**

Auch eine KlientIn, die dauernd durch Albträume und Flashbacks gequält wird, braucht erst einmal Distanz zum Trauma und Ruhe. Oft hilft es, das Unbewusste direkt anzusprechen, ihm zu versichern: „Ich kümmere mich um das, was da so schlimm war", und es zu bitten, sich in der Zwischenzeit erholen zu „dürfen". Die KlientIn wird ohnehin in der Traumatherapie lernen, mit ihren unbewussten ambivalenten Anteilen zu arbeiten, also am besten gleich anfangen zu verhandeln. Wenn die TherapeutIn ihr dabei hilft, wird die KlientIn es bald selbst können.

Allerdings haben sehr viele KollegInnen damit zu tun, dass sie im Lauf der ersten Explorationen feststellen: Die Klientin ist ja überhaupt nicht in Sicherheit! Sie wird von jemandem ausgebeutet, vielleicht sogar zwangsprostituiert, gemobbt, sexualisiert gequält etc. Dann geht es (siehe Kapitel 9) erst einmal darum, stabilere Verhältnisse für und mit der Klientin herzustellen. Leider sehen viele KollegInnen die äußere Lebenssituation ihrer KlientInnen oft gar nicht und denken, wer zu ihnen komme, lebe automatisch in sicheren Lebensverhältnissen. Daher auch hier meine Bitte:

Schauen Sie unbedingt danach (leider muss das immer wieder einmal abgefragt werden, da die KlientInnen sich oft schämen und / oder Amnesien für besonders belastende Lebenssituationen haben), ob Ihre PatientIn / KlientIn wirklich in Umständen lebt, in denen sie über sich verfügen kann. Viele Menschen befinden sich in Beratung oder Therapie, während sie „unter Einfluss" stehen. Das betrifft natürlich alle Kinder, die meisten Jugendlichen, aber auch sehr viele Frauen und – wenn man genau hinsieht – auch nicht wenige Männer.

Dies immer wieder zur Erinnerung, worauf es ankommt. Denn ich frage oft bei KollegInnen nach, die komplex traumatisierte Menschen in Behandlung haben, und sehr, sehr oft geht es erst einmal um den Ausstieg aus destruktiven Bindungen. Es kann also Jahre dauern, bis man so weit ist, die nächsten Schritte der Traumabehandlung einleiten zu können.

Und für diese gilt:

**Ambulant ist die Therapie der Wahl, stationär die Ergänzung (zur Erholung und in Krisen).**

Stationäre Behandlung, z. B. in Form einer psychosomatischen Kur oder auf einer Traumastation, ist zu verschiedenen Zeitpunkten ergänzend zur hauptsächlichen, nämlich ambulanten, Psychotherapie indiziert:

a. vor Beginn der ambulanten Behandlung, zur Regeneration von Erschöpfungssyndromen, zum Entzug von Suchtmittelabhängigkeit, zum „Einstieg in den Ausstieg" aus destruktiven Beziehungen in Partnerschaften und zur Ressourcenaktivierung;
b. um einen Ausstieg aus Täterzusammenhängen oder destruktiven eigenen Verhaltensweisen, der ambulant vorbereitet wurde, konkret einzuleiten durch eine Art Zäsur: Nicht mehr im Alltag von den destruktiven Menschen kontaktiert zu werden kann ermöglichen, die inneren Widersprüche zu klären und den Willen zur Veränderung zu bündeln;
c. intermittierend zur Krisenintervention oder zwischenzeitlichen Erholung (z. B., wenn die KlientIn durch Kinder und Beruf und ambulante Traumatherapie sehr beansprucht ist);
d. in späteren Phasen der Behandlung, wenn sie sich schon gut von ihrem Trauma und denen anderer Menschen abgrenzen kann, aber dennoch das Gespräch und den Austausch sucht mit „anderen, die so etwas auch erlebt haben" zur kollektiven Aufarbeitung und um spezifische Angebote – Kreativtherapien, Körpertherapien, Bewegungstherapien etc. – wahrzunehmen;
e. falls man keine ambulante BehandlerIn findet oder keine Zeit für eine ambulante Therapie hat, aber gut strukturiert ist, auch rein stationär in Phasen, wobei auch hier mit einer Stabilisierungsphase begonnen wird. Allerdings gibt es das aufgrund der Privatisierung der Kliniken und dem „Klinksterben" immer seltener, was sehr, sehr schade ist;

f. zum Rückzug in Trauerphasen und um spirituelle Fragen zu klären. Kriterien für die stationäre Traumabehandlung hat eine spezielle Arbeitsgruppe in der Deutschsprachigen Gesellschaft für Psychotraumatologie (DeGPT) entwickelt (Frommberger & Keller 2007). Im Anhang abgedruckt finden Sie die Behandlungsrichtlinien der Internationalen Fachgesellschaft für dissoziative Störungen (ISSD) für Erwachsene und für Kinder. Eine noch einmal überarbeitete Version gibt es auch als Buchveröffentlichung (Gast & Wirtz 2016).

# 13. Weshalb beginnt Traumatherapie mit Stabilisierung und Ressourcenaktivierung?

*„Weißt du's noch nicht? Wirf aus den Armen die Leere zu den Räumen hinzu,*
*die wir atmen; vielleicht dass die Vögel die erweiterte Luft fühlen mit innigerm Flug.*

*Ja, die Frühlinge bräuchten dich wohl. Es muteten manche Sterne dir zu, dass du sie spürtest.“*
(Rainer Maria Rilke, 1912)

Viele Menschen verstehen unter Traumatherapie ausschließlich die Durcharbeitung der einst unaushaltbaren Erfahrungen. Sie glauben, wenn sie nur rasch an den Kern der Sache – ihre schrecklichen Bilder und schmerzhaften Erinnerungen – herankämen, wenn sie genau darüber sprechen könnten, vielleicht sogar es herausschreien und dann weinen, dann wäre es gut. Wer sich mit solchen Vorerwartungen in stationäre oder ambulante Traumabehandlung begibt, wundert sich sehr, wieso ganz anders begonnen wird.

Dass jede verantwortliche Psychotherapie mit einer gründlichen Diagnostik sowie mit allgemeinen Therapieverträgen und eventuellen Schutzmaßnahmen gegen drohende Suizid- und Selbstverletzungsgefahr startet – na gut, das kann man ja noch einsehen. Doch dann geht es erst weiter mit „lauter Nettigkeiten“, wie eine traumatisierte Patientin einmal spottete: mit einer Phase der Stabilisierung und Ressourcenarbeit. Nicht wenige, die von ihren Albträumen und anderen Symptomen gequält werden, halten das geradezu für verschwendete Zeit, denn werden sie nicht innerlich zerrissen von schlimmen Gedanken, Empfindungen und Körpergefühlen? Doch dieses Vorgehen hat sich deshalb als das richtige erwiesen, weil die Arbeit am Trauma „sicheren Boden unter den Füßen“ voraussetzt, der oft erst geschaffen oder wiedergewonnen werden muss.

## 13.1 Warum Stabilisierung und Ressourcenarbeit nötig sind

Gerade diejenigen, die früh im Leben und/oder über längere Zeit Unaushaltbares durchlitten, also traumatisiert wurden, sind oft sehr erschöpft von ihren jahrelangen Versuchen, sich das Trauma „vom Hals zu halten", das sie doch immer wieder in Albträumen und urplötzlich in „Nischen des Alltags", beim Spülen, Spazierengehen, Tagträumen … überfällt. Aber auch nach einmaligen Traumatisierungen im Erwachsenenleben können solche Erschöpfungszustände auftreten:

- Der Polizist, der nicht damit fertigwird, dass er bei einem Einsatz einen Menschen erschossen hat;
- die Autofahrerin, die nach einem Unfall im Wagen eingeklemmt war und die Todesschreie ihrer Freundin auf dem Beifahrersitz hörte;
- der Justizvollzugsbeamte, der von einem Häftling mit einem selbst gebastelten Messer attackiert wurde;
- die Geschäftsfrau, die bei einem Kundenbesuch vergewaltigt wurde.
- …

Sie alle haben mit eigenen Mitteln und aus eigenen Kräften versucht, das Trauma zu verwinden. Doch da es ihnen nicht ausreichend gelungen ist, haben sie sich oft und lange Zeit damit herumgequält. Die Geschäftsfrau benötigte „nur" drei Monate, bis sie den Weg zu einer Psychotherapeutin fand – genau gesagt, war es ein Weg zurück, denn sie kannte die Behandlerin, weil sie bei ihr schon einmal eine traumatische Erfahrung als Kind durchgearbeitet hatte. Bei den anderen – wie überhaupt bei den meisten traumatisierten Menschen – dauert es einige Monate, wenn nicht gar Jahre länger, bis sie den Weg in eine Traumabehandlung finden. In den meisten Fällen also, sowohl bei einmaligen wie bei chronischen Traumatisierungen, versuchen die Menschen, die Erfahrung der seelischen und körperlichen Erschütterung von selbst zu integrieren. Doch wenn nach vier bis sechs Wochen immer noch keine Rückkehr zu einem normalen Leben möglich ist, kann es sehr wohl sein, dass das Trauma chronische und vielleicht sogar erhebliche Auswirkungen auf ihre gesamte Persönlichkeit hat, die erst einmal eine Stabilisierung erfordern:

> Der **Polizist** war nicht mehr arbeitsfähig. Nach drei Monaten Arbeitsunfähigkeit überlegte er, obwohl er seinen Beruf liebte und auch angesehen war, „den Bettel hinzuschmeißen". Er schlief maximal drei Stunden in der Nacht, hörte die Schüsse immer wieder, quälte sich mit Schuldvorwürfen und isolierte sich von seinen Kollegen. Auch von Frau und Kindern zog er sich zurück, nachdem er öfter herumgeschrien und seinen Sohn einmal „windelweich geprügelt" hatte („Da bin ich völlig ausgerastet"). Immer wieder dachte er an Suizid.
>
> Die **Autofahrerin** erholte sich auch körperlich nur sehr schlecht von ihren Prellungen, ihren Schnittwunden und ihrem Schleudertrauma. Sie ließ sich immer mehr Schmerzmittel verschreiben, klagte über Kopf-, Nacken- und Rückenschmerzen, aber auch über Appetitlosig-

keit und ein ausgeprägtes „Morgentief“. Obwohl dem Unfallgegner die Schuld zugesprochen wurde, quälte sie sich mit Gedanken wie: „Wenn ich sie nicht mitgenommen hätte, wäre sie heute noch am Leben.“ – „Wenn ich das Steuer früher herumgerissen hätte, wäre es nicht passiert.“ – „Wäre ich doch nur später losgefahren oder hätte ich eine andere Strecke genommen!“ Auch noch nach einem Jahr weinte sie jeden Sonntag am Grab ihrer Freundin.

Der **Justizvollzugsbeamte** hatte nach der Tat keinen Fuß mehr in das Gefängnis gesetzt. Schon beim Aufwachen bekam er Schweißausbrüche. Wenn er versuchte, aus dem Haus zu gehen, zitterte er so sehr, dass er sich festhalten musste. Er verkroch sich in sein Zimmer, ließ sich krankschreiben, saß tage- und wochenlang vor dem Fernseher, und wenn der Medizinische Dienst nicht darauf bestanden hätte, ihn zu untersuchen und ihm eine traumazentrierte Psychotherapie und anschließende Wiedereingliederung in den Berufsalltag vorzuschlagen, würde er sich mit dem Trauma nach wie vor nicht beschäftigen, so, wie er es sich vorgenommen hatte: „Nie wieder dran denken.“ Er hatte das Gefühl: „Nur wenn ich mich nicht rühre, geht es.“

Die **Geschäftsfrau** war nach der Tat nach Hause gefahren, hatte lange geduscht, ihre zerrissene und blutige Kleidung versteckt und kein Wort zu ihrem Mann gesagt. Sie legte sich schlafen und schwor sich, „die Sache zu vergessen“. Doch am nächsten Tag – sie war trockene Alkoholikerin – kaufte sie sich schon auf dem Weg zur Arbeit eine Flasche Sekt. Freunde fanden sie Stunden später volltrunken vor und bestürmten sie, sich sofort in eine Klinik zu begeben, um wieder vom Alkohol loszukommen. Dort in der Suchtklinik sprach sie immer noch kein Wort, verlangte aber immer wieder, in die Klinik ihrer ehemaligen ärztlichen Behandlerin verlegt zu werden. Erst als sie drei Monate nach der Tat dort eintraf, begann sie, wieder vorsichtig an das Trauma zu denken und mit der Frau, der sie vertraute und die sie schon einmal durch die Traumabearbeitung einer Vergewaltigung als 14-Jährige begleitet hatte, über das Erlebnis zu sprechen.

Wenn Sie diese Beispiele lesen, können Sie sich, auch wenn Sie nicht selbst betroffen sind, vielleicht vorstellen, wie schlecht es vielen Menschen geht, die mit langfristigen Traumafolgen in die Behandlung kommen. Ihr Selbstwertgefühl ist zerrüttet – kein Wunder, hat das Trauma ihnen doch den Boden unter den Füßen weggezogen. Viele glauben, nie wieder arbeiten, am „normalen Leben“ teilnehmen oder unbeschwert vergnügt sein zu können. Die meisten fühlen sich schuldig oder mitschuldig an dem, was ihnen geschah.

Bei komplex traumatisierten Menschen, die oft schon von Kindesbeinen an durch Vernachlässigungs- und Gewalterfahrungen mit Traumatisierungen leben müssen, bestehen diese Probleme häufig schon seit vielen Jahren. Depressionen, Abhängigkeiten von Suchtmitteln, Essstörungen, Schmerzzustände, Schlafstörungen sind chronisch geworden und haben weitere Probleme nach sich gezogen: Weniger belastbar zu sein als andere, sich „außen vor“ zu fühlen, Beziehungs- und Partnerschaftsschwierigkeiten, ungute Geheimnisse, Scham- und Schuldgefühle, erneute

Erfahrungen von Ausbeutung und Ausgrenzung – dies und vieles andere erodiert das positive Gefühl zu sich selbst und das „Recht“ auf einen Platz in der Welt. Manche haben sich aufgrund der häufigen und langjährigen Gewalterfahrung aufgespalten, vielleicht sogar von Anfang ihres Lebens an, weil ihnen jede sichere Form des geborgenen Aufwachsens versagt war, sodass sie gar nicht (mehr) wissen, wer „Ich“ eigentlich ist, von einem positiven Selbstwertgefühl ganz zu schweigen.

Deshalb wird sowohl ambulante wie stationäre Traumabehandlung immer die Stärkung des Selbstwertgefühls (für gespaltene Menschen: den inneren Zusammenhalt der vielen Zustände und Anteile) und die Stabilität sowie die Arbeit an den eigenen Ressourcen zunächst (und im Laufe der Zeit: immer wieder!) in den Vordergrund stellen.

Dies geschieht am besten mit verbalen und nonverbalen Methoden, die …
- schöne, angenehme Bilder schaffen;
- mit Ruhe und Frieden assoziiert sind;
- alle Sinnesqualitäten ansprechen: Sehen, Hören, Riechen, Schmecken, auf der Haut fühlen, es im Körper fühlen und es schließlich „verkörpern“;
- mit einer angenehmen Bewegung oder Aktivität verbunden werden;
- gut verankert werden mithilfe von Worten, Symbolen oder Selbstberührungen, die helfen sollen, den angenehmen Zustand später wieder aufsuchen zu können.

Für Kinder und Jugendliche haben übrigens Andreas Krüger und Ulrike Barth-Musil viele gute Übungen in ihre „Powerbooks“ gepackt (2011, 2015).

Diese verbalen und nonverbalen Methoden können sein:
- **Malen.** Achtung: Hier sind nur angenehme Bilder gemeint! Möglichst wenig Rot und Schwarz verwenden, sondern bunte Farben. Beispiele: „Meine Lieblingsblumen“, „Ein Baum, an den ich mich anlehnen kann“, „Ein innerer Garten mit einem Ausruhort darin“, „Mein Kraft- oder Schutz-Tier“, ein schöner Strand oder ein Ufer an einem Fluss, See oder Meer.
- **Bildhauern, Töpfern, Figuren kneten** etc. Hier empfiehlt es sich, z. B. mindestens zwei Gestalten zu schaffen, die ein Vorher-Nachher darstellen: Wie fühlt/e es sich bislang an, und wie soll es einmal werden? Auch das Schutz- oder Krafttier oder ein „geborgener Ort“ (siehe Huber 2015) könnten ebenso dreidimensional gestaltet werden wie eine innere Landkarte der eigenen Persönlichkeitszustände bzw. -anteile oder der inneren „Leute“, je nachdem, wie die KlientIn dieses Innenleben wahrnimmt.
- **Geschichten hören und (zusammen) entwickeln**, die von eigenen oder gemeinsam mit anderen erlebten Erfolgen erzählen: Wie man ein Examen geschafft hat. Wann man gemerkt hat, dass man doch „etwas kann“. Das Chor-Wochenende, der erst verschämt besuchte Tanzkurs, der dann aber Spaß machte, etc.

- **Entspannungsübungen aufsprechen (lassen)** und vor dem Schlafengehen anhören. Das kann vom Autogenen Training und der Progressiven Muskelentspannung über ein paar beruhigende Sätze bis zu Anleitungen zum „Sicheren Ort" etc. gehen. **Tipp:** Die wunderbaren Übungen aus dem 2001 erschienenen Imaginations-Buch von Luise Reddemann gibt es auch als CD, ebenso einige Übungen aus meinen Büchern *Der innere Garten* und *Der geborgene Ort*. (Freundlicherweise hat mein Verlag Junfermann auf seiner Website einige Übungen auch zum Download angeboten, dafür bin ich sehr dankbar!)
- **Angenehme Vorstellungen in Bewegungen umsetzen**, z. B. Tanzen.
  Tanztherapie sowie die Konzentrative Bewegungstherapie (KBT) gehören daher zum wesentlichen Bestandteil stationärer Traumabehandlung; wenn man Glück hat, auch Musiktherapie oder tiergestützte Therapieformen. Erkundigen Sie sich vielleicht bei der jeweiligen Klinik, ob solche Angebote existieren, sie können enorm hilfreich sein, denn es braucht gute, stabilisierende Erfahrungen jenseits von „Reden"!
- **Ganz sanfte Körperarbeit**, die „Kopf und Bauch in Ausgleich bringt" (siehe Görlitz 2001, 2003, Geuter 2018, Mommert-Jauch 2021), die das Gefühl der „Zentriertheit" und ruhigen Konzentration fördert und eine positive Vorstellung von der eigenen Kraft vermittelt. Dazu gehören auch Methoden wie Traumasensitives Yoga, Breema, Qigong, Tai-Chi, Craniosacral-Behandlung, Massage und vorsichtige Fußreflexzonenmassage.
  Achtung! Jede Körperarbeit kann auch zu Abreaktionen von im Körper gespeicherten Traumaerinnerungen führen. Daher sollten diese Methoden nur von traumatherapeutisch erfahrenen KörpertherapeutInnen angeleitet bzw. durchgeführt werden.

**MEIN TIPP …**

**… zur Arbeit mit dem Körper:** Zuerst Körperarbeit machen, die nicht unmittelbar mit Berührung durch einen anderen Menschen verbunden ist; hier empfehle ich vor allem das Original des „traumasensitiven Yoga", heute TCTSY genannt (Emerson 2015, Härle 2016, 2019). Es lohnt sich, es zu erlernen; das sage ich jetzt einmal in Richtung der KollegInnen. Das ist keine Form des Yoga, wie z. B. viele sportive Menschen es verstehen, sondern es geht um die Förderung der körperlichen Vorgänge, die man „Interozeption" nennt. KlientInnen können so lernen, ihren Körper wahrzunehmen, dass sie spüren, was bis wie weit angenehm ist und wo die Grenzen sind zum Unangenehmen. Und sie lernen, diese Grenzen achtsam zu wahren. Nach positiven Erfahrungen mit TCTSY bringen viele Traumatisierte leichter den Mut auf, sich auch einmal körpertherapeutisch von anderen Menschen berühren zu lassen. Etwa in Form der Craniosacral-Behandlung, die ebenfalls, wenn sie gut gemacht wird, äußerst sanft ist, aber durch das sanfte Gehaltenwerden auch starke körperliche und seelische Reaktionen auslösen kann.

- Ein **„Sonnenbuch“** anschaffen: Das schönste Buch mit leeren Seiten, das in einem Schreibwarengeschäft zu finden ist, und dort hinein ausschließlich gute Erlebnisse schreiben sowie ermutigende oder lustige Zeichnungen einfügen, Ausschnitte aus Zeitungen einkleben, Gedichte, Lieder …
  Achtung! Nicht durch die Hintertür wieder schwierige Dinge hineinschreiben. Also nicht: „Heute habe ich mal nicht so viel gekotzt, aber gestern, da …“ So etwas gehört nicht ins Sonnenbuch, sondern ins Therapietagebuch (siehe weiter unten.) Es können / dürfen gern auch nette Menschen wie die TherapeutIn Ermutigendes in dieses Buch hineinschreiben, so wird es dann wirklich gut angenommen.
- Gezielt **Musik und Texte** suchen und anhören bzw. lesen, die entweder „peppen“ oder beruhigen, in jedem Fall ermutigen und anregen und gute Laune machen.
  Achtung! Finger weg von Techno-, „Grufti“-, Black-Metal- und „Depri“-Musik und entsprechenden Texten. Auch bei Hip-Hop gut aufpassen, was o.k. ist und was nicht. Alles, was entweder „zu sehr pusht“ oder „runterzieht“, gehört nicht zu der Kategorie, die hier gemeint ist. Fast immer wird sich sofort die „andere“, z. B. die dunkle Seite im Inneren des traumatisierten Menschen melden und vorwurfsvoll sagen: „Das geht aber nicht!“ Und meint: „Es soll dir nicht gut gehen.“ – „Es darf dir nicht gut gehen.“ – „Das hast du nicht verdient.“ – „Andere leiden, und du machst dir einen Spaß?!“ Manchmal kommt sie auch als zynischer „Geist, der stets verneint“ daher: „So einen Quatsch mache ich nicht mit. Kinderkram!“

## Kontakt mit der „dunklen Seite“

Mit dieser dunklen, weil depressiven, entwertenden oder „bösen“ Seite in der traumatisierten Persönlichkeit so früh wie möglich in Kontakt zu kommen ist in jeder Traumatherapie von besonderer Wichtigkeit. Manchmal sind die so denkenden Bereiche des Selbst diejenigen, die sich schuldig fühlen. Manchmal sind es täterloyale oder täteridentifizierte Anteile, die „verbieten“, dass es schön sein darf. Manchmal ist es auch das innere Opfer, das denkt: „Wenn es mir nun gut geht, muss ich dann sofort (wieder) so funktionieren wie nicht traumatisierte Menschen? So, als wäre gar nichts passiert? Das kommt mir wie ein Verrat vor an dem, was geschehen ist. Ich darf es nicht vergessen – und die anderen da draußen sollten es auch nicht vergessen dürfen.“ Oder die KlientIn boykottiert das Besserfühlen und die realen Fortschritte, weil sie nicht von der TherapeutIn fortwill. – All das kann Thema in der Therapie werden, wenn das Vertrauensverhältnis stabil genug ist.

Im Zynismus des „Mir doch egal – soll es doch schlecht sein!“ drückt sich häufig eine depressive Einstellung aus: „Hab ich schon probiert, hilft ja ohnehin nicht. Daher mache ich mich lieber darüber lustig“ – eine elegante und nicht selten scharfzüngige

Form der erlernten Hilflosigkeit, die meist mit einer generellen Fluchttendenz einhergeht: Man macht sich lieber aus dem Staub, als sich dem „peinlichen" Schmerz zu stellen. In der aggressiven Variante finden wir es bei manchen Alt-Punks, Antifa-Leuten oder anderen gewaltbereiten Polit-AktivistInnen: „Es gibt schließlich Wichtigeres: den politischen Kampf!" Wer sich vor den martialischen Gesten der „RevolutionärIn" nicht fürchtet, findet häufig dahinter ein misshandeltes Kind, das sehr, sehr viel Angst hat und in einer Art „Übersprungreaktion" ins Ausleben der Wut geht – „kontraphobisch", wie es so schön heißt …

**Ein Beispiel**

Eine über und über gepiercte „Sadomaso-Punk-Lesbe" – so ihre Selbstbeschreibung – knallte mir einmal eine funktionstüchtige Pistole auf den Tisch: „Da – damit ich sie hier nicht benutze!" Es war etwa in der fünfzehnten Therapiestunde, und ich verstand diese Geste so, wie sie vermutlich auch gemeint war: Sie „streckte die Waffen" und ließ sich auf den therapeutischen Prozess ein – nicht ohne mir zu zeigen, dass sie durchaus auch wehrhaft sein kann. Ich habe mich für das Vertrauen bedankt und dann mit ihr besprochen, was sie mit der Pistole und anderen Waffen tut, wenn diese nicht gerade friedlich bei mir im Raum auf dem Tisch liegen …

All die Verhaltensweisen, Fragen und Äußerungen der „dunklen", verneinenden oder – noch so bizarr – wehrhaften Anteile der Persönlichkeit wollen und müssen gehört werden, damit immer wieder aufs Neue „Luft" und Raum für Ressourcenarbeit gewonnen werden kann.

## Mein Tipp für diejenigen, die sich in Traumatherapie begeben:

Gewöhnen Sie sich so bald wie möglich an, Ihre Selbstexploration in drei Bereiche einzuteilen:

1. Eine **Sonnenseite**: Etwa ein positiv gestaltetes „Sonnenbuch" (siehe oben), in das nur „nette" Sachen eingetragen werden.
2. Ein **Therapietagebuch**, das die innere Reflexion (bei gespaltenen Persönlichkeiten: aller Anteile oder Zustände) widerspiegelt. Am Ende jeder Therapiesitzung wird das Wichtigste, das was man sich merken will oder woran man arbeiten will, in dieses Buch eingetragen, das auch der Vorbereitung der nächsten Therapiesitzung dient. Dieses Therapietagebuch sollte in die Sitzungen mitgebracht und manchmal konsultiert werden, falls (z. B. weil man viel dissoziiert) etwas verloren zu gehen droht oder gerade nicht erinnert werden kann. Wichtig: Die TherapeutIn darf nur in das Buch hineinsehen, wenn die KlientIn dies erlaubt!

3. Ein **„dunkles Buch“**, das auch die Form von losen Blättern haben kann, in das „heißes“ oder „brisantes“ Material geschrieben oder gemalt wird. Hasserfüllte Tiraden ebenso wie konkrete Schilderungen von Traumaerinnerungen gehen einem manchmal, z. B. nachts, durch den Kopf, und man möchte sie „herausschreien“. Solches „heiße“ Material gehört weder in das Sonnenbuch noch in das normale Therapietagebuch, da sie diese Bücher „kontaminieren“ könnten und man dann später vielleicht nicht mehr gerne hineinschaut. Daher braucht es hierfür eine dritte Kategorie.
   Wenn etwas Derartiges „herauswill“, empfehle ich, entweder mit dem PC oder per Hand das brisante Material aufzuschreiben oder zu malen, aber maximal 15 Minuten „am Stück“. Denn sonst kann man sich in eine Abreaktion hineinschreiben oder -malen, also das Gegenteil von dem bewirken, was man möchte, nämlich etwas „loswerden“.
   Nach dem Schreiben sollte man die Seiten „wegtun“, was bedeutet: In der Papierversion die Blätter so zusammenfalten, dass eine unbenutzte Seite nach oben zeigt, und das Ganze in einen „neutralen“ Umschlag und in ein sicheres Behältnis (Containment) packen. Auf dem PC oder im Smartphone kann man Ordner dafür anlegen oder bestimmte Apps nutzen. Für Papier eignet sich eine Schublade, die sich möglichst fest schließen lässt, eine (selbst gebastelte) Box, die wie eine Art eigener Briefkasten dient und erst beim Gang zur nächsten Therapiesitzung geleert wird. Oder man schreibt die Anschrift der TherapeutIn auf den Umschlag, klebt eine Briefmarke drauf und wirft ihn in einen Briefkasten. (Bitte nicht bei der TherapeutIn in den privaten Briefkasten werfen, sondern „ordentlich“ mit der Post schicken!)
   Wichtig: Mit der TherapeutIn besprechen, was sie damit tun soll. Ich persönlich sage meinen KlientInnen: „Wenn Sie möchten, dass ich es bis zur nächsten Therapiesitzung gelesen habe, dürfen Sie mir maximal fünf DIN-A4-Seiten schicken – mehr schaffe ich nicht zwischen den Sitzungen. Und ehrlich gesagt: Mir wäre es auch aus therapeutischen Gründen lieber, wenn Sie nicht mehr als fünf ‚brisante Seiten‘ zwischen den Sitzungen aufschreiben, damit Sie auch noch zu anderen, nämlich angenehmen Dingen kommen!“

> **Als Devise für die Traumatherapie gilt:**
>
> Es kann nur so viel an Ressourcen und Stabilität gearbeitet werden, wie die „kontrollierenden“ Zustände oder Anteile zulassen. Daher mit diesen Anteilen verhandeln: Es gibt Zeit für sie und Zeit für das Erholen (mehr dazu in Kapitel 14 über „Täter-Opfer-Spaltung“).

Viele traumatisierte Menschen glauben, kein Recht auf Erholung zu haben. So, als sei Erholung Luxus, den sie sich erst nach geleisteter (Trauma-)Arbeit gönnen dürften. Umgekehrt wird aber ein Schuh daraus. Denn es braucht die Unterschiedsbildung: eine Zeit zur Erholung und eine Zeit, sich mit schwierigen Dingen zu beschäftigen, dann wieder Erholung, dann wieder eine nächste Portion Schwieriges. Sonst wird man

a. die bisherige Erschöpfung nicht los und
b. erschöpft sich noch weiter durch die Traumakonfrontation, was
c. zu einer vollständigen Dekompensation („Nervenzusammenbruch“) führen kann, und dann kann man gar nichts mehr leisten.

Der Philosoph Karl Marx hat einmal richtig erkannt: „Mit dem Lumpenproletariat kann man keine Revolution machen.“ In Bezug auf Traumatherapie können wir sagen: Mit Menschen, die völlig „durch den Wind“ sind, kann man keine Traumabearbeitung durchführen. Es stimmt: Wer mit der Kraft am Ende ist, kann sein Trauma nicht integrieren. Umgekehrt heißt das: Wer erfolgreich am eigenen Trauma arbeiten will, muss Zeit für Regeneration, Erholung, Spaß und Spiel einplanen. Diese Zeit ist kein Luxus, sondern bittere Notwendigkeit, um wieder Boden unter die Füße zu bekommen. Und nur wer mit beiden Beinen auf dem Boden steht, kann sich mit früheren Schrecken auseinandersetzen. Andernfalls wird jeder Versuch der Traumakonfrontation nur im Wiedererleben (Flashback) enden. Und Flashbacks kann man zu Tausenden bekommen – ohne einen Funken Integration. Wer daher lernen will, die „bösen Geister zu bändigen“, die das Trauma bedeuten, wird es nur mit verbesserter Stabilität schaffen.

Die folgende Grafik zeigt, wie ein „Immer-wieder-zur-Ressource-Zurückkehren“ aussehen kann.

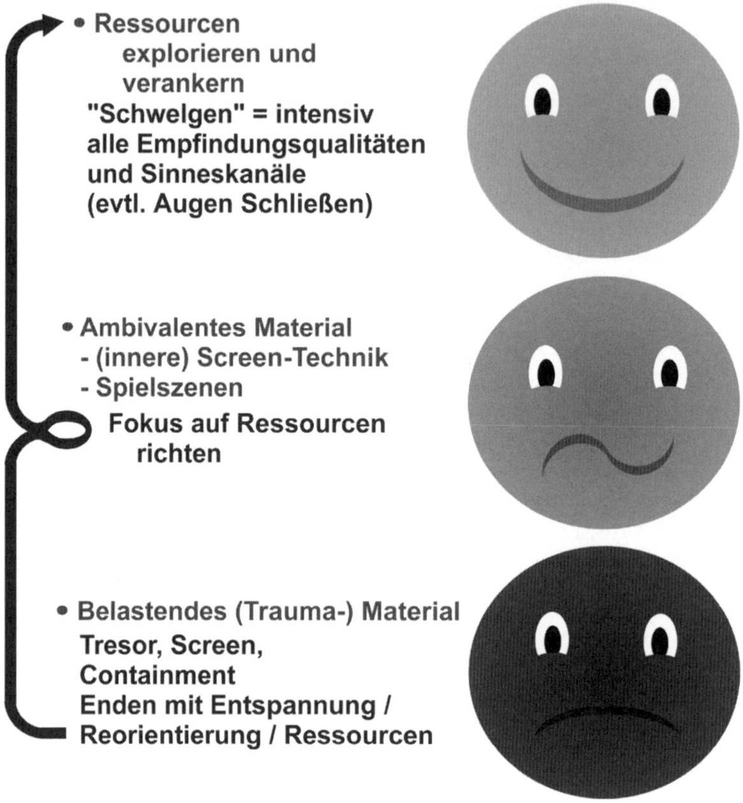


**Abbildung 13.1:** Zur Ressource zurückkehren

Im Folgenden habe ich einige Übungen aufgelistet, die ich empfehle. Teilweise gehören sie zum Standardrepertoire der Traumatherapie (weitere Übungen in Huber 2013, 2016, Reddemann 2001, 2016 etc.), andere habe ich selbst entwickelt oder weiterentwickelt. In jedem Fall habe ich alles, bevor ich es weitergeben, mit wenigstens einigen Hundert Menschen erprobt.

## 13.2 Übungen zur Ressourcenaktivierung, zum Schutz, zum Stress-Coping ...

**Allgemeine Vorbemerkung und Hinweise für TherapeutInnen:**
Alle Übungen werden vielleicht am besten mit einer freundlichen Einladung eingeleitet. Bitte nie autoritär werden („Sie spüren jetzt ... Und dann wird das ..."), sondern immer mit Formulierungen wie „vielleicht", „wenn Sie es sich erlauben können", „könnte es sein, dass Sie schon spüren, wie ..." in die Übung einstreuen. Auf diese Weise respektieren wir den möglichen Widerstand der KlientIn und laden ein, diesem Widerstand einen Platz zu geben – und dann zu einer möglicherweise interessanten Entdeckungsreise aufzubrechen.

**Allgemeine Empfehlung für KlientInnen:**
Niemand darf Sie zwingen, an einer Übung teilzunehmen. Sie haben Ihr Trauma nicht überlebt, um sich noch einmal zu irgendetwas nötigen zu lassen. Diese Übungen sind Einladungen, mehr nicht. Sie selbst werden immer wieder herausgefordert werden, zu entscheiden, ob Sie überhaupt an der Übung teilnehmen wollen. Sie können jede Übung jederzeit unterbrechen. Sie können auch den Raum verlassen und dürfen auch wieder hereinkommen, wenn Sie mögen. Sie können also in die Übung einsteigen, aussteigen, einsteigen, aussteigen – das ist alles ganz in Ordnung.

**MEIN TIPP ...**

... **für Betroffene:** Sollte die Übung in irgendeiner Weise nicht mehr angenehm sein oder sollten Sie sich „schwummerig" fühlen oder gar Schlimmeres – bitte sofort die Augen öffnen (falls Sie sie geschlossen hatten), sich im Raum umsehen, sich rückversichern, wo Sie sich befinden, den Boden unter den Füßen spüren ... Sollte dies nicht ausreichen, aufstehen und den Raum verlassen und sich draußen auf Ihre Weise reorientieren oder Kontakt mit jemand Sicherem aufnehmen.

Zu Hause: PartnerIn oder Freundin ansprechen oder anrufen, wenn diese Personen Ihnen guttun.

In einer Praxis: Der TherapeutIn Bescheid geben, vielleicht ein Zeichen mit ihr vereinbart haben, sodass die TherapeutIn die Übung sofort unterbrechen und Ihnen bei der Reorientierung behilflich sein kann.

In der Klinik, falls es eine Gruppensituation ist: Der TherapeutIn ein Zeichen geben, dass Sie jetzt hinausgehen, draußen sich reorientieren und ggf. eine freundliche MitpatientIn ansprechen oder sich ans Pflegepersonal wenden.

Diese Übungen sollen Ihnen helfen, gezielt assoziieren und dissoziieren zu lernen. Das bewusst und in Ihrem Sinne zu tun, was Sie vorher nur unbewusst getan haben und über das Sie nicht ausreichend Kontrolle hatten: etwas Angenehmes in Ihrer Wahrnehmung und Erinnerung verstärken zu können, etwas Unangenehmes „verbannen" oder in – vorübergehende – Distanz bringen zu können. Dies sind Vorübungen zu den Distanzierungsübungen, die in späteren Kapiteln näher erläutert werden. Wer traumatisches Material nicht wenigstens vorübergehend in Distanz bringen kann, kann es auch nicht integrieren. Vor allem aber dienen diese Übungen dazu, Ihre Fantasie anzuregen, sich mit Freundlichem, Angenehmem, Förderlichem zu beschäftigen, statt (wie so oft) nur auf das Bedrohliche zu starren …

Wenn Ihnen eine Übung gefällt, lade ich Sie ein, sie abzuwandeln, gerade so wie es Ihnen optimal erscheint. Gut ist es, wenn Sie darüber mit Ihrer TherapeutIn im Gespräch sein und bleiben können. Sollten Sie diese Übung als Gruppenübung machen, gestalten Sie sie einfach für sich so, wie Sie merken, dass sie Ihnen guttut, und sprechen Sie anschließend darüber, z. B. in der Einzeltherapie.

Wenn Sie nach der Lektüre dieses Buches Lust bekommen, diese Übungen zu machen, sprechen Sie bitte mit Ihrer EinzeltherapeutIn darüber und lassen Sie sich dabei unterstützen, auch in der Nachbereitung.

Die meisten dieser Übungen sind im Rahmen der modernen Hypnotherapie entwickelt worden. Bei Hypnose bekommen viele Traumatisierte einen Schreck: Sollen sie jetzt manipuliert werden? Nein, es geht darum, sich leicht und mühelos in einen angenehmen Zustand zu bringen, ohne Tiefenhypnose oder Tiefenentspannungsverfahren, die für die meisten TraumaklientInnen ohnehin nicht erstrebenswert sind. Es geht nicht ums „Wegdriften" im Sinne der pathologischen Form von Dissoziation, sondern um eine Form der Achtsamkeit oder, weniger abgedroschen, der inneren Konzentration. Diese einzuüben wird Ihnen in den unterschiedlichsten Situationen helfen.

**Nun wieder in Richtung der BehandlerInnen gesprochen:**
Formelle Tranceinduktionen sind für diese Übungen meistens unnötig. Es genügt die Bitte, den Blick irgendwo ruhen zu lassen, eventuell sogar, wenn es angenehm ist, die Augen zu schließen, es dem Körper zu erlauben, ganz allmählich zur Ruhe zu kommen, „so, wie Sie es auf Ihre eigene Weise jetzt können". Viele TraumaklientInnen werden lieber die Augen offen lassen und sich zwischendurch im Raum umschauen, um sich selbst immer wieder in Raum und Zeit zu orientieren. Das ist ganz in Ordnung, wir sollten dies sogar fördern!

Anfangs mögen es manche KlientInnen vielleicht, den Körper durchzuspüren, von Kopf bis Fuß, dabei könnten wir sie einladen, „wenn Sie mit Achtsamkeit spüren, dass Sie irgendwo noch etwas nachlassen können, ein klein wenig mehr loslassen können, gerade so viel, wie es Ihnen angenehm ist …" Wenn Entspannung mit Trauma assoziiert ist (bei etlichen, die nachts oder in einem entspannten Zustand überfallen wurden, ist dies der Fall), kann jede Übung ergänzt werden durch:

**Gezielte Körperdissoziation:** Gerade Menschen, die sehr viel Angst haben, sich zu entspannen, oder sehr „kopfgesteuert" sind, können sich am Anfang körperlich besser entspannen, wenn sie jeweils die Restspannung in der dominanten Faust bzw. in dem entsprechenden Unterarm spüren (bei Rechtshändern also die rechte Hand zur Faust ballen, bei Linkshändern die linke Hand).

Bitte daran denken, diese Spannung am Schluss der Übung wieder aufzuheben und das angenehme Körpergefühl auch in diese Hand hinein fühlen zu lassen …

**Konzentration und Achtsamkeit:** Erst die Augen ruhen lassen oder schließen, dann drei Dinge sehen – auch Lichtwahrnehmungen hinter den geschlossenen Lidern –, drei Geräusche hören, drei Düfte oder Gerüche wahrnehmen, drei Gedanken, allem seinen Platz geben, dann wieder spüren, dass Sie hier sitzen, Kontakt zum Boden über die Füße spüren, dann nach und nach den Rest des Körpers fühlen und schließlich die Augen öffnen, wenn es in Ordnung ist, und sich strecken, um den Körper zu fühlen … Extrem gestresste oder hochdissoziative KlientInnen können sehr oft die Augen nicht schließen, da sie sofort in „Untiefen" gezogen werden. Daher empfiehlt es sich für sie, die Augen offen zu lassen, den Blick irgendwo ruhen zu lassen, und die Übungen kurz zu halten, da die Aufmerksamkeitsspanne sehr kurz sein kann.

## Eine Pflanze werden

Bitte, sich so gut zu entspannen, wie es im Augenblick geht, sich von außen nach innen zu orientieren …

„… und wenn es Ihnen gefällt", sich einen kleinen Keimling vorzustellen, der aus der Erde kommt. Und „wenn Sie es sich erlauben können", einfach den Bildern und Vorstellungen nachzugehen, diese Pflanze beim Wachsen zu beobachten: Stil, Blätter, Blüten, Früchte, und währenddessen – „wenn es Ihnen angenehm ist, sich das vorzustellen" – selbst diese Pflanze zu werden. Zu fühlen, wie Sie in der Erde verwurzelt sind – eher flache oder eher tiefe Wurzeln? Zu spüren, wie Nahrung und Wasser das Wachstum anregen …

Und „wenn die Bedingungen günstig sind“, sich einen guten Standort für „Ihre“ Pflanze vorzustellen und festzustellen, ob es „Ableger“ gibt oder andere Pflanzen in der Nähe oder ob Sie eine Einzelpflanze sind. Und schauen, ob diese Pflanze „Besucher“ hat, etwa Vögel, Schmetterlinge, einen Fuchs oder andere Tiere … Dann, wenn Sie sich noch einmal umschauen können, vielleicht gibt es ja noch etwas, das ganz besonders schön wäre, wenn es auch noch da wäre … Und wenn die Pflanze Ihnen gerade gut gefällt, möchten Sie dann sozusagen von Ihrer Pflanze ein Andenken mitnehmen? Was würden Sie wählen: eine Blüte, ein Blatt, eine Frucht …? Da Sie sich diese Pflanze ausgedacht haben, kann sie vielleicht auch einen bestimmten Platz in Ihrem inneren Universum bekommen. Sie wissen dann, dass sie dort ist, und Sie können jederzeit wieder dorthin, können sich vielleicht selbst ein wenig so fühlen, wenn Sie das möchten …

Und wenn Sie sich dann Zeit nehmen, sorgfältig und in Ihrem eigenen Tempo wieder in den Raum hier zu kommen, in Ihren Körper, die Füße auf dem Boden spüren, den Rest des Körpers …“

Anschließend schlage ich vor, diese Pflanze zu malen, und wenn das Bild gefällt, es sich an einen schönen Ort zu Hause hinzuhängen.

## Mein Leben als Fluss oder Weg

Einzelarbeit, Bild malen.

Devise: Belastungen und Traumatisierungen sollen jeweils symbolisch-metaphorisch eingearbeitet werden.

„Vielleicht können Sie sich Ihren Lebensweg vorstellen, als Fluss oder als Weg, aus der Vogelperspektive gemalt. Mögen Sie einmal darstellen, wie Sie Ihren Weg bislang wahrgenommen haben und welche Rolle Ihre Traumatisierung und andere Belastungen gespielt haben? Bitte denken Sie auch daran darzustellen, wo Sie sich jetzt gerade befinden und wie Sie möchten, dass es für Sie weitergeht.“

Es empfiehlt sich, erst ein psychoedukatives Gespräch zu führen über mögliche Belastungen oder „Hindernisse im Leben“. Über geschichtliche, soziale Traumata, etwa den Zweiten Weltkrieg und Wirtschaftskrisen (Wurde darüber in der Familie gesprochen? Sehr viel? Oder gar nicht?); über Unfälle, frühe Todesfälle, Gewalteinwirkungen, Schicksalsschläge, schwere Krankheiten; über Verluste, Kränkungen,

Abtreibungen, Fehlgeburten … als Beispiele für potenziell belastende Ereignisse und biografische Auswirkungen.

Dann zu Themen des Geborenwerdens: War man ein erwünschtes Kind? Hatte die Mutter vorher ein Kind oder jemand Nahestehenden verloren? Hat die Mutter erzählt, dass die Geburt leicht oder schwer war – was glaubt man selbst?

Dann erst zu den möglichen weiteren eigenen biografischen Belastungen und Traumata kommen, mit der Bitte, diese nur „aus der Vogelperspektive“ beobachtend einzutragen, keine Einzelheiten!

Anschließend die Traumata, die wahrgenommen oder erzählt wurden oder die in der persönlichen und beruflichen Umgebung stattgefunden haben, Sekundärtraumatisierungen etc.

Dann kann die KlientIn mit bunten Stiften und auf großen Blättern – ich gebe gerne helle Pappen im DIN-A3-Format aus, die später gut als Bilder aufgehängt werden können – ihren eigenen Lebensweg als Weg oder Fluss darstellen, beginnend mit dem, was sie schon als vor ihrer Geburt bedeutsam darstellen möchte, über ihre Geburt, die ersten Lebensjahre, bis zu dem Punkt, wo sie heute steht. Wie hat das Berührtsein durch die Traumageschichte der Vorgenerationen (siehe Joraschky & Petrowski 2003), durch das Erwünscht- oder Nicht-erwünscht-Sein, die frühen Lebenserfahrungen und die weiteren Belastungen und Freuden im Leben den eigenen Lebensweg geformt, verändert? Was hat es gebracht, gab es neben Stockungen und Umwegen auch Positives?

**MEIN TIPP**

Ermutigend kann es sein, den Weg auch weiter skizzieren zu lassen: „Und wenn der Weg gut weiterverläuft – nicht utopisch wundersam, sondern realistisch gut –, wie könnte es dann für Sie weitergehen?“

Dies ist ein guter Hintergrund für ein Belastungsdiagramm (siehe weiter unten). Manchmal, wenn das Belastungsdiagramm noch zu schwierig erscheint, kann man beginnen mit einem …

## Ressourcendiagramm

Ein großes U auf ein großes Blatt Papier malen. Links oben die Null markieren, rechts oben das derzeitige Alter, in der Mitte die Zahl, die das halbe Alter der KlientIn anzeigt.

Alle Ressourcen eintragen, die es im Leben gegeben hat. Schon vor der Geburt: War sie ein erwünschtes Kind? Waren ihre Eltern gut gestellt? Etc. Dann extra markieren, falls die Geburt unproblematisch oder positiv war; ob ihre Mutter oder andere Angehörige lieb zu ihr waren.

Dann weiter im Lebenslauf: gute Begegnungen mit Menschen, eigene Fähigkeiten, die sich entfaltet haben; schöne Erlebnisse, schulische und berufliche oder andere Erfolge, Hobbys und Lieblingsbeschäftigungen im Lauf des Lebens, Bedeutung von Musik und Tanz, vom Umgang mit Tieren, der Natur … Alles, was auch nur im Entferntesten „nett“ war, hat hier Platz.

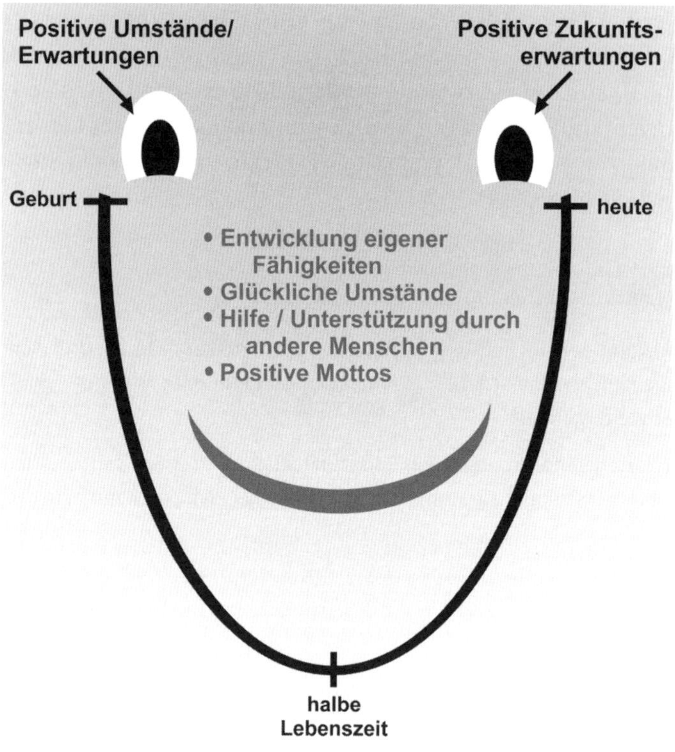


Abbildung 13.2: Ressourcendiagramm

Da vielen KlientInnen sofort „die andere Seite“ einfällt („Da war etwas Nettes, aber auf der anderen Seite war das und das auch ganz schrecklich …“), gibt es ja das zweite Blatt: das

## Belastungsdiagramm

Die belastenden Lebensereignisse auf einer Lebenslinie eintragen. Ich male sie jedes Mal wie ein großes U, als kleine positive Suggestion. Meist nämlich ist das Schlimmste bei komplex traumatisierten Menschen in der ersten Lebenshälfte passiert.

Das Belastungsdiagramm wenn möglich nur gemeinsam mit der TherapeutIn ausfüllen. Ich habe aber auch erlebt, dass KlientInnen mir sagten, das könnten sie nicht – um dann in einer Stunde plötzlich ein unglaublich detailliertes Bild aus der Tasche zu holen, das „irgendwie nachts entstanden ist“…

Zu Beginn der Therapie ist es immer wichtig, nicht so viele Einzelheiten erzählen oder darstellen zu lassen, vieles nur anzudeuten („Zwischen 9 und 12 hat mein Onkel mich belästigt“); nur ganz von Weitem bzw. aus der Vogelperspektive die wichtigsten Belastungen wahrnehmen und mit diversen Farbstiften und vielleicht einem Stichwort eintragen. Dies hilft oft der „anderen, ernsten oder dunklen“ Seite. Es wird auch darauf geachtet, was schwierig war, und wenn es erst einmal auf dem Blatt steht, wird deutlich:

a. Vieles ist tatsächlich zeitlich begrenzt gewesen und hat inzwischen aufgehört.
b. Die U-Form signalisiert: Jetzt geht es aufwärts.

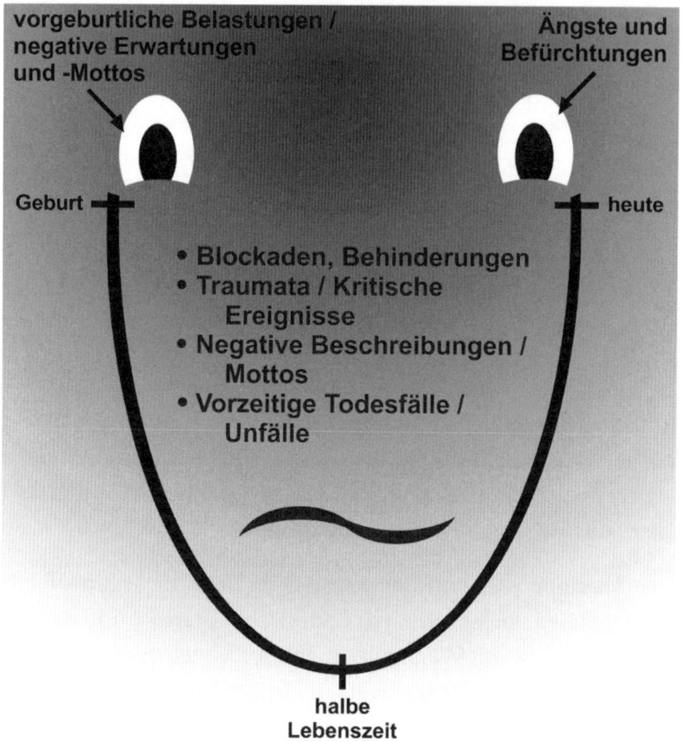


**Abbildung 13.3:** Belastungsdiagramm

## Traumakette

Häufig haben sich Belastungen, die keine Traumatisierungen waren, durch hinzukommende neue Belastungen oder durch ein in jüngerer Zeit erlebtes Trauma zu einer „Kette von Ereignissen“ kumuliert, die plötzlich doch eine Posttraumatische Belastungsstörung auslösen können.

In der Zeit der Traumasynthese (siehe Kapitel 18) können die einzelnen Bestandteile der Traumakette kurz nacheinander durchgearbeitet werden, etwa durch die Affektketten-Arbeit, wie ich sie später darstellen werde. Sobald das Belastungsdiagramm erstellt ist, lassen sich solche Traumaketten bilden.

Ein Beispiel für eine Traumakette finden Sie in Kapitel 17, am Beispiel der Bankangestellten, deren Akuttrauma (Opfer eines Banküberfalls geworden sein) eine Traumakette einging mit zwei vorher lediglich als belastend erlebten Ereignissen: Zeugin einer Verfolgungsjagd gewesen und einem Vergewaltiger knapp entkommen zu sein.

## Sicherer Ort, Ruheort, geborgener Ort

Vielleicht leitet die TherapeutIn diese zentrale Übung der Traumaarbeit etwa so ein:

„Haben Sie sich schon irgendwann einmal – und sei es für einen Moment – an einem Ort wohlgefühlt? Manche Leute kennen das aus dem Urlaub oder haben auf einem Spaziergang einen Platz entdeckt, der besonders schön war. Oder Sie können sich auch einen Ort erfinden, vielleicht sogar auf einem anderen Planeten ... Manchmal genügt es auch, einfach vor dem inneren Auge ein paar Bilder entstehen zu lassen: vielleicht das Meer oder einen See oder eine Blumenwiese oder ...“

**In der Einzelarbeit** brauchen wir hier eine konkrete Rückmeldung und „schmücken“ diese dann aus. Natürlich sind Einzelarbeiten immer besser, weil wir dann sehr genau auf die Fantasien der KlientIn eingehen können. Häufig aber werden solche Basisübungen wie der „sichere Ort“ als Gruppenübung angeleitet.

**Als Gruppenübung** könnte es etwa so weitergehen: „Vielleicht können Sie sich für eine Szene – einfach nur für den jetzigen Moment – entscheiden und können dem nachgehen: Welche Bilder sind Ihnen hierzu gerade besonders angenehm? Vielleicht sind diese Bilder schon jetzt mit Ruhe oder Wohlfühlen oder sich sicher und geborgen fühlen verbunden – und was auch immer Ihnen gerade in den Sinn kommt, ist in Ordnung. Welche Farben gefallen Ihnen an Ihrem Platz oder Ort, den Sie gerade wahrnehmen, besonders? Können Sie etwas hören, was Ihnen gut gefällt – so, wie man ein Wasser plätschern hören kann oder Vögel zwitschern – oder was auch immer Ihnen gerade angenehm ist ... Und es mag sein, dass Sie an diesem Ort, an dem Sie sich vielleicht so wohlfühlen können, wie es jetzt möglich ist, auch etwas riechen können, einen Duft wahrnehmen, der schön und angenehm ist – vielleicht einen frischen Duft oder einen sanften, lieblichen – wie auch immer ... Gerade so, wie es Ihnen jetzt gefällt ... Und können Sie vielleicht auch die Luft auf Ihrer Haut spüren? ... Vielleicht sogar etwas Angenehmes auf der Zunge schmecken? ... Und was auch immer Ihnen gerade durch den Sinn geht, ist ganz in Ordnung. Und wenn Sie so schauen und riechen und lauschen – vielleicht gibt es noch etwas, das wie das Tüpfelchen auf dem i wäre – wenn es das jetzt auch noch dort gäbe ... So, wie Sie es sich erlauben können, dies gerade für sich wahrzunehmen ... Und wenn Sie einen Begriff oder eine Liedzeile oder ein Motto oder ein Symbol für diese Szene finden möchten, wie könnte die lauten? ...

Und wenn Sie ein Souvenir aus dieser Szene mitnehmen könnten, etwas, das Sie immer erinnern könnte, dass es irgendwo auf der Welt bzw. in Ihrem Inneren diesen Ort gibt – was könnte das sein? Etwas, das es Ihnen erleichtern könnte, hierher zurückzufinden … Denn der Ort ist ja da, nicht wahr, er ist irgendwo in Ihrem Inneren oder da draußen, wo auch immer Sie ihn haben wollen, und wenn Sie möchten, können Sie immer dorthin zurückfinden. Und lassen Sie sich ruhig Zeit, wenn Sie mögen, ihn noch etwas zu genießen …

Wenn Sie später an diesen Ort in Ihrer Vorstellung zurückkehren möchten, können Sie sich eine Selbstberührung vorstellen, die Ihnen dies erleichtern könnte? Können Sie diese Bewegung vielleicht in Ihrer Vorstellung gerade einmal machen? Und dann ganz langsam, in Ihrem eigenen Tempo, den Weg finden, hierher in diesen Raum, wo Sie jetzt hier sitzen; spüren, dass Sie Füße haben und Beine und einen Po, einen Rücken, Arme und Hände, Schultern, und einen Hals und einen Kopf – und die Augen öffnen, wenn es in Ordnung ist …"

Und wenn es in Ordnung ist, kann jede/r die Selbstberührung, die an den Sicheren Ort erinnern soll, einmal machen.

**Übrigens:** Kinder können den Sicheren Ort eher malen als ihn verbal beschreiben. Und dieses Bild sollte man irgendwo hinhängen, wo sie es oft sehen können.

Manchmal ist es traumatisierten Menschen zunächst nicht möglich, eine Vision zu entwerfen, in der sie ruhig sein können. Dies ist besonders bei akut traumatisierten Personen der Fall, wie ich es beispielsweise im Kosovo direkt nach dem Krieg 1999 erleben konnte, als ich dort kosovo-albanische Hebammen, Krankenschwestern, Sozialpädagoginnen und Ärztinnen ausbilden sollte, damit sie ihrerseits mit schwer traumatisierten Frauen und Kindern und Familien arbeiten konnten. All diese Frauen waren selbst durch den Krieg traumatisiert; die meisten hatten auch körperliche und/oder sexuelle Gewalt erlebt; manche schon in der Kindheit durch männliche Angehörige, manche durch die marodierende serbische Soldateska wenige Wochen vor meinem ersten Einsatz dort. Der Versuch, ihnen eine „Sicherer-Ort"-Übung beizubringen, scheiterte an ihrem Mangel an Konzentrationsfähigkeit, trotz hoher Motivation. Die Gruppe der Auszubildenden war zu unruhig, schnell schweiften ihre Gedanken ab, sie konnten sich nur wenige Minuten konzentrieren. So entwickelte ich mit ihnen – und sie selbst in der Folgezeit mit ihren Schutzbefohlenen – eine Übung, die statt „Safe place" so heißen könnte:

## Safe activity

„Was tun Sie manchmal gern? Einen Gemüseeintopf kochen? Einen Kuchen backen? Joggen? Den Garten bestellen? Das Auto waschen? Ihr Fahrrad warten? Was auch immer Sie gern tun, es besteht aus einer Reihe von Handlungsabläufen. Insgesamt sollte es sich um eine Tätigkeit handeln, die Ihnen wohl vertraut ist und gut von der Hand geht.

Stellen Sie sich vor, wie Sie sich vorbereiten, diese Tätigkeit auszuführen: Was brauchen Sie? Ziehen Sie sich dafür etwas Spezielles an? Benötigen Sie Werkzeug? Müssen Sie erst etwas besorgen, bevor Sie anfangen können? Wenn Sie in Ihrer Vorstellung alles beisammenhaben, halten Sie bitte einen Moment inne, und dann fangen Sie ganz bewusst an, eines nach dem anderen zu tun, Schritt für Schritt."

In der **Einzelarbeit** wird genau besprochen, welche „safe activity" sich die KlientIn herausgesucht hat, und die TherapeutIn lässt sich Schritt für Schritt erzählen, was die KlientIn jetzt tut und was danach, bis die Handlung abgeschlossen ist.

„Wenn Sie zum Ende kommen, und es ist Ihnen gut gelungen, das zu tun, was Sie tun wollten: Wie fühlen Sie sich? Wenn es angenehm ist: Wo können Sie das im Körper fühlen? Haben Sie noch andere angenehme Gefühle? Wenn Sie zufrieden oder froh sind oder wohlig erschöpft, woran können Außenstehende das merken? Kann man Ihnen ansehen, dass es Ihnen gut geht? Mögen Sie Ihr Werk, Ihren Erfolg mit anderen teilen? Was sagen die anderen oder was würden sie sagen, wenn sie Sie mögen?

In Kulturen wie dem albanischen Kosovo ist das Gemeinschaftserleben sehr wichtig. Die Frauen brauchten die Rückversicherung der anderen Frauen, um sich wohlfühlen zu „dürfen". Meiner Beobachtung nach ist das tendenziell auch bei uns unter Frauen so, daher ist das „gemeinsame Austauschen über das Erlebte" nach den Gruppenübungen immer wichtig. Besonders Erfolge sollten miteinander gefeiert werden.

In Einzelfällen können Menschen nach Traumatisierungen so erheblich unter Konzentrationsstörungen leiden, dass es im ersten Schritt wichtig ist, die „safe activity" buchstäblich und unmittelbar mit ihnen gemeinsam auszuführen. In einem Fall kann ich mich erinnern, dass eine Sozialarbeiterin mit einer Frau als Erstes in ihren Garten gegangen ist, der nach dem über Monate dauernden Krieg noch recht brachlag. Schritt für Schritt und Beet für Beet sind sie vorwärts gegangen: „Was möchtest du hier pflanzen? Was hat letztes Jahr dort gestanden? Welche Stauden und Blumen kommen wieder, welche waren einjährig oder sind eingegangen und müssen erneuert werden? Gibt es Blumen oder Gemüsesorten, die du gern auch noch dort hättest?" Dann haben die Frauen gemeinsam eine Liste erstellt, sind auf den Markt gefahren, haben die Pflanzen gesetzt, die Beete gejätet … Danach war die Klientin in der Lage, die Übung „Meinen Garten bestellen" als Imagination durchzuführen.

Ein „Hit" ist seit vielen Jahren – sowohl im Kosovo als auch in anderen europäischen Ländern – in meinen Workshops immer die folgende Übung:

## Der innere Garten[24]

„Wenn Sie sich einen Garten ganz nach Ihrem Geschmack einrichten könnten, jetzt im Moment, wie würde gerade jetzt Ihr Garten aussehen? Wie groß wäre er? Welche Begrenzung hat er? Eher eine Mauer oder eine Hecke oder einen Zaun mit einer Tür? Können Sie sich den Zugang zu Ihrem Garten vorstellen? Das Tor oder die Tür zum Beispiel? Vielleicht sehen Sie den Garten von außen – und was auch immer Ihnen gerade durch den Kopf geht, ist in Ordnung. Und lassen Sie sich ruhig Zeit, durch das Gartentor oder die Tür oder den Eingang ganz bewusst hineinzugehen, die Schwelle zu überqueren … Und wenn Sie es sich erlauben können, sich den Garten so vorzustellen, wie es Ihnen jetzt angenehm ist: Gibt es dort Ihren Lieblingsbaum? … Und wenn es gerade eine angenehme Jahreszeit und schönes Wetter ist: Welche Blumen oder andere Lieblingspflanzen können Sie dort sehen? … Können Sie sie auch riechen, wenn es Ihnen guttut, den Duft einzuatmen? Gibt es auch ein Wasser – einen Brunnen, Bach oder Teich oder einen See – in Ihrem Garten? …

Könnten Sie sich vorstellen, in Ihrem Garten einen Ruheplatz einzurichten, wo Sie sich vielleicht vornehmen, nur nette Leute hineinzulassen? Vielleicht kennen Sie den Spruch: ‚Nur die Zarten kommen in den Garten, die Harten müssen draußen warten'? Wenn Sie den Platz einrichten – vielleicht einen schönen Tisch und ein paar schöne Gartenstühle, vielleicht auch eine Schaukel und einen Spielplatz für ein Kind oder Kinder, wenn Sie das mögen –, können Sie ja vielleicht ganz liebevoll sein und sich vornehmen, dass zuallererst Sie sich hier wohlfühlen sollen, und nur dann andere Menschen durch das Gartentor oder den Eingang in Ihren Garten hineinkommen können, wenn Sie sie ausdrücklich dazu eingeladen haben …

Vielleicht mögen Sie sich noch einmal bewusst umschauen: Gibt es noch etwas, das wie das Tüpfelchen auf dem i wäre, wenn es das jetzt auch noch hier in Ihrem Garten gäbe? Lassen Sie sich ruhig Zeit …

Zum Schluss: Schauen Sie noch einmal, ob der Garten gut umgrenzt ist; vielleicht können Sie sogar dazu ein wenig die Vogelperspektive einnehmen: Ist der Garten

24 Siehe auch Huber 2013.

gut eingezäunt oder hat er eine natürliche Grenze? Hat er eine angenehme Nachbarschaft, ist er gut eingebettet in die umgebende Natur? Ist es so in Ordnung, oder fällt Ihnen noch etwas ein, das Sie noch einrichten oder verändern möchten?

Schließlich alles noch einmal als Gesamtbild wahrnehmen, zum Gartentor oder Ausgang hinausgehen, sich umschauen, den Eingang wahrnehmen …

Sie können ja jederzeit wieder in Ihren geheimen Garten, nur Sie wissen, wie man dort hinfindet, und Sie können dort hineinlassen, wen Sie möchten, und dieses Privileg auch wieder entziehen – in Ihren Garten dürfen nur die Netten oder Zarten …

Vielleicht ist es gut, den Eingang deutlich zu markieren? Mit einer Tür oder einem Tor? Oder was auch immer Ihnen dazu einfällt … Achten Sie darauf, dass Sie zum Schluss das Tor oder den Eingang zum Garten im Rücken haben, bevor Sie ganz allmählich, in Ihrem eigenen Tempo zurückkehren in die aktuelle Wirklichkeit, hier in diesen Raum, wo Sie merken, dass Ihre Füße Kontakt mit dem Boden haben, dass Sie Beine haben und einen Po, vielleicht die Sitzunterlage spüren, Ihren Rücken, Arme und Hände, Schultern, Hals und Kopf, und die Augen öffnen, wenn es in Ordnung ist …"

Ein Vorteil dieser Übung ist, dass man auf diese Weise, wenn man die Übung gut beherrscht, recht schnell etwas von sich „hinter sich durch das Gartentor in Sicherheit bringen" kann, etwa wenn man verbal angegriffen wurde oder eine schwierige Situation vor sich hat. Man kann lernen, dass man im eigenen Intimbereich (Garten, aber auch: Wohnung und sonstiges Privatleben!) nur Menschen zulässt, die auch wirklich in Ordnung sind.

Was die Innenarbeit angeht, so kann man in einem weiter fortgeschrittenen Stadium:

## Das innere Team in den inneren Garten einladen – ein Beispiel für „innere Konferenzen"

Diese Übung kann vorbereitet werden

a. durch die Gartenübung
b. durch die Visualisierung der aktuell wichtigsten eigenen Frage im Leben oder eines Problems, das gelöst werden soll.

Sich den inneren Garten zunächst wieder aus der Vogelperspektive oder von außen vorstellen, dann bewusst durch das Gartentor hineingehen. Dort den momentan besten Ruheplatz finden; einen Tisch und Stühle visualisieren, „und dann können Sie einige Anteile von sich, die Ihnen vielleicht jetzt helfen können, Ihre Frage zu klären, zu sich bitten und um den Tisch herum platzieren. Kinder wollen vielleicht auf einen Spielplatz, auf die Schaukel, und von dort aus zuhören und mitreden."

Innere Gestalten, die man so nach und nach herbeibitten kann:

- Sie selbst, wie Sie vor einiger Zeit, zum Beispiel vor zehn Jahren, waren; vielleicht gab es da eine besondere Fähigkeit oder Kraft, die Sie jetzt gut brauchen könnten.
- Sie selbst, etwa in der Zeit Ihrer Pubertät, und zwar mit einer Eigenschaft, die Sie im Rückblick gut an sich finden.
- Sie selbst als Kind, oder vielleicht sind es auch mehrere Kinder, die etwas von dem verkörpern, das Ihnen an sich als Kind gut gefallen hat oder jetzt gut gefällt.
- Und eine weise innere Instanz – vielleicht Sie selbst, wie Sie einmal werden können, als weise alte Frau (bei Männern: weiser alter Mann) oder eine andere weise Gestalt, was auch immer auftauchen mag …

„Vielleicht mögen Sie überprüfen, ob das alle sind, die im Moment hilfreich sein können, oder ob es noch jemanden gibt, der jetzt wichtig wäre und zum inneren Team gehört."

Themen sind hier: Sich kennenlernen und wertschätzen, vielleicht eine Frage oder ein Problem gemeinsam besprechen … Das innere Team kann sich entweder zuerst gegenseitig vorstellen oder es kann – besser noch – die Frage bzw. das Problem von allen Seiten betrachten und Vorschläge zu einer Lösung oder Veränderung sammeln.

Zum Schluss entweder, wenn es in Ordnung ist, das innere Team im Garten zurücklassen und wieder an die Oberfläche und in die Gegenwart zurückkommen – oder erst einmal ein Mitglied des Teams nach dem anderen ans Gartentor begleiten und dann allein in den Garten zurückkehren, sich dort noch einmal umsehen und dann bewusst aus dem Gartentor treten und an die Oberfläche zurückkehren.

**Bei dieser wie bei vielen anderen Übungen gebe ich gern noch die Anregung mit:** „Vielleicht überlassen Sie es Ihrem Unbewussten, zu entscheiden, was Sie dort lassen sollten und was Sie mitnehmen können – (und wiederhole:) was Sie dort lassen möchten und was Sie loslassen möchten, wenn Sie wieder ganz allmählich hier in den Raum kommen …"

## Vertrauensübung

Zu zweit Rücken an Rücken, mit den Armen untergehakt, erst in die eine, dann in die andere Richtung gehen. Hier hilft es, aus dem Becken heraus zu schwingen, und dabei wiederum ist eine Melodie hilfreich, nach der sich beide gemeinsam bewegen. Ebenso hilft Summen und Singen …

Diese Übung macht viel Spaß, bringt die Gruppe in Bewegung.

**Wichtig:** Niemand wird ausgelacht, jede/r nur ermutigt!

## Lichträume aufbauen

Hierfür gibt es Dutzende von unterschiedlichen Anleitungen. Ich mache es meist so:

„Erst mit geschlossenen Augen (oder ruhendem Blick) das Licht um sich herum wahrnehmen … Ja, man kann auch mit geschlossenen Augen bemerken, dass man von Licht umgeben ist. Und wenn Sie es sich erlauben können, dann könnten Sie einmal versuchen, es in angenehmer Weise zu gestalten. Zum Beispiel, was die Farbe und die Temperatur angeht: Brauchen Sie jetzt gerade ein eher kühles, fast weißes oder sogar bläuliches Licht? Oder würde Ihnen ein warmes, gelbes oder honigfarbenes oder goldenes oder sogar orangefarbenes Licht jetzt besonders guttun? Lassen Sie sich ruhig Zeit, probieren Sie aus, was jetzt gerade für den Augenblick das Richtige für Sie sein könnte … Wenn Sie mögen, können Sie auch die Quelle des Lichts wahrnehmen und sich mit ihr verbunden fühlen: Je nachdem, was Ihnen liegt, könnte es zum Beispiel die Sonne sein oder Sterne oder eine spirituelle Lichtquelle … Und was immer Ihnen durch den Sinn geht, ist ganz in Ordnung … Und wenn es eine angenehme Vorstellung ist, können Sie sich vorstellen, dass dieses Licht liebevoll ist und heilend – ja vielleicht auch, dass es Ihnen gilt, dass das Licht Sie meint … Gerade so viel, wie Ihnen jetzt guttut. Möglicherweise ist es ja auch angenehm, wenn das Licht um Sie herum Ihnen bereits gut gefällt, dieses Licht mit dem Atem in sich aufzunehmen: Licht einatmen und alles, was Sie loswerden wollen, ausatmen (im Atemtempo wiederholen): Licht einatmen, und Dunkelheit oder Schatten oder Schlacke etc. ausatmen. Licht einatmen – und alles, was Sie loswerden wollen, ausatmen … Wenn Sie es einfach zulassen, mag es vielleicht besonders leicht gehen … Und möglicherweise spüren Sie oder schauen Sie einmal, wo das Licht ganz mühelos und leicht hingeht und wo Sie es noch hinhaben möchten. Schauen oder spüren Sie auch, wie es dorthin gelangt …

Und wenn Sie so, wie es Ihnen jetzt möglich ist, in Ihrem Lichtkreis oder Lichtkegel sitzen und vielleicht auch von innen leuchten ..., dann möchten Sie ja möglicherweise auch gern nach außen hin geschützt sein. Und wenn Sie mögen, können Sie sich zum Beispiel einen neonblauen Lichtstrahl vorstellen, der im Uhrzeigersinn um Ihren Lichtkegel oder Lichtkreis herumkreist und alles abfängt, das nicht zu Ihnen gelangen, sondern draußen bleiben soll ... Sodass Sie ruhig und geschützt in Ihrem Licht sitzen können ... Wenn Sie mögen und es angenehm ist, können Sie das Licht noch einen Augenblick genießen, auch den neonblauen Lichtstrahl, der alles abfängt, was jetzt draußen bleiben soll ... Und wenn Ihnen die Übung guttut, können Sie sie jederzeit wiederholen und können diesem Lichtraum einen Platz in Ihrem inneren Universum geben, wohl wissend, dass Sie jederzeit dorthin zurückkehren können ... Wenn Sie jetzt ganz allmählich hier in den Raum zurückkehren ..."

## Erfolge feiern

Diese Übung ist zum Beispiel als Warming-up in Arbeitsgruppen gut geeignet. Aber auch andere Gruppen, die schon einmal etwas gemeinsam getan haben (Sport oder Spiel, Malen oder Werken ...), können diese Übung durchführen.

Sich zu zweit zusammentun und sich gegenseitig jeweils eine Situation schildern, die für die / den eine/n vielleicht erst schwierig war, die aber gut ausgegangen ist. Sich dabei überlegen, „was geholfen hat". Anschließend die wesentlichen Punkte, z. B. auf einem Flipchart zusammentragen. Die TherapeutIn oder GruppenleiterIn hilft, aus ihrer detaillierten Schilderung (die / der eine erzählt die „Erfolgsgeschichte" der / des anderen) herauszudestillieren, welche Wirkfaktoren es bei dem „Erfolg" gegeben haben mag. Erst wenn alle sich einig sind, dass eine Formulierung den Kern der Sache wiedergibt, wird sie notiert. Anschließend die Wertschätzung ausdrücken: Jede hat etwas Wichtiges beigetragen, das per Induktion zu „Was hilft überhaupt?" zusammengetragen werden kann und per Deduktion dann wieder als Handlungsempfehlungen an die Arbeitsgruppe und zu den Einzelnen zurückgegeben wird.

Daran anknüpfend ist es gar nicht mehr so schwer, sich offen einzugestehen, „was uns Schwierigkeiten macht". Dies in Kleingruppen explorieren und auf einem Flipchart o. Ä. die Probleme so präzise, aber auch so grundsätzlich wie möglich benennen. Anschließend im Plenum vortragen und Lösungsansätze diskutieren – auch diese am Flipchart o. Ä. notieren. Dabei vor allem fokussieren: „Was wir besser machen können."

Nach so vielen Problemen – oft hilft es, sich zu versichern, „dass wir uns weiter mit ihnen beschäftigen werden" – noch einmal zu den Erfolgen zurückkehren:

## Erfolgen mit allen Sinnen nachspüren

Die GruppenteilnehmerInnen werden gebeten, sich zu entspannen, ggf. die Augen zu schließen und sich noch einmal die Situation vor Augen zu rufen, die für sie erfolgreich war. Und wie sie sich dann gefühlt haben, vielleicht erleichtert, stolz oder froh, kompetent oder gut gelaunt, dankbar ... Wie es sich im Körper anfühlt, wenn es gut gegangen ist, es auszukosten als ein kostbares Erlebnis, vielleicht ein Symbol oder einen Begriff dafür zu finden (verankern) und dann allmählich wieder ins Alltagsbewusstsein zurückkehren ...

Kinder mögen es auch, wenn man ihnen Geschichten über „kleine Helden" vorliest. Hierzu empfehle ich z. B. das gleichnamige Lesebuch, das Wolfgang Schneider (2003) zusammengestellt hat.

## Nach der Dürre kommt der Regen

Dies ist eine gute Übung, wenn man sich sehr erschöpft oder durch Hitze geradezu „ausgedörrt" fühlt: „Ich lade Sie ein, sich zu entspannen und sich vorzustellen, wie sich so ein kleines schlappes Pflänzchen in der Dürrelandschaft fühlen mag, das den Regen ersehnt ... Und wie dann die ersten dicken Wolken kommen ..., die ersten satten Tropfen fallen, erst einer, dann noch einer, dann viele ..., wie die Erde getränkt wird vom Regen ... Und wenn Sie mögen, können Sie sich in die Pflanze hineinversetzen, deren Staub von den Blättern abgewaschen wird ..., deren Wurzeln sich vollsaugen können mit Wasser und Nährstoffen ...

Und wenn es angenehm ist, sich vorzustellen, wie die Pflanze sich streckt und kräftiger wird ... und wächst und sich ausbreitet ... und die Blätter entfaltet und vielleicht Blüten bekommt, die aufgehen und wundervoll duften ... Das Gefühl zu genießen, in angenehmer Luft, wenn die Sonne wieder scheint, die Erde noch satt und voll ist vom Regen, sich immer weiter kraftvoll zu entfalten ..."

Wenn es angenehm ist, kann die Übung „Eine Pflanze werden" (siehe oben) angeschlossen werden.

## Safe- oder Tresorübung

Auch diese Übung gibt es in einer unendlichen Zahl von Varianten. Neben dem „sicheren Ort“ und der Bildschirmtechnik handelt es sich um eine der drei wesentlichen Übungen, die TraumaklientInnen helfen können, sie Bedrängendes oder Belastendes gezielt zu dissoziieren. Aber auch TherapeutInnen können sehr davon profitieren, die Übung zu machen, etwa vor einer Sitzung, in der Sie sich besonders gefordert fühlen, oder nach der Arbeit, bevor Sie nach Hause fahren …

### *Hier meine Version:*

„Ich lade Sie ein, sich bequem hinzusetzen, so bequem und angenehm, wie es jetzt gerade möglich ist … Wenn Sie wollen, können Sie die Augen schließen oder den Blick irgendwo ruhen lassen, am besten unterhalb der Augenachse, damit sich auch die Augenmuskulatur ein wenig ausruhen darf … Nun werde ich Sie im Lauf dieser Übung auch dazu einladen, wenn Sie mögen, sich ein Behältnis vorzustellen, das in einem Raum ist, den Sie imaginär erst einmal aufsuchen.“

**Anleitung für KollegInnen:** „Wenn Sie abends nach Hause gehen und die Portion erst einmal wegtun wollen, die Sie nicht beim Abendessen diskutieren und über die Sie nicht noch nachts nachdenken wollen, sondern die Sie bis zum nächsten Morgen einmal beiseite tun möchten.“

**Anleitung für Klientinnen:** „Einen Platz, wo Sie alles hintun können, woran Sie gerade jetzt im Moment nicht arbeiten wollen oder was zu viel ist.“ Oder: „Wo Sie später die Portion herausholen können, die wir in einer Sitzung bearbeiten wollen.“

„So ein Tresor oder ein besonderes Behältnis steht ja meist in einem ganz besonderen Gebäude, und dahin muss man erst einmal gelangen. Vielleicht mögen Sie sich einen Weg vorstellen, einen ausreichend langen, von Ihrer Wohnung (Ihrer Praxis / Station) entfernt, sodass Sie am Ende dieses Weges das Gebäude erkennen können. Und das Gebäude können Sie sich, wenn Sie es sich erlauben mögen, sehr besonders, vielleicht besonders stattlich oder besonders schön und angenehm und hell und freundlich vorstellen. Es kann eine Art Bankgebäude sein oder ein spiritueller Ort oder ein sonstiges besonderes Gebäude … Vielleicht können Sie das Eingangstor zu diesem Gebäude sehen … und dahinter eine helle und freundliche Eingangshalle, von der aus eine breite und gut beleuchtete Treppe nach oben oder unten führt zu dem ganz besonderen Raum mit dem speziellen Behältnis für Ihre Dinge. Diese Treppe hinauf- oder hinuntergehen (Achtung: Es gibt KlientInnen, die „hinunter“ mit dem Keller assoziieren und lieber die Vorstellung mögen, eine Treppe „hinaufzugehen“) und einen ebenfalls hellen und schön gestalteten Gang entlang.

Vieleicht ist dort irgendwo ein Raum, der speziell dafür da ist, das Behältnis oder den Safe oder was auch immer es sein mag, zu beherbergen, wo Sie Ihre Dinge ablegen, deponieren können … Schauen Sie einmal, wie Sie in diesen Raum gelangen, in dem das Behältnis oder der Tresor oder was auch immer steht, der schön stark und groß genug sein sollte und vielleicht auch gut zu verschließen ist. Wenn das Behältnis verschlossen ist, können Sie es öffnen, da es ja Ihr Behältnis ist und Sie wissen, was Sie tun müssen, um das Schloss zu öffnen. In dem Tresor oder Behältnis gibt es vielleicht Unterteilungen oder Fächer, gut zu verschließende, ausreichend viele … (In der Einzelarbeit erfragen: Manchmal möchte eine KlientIn oder KollegIn lieber ein großes Behältnis, in das sie einfach alles hineinlegen oder schieben kann, damit es dort verwandelt werden möge …) Dort hinein können Sie alle Päckchen tun, die Sie gerade nicht mit nach Hause (oder: in die Therapiestunde etc.) nehmen wollen. Alles, was Sie loswerden wollen für heute. All den Ballast, alles, was zwar irgendwie wichtig ist, aber vielleicht gerade heute mal nicht sein muss. Sondern gut aufgehoben werden kann, gut gesichert, sodass Sie es wiederfinden können, wenn Sie es brauchen … Wenn Sie mögen, können Sie einen guten Wunsch mit hineintun – etwas kann sich auch dann schon in Ihrem Sinne positiv verändern, wenn Sie gerade an etwas völlig anderes denken …

Und dann nehmen Sie sich vielleicht ausreichend Zeit, ganz sorgfältig den Punkt zu finden, wann Sie die Tresortür oder das Behältnis wieder verschließen wollen, wobei Sie bemerken können, wie gut und sicher das Behältnis schließt. Möglicherweise wollen Sie dann erst einmal einen Schritt zurücktreten und spüren, ob das ausreichend war. Haben Sie alles abgelegt, was Sie loswerden wollten? Oder zu viel? Oder zu wenig? Und wenn noch etwas fehlt oder Sie etwas doch noch brauchen, können Sie einen Moment innehalten – und dann das Behältnis wieder öffnen, den Rest auch noch reintun oder wieder was herausnehmen, was Sie doch mitnehmen wollen – gerade so, wie es jetzt stimmig ist … (Viele KlientInnen müssen dieses „Auf- und Zumachen" mehrfach hintereinander tun, und sie müssen auch immer wieder ausprobieren, was sie darin ablegen „dürfen" und was sie mitnehmen sollten …)

Dann das Behältnis wieder sorgfältig verschließen, den Rücken dem Behältnis zuwenden, aus dem besonderen Raum, in dem sich dieses Behältnis oder dieser Safe befindet, herausgehen, den Gang entlanggehen, der ausreichend lang und hell ist, auf die Treppe zu, die ausreichend breit ist, nicht zu lang, nicht zu kurz, sodass mit jeder Stufe, Schritt für Schritt, Sie die Treppe hinauf oder hinunter auf das Tageslicht und den Ausgang zugehen, in die Halle, dabei vielleicht bemerken, wie es sich anfühlt, wenn Sie etwas dort hinten deponiert haben. Einfach den Unterschied merken, vielleicht fühlt es sich etwas leichter oder ruhiger an oder …, und was auch immer Ihnen durch den Sinn geht, ist in Ordnung … Und dann vielleicht ganz bewusst den Schritt tun aus dem Tor oder der Tür hinaus ans helle Tageslicht … sich noch einmal umschauen, bemerken, dass in diesem Gebäude dieser Raum ist, in dem das Behältnis sich befindet, in dem Sie etwas deponiert haben – und dann ganz allmählich, Schritt für Schritt, sich davon entfernen, und den Weg hierher in diesen Raum finden …"

Wie bei allen Übungen ist es am besten, die Tresorübung in der **Einzelarbeit** durchzuführen und die KlientIn Schritt für Schritt erzählen zu lassen, wieder einen kleinen Vorschlag machen, die KlientIn schaut, wie es für sie richtig ist, und so die Übung für sie „zurechtschneidern".

## Das „zweite Ressourcen-Team"

Neben dem hilfreichen Team, das aus den eigenen Persönlichkeitsanteilen besteht, die mit positiven Merkmalen „von damals" vor dem inneren Auge visualisiert werden, gibt es eine Möglichkeit, Ressourcen zunächst zu externalisieren (sie als „äußere Gestalten" wahrzunehmen), um sie dann in einem zweiten Schritt zu internalisieren.

Die amerikanische EMDR-Ausbilderin Marilyn Luber hat in einem Ausbildungskurs für Supervisoren eine ähnliche Version dieser Übung vorgestellt.

1. **Ausgangspunkt:** Welche Situation möchten Sie demnächst gut bewältigen? Beispiele: eine Prüfung schaffen, ein schwieriges Gespräch mit einem Kollegen gut meistern oder eine andere konkrete Herausforderung des Lebens bewältigen.
2. **Welche Eigenschaft oder Fähigkeit** brauchen Sie dafür?
   Beispiele: Mut, Besonnenheit, innere Stärke – auch hier gilt: Die Eigenschaft möglichst konkret umreißen.
3. Gab es eine **Situation**, in der Sie diese Fähigkeit schon einmal ansatzweise gezeigt haben?
4. Können Sie sich in der Situation sehen? Haben Sie da ein bestimmtes **Bild von sich selbst damals**, das Ihnen gefällt? Wenn Sie diese Figur – Sie selbst, wie Sie diese Fähigkeit schon einmal ansatzweise verkörpert haben – irgendwo in Ihrer Umgebung hinstellen könnten, sozusagen als erstes Mitglied Ihres Ressourcen-Teams, wohin möchten Sie sie stellen?
   Beispiele: Hinten links, hinten rechts, direkt in Ihren Rücken, vorne links oder vorne rechts?
5. Welche **Person aus Ihrer Vergangenheit** verkörpert diese Eigenschaft (Beispiele: eine Verwandte, eine LehrerIn, eine NachbarIn etc.)? Wohin an Ihre Seite möchten Sie sie stellen? Dies ist dann das zweites Mitglied Ihres Ressourcen-Teams.

6. Welche **Person aus dem öffentlichen Leben oder aus Film, Fernsehen oder Literatur** verkörpert diese Eigenschaft? (Beispiele: eine SchauspielerIn, eine Romanfigur, eine Person aus der Politik etc.). Wohin in Ihrer Umgebung möchten Sie diese Figur stellen? Sie ist das dritte Mitglied des Ressourcen-Teams.
7. Welches **Tier** verkörpert diese Fähigkeit oder Eigenschaft? = Viertes Mitglied.
8. Wenn Sie einmal **alt und weise sind** und diese Eigenschaft längst gut verkörpern, oder (falls man sich das nicht vorstellen kann) welche weise alte Frau oder welcher weiser alter Mann verkörpert diese Eigenschaft? Sie oder er wird das fünfte Mitglied des Ressourcen-Teams.
   Nachdem all diese Gestalten visualisiert und um den Menschen, der diese Übung macht, herumgruppiert sind:
9. Wie sieht die Szene unmittelbar vor der „Bewährungsprobe" (Situation, die man schaffen will) aus? Bevor man sich mental in diese Situation hineinbegibt, darf jedes Teammitglied einen hilfreichen Satz sagen.
10. Mithilfe der **Bildschirmtechnik** soll man sich vorstellen, mit dem gesamten hilfreichen Team in die Situation hineinzugehen. (Wer geht voraus? Wer bildet die Nachhut?)
11. Wenn die Situation günstig verläuft, wie sieht das aus?
12. Aus der Situation imaginär herausgehen: Welches Mitglied des Ressourcen-Teams geht als Erstes aus dem Raum, wer folgt danach …, bis alle draußen sind? Irgendwo draußen an einer schönen Stelle noch ein **Gruppenfoto** machen.
13. Bekommt das Foto einen **Rahmen**? Wohin kommt es in der Vorstellung? Beispiele: Es wird auf den Schreibtisch gestellt, in die Brieftasche gelegt, in ein imaginäres Fotoalbum geklebt, in der Vorstellung im Wohnungseingang aufgehängt etc.
14. Würde es Freude machen, dieses Gruppenfoto „Ich, umringt von meinem Ressourcen-Team" real zu malen? Wo kommt / käme dieses Bild hin?
15. Gibt es ein **Wort oder eine Selbstberührung**, die das Gefühl, von den Mitgliedern des Ressourcen-Teams umgeben zu sein und von ihnen bestärkt zu werden, jederzeit wieder herbeirufen kann?

Diese Übung lässt sich wie alle positiven Übungen durch kurze, langsame bilaterale Stimulation (EMDR, siehe Kapitel 18) noch verstärken.

## Reorientierungsübung 5-4-3-2-1

Hier wird die KlientIn gebeten, wenn sie in unkontrollierte Dissoziation, z. B. ein Flashback, „wegzurutschen" droht, kurz fünf Gegenstände im Raum zu benennen, die sie sieht, fünf Geräusche, die sie in der Außenwelt hört, fünf Wahrnehmungen über ihren Körper, wie er derzeit dasitzt und sich anfühlt. Dann vier Dinge, die sie sieht, vier externe Geräusche, vier Körperempfindungen. Dann drei …, dann zwei …, dann eins / eine.

Meist ist die Klientin dann „zentriert", und man kann gut mit einer Entspannungsübung weitermachen.

## Auf dem Heimweg die „Päckchen" ablegen

„Dazu lade ich Sie ein, sich vorzustellen, wie Sie abends (TherapeutInnen: zum Beispiel von Ihrer derzeit schwierigsten Klientin) nach Hause gehen. Auf dem Weg können Sie merken, wie sich das gute und angemessene Gefühl für die anderen Menschen um Sie herum (Th.: für die KlientIn) anfühlt, das Sie mitnehmen wollen, und was davon schwer wie ein „Sack auf Ihren Schultern" ist, den Sie an (übertragenen) Bildern, Gefühlen und Körperempfindungen mit sich tragen. Und Sie überlegen sich, dass Sie vielleicht nicht alles davon über die Schwelle Ihres Hauses tragen und beim Abendbrottisch bereden oder nachts davon träumen wollen. Ob Sie nicht vielleicht das eine oder andere Päckchen unterwegs aus dem Sack nehmen und es irgendwo ablegen können … Am besten geht das Schritt für Schritt in mehreren Etappen …

Das letzte, was dann noch im „Sack" ist, kann, wenn es wichtig ist, vielleicht erst in Reichweite Ihres Hauses abgelegt werden, etwa an der Kellertreppe oder unter der Veranda … Erst wenn die „Last" in Ordnung ist – der „Sack" leer oder in seinem Inhalt in Ordnung –, ihn irgendwo am Eingang zum Haus oder zur Wohnung deponieren und allmählich in die Gegenwart zurückkommen …"

Ich habe eine Abwandlung dieser Übung entwickelt, um sie KlientInnen oder KollegInnen anzubieten, die gerade besonders von Problemen gequält zu sein scheinen:

## Die fünf Behältnisse

Anleitung im Prinzip wie oben, nur mit der Ausnahme:

„Auf Ihrem Heimweg, etwa 200 Meter bis vor Ihrer Haustür, stehen – nur für Sie sichtbar – im Abstand von etwa jeweils 50 Metern – fünf Behältnisse aus Stein, Holz oder Ton.

Wenn Sie sich in Ihrer Vorstellung bis auf 200 Meter Ihrem Haus genähert haben, könnten Sie das erste Behältnis sehen, irgendwo am Wegrand. Es ist ausreichend groß, um Ihr derzeit größtes Problem mit sich selbst aufzunehmen, also wenn Sie sich wegen irgendetwas selbst gerade nicht gut leiden können … Sie können das Behältnis öffnen, Ihre Last mit diesem Problem hineintun, vielleicht einen guten Wunsch hinzufügen und das Behältnis wieder verschließen …

Wenn Sie weitergehen, merken Sie vielleicht, wie es sich etwas anders anfühlt. Sie können ja jederzeit wieder zurückkommen und Ihr Problem wieder hervorholen, wenn Sie es weiter bearbeiten wollen. Aber vielleicht wollen Sie es erst einmal dort lassen, gut verschlossen und mit einem guten Wunsch versehen, der auch in Erfüllung gehen kann, wenn Sie gerade an ganz andere Dinge denken …

Wenn Sie dann weitergehen, können Sie vielleicht schon bald auf Ihrem Heimweg das nächste Behältnis sehen, das nur für Ihre Augen sichtbar ist. Auch dieses Behältnis ist ausreichend groß, um ein anderes Problem aufzunehmen: Ihr größtes Problem, das Sie noch aus Ihrer Vergangenheit mit sich herumschleppen. Vielleicht mögen Sie mal ausprobieren, wie es ist, es – nur mal so über Nacht – in dieses Behältnis zu geben. Sie können ja einen guten Wunsch hinzufügen, Sie wissen ja, der könnte vielleicht sogar in Erfüllung gehen, auch wenn Sie mit ganz anderen Dingen beschäftigt sind … Wenn Sie das Behältnis gut verschlossen haben, mögen Sie vielleicht ein paar Schritte weitergehen und spüren, wie Sie sich jetzt fühlen …

Und dann gibt es auf Ihrem weiteren Weg Richtung Zuhause noch ein drittes Behältnis, und das könnte groß genug sein, um Ihr größtes Problem in Ihren derzeitigen Beziehungen oder in einer bestimmten Beziehung aufzunehmen. Manchmal will man ja die Beziehungsprobleme einfach mal ein wenig loswerden, nur vorübergehend, um zu sehen, wie es sich anfühlen könnte, wenn sie gerade mal nicht da sind, sondern es so ist, als wären Sie frei davon … Auch hier können Sie beim Ablegen des Problems einen guten Wunsch hinzufügen und dann das Behältnis gut verschließen und ein paar Schritte weitergehen …

So kommen Sie dann zum vorletzten Behältnis, und das ist auch nur für Sie sichtbar am Wegesrand platziert. Es könnte Ihre größte Zukunftssorge aufnehmen, jedenfalls so viel davon, wie Sie heute Abend nicht unbedingt mit an den Abendbrottisch oder ins Bett nehmen wollen. Möglicherweise haben Sie auch da einen guten Wunsch, den Sie beim Deponieren hinzufügen können, bevor Sie das Behältnis verschließen und ein paar Schritte weitergehen, dabei spüren, wie möglicherweise Ihre Last etwas leichter geworden ist …

Und schließlich, kurz vor der Schwelle des Hauses, in dem Sie wohnen, könnte – nur für Sie sichtbar – noch ein fünftes und letztes Behältnis stehen. Dort könnten Sie alles hineintun, was Sie jetzt noch loswerden möchten. Das kann alles Mögliche sein, das Sie nicht mit über die Schwelle Ihres Hauses nehmen möchten: Bilder oder Gerüche oder Geräusche oder Begegnungen oder Gedanken oder Gefühle oder Körperempfindungen oder was auch immer Sie gerade heute Abend einmal loswerden wollen – wohl wissend, da gibt es ein Behältnis an der Haustür, das all dies für Sie aufbewahrt, damit Sie sich über Nacht ausruhen können. Auch hier können Sie einen guten Wunsch hinzufügen – vielleicht kann sich ja manches schon positiv verändern, während Sie drinnen im Haus sind oder schlafen.

Und an der Haustür können Sie spüren: Da hinter Ihnen auf dem Weg stehen überall Ihre Behältnisse, in die Sie jederzeit Ihre Probleme hineintun können und nur so viel herauszunehmen brauchen, wie Sie benötigen, um damit weiter umzugehen – denn auch Ihr Gehirn ist ein großer Speicher, und Ihr Unbewusstes sorgt ja gut für Sie und kann viele Probleme schon lösen helfen, auch wenn Sie etwas ganz anderes tun oder schlafen … Vielleicht mögen Sie jetzt von der Schwelle Ihres Hauses sozusagen aus der Vogelperspektive sich selbst und diese Behältnisse sehen …

Und dann sich noch einmal vergewissern, dass Sie diesen Weg jederzeit in die eine oder andere Richtung gehen können, dass Sie Ihre Problempäckchen deponieren oder etwas herausnehmen können, ganz wie es Ihnen richtig erscheint. Und von dort aus den Weg wieder hierher finden, in diesen Raum, auf diesen Stuhl, wo Sie spüren, dass Ihre Füße Kontakt mit dem Boden haben, und ganz allmählich wieder Ihren Körper spüren: Beine und Po und Rücken und Bauch und Schultern und Kopf … die Augen öffnen, wenn es in Ordnung ist, sich vielleicht recken und strecken und spüren, wie sich der Körper und wie Sie sich jetzt an-fühlen …“

## Reinigungsübung Wasser

Dies ist eine Reinigungs- oder Klärungsübung, die Menschen hilft, sich von der „Schlacke" zu befreien: nach einem harten Arbeitstag, wenn man sich erschöpft oder schmutzig oder mit „Gedanken oder Problemen verstopft" fühlt ...

Bei der Übung frage ich zuerst, wer schwimmen kann: Alle? Sonst: Diejenigen, die nicht schwimmen können, sich nur vorsichtig dem Wasser nähern und sich nur so viel trauen, wie sich wirklich angenehm und gut anfühlt ...

„Wenn Sie sich bequem hinsetzen oder -legen mögen, um auf Ihre eigene Weise langsam von außen nach innen zu gehen, dann lade ich Sie ein, wenn Sie mögen, ein Wasser vor Ihrem inneren Auge zu sehen – vielleicht ist es ein Fluss oder ein See oder das Meer –, und was immer Ihnen gerade durch den Sinn geht, ist in Ordnung. Und sich ganz langsam diesem Wasser zu nähern, wenn es mehrere Gewässer oder Bilder sind, die Ihnen durch den Sinn gehen, sich vielleicht für eine Szene zu entscheiden ..., das Ufer wahrzunehmen, wie gut befestigt und sorgfältig gestaltet und bepflanzt es ist. Und dann, wenn Sie mögen, die Schuhe ausziehen und am Ufer ganz vorsichtig Kontakt zum Wasser aufnehmen über die Füße und vielleicht auch über die Hände. Und wenn das Wetter angenehm ist und das Wasser genau die richtige Temperatur hat, vielleicht mögen Sie sich sogar Ihrer Kleidung entledigen und ganz langsam ins Wasser hineinwaten. Und lassen Sie sich Zeit, den Moment zu finden, an dem es in Ordnung ist, sich dann vom Wasser tragen zu lassen, zu bemerken, wann es eine Lust ist, sich mit den Füßen abzustoßen und sich auf das Wasser zu legen, das ja so wunderbar trägt, und sich so zu bewegen, wie Sie es gerade möchten – vielleicht mögen Sie mit ein paar kräftigen Schwimmzügen hinausschwimmen, vielleicht aber auch sich einfach aufs Wasser legen und ein wenig treiben lassen, oder beides abwechselnd ... Und dabei bemerken Sie vielleicht, wie schön das Ufer vom Wasser aus aussieht. Die Pflanzen, den Himmel, die Sonne oder was Ihnen auch immer angenehm ist wahrzunehmen – und was immer Ihnen gerade durch den Sinn geht, ist in Ordnung ...

Und wenn es sich ganz angenehm anfühlt im Wasser – vielleicht ist es ja auch ein heilendes, klärendes Wasser –, dann können Sie fühlen, wie es alles abspült, was Sie an Staub und Schweiß und Schlacke und Spannungen hatten, vielleicht können Sie spüren, wie sich Ihr Körper erfrischt und entspannt im Wasser anfühlt, und möglicherweise erleichtert es Sie und macht Sie froh oder gelassen oder was immer Sie an angenehmen Gefühlen spüren können ...

Und wenn Sie es einfach genießen, lassen Sie sich ruhig Zeit, dann können Ihnen die Sekunden vorkommen wie Minuten, die Minuten wie eine sehr lange Zeit des erfrischenden Bades …, bis Sie vielleicht eine Stelle am Ufer bemerken, an der Sie gern herausgehen möchten. Und wenn Sie genau hinsehen, könnte es sein, dass da ein flauschiges großes Handtuch in Ihrer Lieblingsfarbe auf Sie wartet … Vielleicht gehen Sie nicht so schnell aus dem Wasser, sondern bemerken ganz in Ruhe, wann es genau richtig ist, wieder sorgsam die Füße auf den Boden zu setzen und aus dem Wasser herauszukommen …, das Handtuch zu nehmen und sich abzutrocknen, dabei vielleicht zu bemerken, wie weich und frisch und angenehm kühl oder eher wohlig durchwärmt sich Ihre Haut anfühlt oder was immer Sie angenehm finden …, sich abzutrocknen, die Muskeln zu fühlen, die sich vielleicht gelockert und gestärkt fühlen …

Und wenn da Ihre Lieblingssachen liegen, die Sie gern als Freizeitkleidung tragen, dann mag es Ihnen vielleicht gefallen, sich vorzustellen, wie Sie die Sachen überstreifen, wie wunderbar weich sie sich auf der Haut anfühlen oder wie Sie es gerade mögen … Und dann können Sie ja entscheiden, ob Sie auch Socken und Schuhe oder Sandalen anziehen oder lieber barfuß laufen wollen … Und genau den Zeitpunkt finden, sich noch einmal umzudrehen zum Wasser, vielleicht mit Dankbarkeit oder Staunen oder was auch immer Sie gerade dazu fühlen … Dies hier ist Ihre persönliche Badestelle, dahin können Sie immer zurückkehren, wenn Sie möchten … Und dann der Szene den Rücken zuwenden und ganz allmählich, in Ihrem eigenen Tempo, hierher zurückkommen in diesen Raum …“

## Energiekreis (Gruppenübung, besonders für Frauen)

Alle sitzen oder stehen – wenn es geht – um Kerzenlicht herum.

Achtung! Bei Überlebenden ritueller Gewalt keine Kerzen verwenden und mit dieser Übung überhaupt sehr vorsichtig sein! Sie könnte Traumamaterial triggern. Daher, wie bei jeder Übung, erst erklären, was die Übung zum Inhalt hat, und die KlientIn entscheiden lassen, ob, wann und wie lange sie daran teilnehmen möchte.

„Ich lade Sie ein, sich gegenseitig nicht zu berühren; nur zu spüren, dass die anderen da sind und wie sie / er selbst da sitzt. Sie können vielleicht spüren, dass da Energie in Ihnen ist, Kraft und Stärke. Wenn Sie möchten, können Sie der Person zu Ihrer Rechten mental etwas von dieser Stärke abgeben und auch spüren, wie von der Person und den Menschen zu Ihrer Linken Kraft zu Ihnen herüberströmt. Wenn Sie sich dafür öffnen, können Sie vielleicht sogar spüren, wie mit dem Ein- und Ausatmen die Energie zu Ihnen kommen kann und von Ihnen weitergegeben wird …

Oft entsteht eine Wellenbewegung, selbst wenn Sie alle mit geschlossenen Augen dasitzen oder -stehen – nach rechts wird Energie abgegeben, von links kommt Energie zurück …"

Eventuell zum Schluss: „Vielleicht mögen Sie sich einmal kurz an den Händen fassen, sich – noch mit geschlossenen Augen, wenn das bisher so war – stumm bei den anderen bedanken für die Kraft und Energie, die Sie empfangen haben und die Sie weitergeben durften, die Sie gemeinsam haben fließen lassen … Dann, wenn es Ihnen richtig erscheint, die Hände loslassen, langsam die Augen öffnen …"

Viele traumatisierte Menschen können sich nicht vorstellen, dass Energie fließen, dass sie weitergegeben und empfangen werden kann. Und sie können sich nicht vorstellen, von anderen Menschen wirklich Stärke und Kraft zu bekommen. Hierfür ist dies eine schöne Übung, die mehr deutlich macht als tausend Worte.

## Innere Landkarten

Ich empfehle, zwei Arten von Landkarten zu erstellen, die nacheinander immer konkreter werden:

### *Erste innere Landkarte: Allen Anteilen ihren Platz geben*

Die Anleitung hierzu kann zum Beispiel die folgende sein:

„‚Das Bewusstsein schwimmt wie eine Nussschale auf dem Meer des Unbewussten', hat Sigmund Freud einmal gesagt, und so ist es auch: Das, was Ihnen jetzt gerade in diesem Augenblick bewusst und präsent ist, das ist nur ein ganz kleiner Teil von allem, was da ist. Da innen ist ein riesiger Speicher – kein Computer der Welt kann bis heute ein menschliches Gehirn nachmachen. 80 Prozent der Gehirntätigkeit haben nichts mit unmittelbarer Reaktion auf das zu tun, was außen gerade ist, sondern besteht aus rein inneren Verarbeitungsprozessen …

Und Sie haben, ganz abgesehen von Ihrem Körper, wie wir alle, auch ganz verschiedene Bereiche in Ihrem Innern. Da gibt es:

- etwas Kleines und etwas Erwachsenes,
- etwas Verletztes und etwas, das andere vielleicht verletzen kann,
- etwas Fröhliches und etwas Trauriges,
- etwas Beobachtendes und etwas Engagiertes, Aktives,
- etwas Hilfreiches und etwas eher Hilfloses,
- etwas, das Hass empfinden kann, und etwas, das fähig ist zum Glücklichsein,

- einiges, das innerlich hilft – und den ‚Geist, der stets verneint', der also etwas anderes will als Heilung, der vielleicht sogar Zerstörung will.
- Sie haben da innen etwas Ängstliches und etwas Mutiges,
- etwas Helles und etwas Dunkles
- und vielleicht noch vieles dazwischen …

Hier haben Sie ein großes Blatt Papier und viele bunte Stifte. Vielleicht können Sie sich einen Moment besinnen. Der Teil von Ihnen, der gerade jetzt vorne in Ihrem Bewusstsein ist – könnten Sie sich für ihn eine Farbe aussuchen und ihn irgendwohin malen auf dieses Blatt, vielleicht geben Sie ihm auch ein Symbol?

Und nun lassen Sie ‚es' weitermalen. Welche anderen Bereiche oder Anteile gibt es da innen noch, welche Farben könnten Sie dafür auswählen, welche Symbole könnten Sie dafür auf das Blatt malen?"

Wichtig ist darauf zu achten, dass auch die „unangenehmen" Seiten und Gefühle und Anteile Platz finden: der Zorn, der Hass, das Dunkle … Die Bildgestaltung zeigt oft, ob es „unbekannte Bereiche" gibt, die dann meist leer gelassen werden. Ein Beispiel:

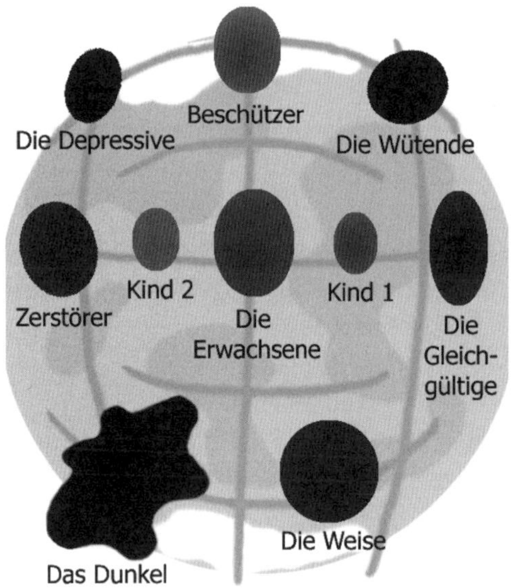


**Abbildung 13.4:** Erste innere Landkarte

Anschließend oder in einer der nächsten Sitzungen kann man die zweite Landkarte malen (lassen).

### *Zweite innere Landkarte: Was ist derzeit nah an der Oberfläche, was weiter innen?*

Um zu sehen, wie die derzeitige Psychodynamik der inneren Anteile ist, kann man ein weiteres Blatt Papier hinlegen und ebenfalls die vielen Stifte und sagen:

„Wenn Sie jetzt eine Ebene einführen, die sozusagen ‚außen' kennzeichnet – die etwa oben ist oder rechts, oder wo immer Sie die Außenwelt für sich sehen –, welche Bereiche oder Anteile von Ihnen sind derzeit (und das ist jetzt wirklich nur als Momentaufnahme gemeint) besonders dicht an der Oberfläche oder nahe an der Außenwelt, und was ist weiter innen?"

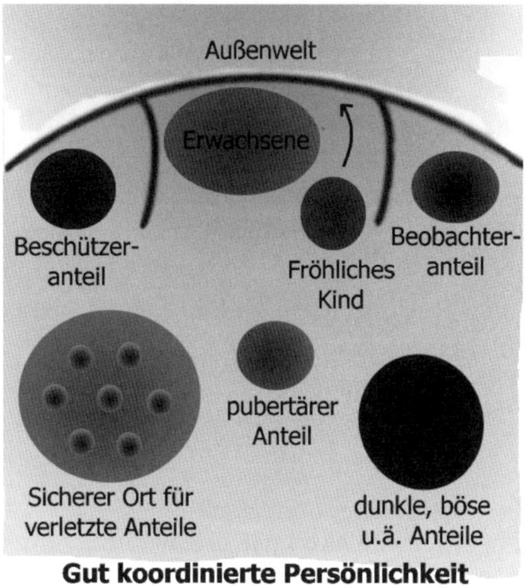


**Abbildung 13.5:** Zweite innere Landkarte – gut koordiniert

Eine relativ „gesunde" zweite Landkarte sieht meist so aus: Nah an der Oberfläche ist ein starker alltagstauglicher Teil, sind Beschützer und Wächter und sonstige wichtige Helferanteile. Viel weiter innen ist ein sicherer Ort für die verletzten kindlichen Anteile; andere, fröhliche Kindanteile sind ebenfalls etwas weiter unterhalb der Oberfläche und dürfen „um die Ecke gucken", wenn die Situation sicher und in Ordnung ist. Weit weg von den Kindern in einem anderen weiter innen liegenden Bereich sind die „dunklen Anteile": Hass und Rachsucht sowie (andere) Täterintrojekte etc.

Bei den meisten TraumaklientInnen sieht anfangs diese Landkarte eher so aus, dass traumatisierte Anteile dicht unter der Oberfläche sind, die dunklen Anteile „frei flottieren" und auch oft „herauskommen" und die hilfreichen Kräfte mit dem Bändigen des inneren Grabenkrieges alle Hände voll zu tun haben. Und so muss der alltagstaugliche Anteil oft richtig darum kämpfen, an die Oberfläche kommen zu „dürfen", und fühlt sich oft instabil und allein …

Ein besonders radikales Beispiel ist eine innere Landkarte, wie sie KlientInnen aufmalen, wenn sie noch mit Tätern verwickelt sind:

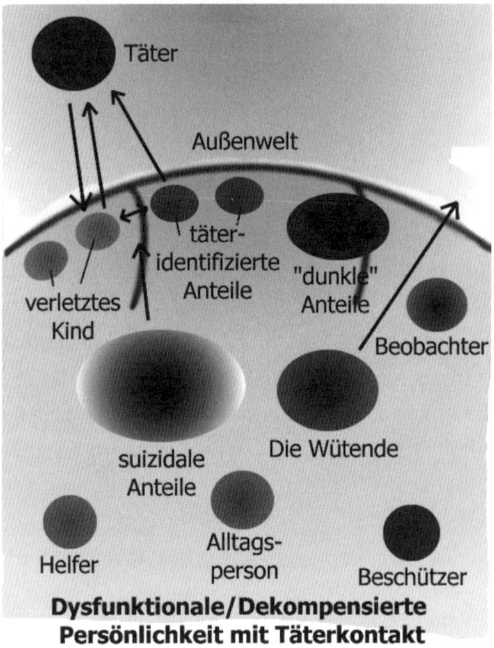


**Abbildung 13.6:** Zweite innere Landkarte – dysfunktional

Wenn wir solche Bilder „lesen" können, zeigt sich an der zweiten inneren Landkarte deutlich, wie die innere Dynamik gerade aussieht. Wenn das Bild fertig, kann man die KlientIn fragen: „Soll das so bleiben? Oder was sollte sich verändern, damit es besser wird?" Dies bietet eine gute Grundlage, um auf der „inneren Bühne" mit den diversen inneren Anteilen bald ein „hilfreiches Team" zu bilden, die sozusagen unsere „inneren Co-Therapeuten" werden.

**MEIN TIPP**

Sollte es trotz sorgfältiger Erklärung und Anleitung einer KlientIn nicht möglich sein, eine innere Landkarte zu malen und / oder einen sicheren Ort zu etablieren, ist dies ein wichtiger Hinweis, dass wahrscheinlich

a. Täterintrojekte oder andere kontrollierende innere Anteile am Werk sind, die dies innerlich verhindern, und / oder
b. die KlientIn noch durch externe Täter weiterhin bedroht oder traumatisiert wird.

In beiden Fällen bedeutet dies: Um weiterzukommen, kann es von entscheidender Bedeutung sein, vorrangig an a) und / oder b) zu arbeiten. Erst bei ausreichender innerer Kooperation sollte mit den Stabilisierungsübungen fortgefahren werden.

## Ideomotorische Fingersignale

Je gespaltener die KlientIn ist, desto schwieriger wird sie es haben, etwas Eindeutiges zu sagen bzw. zu antworten – denn es gibt so viele andere Teilidentitäten, die Unterschiedliches denken und meinen. Um aber das zu tun, was wir stets tun müssen, um die innere Kooperation zu fördern, nämlich „auf der inneren Bühne arbeiten" (siehe Reddemann, 1998 a), hilft es sehr, Zeichen zu etablieren, mithilfe derer die unterschiedlichsten Bereiche der Persönlichkeit stets „mitreden" können – ohne dass sie jedes Mal nach vorne „switchen" müssen. Dazu etablieren wir zunächst einen „Ja-Finger", zum Beispiel mit folgender Anleitung:

„Stellen Sie sich vor, in Ihrem Innern gibt es auf eine Frage von mir ein klares, deutliches ‚Ja!'. Dann sollte dieses Ja die Möglichkeit haben, dass wir es hier hören und sehen können – auch wenn der Teil, der das gerade denkt, ganz weit hinten ist. Deshalb könnte ein Finger ausgewählt werden, der dieses ‚Ja' ausdrückt. Wenn Sie Ihre Hände gut sichtbar auf die Oberschenkel legen, mit den Handflächen nach unten, und ausnahmsweise einmal versuchen, sich jeder bewussten Bewegung zu enthalten, stattdessen Ihr Unbewusstes die Bewegung ausführen zu lassen, dann könnte es sein, dass von den zehn Fingern einer sich ganz leicht hebt.

Dies könnte damit beginnen, dass sich ein Finger anders anfühlt als die anderen. Vielleicht mögen Sie sich vorstellen, dass um diesen einen, den Ja-Finger, ein kleines Bändchen gewickelt ist, und an dem Bändchen schwebt ein Luftballon, und der zupft und lupft ganz allmählich diesen Finger nach oben, ganz zart und sacht … Achten Sie einfach darauf, ob Sie in irgendeinem Finger eine Veränderung spüren, und wenn

Sie es sich erlauben können, dass das Zeichen ein wenig deutlicher werden darf, dann darf sich vielleicht der Finger von der Unterlage heben, ganz leicht wird er und bewegt sich ganz von selbst nach oben, wenn er ein ‚Ja!' zum Ausdruck bringen will …"

Wenn das Fingerzeichen deutlich zu sehen ist, kann man sich bedanken, das Bändchen um den Finger imaginär lösen, den Finger senken, vielleicht die Hände ausschütteln und sich ein wenig wundern …

„Dann wieder beide Hände auf die Oberschenkel legen – und wenn es dann ein ‚Nein!' im Innern gibt – so ein wichtiges Wort: ein Nein! –, dann könnte es sein, dass es ist, als wäre um einen anderen Finger ein kleines Bändchen gewickelt, daran ein Luftballon …" (weiter wie oben, bis Händeausschütteln und wieder mit dem Handrücken nach oben auf die Oberschenkel legen).

„Und manchmal ist es sogar wichtig, ein klares ‚Stopp'-Zeichen zu geben. Auch wenn wir mitten in der Arbeit sind, kann es sein, dass es etwas da innen gibt, das sagt: ‚Stopp, das will ich nicht' oder: ‚Das geht mir zu weit' oder Ähnliches. Dann kann es ja sehr hilfreich sein, wenn man das Stopp auch nach außen hier in diesem Raum zeigen kann. Deshalb könnte es sein, dass eine ganze Hand ausgesucht wird – die rechte oder die linke –, und dann ist es, als wäre ein starkes Bändchen um das Handgelenk gewickelt und daran ein schöner starker Luftballon befestigt, der zieht und lupft das Handgelenk so, dass die Hand eine ganz bestimmte Bewegung machen kann. Spüren Sie mal hin, welche Bewegung die Hand vielleicht machen will und welche Hand es überhaupt ist."

Entscheidend ist, dass die KlientIn spürt, welche Ja-, Nein- und Stoppreaktion der Körper durch die Hände signalisieren möchte – und dies dann auch kundtut. Besser ist es noch, wenn die TherapeutIn mithilft und immer wieder nachfragt: „Na, was sagen die Finger (oder die Hände) dazu?"

## 13.3 Ziele der Stabilisierung und der Ressourcenübungen

Weshalb werden solche Übungen durchgeführt? Wir TherapeutInnen (wozu in diesem Fall auch ErgotherapeutInnen, BeschäftigungstherapeutInnen, GestaltungstherapeutInnen etc. gehören) helfen unseren KlientInnen mit solchen Übungen, verschiedene *Therapieziele der Ich-Stabilisierung* zu erreichen:

- gezielt dissoziieren lernen,
- gezielt assoziieren lernen,
- sich auf den Punkt genau konzentrieren lernen,
- unangenehme Wahrnehmungen vorübergehend „verbannen" lernen, um sich später gezielt damit beschäftigen zu können,
- innere Ruhe finden,

- etwas Verletztes und Verletzliches innerlich in Sicherheit bringen lernen,
- sich innerlich trösten lernen,
- innere Dialoge und „Multiloge" (Gespräche mit verschiedenen inneren Anteilen) führen lernen,
- den Fokus auf Stärke, Ermutigung und innere Förderung legen können,
- Respekt und Sorgfalt im Umgang mit den eigenen Verletzungen erlernen,
- aus der Vogelperspektive einen Blick auf die eigene Traumageschichte werfen können,
- die eigenen Bewältigungsmuster und (früheren) Ressourcen akzeptieren und ggf. wiederfinden oder (weiter-)entwickeln lernen,
- allem innerlich seinen Platz geben und feststellen, dass man – auch wenn man sich noch so sehr gespalten fühlt – „eins" ist.

**Weitere Ziele** der Stabilisierungsphase, die bei komplex Traumatisierten Jahre dauern kann und zahlreiche therapeutische Gespräche umfassen muss, haben mit Beziehungen zu anderen Menschen zu tun: zur TherapeutIn, zu Bezugspersonen, im stationären Alltag zu anderen HelferInnen, MitpatientInnen etc. Hier geht es darum,

- zu lernen, die eigene Bedürftigkeit zu erkennen und anzunehmen;
- zu bemerken, wie sehr das Trauma das Urvertrauen in andere Menschen zerstört hat und wie mühsam es ist, wieder Vertrauen zu fassen;
- zwischen dem Wunsch, sich an andere Menschen zu klammern, und dem Bedürfnis nach Alleinsein zu vermitteln;
- die eigenen Muster zu bemerken: Bin ich eher jemand, die oder der anderen suggeriert: „Tu mir nichts, ich bin doch so lieb" oder: „Du kannst mir auch nicht helfen" oder „Bleibt mir bloß alle vom Leib, ich brauche niemanden!" oder: „Nimm mich und mach mit mir, was du willst" oder: „Hau ab, komm her, hau ab" oder: „Ich werde dich zerstören mit meiner Liebe" oder …? Und auf welche Weise habe ich dieses Muster erworben?
- darüber nachzudenken, ob die Menschen, mit denen man im Alltag zusammen ist, einem eigentlich guttun oder nicht;
- neue Freundschaften zu knüpfen und alte wiederzufinden;
- zerstörerische Beziehungen zu beenden.

Das alles ist leichter gesagt als getan. Je nachdem, wie dysfunktional, chaotisch oder zerstörerisch die gegenwärtige Beziehungsgestaltung einer KlientIn ist, kann es manchmal Jahre dauern, bis sie es schafft, sich aus Abhängigkeits- und Misshandlungsbeziehungen zu lösen und für ein gutes und förderliches soziales Klima um sich herum zu sorgen.

Entscheidend hierbei ist die innere Täter-Opfer-Dynamik, die im nächsten Kapitel näher beleuchtet wird.

# 14. Was heißt hier Täter-Opfer-Spaltung?

*„‚Weil', sagte Jürgen und sah mich erstmals voll an, ‚weil ich merke, dass es mich nicht kaltlässt, wenn sich zum Beispiel die kleine Tochter meiner Freundin auf meinen Schoß setzt …, dass ich mir auch manchmal richtig vorstelle, wie das jetzt wäre, wenn ich das mit ihr mach … Das ist manchmal wie ein Zwang, dass ich das ausprobieren will … Das ist es ja gerade, was mir Angst macht. Dass ich anfange, meinen Alten zu verstehen …'"* (Karin Jäckel, 1996)

*„Wer, wenn ich schriee, hörte mich denn aus der Engel*
*Ordnungen? und gesetzt selbst, es nähme*
*einer mich plötzlich ans Herz: ich verginge von seinem*
*stärkeren Dasein. Denn das Schöne ist nichts*
*als des Schrecklichen Anfang, den wir noch grade ertragen,*
*und wir bewundern es so, weil es gelassen verschmäht,*
*uns zu zerstören."* (Rainer Maria Rilke, 1912)

In der Psychotraumatologie haben wir uns schon daran gewöhnt, dass diejenigen von uns, die mit Überlebenden von schwerster Gewalt und Langzeittrauma arbeiten, von unseren Freunden, Bekannten, manchmal auch von FachkollegInnen dasselbe gefragt werden, was auch Kripobeamte gelegentlich zu hören bekommen: „Musst du dir das eigentlich antun, ausgerechnet mit solchen Menschen zu arbeiten, die so zerstört – und in ihrem Um-sich-Schlagen so zerstörerisch sind?" Gleichzeitig entwickeln wir zunehmend ein Wissen dafür, wie verbreitet die Folgen von Gewalt in Familien, in der Gesellschaft und individuell sind und wie sehr diese Folgen von einer Generation zur anderen weitergegeben werden – wenn nicht gezielt eingegriffen wird.

Ein Buch hat mich in all den Jahren im Hinblick auf dieses Dilemma besonders begleitet – eine dicke Schwarte, eine Bleiwüste voller wichtiger Erkenntnisse, die ein amerikanischer Kollege über unsere Arbeit und unsere Klientel zusammengetragen hat. Dieser Kollege, Harvey Schwartz, ist Psychoanalytiker und begann vor etwa 40 Jahren, mit TraumapatientInnen zu arbeiten und sich mehr und mehr auch mit den Besonderheiten von traumatypischen Spaltungsprozessen und extremen Dissoziationen auseinanderzusetzen. Sein Buch ist leider nur auf Amerikanisch erhältlich, und ich habe vieles darin gefunden, das sich mit meinen über die Jahre gewonnenen Einsichten und Erkenntnissen deckt. In diesem Kapitel werde ich also aus dem Buch einige Male zitieren, und ich empfehle allen KollegInnen, es zu lesen. Sein Titel: *Dialogues with forgotten voices* – frei übersetzt: „Gespräche mit ungehörten Stimmen" (Schwartz 2000).

Mit Harvey Schwartz, der ebenso wie ich als Ausbilder in Traumabehandlung arbeitet, also auch viele KollegInnen in ihrer Entwicklung beobachtet und begleitet hat, bin ich der Ansicht: Wenn wir Tausende von Stunden mit schwer traumatisierten, dissoziativen Menschen zubringen, wie es viele von uns ja tun, dann verändert sich unser Weltbild unweigerlich. Wir erfahren Dinge, die wir vielleicht so nie haben wissen wollen, und wir gewinnen Erkenntnisse über die dunkle Seite in Überlebenden, die dunkle Seite in unserer Gesellschaft – Erkenntnisse, die wir uns gerne erspart hätten. Gelegentlich haben wir dann sogar das Gefühl, ein anderes Universum zu bewohnen als diejenigen, die nicht mit Schwersttraumatisierten arbeiten; einfach, weil wir anderes sehen und erleben und erleiden.

Mit zunehmender Berufserfahrung fällt uns auf, wie sehr wir den Fokus auch auf die destruktiven Erfahrungs- und Verhaltensqualitäten richten müssen, die unsere KlientInnen mitbringen, die ja zunächst einmal als Opfer zu uns kommen. Wie sehr wir unser Augenmerk auf die Täter-Opfer-Spaltungen in unseren Schutzbefohlenen richten müssen, weil wir sonst erleben, dass unser Therapieprozess blockiert wird oder zu scheitern droht, und weil wir sonst etwas Wesentliches einfach nicht begreifen können: den Zirkel der Gewalt in Gesellschaft, Familie – und auch in therapeutischen Settings.

Mit zunehmender Erfahrung erleben wir auch, dass im Zuge der Täter / Opfer- und Täter / Retter-Reinszenierungen innerhalb der Therapie wir selbst als BehandlerInnen unter Druck geraten, weil die Übertragungs- und Gegenübertragungsdynamiken enorm heftig sind und wir selbst manchmal grenzwertige Erfahrungen machen, die stellvertretende oder sekundäre Traumatisierungen nach sich ziehen können (siehe Kapitel 19).

## 14.1 Gesellschaftliche Strukturen, die Missbrauch begünstigen

Wenn wir die tiefere Bedeutung einer Sache erkennen wollen, beginnen wir am besten aus der Vogelperspektive. Etwa indem wir uns die gesellschaftlichen Strukturen anschauen, die es möglich machen, dass massive Misshandlungen von Kindern – wie zum Beispiel sexuelle Gewalt in den Familien – buchstäblich ungehindert stattfinden können. Kaum ein Promille aller Täter im Bereich „sexueller Missbrauch“ wird jemals juristisch verurteilt – ein Skandal, der darauf verweist, dass in unserer Gesellschaft etwas vorherrscht, das Schwartz so bezeichnet (meine Erläuterungen in Klammern):

„… die kulturellen Kerndynamiken von Ausbeutung, Entmenschlichung-Objektifizierung [= zum nichtmenschlichen Objekt gemacht werden], Opferung, tödlichem Wettbewerb, Misogynie [= Frauenfeindlichkeit] und Erotisierung der Unterwerfung von Frauen sowie die positive Bewertung von Dominanz und Kollusion [= unguter Beziehungsenge] als Arten menschlicher Beziehungen."

Mit anderen Worten: Eine Gesellschaft, die zulässt, dass Kinder misshandelt und sexuell ausgebeutet werden, hat auch bestimmte andere (oben genannte) Merkmale und setzt auf männliche Dominanz und tödlichen Wettbewerb, Frauenfeindlichkeit und „Erotisierung der Unterwerfung von Frauen" ebenso wie auf die „Normalität" von einengend-verschmelzenden Beziehungen. Wer gern Belletristik liest: Wohl keine amerikanische Schriftstellerin hat diese Phänomene in ihren Romanen so deutlich und anklagend beschrieben wie Marge Piercy (z. B. 2003). Die Philosophin Judith Butler hat in sich ihren Arbeiten (z. B. 1991) damit beschäftigt; und die Wissenschaftlerin Elizabeth Howell (2002, 2016) wagt in einigen Studien sogar die These, dass die Klischees von Geschlechterrollen, die nach wie vor existieren und gelebt werden, das Ergebnis der zwischengeschlechtlichen Traumageschichte sind. Konkret: Frauen hätten aus der Not, stets aufs Neue Opfer von Männern zu sein, eine Tugend gemacht und sich „Unterwerfungsrituale" aller Art ausgedacht; als Mütter sorgten sie dafür, dass ihre Töchter sich anpassen und auch unterwerfen, die Söhne aber zur „Herrenklasse" aufsteigen. Um dies zu können, müssten kleine Jungen viel zu früh – also bereits etwa zum Schuleintritt – von der Mutter „zwangsabgenabelt" werden, was Männern eine chronische Bindungsstörung beschere (siehe auch in Band 1 Kapitel 4 über Bindungsstörungen).

So sehr diese Thesen diskutierbar sind, in jedem Fall dürfen wir nicht aus dem Auge verlieren, auch nicht in den intimsten Momenten unserer Psychotherapien, wie sehr gesellschaftliche Strukturen jede Form von Spaltungen, wie wir sie bei unserer Klientel entdecken, stets aufs Neue wiederholen und bestätigen. Und wie sehr unsere Gesellschaft auch Täterstrukturen in sich hat, die es unserer Arbeit schwer machen und die bis hinein in die psychotherapeutische Beziehung reichen.

## 14.2 Die Rolle der Dissoziation

Welche Rolle spielt dann Dissoziation? Zunächst einmal ist Dissoziation der Hauptabwehrmechanismus während und unmittelbar nach traumatischem Stress, wobei es viele Traumatisierte gibt, die diese Reaktionsform im Zuge ihrer Traumafolgesymptomatik beibehalten. So können wir Dissoziation durchaus, wie Harvey Schwartz es tut, als einen „verzweifelten Versuch" beschreiben, „sich Leben und Gesundheit dadurch zu erhalten, dass eine zersplitterte Identität geschaffen wird, die mit dem Schmerz", mit der Wucht der Gewalt, mit Angst, Entsetzen und Scham „fertigt wird, indem sie diese Qualitäten aufspaltet, entfremdet oder als ‚nicht mir zugehörig' verändert".

Bei Kindern, die dissoziieren, nachdem sie in der Familie seelisch gequält, vernachlässigt, körperlich oder sexualisiert misshandelt wurden – und bei schweren dissoziativen Spaltungen handelt es sich in der Regel um Störungen, die durch Kindesmisshandlung entstanden sind –, bedeutet Dissoziation noch mehr, nämlich: „Selbst- und Objektrepräsentanzen zu erschaffen, die ihre Wurzeln haben in der Identifikation mit den einzigen vorhandenen Bindungsobjekten – in der Regel den misshandelnden Eltern" (Schwartz 2000). Das Selbstbild des Kindes entwickelt sich also in zweierlei Hinsicht aus Spaltung: Das eigene Ich spaltet sich auf, und die wichtigen anderen „Objekte" – in diesem Fall die elterlichen Täter – werden „nach innen genommen", einfach weil sich das Kind zwangsweise mit ihnen identifizieren und sich an sie binden muss. Dass dies in westlichen Industrieländern noch intensiver geschieht, weil die Alternativen fehlen – bindungsfähige andere Erwachsene in der Nähe, die Ersatz für den Bindungs-„Ausfall" der leiblichen Eltern bieten könnten –, habe ich in Band 1 bereits erläutert.

Bei in der Kernfamilie gequälten Kindern stellen die Eltern die „mächtigen Anderen" dar, die scheinbar Sicherheit, Fluchtmöglichkeiten vor den äußeren Gefahren oder manche Erleichterungen vor Schmerz und Bestrafung bieten können, während sie gleichzeitig die Quelle des schlimmsten Schmerzes sind. In destruktiven Reinszenierungen, auch solchen in der Psychotherapie, werden alle, die sich dann später einlassen auf das früh gequälte Kind, unbewusst zu Partnern bei der Wiedererschaffung solcher Strukturen und Dynamiken des ursprünglichen Missbrauchs- und (emotionalen) Ausbeutungssystems – ob sie das nun wollen oder nicht. Denn es bewahrheitet sich immer wieder der Satz des französischen Psychiaters Pierre Janet: „Wenn man ein Trauma nicht realisiert, dann ist man gezwungen, es zu wiederholen oder zu reinszenieren."

Wir merken das daran, dass Personen, die früh misshandelt wurden, sich später meist mit Menschen zusammentun, von denen sie annehmen, dass sie „besonders viel Macht" haben. Dass sie also diejenigen sind, die, wie ich zu sagen pflege, „den Daumen nach oben oder unten recken" können. Hopp oder topp: „Heute mach ich dich fertig" oder: „Hier hast du Geld, kauf dir was Schönes" – wer über das Kind (und die Partnerin oder den Partner) bestimmen konnte, hatte die meiste Macht. Die heranwachsende Person lernt daraus, und auf Dauer führt es dazu, dass sie solche Menschen aufsucht und sich ihnen unterwirft, die ebenfalls „den Daumen nach oben oder unten recken" können. Dies gilt auch häufig in der Psychotherapie. Kein

Wunder, dass die junge Psychotherapieanfängerin von der TraumapatientIn abgelehnt wird: „Wo ist denn der Oberarzt? Ich hör nur auf das, was der Oberarzt sagt!" Kein Wunder, dass die (früh) so geprägte Person sich anpasst, sich nicht wehrt, nicht aus unerträglichen Verhältnissen auf- und ausbricht – es sei denn, jemand Starkes verspricht ihr, sich um sie zu kümmern („Nimm mich und mach mit mir, was du willst – und rette mich aus der Not!"). Und kein Wunder, dass sie sich oft einen Kerl zum Freund aussucht, der furchterregend aussieht und im besten Fall dem Typ „süßer großer Bär" entspricht. Dass derselbe „süße Junge", weil er vielleicht selbst ein ehemals misshandeltes Kind ist, im Frust gern mal die Impulskontrolle verliert und zuschlägt oder ihr gemeinsames Kind misshandelt, sieht die traumatisierte Person zu diesem Zeitpunkt nicht – bis sie wieder in die Arme des nächsten „starken Mannes" flieht. Von der PsychotherapeutIn erwartet sie dann, gerettet zu werden. Und wenn sie Mutter ist, ist es kein Wunder, dass ihre Kinder zur nächsten Generation von Traumatisierten heranwachsen und wiederum einen langen Weg des „inneren und äußeren Ausstiegs" aus solchen Strukturen vor sich haben. Glücklicherweise gibt es Ausnahmen von dieser Regel: Jungen und Männer, Mädchen und Frauen, die aus dieser Dynamik früh aussteigen, sich trotz Angst und furchtbarer Scham, trotz aller Schwächegefühle und Befürchtungen („Das kann ich doch nicht alleine!") auf den Weg machen.

Die radikalste Form der posttraumatischen Störung oder besser, Anpassungsleistung, die partielle oder vollständige dissoziativen Identitätsspaltung (DIS), verewigt diese zwischenmenschliche Gewaltdynamik im Innern. Ähnliches gilt für die Borderline-Spaltung in gutes Objekt und böses Objekt und vermutlich sogar für die psychotische Spaltung: Sie stellen unbewusste Versuche dar, sich selbst zu heilen, indem ein Teil des Selbst das Unerträgliche nicht mehr erleben muss und „weggehen" kann, während andere die kontrollierende, übermächtige, gewaltvolle Seite der Täter widerspiegelt; und wenn es wieder unerträglich wird, tritt die nächste Spaltung in Kraft. Oder man gerät von Gefühlszustand zu Gefühlszustand, schwankt und wechselt ohne bewusste Kontrolle hin und her und versucht, sich innerlich einen Bereich zu erhalten, in dem man etwas oder jemanden „schön" oder „nett" oder „egal" finden kann, auch wenn das Zuhause und wenn die Bezugspersonen ein einziges Inferno sind. Gleichzeitig aber bleiben in der Spaltung alle Mechanismen weiter bestehen, welche die Betroffene erlebt hat. Dazu gehören:

- Ausbeutung,
- Verrat,
- Unterjochung,
- Beziehungsclinch,
- Zwang,
- Dominanz,

- Bestechung,
- Erpressung,
- Double-Binds (widersprüchliche Botschaften),
- Opferung und, wie Schwartz es ausdrückt:
- „Unterwerfung unter und Bindung an irrationale Autorität“ (etwa der ehemals oder nach wie vor misshandelnden Eltern), was wir mit Anpassung an despotische Herrschaft gleichsetzen könnten.

Wenn diese Mechanismen nicht durchschaut werden, weil sie Bestandteil von Spaltungsprozessen sind, können sie auch nicht verändert werden. Dies ist eine Herausforderung für die Traumatherapie, die ihrerseits für die Betroffenen im besten Fall eine Art fundamental umstrukturierende Lebensbedingung darstellt.

Auch die amerikanische Psychologin Jennifer Freyd hat ein wichtiges Buch zu diesem Thema geschrieben. Sie ist die Tochter des Paares, das die *False Memory Syndrome Foundation* gegründet hat, eine international sehr mächtige pressure group von angeblich zu Unrecht des Missbrauchs bezichtigten Eltern. Die „Foundation“ wurde glücklicherweise Ende 2020 aufgelöst, ihr Gedankengut aber lebt weiter, auch in unseren Ländern. Jennifer Freyd hat ihre Eltern nie öffentlich angeklagt. Diese waren in die Offensive gegangen und hatten eine Stiftung ins Leben gerufen, die ausschließlich mutmaßliche Täter verteidigte und mit sehr viel Geld eine pseudo-objektive, tatsächlich aber opferdiffamierende Öffentlichkeitskampagne finanzierte.

Jennifer Freyds Buch heißt, wen wundert's, *Betrayal Trauma* – „Das Trauma des Verrats“. Darin beschreibt sie Erfahrungen und Analysen aus ihrer beruflichen Arbeit als Trauma-Psychotherapeutin. Zum Beispiel diese:

„Das gequälte Kind hat keine andere Chance, als sich dem folternden Elternteil auch auf der Suche nach Schutz, Trost und Hilfe zuzuwenden. Der Verrat darf also nicht bemerkt werden. Der Anpassungsmechanismus der Dissoziation ist daher nicht nur eine Abwehr der überwältigenden Qual, der Überstimulation und der entsetzlichen Gefühle, sondern auch eine primäre Technik, um in äußerst brutalen und chaotischen Situationen Bindung aufrechterhalten zu können“ (Freyd 1996).

Mit anderen Worten: Dissoziation wird benutzt, um einerseits solchen überwältigend qualvollen Situationen zu entgehen und um andererseits trotz allem die so überlebenswichtige Bindung herstellen und aufrechterhalten zu können. Eine andere Kollegin, Elizabeth Waites, schreibt in ihrem Buch *Trauma and Survival* sinngemäß:

**Das Dilemma des traumatisierten Kindes besteht darin, dass Bindung lebensnotwendig und gleichzeitig lebensgefährlich ist.**

Das Kind muss also Aspekte des Selbst, die das Bösartige des Elternteils entdecken könnten, unterdrücken. Jennifer Freyd nennt dies „Betrayal Blindness" – Blindheit für den Verrat. Inzwischen ist sie eine der berühmtesten Traumaforscherinnen, und ihre Untersuchungen zum Thema „Bindungsverrat in der Kindheit und die lebenslangen Folgen" haben dazu geführt, dass „Betrayal Trauma" ein geflügeltes Wort in den USA geworden ist. Man kann nämlich nachweisen, dass Kinder, die von ihren primären Bindungspersonen gequält wurden, weit mehr Amnesien und andere Entfremdungserlebnisse sowie schwerere Traumafolgestörungen haben als die Kinder, die von anderen Menschen als den Elternfiguren Leid erfahren haben.

Hochdissoziative Traumaüberlebende haben die scheußlichste Form von Machtmissbrauch in intimen Situationen erlebt, die unsere Spezies kennt. Die TherapeutIn muss infolgedessen in der Lage sein, die potenzielle Wiederholung und die unbewusste Reinszenierung von Beziehungsmustern innerhalb der therapeutischen Beziehung zu erkennen. Beziehungsmuster, die man unter anderem durch Prinzipien wie Herrschaft, Folter, Opferung, Erpressung und Verführung kennzeichnen könnte.

Aber auch das „Schlag zu und verschwinde", das wir später beim schnellen Wechsel (bei dissoziativer Identitätsspaltung *switchen* genannt) zwischen Opfer- und destruktiven Anteilen erleben, gehört dazu: Zerstörerische „Zustände", „Stimmen", „Innenpersonen" etc. kommen an die Oberfläche, richten Unheil an und „tauchen wieder ab".

Geiselnahme und Verrat sind hier als Mechanismen früher Ausbeutungsbeziehungen genannt, die wir in der Psychotherapie näher untersuchen müssen. Und ganz wichtig ist die Arbeit mit den nach innen genommenen „Spiegelsplittern" der mächtigen Täterfiguren, denen ich eine eigene Monografie gewidmet habe (Huber 2013) und für die sich auch einige KollegInnen sehr intensiv interessieren (z. B. Peichl 2017).

In jedem Fall sollte eine TherapeutIn, die mit einer aus einer Misshandlungsfamilie stammenden Person arbeitet, eine Umgebung schaffen, in der gemeinsames Fragen, gemeinsam geteilte Autorität und letztlich gegenseitiges Anerkennen und Beeinflussen stattfinden können, ohne dass die fundamental asymmetrischen Aspekte der therapeutischen Beziehung geleugnet werden; das empfiehlt auch Harvey Schwartz (siehe auch Kapitel 10).

Wenn wir TraumatherapeutInnen diese Wechselseitigkeit in der Beeinflussung anerkennen und benennen, wenn wir sie untersuchen und Schritt für Schritt gemeinsam zu verändern lernen bis zur vollständigen „Emanzipation" der KlientIn von uns, tun wir etwas entschieden anderes als das, was die Betroffenen in ihren Familiensystemen oder in ihren Täterkreisen kennengelernt haben.

In dysfunktionalen Familienstrukturen, in denen Kinder gequält und ausgebeutet werden, herrscht in der Regel ein despotischer, chaotischer Erziehungsstil, der das Kind gleichzeitig parentifiziert hat, also eine Umkehr der Rollen von Eltern und Kind suggerierte. In ihrer Herkunftsfamilie waren die meisten unserer komplex traumatisierten KlientInnen dazu da, die Bedürfnisse der Eltern zu erfüllen, und zwar – um es so drastisch auszudrücken, wie es ist: sämtliche Bedürfnisse, von „Hol mir ein Bier" bis „Hol mir einen runter".

Wir TraumatherapeutInnen hingegen bieten den Überlebenden gemeinsame, geteilte Autorität an. Wir verstehen beide Seiten als ExpertInnen, und wir tun uns zusammen, um etwas zu entwickeln, das die KlientIn weiterbringen könnte. Gleichzeitig bleiben wir TherapeutInnen aufmerksam für die Verantwortung, die wir in der Rolle als Behandler haben.

## 14.3 Unbewusste Täuschungsmanöver

Viele KollegInnen sind bestürzt, ja geradezu enttäuscht, wenn sie mit viel gutem Willen in die klinische Arbeit kommen und dann entdecken, dass ihre KlientInnen die alten Muster nicht nur nicht aufgeben, sondern zudem alle Beteiligten – uns, sich selbst, Außenstehende – lange darüber hinwegtäuschen. Darüber nämlich, wie desolat es in ihnen aussieht. Denn viele hochgradig gespaltene, dissoziative KlientInnen gehen als „eine" oder als nicht traumatisiert durch, was ja eine beachtliche Leistung ist, während sie gleichzeitig ihre Identitäten wechseln, je nachdem, welche Gefahren sie gerade wahrnehmen oder welche zwischenmenschlichen Erwartungen sie glauben erfüllen zu müssen.

Schwartz weist darauf hin, dass dadurch die primäre Forderung der Täter: „Halt den Mund und tu so, als ob alles in Ordnung wäre" immer weiter befolgt wird, besonders wenn sie ursprünglich verstärkt wurde durch verwirrende Botschaften und widersprüchliche Bindungsangebote (double binds) sowie ausgeklügelte, vielleicht sogar ritualisierte Gewaltinszenierungen. Solche meist sadistischen Inszenierungen dienten dazu, das kindliche Opfer – unsere spätere KlientIn – dazu zu bringen, dem Täterwillen zu entsprechen und sich dabei gleichzeitig böse zu fühlen, abgrundtief schlecht, zutiefst beschämt und voller Angst.

Mit dem Ergebnis, dass viele Überlebende sich nicht einmal vorstellen können, dass jemals alles gut wird – es sei denn durch die Hand des Täter-Retters, denn der weiß um all ihre Abgründe und kennt sie, so glauben sie, besser, als sie sich selbst kennen. Später, in der Therapie, bekommen wir TherapeutInnen die Rolle der Person übertragen, die mächtig ist, die den Daumen hoch und runter recken kann, die Person, auf die man achten muss. So die unbewusste Wahrheit der früh traumatisierten KlientIn.

## 14.4 Spaltungen

Daumen rauf oder Daumen runter – die Täter-Retter-Spaltung – ist der Inbegriff der Dualität des Täters, als desjenigen, der Macht über Leben und Tod, Schmerz oder Nicht-Schmerz hat, aber der auch sagen kann: „Pass auf, mach das nicht“ oder „Ich beschütze dich“ oder „Ich entlasse dich hier aus der Not“.

Die dissoziativen Überlebensstrategien werden perfektioniert, wenn die traumatisierte Person ihre Fähigkeit zur Selbsttäuschung weiterentwickelt, indem sie bewusste Erinnerung an den Kindheitsterror unbewusst ersetzt durch eine harmlosere Geschichte. Zum Beispiel: „Wie meine Kindheit war? Na, ganz normal.“ Oder: „Es wird wohl alles in Ordnung gewesen sein“ oder: „Ich bin auf dem Lande groß geworden mit vielen Tieren, das war bestimmt schön“. So erzielt die KlientIn das, was Schwartz „einen lebensrettenden Kompromiss zwischen Überleben und Selbstverleugnung“ nennt. Die ganze Zeit über aber bleibt in ihr paradoxerweise die enge Bindung an die relevanten Erwachsenen aus der Kindheit erhalten, die sie als Kind versorgten – und missbrauchten.

Frankl & O'Hearn, zwei amerikanisch-jüdische Kollegen, haben in einer Arbeit (1996) die Innenwelt eines dissoziativen Menschen verglichen mit der zersplitterten Kultur osteuropäischer, jüdischer Gettos unter der Naziherrschaft. Sie vermuteten: Als Überlebensstrategie bei extremem und unaufhörlichem individuellem und sozialem Stress entstehen zum einen hilfesuchende Bindungskräfte: Anteile der Persönlichkeit, die gerettet werden möchten, um die Last ihres Leids loszuwerden. Zum anderen entstehen bindungsfördernde Kräfte. Beschützeranteile in der Überlebenden tragen zum Beispiel die Last, nach außen über die Grausamkeit zu berichten und nach innen zu trösten. Entsprechend dürfen wir nicht vergessen, diese Beschützerkräfte sozusagen als Co-Therapeuten mit in die Therapie einzubinden. Und zum Dritten bringen die fortgesetzten Traumatisierungen bindungsfeindliche Kräfte hervor. Das sind Täterintrojekte, die innerlich und/oder äußerlich noch mit dem Täter verbunden sind und ihre Aufgabe darin sehen, Bindungen an die Außenwelt zu unterbrechen. Ein Grund dafür ist, so paradox es klingen mag: Sie tun es, damit es nicht schlimmer wird. Das bedeutet: Bindungsfeindliche Kräfte, wie wir sie bei Täterintrojekten finden, haben teilweise durchaus beschützende Wirkungen. Sie wollen verhindern, dass die Persönlichkeit sich in der Psychotherapie wieder potenziellen Misshandlungs- und sonstigen missbräuchlichen Situationen aussetzt. Gleichzeitig aber verleugnen sie (zunächst) die realen missbräuchlichen Bindungsstrukturen zu den Tätern, denen sie „nachmodelliert“ sind.

Anfänger unter den BehandlerInnen neigen dazu, sich vor allem mit den Opferanteilen in der KlientIn zu solidarisieren und sich damit zu begnügen. Um zu verstehen, warum dies nicht genügt, sondern dass wir uns auch mit den anderen abgespaltenen Dimensionen des Erlebens auseinandersetzen müssen, ist es wichtig, sich noch einmal die Unterscheidung zwischen primärer, sekundärer und tertiärer Dissoziation vor Augen zu führen.

**Primäre oder peritraumatische Dissoziation** ist die während der Gewalteinwirkung stattfindende Aufsplitterung der Wahrnehmung und eine Entfremdung des Erlebens. Sie führt zu Clustern von emotionalen Persönlichkeitszuständen, die unmittelbare Widerspiegelungen der traumatischen Situationen sind.

**Sekundäre Dissoziation** ist die Auftrennung in einen funktionierenden Teil – später die Alltagspersönlichkeit, früher auch „Host“, also Gastgeberpersönlichkeit genannt – und die starken und abgespaltenen Gefühls- und sonstigen Gedächtnisinhalte (emotionale Persönlichkeitszustände, entweder die überwältigenden Erfahrungen oder die Täterstrukturen widerspiegelnd), die mit dem Trauma zu tun haben. Auf der sekundären dissoziativen Ebene findet sich auch die partielle dissoziative Identitätsstörung.

**Tertiäre Dissoziation** ist bei chronisch dissoziierenden Menschen das Vollbild der DIS: Die Aufteilung in einen oder mehrere alltagstaugliche Anteile und weitere diverse Persönlichkeitszustände, häufig erlebt als Innenpersonen, die unterschiedliche Funktionen widerspiegeln: Der wütende pubertäre Anteil, die Depressive, der innere Zerstörer, die ruhige Beschützerin, die Gleichgültige, die Prostituierte, die traumatisierten Kinder sind solche typischen Abspaltungen nach frühen Traumata.

Ob die Persönlichkeit nun bis in die tertiäre Struktur hinein tief gespalten ist oder nicht: In jedem Fall sind wir gehalten, alle vorhandenen Bereiche der Persönlichkeit in der traumazentrierten Psychotherapie ebenso kennenzulernen und in die Therapie einzubeziehen wie die inneren Beobachterstrukturen, die Ernest Hilgard bereits in den 1970er-Jahren „The hidden observer“ genannt hat (1977). Dies sind im Grunde die Anteile der Überlebenden, welche automatisch, aus Depersonalisation entstanden, in der Lage sind, ohne emotionale Beteiligung Vorgänge aus der Vogelperspektive zu betrachten. Sie sind entstanden in dissoziativen Momenten oder durch Fremdbeeinflussung (etwa Mind Control oder gezielte Folter), sodass sie das Eigene als Fremdes betrachten: „Das bin nicht ich“, „Das passiert jetzt nicht mir“ oder „Das hier hat mit mir nichts zu tun“. In die Therapie einbeziehen müssen wir ebenfalls die „trauma-unwissenden“ Anteile wie „das unbeschwerte Kind“ – oder auch eine Alltagspersönlichkeit, die null Erinnerungen an die extrem belastenden Ereignisse hat.

An der Tatsache der Existenz solcher „naiven, unwissenden" Persönlichkeitszustände oder -anteile können wir erkennen, welchen Sinn die primären, sekundären und weiteren Spaltungen haben, nämlich Teile der Persönlichkeit so in Sicherheit zu bringen, dass sie sozusagen das Trauma „gar nicht erlitten haben". Diese unwissenden Anteile tun sich in einer Persönlichkeit nicht selten mit täterloyalen Anteilen zusammen oder mit Resten von Opferanteilen – etwa in Form von Panik und Zwangssymptomen, suchtartigen Ablenkungen oder chronischer Beschuldigung der eigenen Person oder anderer – zu einer „presenting personality", die uns wegen rätselhafter Symptomatik dann aufsucht, nach außen hin den Alltag regelt und alles daransetzt, „normal" zu erscheinen.

Hier noch einmal ein Überblick über die mehrfache Aufspaltung chronisch traumatisierter Menschen in verschiedene Dimensionen.

**Dissoziative Spaltung**

1. **„Das Opfer"** – Gefühle, Schmerzen, Wahrnehmungen, Handlungen während des Traumas, meist fragmentiert, entwickelt sich zu:
   - psychosomatischem Schmerz, Somatisierung;
   - Opferidentität: „Bin selbst schuld"; „Ich bin so hilflos – hilf mir doch!" (erlernte Hilflosigkeit);
   - Süchte, um nichts (mehr) zu spüren;
   - „Ruhe nach dem Sturm", Fühllosigkeit; jede Bewegung bringt den ...
   - Schmerz, Depressivität, u.U. Suizidalität.
2. **„Beobachter"** – depersonalisierte distanzierte Teile der Persönlichkeit, teilt sich weiter auf in:
   - neutralen affektfernen, funktionierenden Teil;
   - Wächter, der innerlich für Ordnung sorgt;
   - liebevollen Helferanteil, „Engel" etc.;
   - täterloyalen Teil (gleichgültig dem Opfer gegenüber);
3. **„Täteridentifizierte/r bzw. kontrollierende/r Teil/e"** = Identifikation mit dem Aggressor, oft im Moment des äußersten Schmerzes; Folgen u. a.:
   - sadistisch-quälender Persönlichkeitsanteil, hat u. U. Spaß an der Macht über Leben und Tod;
   - reiner Affektdurchbruch: Hass pur;
   - ideologisch die Täterseite vertretender Teil („Sex mit Kindern ist geil");
   - zynischer, aggressiver, aber u. U. auch ...
   - beschützender Anteil („Outlaw", „Django" ...).
4. **Das „unbeschwerte Kind"** ohne traumatische Erinnerung; aus ihm entwickelt sich häufig die gegenwärtige, den Alltag regelnde Persönlichkeit.

(Siehe hierzu ausführlich auch Kapitel 5 in Band 1)

Die erfahreneren BehandlerInnen wissen, dass es gilt, all diese verschiedenen Dimensionen in die Therapie einzubeziehen. Goulding und Schwartz (1995) unterscheiden drei Gruppen solcher Anteile, auch diese Einteilung erscheint mir sehr interessant. (Es gibt in der internationalen Fachliteratur insgesamt etwa 20 solcher Versuche, Innenanteile in chronisch traumatisierten Menschen zu gruppieren.) Sie nennen die eine Gruppe von Persönlichkeitsanteilen, die durch chronische Traumata entstehen, **„Vertriebene"**; das sind oft kindlich gebliebene Anteile. Sie hüten die wichtigsten Bedürfnisse oder traumatischen Erfahrungen und verkörpern Empfindungen und Ängste. Sie sind zeitlich eingefroren und erleben das Trauma immer und immer wieder.

Als zweite Gruppe beschreiben Goulding und Schwartz die **„Feuerwehrleute"**; sie haben die Macht, Böses zu tun, wie Brière sagte. Sie sind täteridentifiziert, selbstsicher, voller Energie, automatisiert, kontrollierend und beziehen sich auf andere vorwiegend misstrauisch und von oben herab – so kommen sie uns zunächst entgegen. Gleichzeitig zeigen sie hin und wieder ein generöses Verhalten, sind irrational und grenzüberschreitend, aber ihr Verhalten enthält auch Elemente von Schutz. Wir haben also einen langen Weg vor uns, bis wir ihnen geholfen haben, dass sie zu einigermaßen rationalen und verlässlichen Beschützern in einer ehemals so gequälten und nur nach außen orientierten Persönlichkeit werden können.

Schließlich nennen Goulding und Schwartz als dritte Gruppe die **„Manager"**, die den Alltag regeln, funktionieren, die eine Fassade von Normalität und Einheit aufrechterhalten, übrigens eher eine Karikatur dessen, was sie anderen abgeschaut haben.

Am meisten bewährt hat sich die Theorie, die am wenigsten unbeweisbare theoretische Annahmen hat. In den letzten 20 Jahren hat sich die strukturelle Dissoziationstheorie hier durchgesetzt, und sie spiegelt sich auch in den neuen ICD-11-Diagnosen wider. Von daher lohnt es sich, die Arbeiten von Ellert Nijenhuis genau zu studieren, von denen man viele auf seiner Website[24] finden kann. Die Buchveröffentlichung zur *Trauma-Trinität* (2019) ist sehr anspruchsvoll, lohnt aber die Lektüre. Zusammen mit Onno van der Hart und Kathy Steele hat Nijenhuis 2008 das erste Grundlagenbuch zur Struktuellen Dissoziationstheorie herausgebracht, das ich ebenfalls allen LeserInnen ans Herz legen kann. Lassen sie sich vom verwirrenden deutschen Titel *Das verfolgte Selbst* nicht irritieren. Der vielleicht unübersetzbare Originaltitel *The Haunted Self* trifft genauer, was gemeint ist (van der Hart et al. 2008).

Viele Gewaltüberlebende entwickeln eine Mimikry. Sie versuchen, irgendwie „normal" zu wirken, fühlen sich innerlich aber zerrissen und extrem zerbrechlich. Ihre

---

24 ↗ https://www.enijenhuis.nl

Anpassungsleistung: „Wie muss ich denn sein, damit ich als ein erwachsener funktionstüchtiger Mensch durchgehe?" Dabei ahnen sie, dass sie nur so tun als ob, dass in ihnen noch ganz viel Unkontrolliertes und Unbekanntes zu Hause ist, vor dem sie sich fürchten und das sie am liebsten „weg" haben wollen. Letzteres dürfte die wesentliche Motivation sein, die Gewaltüberlebende in die Psychotherapie führt: „Weg damit!", mit all den peinigenden Symptomen.

Viele Opfer, die in Behandlung kommen, sind tendenziell hypomanisch, fühlen sich also innerlich getrieben und voller Unruhe. Sie sind zwanghaft, sie sind sozial eher angepasst, sie sind ängstlich. Und gleichzeitig sind sie zutiefst erschöpft, müde, ausgelaugt von all der Anstrengung, die ihr Unbewusstes leisten muss, um den Alltag einigermaßen bewältigen zu können.

## 14.5 Camouflage – Versteckspiel aus Angst vor Intimität

Was wir Mitempfindende manchmal zu Beginn schon trotz der erheblichen Camouflage, also dem Versteckspiel der Überlebenden, spüren: Viele können Intimität nicht leiden, weil sie Angst haben, dass sie die Kontrolle verlieren könnten, wenn es zu nah wird. Und sie schämen sich dafür, dass etwas aus ihnen hervorbrechen könnte, das sie nicht kontrollieren können. Schließlich wurden sie immer wieder beschämt, im Stich gelassen, durch psychische und/oder körperliche und/oder sexualisierte Gewalt verletzt, die von einem oder mehreren nahen anderen Menschen ausging. Und/oder sie mussten frühe Verluste im wahrsten Sinne des Wortes „wegstecken". Daher wehren sie Spontaneität tendenziell eher ab; meist auf eine durchaus liebenswürdige Art und Weise. Sie distanzieren sich einfach innerlich oder kommen mit rein rationalen Argumenten oder sagen das eine, tun dann aber etwas anderes. Nicht, dass sie nicht selbst gelegentlich merken würden, was sie da unbewusst machen: „Ich tue ja nur so als ob", denken viele von ihnen nicht zu Unrecht und vermeiden neue Bindungen und Freundschaften, was sie nicht nur in der Therapie weiterhin „einsam" sein lässt, sondern sie auch ansonsten sozial isoliert.

Das dissoziative System ist, so hat es Harvey Schwartz an einer Stelle in seinem Buch geschrieben, wie ein „Labyrinth aus Spiegeln und Falltüren", und der dissoziative Prozess ist der ultimative Trick. Er verdreht Ursache und Wirkung. Denn das Entfremdungsgefühl von der Realität, das Sich-nicht-richtig-Spüren und andere dissoziative Symptome werden für das eigentliche Problem gehalten. Dabei dienen sie nur dazu, das Eigentliche – die Erinnerung an die Qualen des Traumas – fernzuhalten. So verwirrt ist die komplex traumatisierte Persönlichkeit:

> „Verloren in der Zeit, fragmentiert in der Identität, überwach und angespannt Entdeckung befürchtend, während sie versucht, ihre Lebenskatastrophen zu bändigen, und wahrhaft konfus in allen Beziehungen, obwohl sie vorgibt, das nicht zu sein, wird die Überlebende zum Opfer ihrer eigenen dissoziativen Achterbahnfahrt."
>
> (Schwartz 2000)

### Ein Beispiel

Die Überlebende wird „getriggert": Sie bekommt eine Nachricht aus ihrem Elternhaus, sie solle heimkommen und sich um ihren kranken Vater kümmern (der sie als Kind misshandelt hat). Diese Nachricht versetzt sie in Unruhe, die Unruhe führt zu negativen Gedanken. („Was ist bloß mit mir los? Ich kann mich nicht konzentrieren. Nicht mal konzentrieren kann ich mich. Typisch, nichts kriege ich auf die Reihe.") Diese wiederum führen zu negativen Gefühlen (verstärkte Unruhe, Verzweiflung, Selbsthass, Selbstzerstörungswut). Dann setzt Dissoziation ein, hier etwa in Form einer Symptomtrance. Folge: Sie bekommt einen Fressanfall oder sie nimmt eine Rasierklinge und beginnt, sich den Arm aufzuritzen oder sie schlägt mit dem Kopf gegen die Wand etc.

Dieses Symptomverhalten schließlich erleichtert ihre Unruhe, führt aber wiederum zu negativen Gedanken („Schon wieder konnte ich es nicht verhindern!") und Gefühlen (Scham, Selbsthass) über sich selbst, die ihrerseits eine neue Symptomtrance mit Selbstverletzung auslösen können. Die Dissoziation – hier in Form der Symptomtrance – lässt die Betroffene den Auslöser vergessen, entfernt sie von dem Grund für ihre Beunruhigung. Stattdessen wird sie ihr problematisches Selbstschädigungsverhalten „weghaben" wollen, und dies wird sie unter Umständen in die Psychotherapie führen. Gleichzeitig wird sie das Verhalten behalten wollen, weil sie weiß, dass sie es braucht, um sich selbst von ihrem Getriggertsein zu „befreien" – aber dies wird ihr meist unbewusst bleiben und eher dazu führen, dass sie ihr erneutes Problemverhalten vor der TherapeutIn verbirgt.

Nicht die Dissoziation ist die Ursache für die Verhaltensprobleme, sondern das Trauma ist Ursache für den Auslöser und dieser für die Dissoziation, die wiederum das Problemverhalten auslöst. Doch diese Wahrheit ist bis zur Unkenntlichkeit aus dem Bewusstsein der Überlebenden verschwunden. Das ist gemeint, wenn hier von Selbsttäuschung in Form der Verwechslung von Ursache und Wirkung die Rede ist.

Tragischerweise veranlassen diese Teufelskreise aus So-tun-als-ob und Vermeidung von Gefühlen, Erinnerungen und Entdeckungen andere Menschen, auch die TherapeutInnen, nicht selten dazu, ernsthaft anzuzweifeln, was die Überlebende zu sagen hat. Und das führt bei dieser zur nächsten Abwärtsspirale aus Selbstzweifeln und Entwertung.

Und wie reagieren die TherapeutInnen typischerweise? Schwartz nimmt es ironisch: „Gegenübertragungsinszenierungen können zahlreich sein. Sie reichen von Faszination, Rettungsfantasien, Verleugnung, Ungläubigkeit über verschiedene Formen subtiler oder offener Dominanz – nicht selten in Form von Deutungen … (‚Sie sagen zwar …, aber eigentlich meinen Sie damit …, und das bedeutet, Sie sind …'), bis zu Grenzverletzung und endgültiger Distanzierung." In Kapitel 19 werden solche Gegenübertragungen genauer unter die Lupe genommen.

Wir TherapeutInnen müssten also bereit sein, uns mit all dem auseinanderzusetzen. Auch mit den malignen Bindungen, also dem Verbundensein der Opfer und Überlebenden mit den Tätern, und mit ihrem Gefangensein in den Symptom- oder Problembereichen, die eine Aufdeckung der Traumatisierung verhindern. Mit diesen gilt es, sich nicht nur auseinanderzusetzen, sondern wir werden sie auch erleben; wir werden sie sogar erleiden. Zumindest wenn wir längerfristig mit früh und lange Zeit traumatisierten Menschen arbeiten, werden wir TherapeutInnen all diese Variationen von Verstrickungen bis in unser Innerstes hinein erleben; so, wie sie die Betroffenen selbst in Bindungen der destruktiven Art kennengelernt haben.

In frühen Behandlungsphasen wird die hochdissoziative Trauma-Überlebende selbst wahrscheinlich zwischen mehreren Zuständen hin und her schwanken. Sie wird – so Schwartz – einmal überzeugt sein, dass der Ausdruck solcher Gefühle wie Traurigkeit und Zorn unmittelbar zu ihrer eigenen Zerstörung oder zu der des Therapeuten oder der Praxisräume führen wird. Daher wird sie eher in dissoziative Zustände gehen und es vorziehen, sich selbst zu verletzen. Und sie wird zweitens ihren Körper als Ausdrucksmittel für ihren Schmerz benutzen, indem sie sich selbst verletzt und anderweitig schädigt, unerklärliche Unfälle hat oder auf brutale Weise ihr sexualisiertes Trauma reinszeniert (siehe auch Kapitel 6 in Band 1 und Anhang 2 in diesem Band).

**Ein Beispiel für Letzteres**

Ein Fünftel aller hochdissoziativen Frauen hat sich zumindest phasenweise „freiwillig" prostituiert, die meisten von diesen Frauen wurden zuvor zur Prostitution gezwungen.

Und drittens wird die bindungstraumatisierte Persönlichkeit in einem Teil ihres Wesens vollkommen davon überzeugt sein, dass die Therapie nichts bringt, da die TherapeutIn ja „eh nichts kapiert", weil sie naiv ist und keine Ahnung hat. Während die Überlebende selbst auch nur etwas ahnt und nichts Genaues weiß, aber gleichzeitig tief in ihrem Innern der Überzeugung ist: „Die wichtigen Leute aus meiner Herkunftsfamilie sind es, die mich wirklich kennen, die wissen, wie es wirklich um mich steht." Das ist eine Selbsttäuschung, aber sie wird lange aufrechterhalten.

Jean Goodwin (1999) hat einmal den dissoziativen Lebensstil der Überlebenden beschrieben als „gekennzeichnet von Leugnung der Kindheitstraumata", was heißt:

Selbst wenn diese ab und zu einmal in einem Nebensatz erwähnt werden in der Art: „Ja, als der mich noch missbraucht hat“ oder: „Na ja, er war nicht der Einzige, der mich belästigt hat“, wird das Trauma eher so behandelt, wie täterloyale Erwachsene, etwa die Mutter, in solchen Misshandlungsfamilien mit der vorhandenen Gewalt in der Familie umgehen: wegschauen, bagatellisieren, leugnen.

## 14.6 Defensive Taktiken, um das Trauma nicht zu „merken“

Die unbewussten Abwehrstrategien misshandelter Menschen können subtil sein – und zahlreich, zum Beispiel:

- Identifikation mit dem Aggressor,
- Projektion des viktimisierten (zum Opfer gewordenen) Selbst auf andere,
- Verherrlichung von Autorität,
- MisshandlerIn „freisprechen“,
- Rigidität im Denken,
- künstliche Sicherheitstechniken,
- Selbstverletzung oder Selbstbeschädigung,
- Vermeiden von Introspektion,
- psychisches Verflachen (Blande-Werden),
- zynisches Misstrauen gegenüber anderen Menschen,
- sich ausliefern an andere statt eigener selbstbestimmter Entwicklung.

Eine defensive Taktik ist die Identifikation mit dem Aggressor und die Projektion des viktimisierten Selbst auf andere. „Diese Lolitas sind es doch alle selber schuld, wenn ihnen was passiert“ ist hierfür ein Beispiel; ein anderes: „Wenn die so einen kurzen Rock anzieht, braucht die sich nicht zu wundern, wenn sie begrabscht wird.“ Aber auch positiv: Viele Traumatisierte kümmern sich hingebungsvoll um andere Lebewesen, besonders gern um geschädigte oder grausam behandelte Tiere und Menschen. Das gilt auch im Bereich der Traumapädagogik, -beratung und -therapie. (s. Hantke & Görges 2012). Umso wichtiger wird es sein zu schauen, ob dieses Verhalten nur eine Art Ablenkungsmanöver ist – eventuell verbunden mit dem innigen Wunsch, vom „geretteten“ Lebewesen geliebt zu werden –, und / oder ob es wirklich verbunden ist mit Selbsterkenntnis und dem Aufarbeiten eigener seelischer Erschütterungen in der Vergangenheit.

Eine weitere defensive Taktik ist die Verherrlichung von Autorität, wie sie oben bereits beschrieben wurde: Derjenige, der am meisten Macht hat, der wirklich „den Daumen nach oben oder unten recken“ kann, ist der bedeutende Mensch, nach dem muss man sich richten.

**Beispiel**

Aufgefallen ist mir das letztgenannte Phänomen zum ersten Mal, als ich Mitte der 1970er-Jahre in einer Gruppe mitgearbeitet habe, die eines der ersten Frauenhäuser gründete. Da ich selbst zwar auch nicht aus einer kerngesunden, aber nicht aus einer Misshandlungsfamilie stammte, musste ich mich, naiv, wie ich war, mit Fassungslosigkeit der Tatsache stellen, dass die meisten der betroffenen Frauen damals entweder schnurstracks zu ihren Misshandlern zurückgingen, obwohl sie eine Alternative geboten bekamen, wie wir dachten. Oder wenn sie es schafften, sich von dem einen Täter zu trennen, sich möglichst bald den nächsten Partner aussuchten – und der entpuppte sich nur allzu häufig ebenfalls als Misshandler. Glücklicherweise haben die MitarbeiterInnen von Frauenhäusern inzwischen gelernt, zum einen damit zu leben, zum anderen die Zahl derer, die zum Misshandler zurückkehren, durch gute Arbeit auf „nur noch" etwa 50 Prozent zu reduzieren.

Eine weitere defensive Taktik der frühtraumatisierten Gewaltüberlebenden besteht darin, *die misshandelnden Eltern von dem Vorwurf der Misshandlung freizusprechen.* Häufig sagen die Überlebenden so etwas wie: „Die konnten nichts dafür" – „Der tut mir leid" – „Die sind doch jetzt auch alt". Auch vorzeitiges „Verzeihen" ist eher ein manchmal sozial oder therapeutisch erzwungenes (siehe „Familienstellen nach Hellinger"), manchmal auch selbst herbeigesehntes Anpassungsritual. Apropos Aufstellungsarbeit, die ja sehr beliebt im Trauma-Feld ist. Ein Ansatz, den viele mögen, und über den ich mir kein echtes Urteil erlauben mag, ist die von Franz Ruppert begründete Art der Aufstellungsarbeit (Ruppert & Banzhaf 2017). Hier geht es weniger um das Verzeihen als darum, durch „Aufstellen des Anliegens" Zusammenhänge erkennen und im Körper Gespeichertes loslassen zu können.

Echtes Verzeihen, wenn es denn der betroffenen Persönlichkeit überhaupt sinnvoll erscheint, wird natürlich erst möglich sein, nachdem die Betroffene sich ausreichend ernst nehmen und nicht nur trauern, sondern auch durchaus zornig sein konnte, da sie sich sonst erneut selbst verleugnen oder den unversöhnlichen bzw. zerstörten Teil von sich abspalten muss. Um den Schmerz der Realisierung des Traumas nicht aushalten zu müssen, sind daher manche Betroffene zu vorzeitigem „Verzeihen" bereit – wenn sie nicht sogar die Tatsache der Misshandlung vollständig leugnen. („Ach, das war doch gar nicht so schlimm." – „Das steht zwar in den Akten, aber ich traue es meinem Vater gar nicht zu." – „Irgendwie kann ich das gar nicht glauben." – „Ich will mich sicher nur interessant machen, glauben Sie mir nicht.")

Weiterhin gehört zu den defensiven Taktiken die *Rigidität im Denken* und die *Schaffung künstlicher Sicherheitstechniken.* „Wie kann ich es wegpacken?", scheint das Unbewusste der Überlebenden zu fragen und antwortet zum Beispiel: „Indem ich es in den Alltag hineinzwinge und es in diesen bestimmten ‚Zuständen' oder ‚Anfällen' oder ‚Albträumen' oder ‚Flashbacks' ausdrücke. Da geht es mir dann nicht gut, und ich interpretiere das so, als sei ich eben manchmal verrückt. Ich kann es nicht zuordnen, und ich werde es nicht bis zu Ende fühlen, damit ich es nicht verstehen muss." Zwänge wie der Wasch- oder der Kontrollzwang, das Kalorienzählen bei der Anorexie oder der Zwang, mit etwas nicht weitermachen zu können, bevor man nicht erst ..., und das darf man erst machen, wenn man vorher ..., lenken von „unbequemen" oder konflikthaften Gedanken oder den sich aufdrängenden traumatischen Erinnerungen ab.

*Selbstverletzung* spielt natürlich eine enorm wichtige Rolle als Mittel zum „Wegdrücken" oder als defensive Technik, um von einem Zustand in den anderen zu kommen und dadurch das „weg-"zudissoziieren, was nicht nur an Konflikten aktuell vorhanden ist, sondern auch, was an unbewältigten Erinnerungen „hochzukochen" droht oder schon im Körper tobt. Man kann regelrecht die Wucht dessen, was auf die Person eingestürmt ist, daran ablesen, wie heftig ihre Selbstverletzungen sind.

Weiterhin gehört zu den defensiven Techniken das *Vermeiden von Introspektion* und ein *psychisches Verflachen* oder Blande-Werden, das wir häufig bei der Alltagspersönlichkeit beobachten können, indem sie sich gegen das andrängende Traumamaterial automatisch ganz leer macht, sich auch eher blande verhält oder ganz schnell weggeht – mental oder auch körperlich –, sobald eine Situation „tiefer gehend" zu werden droht. Sie fühlt sich dann „nur noch depressiv", versucht aber, nach außen hin eine freundliche Fassade aufrechtzuerhalten, während ihr Verstand „Warteschleifen dreht" und sie grübelt und grübelt ... Manche Menschen haben mir hinterher erzählt: „Nach außen war ich weiterhin total normal, und innen war schon die Katastrophe ausgebrochen. Ich atme dann ganz flach, bewege mich nicht, dann fühle ich irgendwann nichts mehr, das ist gut."

Die vielleicht wirkungsvollste, ebenfalls unbewusste, defensive Taktik besteht in einem *zynischen und/oder ängstlichen Misstrauen* gegenüber allen anderen Menschen. Dieses ist auch bei denjenigen KlientInnen oft vorhanden, die uns TherapeutInnen sehr freundlich und liebenswürdig entgegenkommen. Wenn wir genau hinschauen, sehen wir häufig, dass sie niemandem mehr vertrauen, und uns, die wir ihnen nahe zu kommen „drohen", schon gar nicht. Entsprechende Gedanken der Betroffenen lauten: „Die TherapeutIn denkt sicher, ich habe nichts, soll sie, sie hat ja keine Ahnung" (was oft genug auch stimmt) oder auch: „Wenn die wüsste, was wirklich mit mir ist, würde sie das überhaupt nicht aushalten, also schone ich sie besser." Oder gar: „Jetzt ist sie noch nett zu mir, aber wenn ich ihr sage, wie schrecklich ich bin, schickt sie mich bestimmt weg."

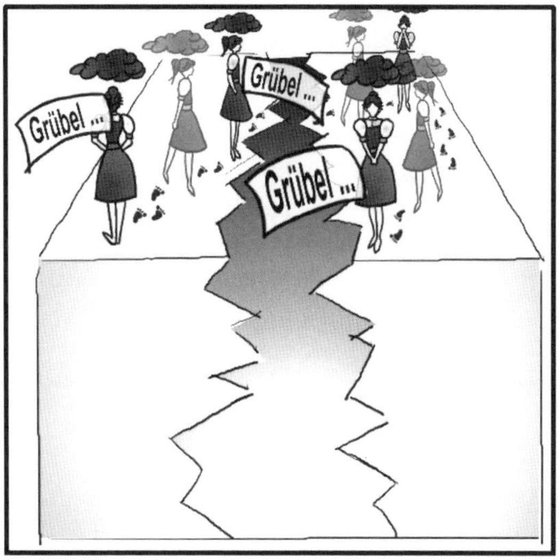


**Abbildung 14.1:** Depression

Angesichts der desaströsen Beziehungen, aus denen die Überlebenden kommen, insbesondere wenn die Wurzeln dafür in frühen Misshandlungsbeziehungen liegen, können viele BeraterInnen oder TherapeutInnen das Misstrauen der Überlebenden durchaus verstehen. Gleichzeitig erleben wir in der Psychotherapie, dass diese KlientInnen sich der TherapeutIn geradezu *ausliefern* und versuchen, sich regelrecht zu *unterwerfen* in der Beziehung, mit dem unbewussten Ziel, diese möge sie retten. Was letztlich auch eine defensive Taktik darstellen kann, einen weiteren Versuch, das böse Objekt sozusagen auf Distanz zu halten und zu kontrollieren.

Daher das subjektive Gefühl vieler Überlebenden, nur mit Manipulation durchzukommen, was nicht wenige als „Tipps und Tricks" einander weitergeben, in der Art, wie ich es einmal in einem Klinikgespräch zwischen Traumapatientinnen erlauscht habe: „Du musst das so und so machen, dann spurt die (Therapeutin) schon." Durchaus eine Möglichkeit, Kontrolle über die Situation zu gewinnen, aber es ist auch traurig, denn es vertieft eher die Kluft zwischen HelferIn und Hilfesuchender, statt sie zu überwinden.

Wobei viele TherapeutInnen das ihrige dazu beitragen, indem sie ihrerseits den PatientInnen mit Misstrauen begegnen und oft genauso untereinander sprechen! Also: „Die musst du so und so behandeln, dann spurt die schon." Als BehandlerIn sollten wir, sobald wir uns bei einem solchen Gedanken ertappen, sofort denken: „Aha, Gegenübertragung – ein Fall für die Supervision!" und uns Hilfe holen. Denn sonst werden wir uns nur in einen Machtkampf mit der PatientIn verstricken, und das

Ergebnis wird wahrscheinlich ein langer Umweg, wenn nicht eine reine Reinszenierung der früheren Macht- und Missbrauchssituation sein.

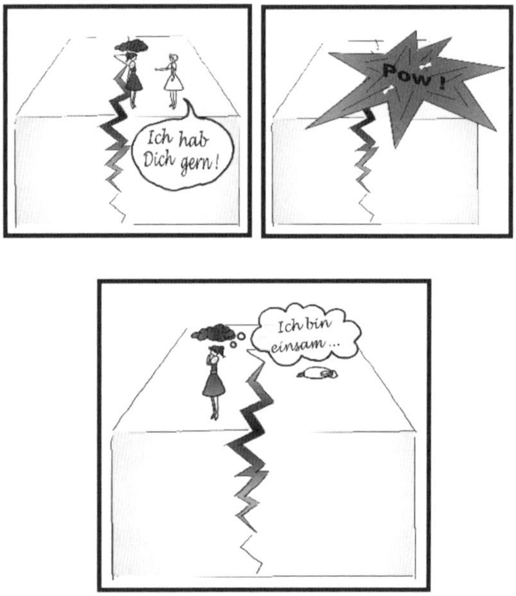


Abbildung 14.2: Wut

## 14.7 Innere Getrenntheit ergibt ein eigenes prekäres Gleichgewicht

Spaltung und innere Getrenntheit als Überlebensstrategie ergeben für Opfer und Überlebende ein eigenes Gleichgewicht. Das verlieren wir oft aus den Augen, denn wir haben nicht selten ganz andere Therapieziele als unsere KlienIn. Ohne es in Worten so auszudrücken, sagt sie oft nonverbal zu uns: „Mach das weg, was mich stört!" Das klingt dann so: „Wenn ich nur besser schlafen könnte." – „Wenn ich bloß meinen Depri loswerden könnte." – „Ich bin einfach zu dick, haben Sie nicht ein Abnehmprogramm, an dem ich teilnehmen kann?" Etc. Herauszuhören ist die Einstellung: „Wenn ich nur meine Symptome nicht hätte, wäre alles in Ordnung, also weg mit den Symptomen!" Gleichzeitig haben viele durchaus eine Form eines sehr labilen, aber immerhin eines Gleichgewichts, gefunden. Einen mehr oder weniger eleganten Tanz, mit dem sie die Stücke ihres zersplitterten Spiegels durch die Welt tragen. Was dazu führt, dass diese KlientInnen jeden Therapiefortschritt in Richtung auf

Zusammenschluss und Bildung eines einheitlicheren Selbst und auf Integration statt Abspaltung und „Wegmachen“ als ernsthafte Bedrohung ihres Gleichgewichts betrachten.

Aufgrund des „Tanzes der Spiegelsplitter“ statt einer inneren Koordination und „Durchmischung“ der Persönlichkeit ist eines ganz bestimmt nicht gelernt worden: Heftige Beziehungskonflikte durchzustehen. Daher leben die Betroffenen mit einer enormen Kränkbarkeit.

**Ein Beispiel**

Alma Ahrens (Name geändert) möchte von ihrer Therapeutin aus dem Urlaub angerufen werden. Das aber nicht zu einem vorher vereinbarten Datum, sondern sie möchte bestimmen, wann sie den Anruf braucht. Die Therapeutin stimmt dem zu, unter der Voraussetzung, dass die Klientin ihren Rückrufwunsch auf ihre Mailbox spricht oder eine SMS schickt und sie – die Therapeutin – dann zurückruft. Darauf geht Alma ein.

Einmal, als die Therapeutin nach einer SMS der Klientin zurückruft und Alma ihr viel zu erzählen hat, wird die Therapeutin erkennbar im Hintergrund zum Essen gerufen und sagt am Telefon zu Alma: „O. k., noch fünf Minuten, dann muss ich aufhören.“ Daraufhin bricht Alma das Telefonat ab. In der ersten Stunde nach dem Urlaub der Therapeutin wirft Alma ihr vor: „Sie haben mich abgewimmelt. Dabei habe ich es Ihnen doch freigestellt, wann Sie anrufen. Wenn Sie dann anrufen, dann müssen Sie aber auch Zeit für mich haben!“ Gar nichts nützt es, dass die Therapeutin erklärt, sie nicht abwimmeln zu wollen, aber sie sei doch zum Essen gerufen worden ... Es dauert Jahre der Therapie, bis das Unangemessene dieses Wunsches nach „freier“ Verfügbarkeit der Therapeutin auch im Urlaub überhaupt verhandelbar wird. Die spontane Gegenübertragung – unverschämtes Anspruchsdenken – bei der Therapeutin führt direkt zum Verstehen der früheren Beziehung zwischen der kleinen Alma und ihrer Mutter, die jedes natürliche Bedürfnis der Tochter nach Nähe schroff abgewiesen hat.

Dieses Verstehen hilft der Therapeutin aber nur begrenzt, denn sie weiß: Es wird ein hartes Stück Arbeit, bis die Klientin, ohne sich allzu sehr zu schämen und/oder die Vorwärtsverteidigung einzuschlagen und Vorwürfe zu machen (was die Klientin selbst in solchen Momenten als „mich wehren“ bezeichnet oder als „minimale, angemessene Ansprüche anmelden“), ihren Wunsch nach Kontakt zur Therapeutin auch in deren Urlaub auf angemessene Art mit ihr verhandeln kann.

Viele früh in ihrer (Beziehungs-)Entwicklung gestörten KlientInnen können mit freundlichen Beziehungsangeboten der TherapeutIn zunächst nur schwer umgehen. Entweder fühlen sie sich bedroht („Was muss ich dafür tun, dass Sie so nett zu mir sind?“) oder sie sind so bedürftig, dass sie den „ganzen Arm“ nehmen möchten, wenn sie „den kleinen Finger gereicht“ bekommen. Und wenn sie realisieren, dass sie dies tun, kann es wiederum kippen in: „Ich kann diese Art von Kontakt überhaupt nicht haben. Das tut mir nicht gut", mit der Konsequenz, den Beziehungsabbruch zumindest anzudrohen.

Alle Angebote der TherapeutIn sollen vor allem eines bewirken: Die KlientIn soll lernen, selbst fürsorglich mit sich umzugehen, soll ihre eigenen ambivalenten Wünsche und Bedürfnisse regeln und mit außenstehenden BeziehungspartnerInnen darüber verhandeln können. Doch das „Selbst-Tun" wird von der KlientIn automatisch mit „Allein-machen-Müssen" gleichgesetzt und stellt eine solche Bedrohung dar („Was? Schon wieder soll ich allein klarkommen?!"), dass es lange abgewehrt werden muss.

Harvey Schwartz weist darauf hin: „Beziehungsmuster, die auch nur den Keim der Integration beinhalten, etwa Einsicht, Empathie, Respekt, Mitgefühl, Ermutigung zu Gefühl und Reflexion, können der Überlebenden so gefährlich erscheinen, dass sie attackiert oder vermieden werden. Stattdessen kann es sein, dass sie lieber Selbsthilfeverhalten wählt, das sie tröstet und Spannungen reduziert, indem es die psychische Getrenntheit aufrechterhält, zum Beispiel Selbstverletzung, Drogenmissbrauch, Arbeitssucht, sexuelle Promiskuität oder Investition in missbräuchliche Beziehungen."

Auch diese Beobachtung kann ich aufgrund vieler Supervisionen und therapeutischer Arbeit durchaus bestätigen. Sich dies klarzumachen, hilft den BehandlerInnen sehr, damit sie nicht selbst zynisch abwehrend oder chronisch misstrauisch werden.

## *Unterschiede zwischen Opfern sadistischer und nichtsadistischer Täter*

Apropos Misstrauen: Anna Salter, die bekannte amerikanische Psychologin, Forscherin und Schriftstellerin, die viele Jahre sowohl mit Tätern als auch mit Opfern gearbeitet (z. B. Salter 1988, 1995) und einige ihrer Erfahrungen in Romanform verarbeitet hat (z. B. Salter 1997, 2001), kann wie kaum eine zweite KollegIn aus Erfahrungen mit beiden Seiten schöpfen. Ihr ist aufgefallen, dass im Bereich sexueller Gewalt sadistische und nichtsadistische Täter auf sehr unterschiedliche Weise beziehungsgeschädigte Opfer hervorbringen.

Der *nicht-sadistische Sexualtäter* will sich sozusagen „seine Geilheit nicht kaputtmachen lassen". Daher interessiert er sich überhaupt nicht für die wahren Gefühle seines Opfers. Im Gegenteil. Wenn dieses weint, wimmert, fleht und sich schließlich innerlich „leer" macht, um das Unerträgliche auszuhalten, ist der Täter noch davon überzeugt: „Das wollte die doch, die hat geradezu darum gebettelt. Die hatte so ein kurzes Kleidchen an, die hat mich so angeguckt – ganz klar, die wollte das." Ein solcher Täter produziert ein Opfer, das nichts so sehr möchte wie „erkannt" zu werden und das sehr sensibel darauf reagiert, wenn es sich falsch gesehen, falsch verstanden fühlt. Wenn eine TherapeutIn jedoch einer solchen Überlebenden das Gefühl vermitteln kann, dass sie sie versteht, kommt es oft zu sehr starken Regressionen. Am liebsten will das ehemalige Opfer noch einmal „in die Gebärmutter" der TherapeutIn und in einem verschmolzenen „beinahe wiedergewonnenen Urvertrauen" noch einmal über längere Zeit versorgt werden, immer wieder gesehen und in ihrem So-Sein erkannt werden und danach erst allmählich in die Selbstständigkeit gelangen.

*Der Sadist* unter den Sexualtätern dagegen interessiert sich im Wesentlichen nicht für das Sexuelle an der Tat, sondern für die Möglichkeit, mithilfe sexualisierter Qualen die ultimative Macht über das Opfer zu bekommen, über Sein oder Nichtsein. Er möchte das Opfer nicht wirklich töten – er braucht aber den „Kick", die Todesangst in dessen Augen flackern zu sehen. Nicht die Sexualität macht ihn „geil", sondern die Macht über Leben und Tod. Um größtmögliche Macht über sein Opfer zu erlangen, schleicht er sich gerne an. Er gibt sich als zarte, verständnisvolle Vaterfigur oder liebevoller „Lover Boy", erkundigt sich zartfühlend und einfühlsam nach dem Gefühlsleben, nach den Interessen und Vorlieben seines Opfers – um es dann, wenn es sich sicher fühlt, zutiefst zu demütigen, zu quälen und ihm zu verstehen zu geben: „Finde heraus, was ich von dir will, dann werde ich dich vielleicht – aber nur vielleicht – für heute laufen lassen." Doch jedes Mal, wenn das Opfer glaubt, irgendeine Regel verstanden zu haben (und damit minimale Kontrolle über die Situation und die Beziehung zu erlangen), schlägt der Sadist wieder zu und zerstört die zarten Bande, die das Opfer zu ihm aufgebaut hat. Umgekehrt ist der Sadist der einzige Sexualtäter, der Lustgewinn daraus zieht, wenn das Opfer sich wehrt. Es macht ihm Spaß, sein Opfer zu locken – und zu brechen.

Ein solcher Täter „produziert" ein Opfer, das nichts so sehr fürchtet wie „erkannt" zu werden. Überlebende sadistischer Gewalt können häufig keinen Blickkontakt halten; wenn die TherapeutIn sie mit Blicken fixiert, bekommen sie Todesangst. Wenn eine Stunde gut lief, werden sie zutiefst innerlich unruhig, müssen gegen Ende oder in der nächsten Stunde einen Streit vom Zaun brechen, um wieder Distanz herzustellen, haben nach Näheerfahrungen Rückfälle in alte destruktive Symptome und Verhaltensweisen. Wenn sie sich „erkannt" im Sinne von „durchschaut" fühlen, bricht ihnen der Schweiß aus und sie tun alles, um sich wieder ins Dunkel oder Schweigen zurückzuziehen. Zur Not brechen sie den Kontakt zu den „zu nahe gekommenen" Helferpersonen ab.

## Ein Beispiel

Da ich häufig Einzelarbeit mit Überlebenden sadistischer sexueller Gewalt mache, setze ich mich in respektvollem Abstand, aber nicht zu weit weg, seitlich und etwas vor der KlientIn im Raum hin, damit sie mich verstohlen von der Seite beobachten kann. Wesentliche Sätze spreche ich wie beiläufig irgendwo „in die Luft“, halte meine Hände auf ruhige Weise so, dass sie beide sehen kann; ich achte darauf, dass ich eher tiefer sitze als sie, und behalte sie meinerseits aus den Augenwinkeln im Blick. Im Grunde verhielte ich mich, behauptete eine Kollegin, die Videos von meiner Arbeit gesehen hat, wie eine „Pferdeflüsterin“. Vermutlich ist das ein überaus strapazierter Begriff; außerdem verstehe ich nicht viel von Pferden. Dennoch kann es sein, dass es zwischen der Arbeit mit extrem scheuen Tieren und der mit extrem scheuen Menschen einige Gemeinsamkeiten gibt: Da ist ein sehr verletztes, äußerst schreckhaftes Wesen, und wenn ich mit ihm arbeiten möchte, muss ich erst einmal seine (Körper-) Sprache verstehen und lernen, was es braucht und was es nicht erträgt. Da diese Person von Menschen betrogen und verletzt wurde, muss ich so achtsam, verlässlich und „ungefährlich“ daherkommen wie nur möglich und auf jedes Ändern ihrer Körpersprache reagieren. Ich darf sie jedenfalls niemals konfrontieren, nicht frontal auf sie zugehen, nicht mit Blicken fixieren und werde gut daran tun, sie niemals in die Enge zu treiben. Sie muss merken, dass sie viel Platz zum Rückzug hat, und dass das für mich ganz in Ordnung ist. Gleichzeitig gehe ich nicht weg, ich verlasse sie nicht – und dabei vermittle ich die ganze Zeit verbal und nonverbal:

**„Du bist in Ordnung. Alles, was mit dir und in dir ist, ist wichtig, und es gibt Raum dafür. Hier ist es sicher für dich, denn ich bin zwar behutsam, aber ich habe keine Angst vor dir. Nimm dir von dem, was ich anbiete, nur das, was du brauchen kannst, und lass das andere beiseite; auch das ist ganz in Ordnung. Für dich bin ich ungefährlich, aber ich würde nicht zulassen, dass jemand oder etwas dich verletzt, solange du in meiner Gegenwart bist – auch du selbst nicht. Wenn wir uns austauschen, könnte es sein, dass es dir hilft und du dadurch weiterkommst.“**

Wenn die KlientIn etwas sagt, wiederhole ich es wörtlich, damit sie merkt, dass ich es gehört habe. Erst wenn ihre Körperspannung signalisiert: jetzt entspannt sie sich, oder wenn ich mehrmals auf mein wiederholendes Nachfragen ein Nicken oder ein „Ja“ zur Antwort bekommen habe, traue ich mich, eine weiter gehende Frage oder einen Vorschlag anzubringen. Diese Art achtsamer Sorgfalt führt zu einem ganz zarten gemeinsamen „Tanz“ auf schmalem Grat, an dessen Ende auch der vorsichtige Körperkontakt stehen kann, der stets von ihr initiiert wird: ein zartes Zupfen an meinem Ärmel oder der Hose; vielleicht möchte sie sogar meine Hand halten oder sogar eine unterstützende, „rückenstärkende“ Hand im Nacken oder zwischen den Schulterblättern spüren, um zu merken, dass ich „in Ordnung“ bin, den sicheren Kontakt halten kann und sie sehr respektvoll und sorgsam behandle. Und ich rechne damit, dass sie – sobald sie ein wenig Zutrauen gefasst hat – sofort Angst bekommt und wieder ein abruptes Gegenmanöver einleiten oder den Raum zwischen uns wieder vergrößern wird – und das wäre ebenfalls ganz in Ordnung.

Es kann sein, dass dieses „wie beiläufige Mitschwingen, Beruhigen und vorsichtig Kontakt Anbieten“ bei Überlebenden sadistischer Gewalt lange, manchmal fast über die gesamte Zeit der Therapie nötig ist, um Vertrauen auch nur in rudimentärer Form zu ermöglichen. Viele Überlebende haben aber beides in sich: das „ungesehene, überfahrene, verratene und ausgebeutete Kind“ ebenso wie das „gelockte, studierte, ins offene Messer gerannte Kind“. Viele komplex traumatisierte Menschen sind nämlich sowohl in ihrem So-Sein nicht gesehen als auch in bestimmten Situationen ausgefragt, analysiert und mit diesem Wissen ultimativ gequält worden.

## 14.8 Täterloyale Anteile – die inneren „boykottierenden Kollaborateure“

Besonders bei den eher Funktionstüchtigen unter den dissoziativen Frauen und Männern erweisen sich, im Gegensatz zu dem für uns üblichen Fokus auf die aggressiven ausagierenden, selbstzerstörerischen und Kinderanteile, die internalisierten täterloyalen Zustände oder Anteile als besonderes Hindernis für den Fortschritt in der Therapie.

Häufig bestehen diese täterloyalen Persönlichkeitsanteile aus dem alltagstauglichen Anteil der Persönlichkeit plus passiven, leeren, ahnungslosen Selbstzuständen. Sie beharren oft auf einer freundlichen, manchmal ängstlichen, manchmal symptomorientiert besorgten Oberflächlichkeit, sind in der Lage, empathisch auf andere einzugehen, gehen aber mit sich selbst eher vernachlässigend oder sogar grausam um. Neue Traumatisierungen durch (neue oder alte) Täter und neue (Selbst-)Verletzungen werden eher vor anderen Menschen verborgen gehalten. Gleichzeitig werden die Täter in Schutz genommen („Ach, er ist ja jetzt alt“, „Sie hat bestimmt nichts davon mitbekommen“ etc.). Viele Überlebende leugnen auch ihre Misshandlungen, selbst wenn diese – z. B. in Jugendamtsakten – dokumentiert sind. Teilweise ist es sogar eine massive Verleugnung, die eine Generalisierung auf alle unangenehmen Themen erfährt: „Was soll der Quatsch mit dem Gebohre in der Kindheit“ – „Auf meine Eltern lass ich nichts kommen, da war alles in Ordnung“ – „Es bringt doch eh nichts, sich mit Problemen herumzuquälen; sagen Sie mir mal, wie ich positiv denken kann“. Die Verleugnung zu unterscheiden von dissoziativer Amnesie, also einem definitiven bewussten Nichtwissen, ist Aufgabe eines guten klinischen Blicks und einer gründlichen Diagnostik.

„Nur ja nichts Konflikthaftes ansprechen“, denkt daraufhin in typischer Gegenübertragung häufig die TherapeutIn. Das Benennen der Umstände von Konflikt und Trauma wird derart tabuisiert, dass diese dann kaum verhandelbar erscheinen.

Stattdessen tauchen Wahrheitspartikel in der Therapie auf, trotz aller Täterloyalität. Diese rufen täteridentifizierte Anteile auf den Plan, die für solches „Verraten“ bestrafen müssen (etwa in Form von Selbstverletzung), ohne dass dies verbalisiert werden kann, nach der Devise: „Schlag zu und verschwinde.“

**Modell** für die täteridentifizierten Anteile sind natürlich die Täter selbst in ihrer despotischen Unberechenbarkeit und ihrem pathologischen Narzissmus. Für die täterloyalen Anteile ist das Modell entweder nicht selbst misshandelnde Elternteile oder Verwandte, die es „geschafft“ haben, keine Ahnung von der Tortur des Kindes zu haben. Modellhaft für täterloyale Anteile ist auch ein Elternteil, welches das Kind bewusst der Misshandlung aussetzte, um selbst der Gewalt zu entgehen; oder um durch die Ausbeutung des Kindes an Geld zu kommen; oder für die eine oder andere sadistische Befriedigung. Manchmal steht auch ein Elternteil für die spätere Täterloyalität sozusagen Modell, das unbewusst den eigenen erlebten Verrat reinszenierte. Sehr häufig sind es weibliche Anteile in der späteren Überlebenden, die täterloyal sind. Und das Vorbild ist allzu oft schlicht: die Mutter aus der Misshandlungsfamilie, in all ihren hier angedeuteten Facetten. Was muss das für Übertragungs-Gegenübertragungs-Fallen in der Psychotherapie entstehen lassen, in der ja auch meist eine weibliche Überlebende einer Therapeutin gegenübersitzt!

Letztlich führen all diese Dynamiken dazu, dass die Überlebende sich selbst verantwortlich fühlt für ihr Schicksal. Denn, wie Harvey Schwartz es ausdrückt: „Entweder war ihre Liebe schlecht, so glaubt sie – das nennen wir die schizoide Lösung. Oder ihr Hass war schlecht, das nennen wir die depressive Lösung. Oder die Misshandlung war aus anderen Gründen ihr Fehler, glaubt sie.“

## Erzwungene Komplizenschaft mit dem Täter

Vor allem die angebliche Einwilligung in die Misshandlung erzeugt Scham und Schuldgefühle. Die erzwungene Komplizenschaft mit dem Täter, wie wir sie in ritueller Gewalt und organisierter Kinderausbeutung finden, aber auch in sehr vielen sadistischen und anderen ausbeuterischen innerfamiliären Szenarios, führt dazu, dass die Täter-Opfer-Dynamik in der Überlebenden besonders brisant ist. Sie führt dazu, dass das Kind einen mit dem Bösen identifizierten Teil oder mehrere davon entwickelt. Und „es“ führt dazu, dass einige Spaltungsphänomene nur darauf beruhen, dass es – das Opfer – ja angeblich so omnipotent und gefährlich ist. Und über allem liegt eine dicke Decke aus Geheimnissen, Schweigen und verheerenden Scham- und Schuldgefühlen. Was unter dieser Decke liegt, ist potenziell in der Therapie nicht vorhanden, ist verbal und dem logischen Denken, auch dem therapeutischen Diskurs, nicht oder kaum zugänglich.

In Wirklichkeit hatte das Opfer natürlich gar keine Wahl. Es musste sich ins Unvermeidliche fügen, sonst wäre es nicht traumatisiert worden. Das Gefühl, versagt zu haben, es nicht geschafft zu haben, die Misshandlung zu verhindern, aufzuhalten oder irgendwann von sich aus zu stoppen, ist eine Quelle starker Schuld- und Schamgefühle des Opfers, die auch später im Leben noch die Durcharbeitung der Traumatisierung blockieren können und erst bearbeitet werden müssen, bevor eine Traumaintegration möglich wird. „Ich bin schuld – ich habe mich falsch verhalten. Wenn ich es nur richtig gemacht hätte, wäre die Misshandlung nicht passiert, zumindest nicht mehr, als ich schon 16 war." So etwa könnten wir die Schuld- und Schamgefühle des Opfers / der Überlebenden in Worte übersetzen. Dieses „Wenn ich nur anders gehandelt hätte, anders gewesen wäre" erzeugt erlernte Hilflosigkeit, die ihrerseits die Basis für Depressionen und Angsterkrankungen bilden kann.

Umgekehrt liegt in dieser Sicht „Ich hätte es verhindern können, wenn ich nur ..." auch eine omnipotente Vorstellung. Deren Sinn könnte darin bestehen, zumindest im Nachhinein noch irgendetwas selbst zu verantworten, damit auch retrospektiv: selbst kontrolliert haben zu können. Das Opfer (nicht umsonst hassen viele Überlebende dieses Wort) ist bemüht, die Monstrosität der an ihm begangenen Verbrechen herunterzuspielen, sie damit „irgendwie" zu bewältigen, um in seiner Fantasie einen Rest Selbstachtung und Handlungsfähigkeit zu behalten. Hierzu ist eine Menge an unbewusster geistiger Akrobatik vonnöten.

Denn die brutale Wahrheit ist für das Opfer viel kläglicher: „Dem Opferkind wird chronisch jede wirkliche Kontrolle über seine Situation und damit jede Selbstbestimmung versagt. Daher kann es die Illusion von Sicherheit nur aufrechterhalten durch die extreme Verleugnung. Es kombiniert diese Leugnung mit einem Gerichtet-Sein auf andere" (Schwartz 2000).

So kommt es zu einem Wechsel zwischen Hypervigilanz (übermäßiger Schreckhaftigkeit und Wachheit) und kompletter Verleugnung realer Gefahren, verbunden mit einer bizarren Konstruktion von Wirklichkeit. Für die Überlebende besteht diese Wirklichkeit aus „guten Eltern", einem „irgendwie verrückt Sein", aus Selbstbeschuldigungen und dem untergründigen Gefühl einer negativen Besonderheit – dem magischen Denken, das aus der Fähigkeit entspringt, Böses zu tun, wie Brière (1992) meint. Letztlich fühlt sich das Opfer, fühlt sich später die Überlebende schlecht, und es erscheint ihr meist so, als sei sie „irgendwie" von innen heraus verdorben und böse und stelle damit eine Gefahr für ihre Umgebung und für alle Menschen dar, die sich mit ihr einlassen. „Ich bin ein Monster" – diesen oder einen ähnlichen Satz habe ich aus dem Mund zahlreicher Überlebender gehört, und er war keineswegs ironisch gemeint.

Schon Kinder zeigen uns, wie dieser Mechanismus – die Täter werden freigesprochen, das Selbst beschuldigt – früh greift. Wenn der familiäre Terror lange anhält, so beobachtete Graham, dann betrachten sich die Kinder in ihrem ganzen So-Sein schließlich durch die Augen des Täters und erzählen uns das. „Wenn wir sie fragen, was sie selbst dazu denken und fühlen," so Graham weiter, „erzählen sie, wie die misshandelnden Eltern sich fühlen und über sie denken. Wenn wir sie darauf hinweisen, was sie da gerade tun, und unsere Frage wiederholen, sagen sie: ‚Ich weiß nicht'" (Graham 1994).

Die in der Familie misshandelten Kinder sind schließlich Geiseln ihrer Eltern gewesen. Sie waren überlebensabhängig von ihnen. Und die Eltern haben stets und immer wieder ihr Überleben bedroht, indem sie sie vernachlässigten, plötzlich im Stich ließen und verrieten und / oder ihnen Gewalt antaten. Also werden die Kinder lernen, enorm feine Antennen auszubilden, und wie hypnotisiert darauf achten, was die Täter tun und denken, sich selbst aber außer Acht lassen bzw. gar nicht entwickeln. Meistens ist der Urgrund, auf dem die feinsten Antennen entstehen und die größte Selbstverleugnung wächst, sadistische Misshandlung. Sektenähnliche Bedingungen von Gehirnwäsche und absolute Geiselnahme, Terror und Schweigegebote, wie wir sie in rituellen und Kultmisshandlungen finden (siehe Kapitel 8 in Band 1 und Kapitel 15 in diesem Band) ergeben zusammen bei dem Opfer bzw. der Überlebenden eine Art extremes Stockholm-Syndrom. Auch Überlebende des „ganz normalen Terrors" in Misshandlungsfamilien können so etwas entwickeln.

Sie erinnern sich an die Geiselnahme in Stockholm, nach der das Phänomen benannt wurde? Damals haben sich die Geiseln mit den Tätern solidarisiert und hielten die äußeren Helfer eher für Eindringlinge. Harvey Schwartz hat für die Mentalität, die Menschen mit einem Stockholm-Syndrom haben, eine kurze Formel: „Hilfe schmerzt – und Schmerz hilft." Was später nichts anderes bedeutet als: Selbstverletzung oder das Verharren im Unerträglichen als einzige Möglichkeiten, zu überleben, ist oft besser erträglich, als zu spüren, wie man sich dem Schmerz öffnet, sobald jemand Äußeres „wirklich da" ist; doch den Helfer oder die Helferin lieber auf Abstand halten, ist hilfreich, sich selbst zu quälen, ist allzu vertraut, denn es tut zu weh, wenn jemand liebevoll nahekommt.

Solche Pseudowahrheiten wie „Hilfe schmerzt – und Schmerz hilft" entstehen unter traumatischen Bedingungen und wiederholen sich in der inneren Welt pathologischer Vielfalt, wie wir sie bei stark dissoziativen KlientInnen häufig vorfinden. Zum Beispiel in der Ausprägungsform des aggressiven Beschützers (oder des Täterintrojekts), der alle Formen liebevoller Bindungen eher zu verhindern sucht und die elterlichen Misshandlungen aus gegensätzlichen Motiven reinszeniert: aus Selbstschutz und zur Selbstbestrafung.

Nun ist es nicht so, dass die Betroffenen selbst entscheiden könnten, ob sie es so sehen und ob sie sich so verhalten wollen. Sondern es handelt sich um unbewusste Inszenierungen und Reinszenierungen. Was sollen wir – TherapeutIn und KlientIn – bloß tun angesichts einer solchen Situation? „Emotional hineingezogen", schreibt Figley, „in das Leid ihrer KlientInnen haben die Therapeuten manchmal das Gefühl, als seien sie selbst Opfer der destruktiven Kräfte in der schwer dissoziativen Patientin und in deren Familiensystem. So, als verlören die Therapeuten sich an die Menschen, denen sie doch helfen wollen" (Figley 1995).

„Im Extremfall haben die Therapeuten das Gefühl, als bestünden ihre KlientInnen nur aus Objekt-Hunger, Gier, Selbstsüchtigkeit, Unsensibilität, Misstrauen und Forderungen und als würden sie, die HelferInnen, geradezu in Stücke gerissen" (Schwartz 2000).

Grosch und Olsend haben es in ihrem Buch *When helping starts to hurt* (1994) zugespitzt so ausgedrückt: „Viele von uns, die anfänglich hofften, etwas in der Welt bewegen zu können mit dieser Arbeit, enden damit zu hoffen, dass der Arbeitstag bald vorüber ist."

## *„Verletzung ist hilfreich, und Hilfe tut weh"*

TherapeutInnen müssen diesen elementaren Widerspruch verstehen, um die subjektive Welt der verinnerlichten Gewalt, der erlebten Gefangenschaft und Folter des ehemaligen kindlichen Opfers einer Misshandlungsfamilie zu begreifen. Scham, Unterordnung und Unterwerfung unter den Willen der hilflosen und gleichzeitig trotzdem gewalttätigen Despoten aus der Herkunftsfamilie, die einst das zwischenmenschliche Leben des Opfers bestimmten, beherrschen auch später sein innerpsychisches Leben und halten sein fragiles Selbst zusammen – und zwar, so paradox es klingt, indem sie dafür sorgen, dass das Selbst gespalten bleibt. Für alle Beteiligten gilt es, dies zu wissen und sich dem auszusetzen, was uns insbesondere die früh traumatisierten KlientInnen da ins Haus bringen und was sie dann auch in der Therapie reinszenieren müssen, damit wir es gemeinsam verstehen und ändern können.

Die Traumatherapie, insbesondere die bei chronisch dissoziativen Menschen, fordert die TherapeutIn ebenso heraus wie die KlientIn, wie Paul Russell einmal festgestellt hat: „Die schwierige Behandlung zwingt uns, unsere Erfahrung zu erweitern und zu erkennen, dass wir selbst Anteile haben, die wir noch nicht genügend verstanden haben" (Russell 1998). Ob dies nun dissoziative Anteile sind oder ob wir als Teil der Gesellschaft, in der sich diese Täter- und Opferstrategien widerspiegeln, nicht objektiv sein können: Dies ist ein Grund für die ständige Aufmerksamkeit, die TraumatherapeutInnen auch dem eigenen Innenleben widmen müssen. Und ein Grund für ein kritisches Gesellschaftsverständnis in der Psychotraumatologie.

## 14.9 Täter-Opfer-Reinszenierungen in der Traumabehandlung

Die vielfältigen Spaltungsmechanismen, denen die Überlebende ausgesetzt war, führen auch zu vielfältigen Formen von Übertragungen und Gegenübertragungen, Spaltungen und Reinszenierungen in der traumazentrierten Psychotherapie. Ausführlich habe ich mich dem Thema in meinem Buch *Der Feind im Innern* gewidmet (Huber 2013). Hier überblicksartig einige der typischen Täter-Opfer-Reinszenierungen, die in der Therapie vorkommen können:

**Täter-Opfer-Reinszenierungen**

a. Täterintrojekte quälen die TherapeutIn; diese fühlt sich als Opfer;
b. täterloyale Anteile boykottieren jeden Fortschritt, halten Kontakt zu bzw. sind verliebt in Täter – die TherapeutIn wird „lahmgelegt";
c. depressive Anteile („Es ist eh alles zu spät") weisen der TherapeutIn nach, dass „nichts etwas bringt";
d. Opferanteile überfluten die TherapeutIn mit schrecklichen Details und Flashbacks; TherapeutIn meint, sich mehr und mehr anhören zu müssen („Es muss doch alles raus!"), und wahrt ihre eigenen Grenzen nicht;
e. Opferanteile reinszenieren Traumatisierungen: lassen sich künstlich ernähren, katheterisieren, Wunden vernähen, verhalten sich „verführerisch" ... – die TherapeutIn wird zur realen oder imaginierten „TäterIn";
f. die TherapeutIn wird ihrerseits als TäterIn aktiv;
g. die TherapeutIn bagatellisiert, schaut weg, verbündet sich mit den täterloyalen Anteilen in der KlientIn („So schlimm war es doch gar nicht". – „Ob es nicht doch vielleicht alles nur eine Fantasie von Ihnen ist?");
h. die TherapeutIn ist depressiv, ausgebrannt und verbündet sich mit den depressiven Anteilen in der KlientIn („Die Welt ist schlecht"; „So etwas kann Ihnen jederzeit wieder passieren!");
i. die TherapeutIn verbündet sich ausschließlich mit der Opferseite der KlientIn („Wir zwei Opfer gegen den Rest der Welt") und ignoriert oder leugnet die täteridentifizierten Anteile der KlientIn;
j. die TherapeutIn verbündet sich mit den Täterintrojekten: „Einmal alle Arschlöcher mit dem Maschinengewehr niedermähen"; „Die (Gewaltopfer) sind es selbst schuld" etc.

Dies sind sicher nur einige aus der breiten Fülle möglicher Reinszenierungen in der Therapie. Es handelt sich um so viele Fallen und Fallstricke, dass wir der einen oder dem anderen gar nicht entkommen können. Und so ist es auch. Das gehört zu den wichtigsten Erkenntnissen erfahrener TherapeutInnen: Wir tun gut daran, geradezu zu erwarten, dass die eine oder andere Form der Reinszenierung in der Therapie stattfinden wird. Das ist dann keine *Störung* der Therapie – es *ist* die Therapie. Wobei wir die schlimmste – die aktive Reinszenierung, etwa in der Form, die KlientIn körperlich, emotional oder sexuell zu misshandeln – natürlich unbedingt vermeiden müssen. Doch es ist davon auszugehen, dass wir die eine oder andere Form davon zumindest als Impuls erleben werden. Und zwar sowohl die KlientIn als auch die TherapeutIn.

Ein bekanntes Beispiel ist, dass wir in die depressive Struktur des Opfers hineingezogen werden. Die Klientin „beweist" uns dann, dass nichts, was wir in der Therapie tun, etwas nutzt, und wir müssen uns ordentlich anstrengen, ihr das Gegenteil zu „beweisen", womit sie dann wieder Material in die Hände bekommt, mit dessen Hilfe sie uns beweisen kann … Und so können wir viele Jahre damit zubringen, uns in diesem Clinch zu bewegen und uns dabei als BehandlerInnen immer dequalifizierter, immer unfähiger zu fühlen.

Von Traumamaterial der KlientIn überflutet zu werden und nicht zu wissen, wohin damit (im Fachchinesich also: kein eigenes Containment dafür zu haben, während wir versuchen, der Klientin ein solches beizubringen), ist eine typische Situation, die ich in Supervision häufig erlebe. Eine weitere ist die fast wörtliche Reinszenierung von Traumata. Insbesondere die ärztlichen Kolleginnen und Kollegen werden es kennen, dass es PatientInnen gibt, die sich „geradezu wie hypnotisiert" in ihrem Zustand so verschlechtern, dass sie sich katheterisieren oder künstlich ernähren lassen oder Wunden vernähen lassen müssen oder auf andere Weise versuchen, ihr Trauma wieder zu reinszenieren. Schlimm ist es, wenn BehandlerInnen dann nicht erkennen, dass es sich um eine unbewusste Reinszenierung handelt, sondern annehmen, „die will das so" und selbst komplementär agieren, indem sie z. B. als TäterIn aktiv werden. („So? Sie haben sich mitten in der Nacht selbst verletzt, und jetzt muss ich mich darum kümmern? Dann wollen wir das mal so machen, dass Sie auch richtig was davon haben!") Oder dass sie sich täterloyal verhalten, indem sie die Traumata, von denen die KlientIn erzählt, bagatellisieren oder wegschauen oder sich mit den täterloyalen Anteilen der KlientIn verbünden.

Wichtig ist festzuhalten: TherapeutInnen werden in dieser Arbeit Burnout-Syndrome bekommen müssen, wenn sie nicht nur einzelne komplex traumatisierte Klientinnen, sondern mehrere haben und längerfristig mit ihnen arbeiten. Dies ist völlig normal, daher …

**MEIN TIPP ...**

... **an KollegInnen:** Schämen Sie sich nicht (und wenn, dann eben nicht dafür, dass Sie sich schämen!), wenn Sie sich in der Therapie mit einer schwer traumatisierten KlientIn verheddert haben, und machen Sie sich keine Vorwürfe (und wenn Sie sich doch Vorwürfe machen, versuchen Sie mal, sich für die Vorwürfe keine Vorwürfe zu machen ...). Es ist wichtig, diese Symptome zu erkennen, weil sonst die Gefahr besteht, sich mit den depressiven Anteilen in der Klientin zu verbünden und dann eine solche Reinszenierung zu gestalten, dass die Welt ganz schlecht und nicht sicher sei und man „eh nichts machen kann" oder sich die Arbeit „nicht lohnt". Hier spreche ich „pro domo" Psychotraumatologie: Wir können es uns nicht leisten, gute, engagierte KollegInnen dauerhaft aus der Traumaarbeit zu verlieren!

Eine weitere Gegenübertragung, die ich sehr häufig erlebe, ist die Haltung von KollegInnen, die sicher von manchen KlientInnen gefördert wird, aber auf die wir auch nicht hereinfallen dürfen: „Wir beide gegen den Rest der Welt."

Vermutlich kennt jede TraumatherapeutIn solche Anwandlungen. Gerade AnfängerInnen fühlen sich oft hineingezogen in die Täter-Retter-Spaltung: Entweder bekommen wir HelferInnen den Impuls, sozusagen die KlientIn unter den Arm klemmen und sie retten zu wollen. Oder, wenn sie noch von Tätern bedroht wird, bekommen wir den Impuls, ihr die Polizei hinterherzuschicken, damit die Täter endlich einmal dingfest gemacht werden usw. Oder wir haken uns sozusagen innerlich auf andere Weise Arm in Arm mit der Klientin unter. Schimpfen zum Beispiel auf die Täter und realisieren dabei nicht, dass sie in ihrem Innern selbst Täterabbilder, zumindest als „Spiegelsplitter", hat, dass diese Anteile zuhören und wir auch mit ihnen arbeiten müssen.

Eine weitere Variante des aggressiven Agierens sind zum Beispiel laut ausgesprochene Fantasien, die Täter am liebsten physisch vernichten oder sie auf andere Weise „ausschalten" zu wollen. Was manchmal kippen kann in Allmachtsfantasien („Wir räumen damit auf!") oder umgekehrt in „Blame-the-victim"-Äußerungen: die Opfer seien selbst schuld, oder sogar, Sex Erwachsener mit Kindern sei etwas, das ja „selbstbestimmt vonseiten der Kinder ganz in Ordnung" sei, auch das ist mir bei KollegInnen schon begegnet. Wir „Profis" sind gehalten, dass wir solche Tendenzen bei uns bemerken und daran arbeiten. Wenn Erwachsene Sex mit Kindern haben, ist das nämlich ein Verbrechen seitens der Erwachsenen und sonst gar nichts. Und diese Gewalt geschieht; wir kümmern uns um die Überlebenden, so gut es geht, aber darüber hinaus können wir uns – außer uns allgemein (fach-)politisch zu engagieren – nur unsere Ohnmacht eingestehen.

Durcharbeiten müssen wir TraumatherapeutInnen auch nach und nach alle wichtigen eigenen Traumatisierungen, ebenso wie neu auftauchende Konflikte, weil wir zwangsläufig durch die Arbeit mit (komplex) traumatisierten Menschen an alle Punkte kommen, an denen „es wehtut", und wir sonst anfällig sind für die eine oder andere Reinszenierung. Ganz besonders natürlich, wenn die TherapeutIn aus ähnlichen Familienverhältnissen stammt wie die KlientIn.

**Übertragungs- und Gegenübertragungsprobleme im Umgang mit täteridentifizierten Persönlichkeitsanteilen**

1. Übersehen der brisanten Persönlichkeitsanteile: „Bei meiner Klientin gibt es keine Täterintrojekte!"
2. Übersehen des externen Täterkontakts: „Sie ist da raus!"
3. Opferidentifizierung von TherapeutIn und KlientIn: „Wir zwei gegen die böse Welt da draußen!"
4. Überforderung / stellvertretende Traumatisierung der TherapeutIn:
   a) Die erlittene Gewalt verkraften müssen: „Schlimm genug, dass sie das alles erlebt hat …"
   b) Die interne Gewalt(-Bereitschaft) der Klientin nicht ertragen: „… sie hat die Täter auch noch in sich – mit denen will ich mich nicht auseinandersetzen."
5. Andere Gegenübertragungsreaktionen:
   a) Zynismus und „Blame the victim";
   b) plötzliche pauschale Zweifel an der Glaubwürdigkeit der Schilderungen
      - berechtigte (z. B. KlientIn beginnt, ganz andere „Fakten" zu erzählen);
      - unberechtigte (TherapeutIn hält es nicht aus, dass der KlientIn so viel Schlimmes passiert ist, stattdessen glaubt sie ihr plötzlich nicht mehr);
   c) „Exorzismus" der „unliebsamen" bzw. täteridentifizierten Persönlichkeitsanteile.

Auch das – um mit dem Letzteren anzufangen – gibt es leider öfter, als wir es für möglich halten wollen: Dass PsychotherapeutInnen durch Gebete oder andere Exorzismusrituale aggressive Persönlichkeitsanteile in der KlientIn „zerstören" oder „verbannen" wollen, die ihnen „böse" oder „untauglich" vorkommen. Vor jeder Art von Exorzismusritualen ist ausdrücklich zu warnen! Sie nützen nichts und schaden, sie sind unethisches Verhalten (siehe auch die Behandlungsempfehlungen für die schweren dissoziativen Störungen bei Gast & Wirtz 2008).

Meines Erachtens sollten Exorzismusrituale selbst in Kirchenkreisen inzwischen unhaltbar sein. Persönlichkeitsanteile kann man nicht vernichten, man kann sie nur integrieren, und die Persönlichkeit kann lernen, zwischen denjenigen zu unterscheiden, die sie für sich akzeptieren kann („Man muss wissen, wann man Hasso von der Kette lässt", sage ich bei Gelegenheit), und denjenigen, die sie zurückweisen will. Andernfalls wird man neue Spaltungen auslösen, und das kann nicht der Sinn der Traumatherapie sein. Rein psychotische oder Zwangsvorstellungen können auf nichtaggressive Weise „gebannt" werden; wichtig ist jedoch zunächst einmal, alles zu verstehen, was da ist, und ihm einen Platz zu geben. Auch den „unliebsamen" Anteilen der KlientIn. Im Gegenteil: Oft hilft nichts so sehr, wie mit den „unliebsamen" Zuständen oder Anteilen der KlientIn zu sitzen, ihren Gedanken sorgsam zuzuhören, sie zu respektieren dafür, dass sie auch „beim Überleben geholfen haben", und zu versuchen, das Beste, was die Persönlichkeit von ihnen lernen kann – z. B. in bestimmten Situationen angstfrei zu agieren, sich physisch gelassener zu fühlen, sich behaupten zu können etc. – herauszufiltern und zu helfen, es in die Persönlichkeit zu integrieren.

In der Traumatherapie durchgearbeitet werden müssen auch, meint Harvey Schwartz, „die aus Selbstschutz entstandenen omnipotenten Illusionen der früh traumatisierten Klientin in ihrem ganzen Spektrum". Das reicht von der Nicht-Ich-Vorstellung, also: „Es ist nicht passiert" – „Ich war nicht dabei" – „Das ist ‚ihr' passiert, nicht mir", bis hin zur Nur-Ich-Vorstellung: „Ich bin schuld, dass das passiert ist" – „Ich habe das freiwillig mitgemacht" – „Ich habe es im Grunde gewollt" – „Ich bin eine von ihnen (den Tätern)".

In Kapitel 18 werde ich ausführlich darauf eingehen. Tatsächlich ist die Überlebende von Kindheitstraumata in ihrer Misshandlungsfamilie von denen verraten und verletzt worden, denen sie am meisten vertraute und die sie am meisten brauchte. Und sie konnte nichts, überhaupt nichts dagegen tun. Diese Ohnmacht erleben wir auch in der Therapie, da müssen wir durch. Also immer, wenn wir TherapeutInnen an diese Stelle kommen, dass die KlientIn für einen Moment erkennt: „Es war unaushaltbar schrecklich, und ich konnte gar nichts dagegen tun!", und wir bei uns selbst eine gewisse Hektik bemerken, sie schnell ablenken zu wollen, über den Punkt hinaus, an dem die KlientIn selbst ihre Ohnmacht erkennt, und wenn wir dann eilfertig etwas sagen wie: „Aber Sie haben doch schon ganz viel gelernt, und jetzt gucken wir mal wieder nach Ihren Ressourcen", wenn wir sie also vorschnell trösten wollen, dann gilt es eher, innezuhalten.

Oft ist dieser Punkt entscheidend wichtig für das Anerkennen dessen, was passiert ist. Auch die Kapitulation, das „Freeze" (siehe Band 1), werden wir im Nachhinein in der Therapiesituation erleben, und da müssen wir ebenfalls durch. Und erst dann kann es oftmals ein Stück weitergehen. Einen freien Entschluss, sich traumatisieren zu lassen, gab es beim Kind nicht, auch wenn die KlientIn als Erwachsene so tut, als ob es den gegeben hätte. Freiwillige Handlungen ebenso wenig; das Spektrum war jedenfalls aufgrund der Situation („no fight, no flight") sehr eng. Stattdessen gab es eine erzwungene Kollaboration mit dem Täter und eine erzwungene Änderung der eigenen Moral mit der Folge der Abspaltung diverser Gedanken und Anteile. Dies zu erkennen ist bitter für alle Beteiligten.

## 14.10 Das Grenzen setzende „Nein" der TherapeutIn kann entscheidend sein

„Manchmal", so möchte ich schließlich noch einmal meinen amerikanischen Kollegen Harvey Schwartz zitieren, „kann Feuer nur mit Feuer bekämpft werden". Manchmal muss die KlientIn herausfinden, dass sie die TherapeutIn an ihre absolute Grenze gebracht hat, bevor etwas im Innern loslassen kann. Die Nein-Reaktion hat sie selbst nie über die Lippen gebracht, weil sie terrorisiert wurde und sich unterwerfen musste. Das klare Nein kam auch nie aus dem Mund eines Familienmitglieds oder von anderen Menschen, die sie näher an sich herangelassen hatte aufgrund der Kollusionen, also der Verwicklungen, in denen das Opfer sich im Familiensystem befand. Und der Sadist wird eher sagen: „Na, dann finde mal heraus, was ich von dir will. Und dann werde ich vielleicht, aber nur vielleicht, aufhören, dir unerträgliche Schmerzen zuzufügen." Er wird nicht klar Nein sagen.

„Dem selbstschützenden Grenzen setzenden Nein der Therapeutin oder des Therapeuten zu begegnen, und zwar in einem Kontext von Empathie und Mitempfinden", wie Schwartz zu Recht betont, dies kann eine zentrale integrative Erfahrung sein. Die TherapeutIn kämpft daher darum, mit ihren eigenen Gefühlszuständen und deren Wechseln in der Therapiestunde in Kontakt zu bleiben, wie das so typisch ist, wenn wir mit hoch dissoziativen Persönlichkeiten arbeiten.

Die Herausforderung besteht darin, als TherapeutIn einerseits die empathische Abstinenz (siehe Kapitel 10) zu wahren und andererseits eigene Gefühle und Verletzlichkeiten der KlientIn zu zeigen, wenn diese etwas mit ihr zu tun haben. Dabei gilt es, auf eine Weise vorzugehen, dass deren stereotyper Rückzug („Bitte, bitte, nicht böse sein!" – „Ach, jetzt sind Sie schon wieder sauer, dabei haben Sie doch gemeint, hier in der Therapie könnte ich alles sagen!" etc.), dass die endlosen Ketten von Double-Binds und die überdauernde Identifikation mit dem Aggressor durchbrochen werden können.

Wie das geht, das ist schwer zu lernen. Wir TraumatherapeutInnen werden uns vor allem mit Aufrichtigkeit, mit unserer eigenen Verletzlichkeit diesem Prozess stellen müssen.

Die Bescheidenheit, die uns daraus erwächst, sowie die Bescheidenheit, die die Klientin dann vielleicht sich selbst eingestehen kann, sie können eine neue Möglichkeit bereitstellen, eine sichere Bindung einzugehen. Viele Formen verinnerlichter, ja sogar institutioneller gesellschaftlicher Herrschaft können dann infrage gestellt werden. Oft habe ich erlebt, dass sich KlientInnen auch in diese Richtung entwickelt haben: Erst in der Therapie etwas über ihren eigenen „Tellerrand“ hinauszuschauen und, ohne sich nur der TherapeutIn anzupassen, sich für sich selbst einzusetzen und für ihresgleichen; sich schließlich auch sozial oder für die achtsame Erhaltung der Umwelt zu engagieren. Und manche haben sogar zu politischem Engagement gefunden.

Die Verzweiflung der TherapeutIn, die erleben wird, dass all das, was sie für selbstverständlich hält, von der KlientIn attackiert und infrage gestellt wird, ist in der Behandlung komplex traumatisierter Menschen unvermeidlich. Diese Verzweiflung und die Grenzerfahrung, wenn es den Anschein hat, als „ginge nichts mehr“ – bevor dann doch ein entscheidender weiterer Schritt zur Entwicklung der KlientIn stattfinden kann –, das alles gehört zur Traumatherapie nach frühen und langjährigen Misshandlungserfahrungen einfach dazu. Wir können sagen: Die Tendenz geht vom Überleben (auch so mancher Therapiesitzung!) zur gemeinsamen Erfahrung, dass schließlich doch noch alles – na ja, einiges – gut wird.

Letztlich überlebt die TherapeutIn ihre eigene Demontage, weil etwas im Innern der KlientIn ihr hilft. „Sei es Großzügigkeit, Integrität, Seele, die erwachende Fähigkeit zu lieben oder wie auch immer wir es nennen wollen. Und weil sich das verbindet mit dem Mut und dem Mitgefühl der TherapeutIn sowie mit deren Bescheidenheit, Liebe und Sorgfalt“ (Schwartz), kann eine neue Bindung, sogar ein neuer sicherer Bindungsstil bei der KlientIn entstehen, der ihr ermöglicht, auch mit ihren eigenen Kindern eine sichere Bindung einzugehen – als Erste und vielleicht Einzige in ihrer Familie.

Unterwegs bereits merken wir, dass die Richtung stimmt und wir auf dem richtigen Weg sind – wenn ein gegenseitiger Respekt und ein wechselseitiges Vertrauen in den Prozess entstehen. Das ergibt eine Aufwärtsspirale. Ich habe es oft erlebt, dass im Lauf des therapeutischen Prozesses auf einmal klar ist: Jetzt haben wir diesen Punkt erreicht, von dem an wir nicht mehr um die wesentlichen Dinge wie Vertrauen oder Feindseligkeit ringen müssen. Von da an geht es für die PatientIn wirklich aufwärts, weil die Beziehung, weil die Bindung stimmt.

Wer bewusst böse behandelt wurde, kann den Mut zum Erinnern und Durcharbeiten sowie zum Neueinordnen der verheerenden Erfahrungen nur bekommen, indem ihm oder ihr mit Fachkompetenz, Aufrichtigkeit und einem liebevollen Bindungsangebot begegnet wird. Dieses Bindungsangebot kann und darf nicht anders als emanzipatorisch sein.

Wenn sich jedoch dieser „point of no return", ab dem die KlientIn das Bindungsangebot annehmen und beginnen kann, ernsthaft an ihrer eigenen Weiterentwicklung zu arbeiten, nicht erreichen lässt, dann ist es besser, wenn die TherapeutIn den Mut findet, die Therapie zu begrenzen. Wir können nicht „die dauerhaft richtige Beziehungs- und EntwicklungspartnerIn" sein; manchmal muss die Überlebende auch nach einer noch lange nicht zufriedenstellenden Therapie „weiterziehen", bis sie jemanden findet, der sich (auch) nicht mehr in ihre verzweifelten Beziehungswiederholungen hineinziehen lässt, und dann hoffen, dass sie so weit ist, das Angebot zur Weiterentwicklung für die nächsten Schritte nutzen zu können.

# 15. Was ist bei der Traumatherapie mit rituell misshandelten Menschen zu beachten?

*„Es macht keinen Sinn, vor diesen Praktiken die Augen zu verschließen, denn es gibt sie."* (Detlef Drewes, 1997)

*„Und ich habe tatsächlich gedacht, ich habe den Teufel im Leib."* (Überlebende, 2003)

## *Vorbemerkung*

**Betroffene** sollten dieses Kapitel bitte nur in sorgfältiger Begleitung lesen, weil viele Einzelheiten, die darin vorkommen, sie möglicherweise „triggern" könnten. Seien Sie achtsam mit sich!

**Für KollegInnen:** Nichts greift die seelische Gesundheit einer PsychotherapeutIn möglicherweise mehr an, als sich mit organisierter sadistischer Gewalt beschäftigen zu müssen. Meiner Erfahrung nach braucht es dazu:

- Zorn und Mut: Wir dürfen nicht wegsehen, wenn andere leiden.
- Eine realistische Grundeinstellung und „Bodenständigkeit", nüchterne Alltagsorientierung und die Fähigkeit zur Distanzierung von Gewaltschilderungen und zur ständigen Realitätsüberprüfung;
- eine bewusste Investition in „das Gegenteil": in Helles, Schönes, Liebevolles, Kreatives, Sinnvolles; in Vertrauen, Achtsamkeit, Zartheit, Offenheit und Wärme.

Dieses Kapitel ist speziell für die KollegInnen verfasst, die mit Menschen arbeiten, welche nicht nur als Kinder misshandelt wurden, sondern bereits früh eine systematische, extrem sadistische Form der „Abrichtung" mit einer nachfolgenden Ausbeutung zur Pornoproduktion und zur Zwangsprostitution erfahren haben. Einige Tätergruppen verpacken ihre Gewaltorgien in bizarre Rituale wie „schwarze Messen" und tun so, als verfügten sie über besondere, „schwarz-magische Kräfte"; deshalb sprechen viele KollegInnen bei diesen Gruppen auch von „destruktiven Kulten". Wir haben es hier jedoch – und das ist wichtig für die psychotherapeutische Arbeit – primär nicht mit mehr oder weniger harmlosen religiös motivierten Splittergruppen zu tun, sondern mit Sadisten, die ihre Opfer auf organisierte Weise physisch misshandeln, sexuell ausbeuten und versuchen, auch noch den hintersten Winkel ihres Wesens zu „besetzen“, gern auch mit einer Form bizarrster Spiritualität und eines Karma-Denkens – das alles, während häufig pseudoreligiöse Rituale durchgeführt werden. KollegInnen haben sich auf Kongressen und speziellen Tagungen in den letzten Jahrzehnten dazu ausgetauscht, dass es anscheinend Überschneidungen gibt zwischen rechtsradikalen Gruppen, destruktiven Kulten (z. B. Hardcore-Satanisten) und der (Kinder-)Pornografie- und -Prostitutionsszene. In Band 1 (Kapitel 8) habe ich ausführlich die Besonderheiten ritueller Gewalt (auch mit zahlreichen Literaturangaben zu Thema) zusammengestellt. Hier noch einmal die wichtigsten Punkte.

## 15.1 Definition: Was ist rituelle Gewalt?

Rituelle Gewalt ist eine brutale Form der Gewaltanwendung an Kindern, Jugendlichen und / oder Erwachsenen, bestehend aus körperlicher, sexueller und psychischer Misshandlung in Form von Ritualen.

Meine amerikanische Kollegin Gayle Woodsum, die über Jahrzehnte Tausende von Kollegen fortgebildet hat, definiert rituelle Gewalt so: „*Rituelle Misshandlung* beinhaltet wiederholte sexuelle, körperliche, emotionale und mentale Angriffe, kombiniert mit ritualisierten Verhaltensweisen, die geplant und einem zwanghaften Muster zu folgen scheinen … Die Täter im Bereich rituelle Gewalt fügen zur sexuellen Gewalt *spezielle Misshandlungsformen* hinzu wie: Elektroschocks, das Opfer fesseln, es auf unterschiedliche Weise aufhängen, in Gegenwart des Opfers bzw. am Opfer selbst Verstümmelungen vornehmen, ihm Drogen oder Alkohol einflößen, es einsperren. Ein weiteres Charakteristikum ist die Tatsache, dass die Misshandlungen in ritualisiert-repetitiver Form – hinsichtlich Zeitpunkt, Ort und Misshandlungsart – wiederholt werden“ (Woodsum 1998).

Inzwischen gibt es auch im deutschsprachigen Raum eine Fülle von Publikationen zum Thema rituelle Gewalt, auch in Buchform und auch auf Deutsch (Arbeitkreis rituelle Gewalt & Hahn 2014, Breitenbach 2010, Fliß & Igney 2010, Fließ et al. 2018, Fröhling 2014, Huber 2010, Lindström & Sniehotta 2015, Miller 2013, 2016; Rudolph 2017, S.I.E. 2016). In allen wird deutlich, was auch schon im Abschlussbericht der „Enquetekommission sogenannte Sekten und Psychogruppen“ Ende der 1990er-Jahre stand, ich zitiere sinngemäß: „In Deutschland gibt es über 600 destruktive Sekten und Kulte, die meisten mit mehreren Untergruppen.“ Schon damals wurde beklagt, dass das Thema zwar ernst zu nehmen sei, es aber zu wenig Studien dazu gebe, diese müssten weiter gefördert werden. Passiert ist sehr wenig (s. Busse 2000). Es gibt einige Uni-Projekte zum Thema, etwa in Hamburg (s. Nick et al. 2018, 2019, 2022), in Ulm (s. die Studien unter der Leitung von Prof. Fegert, der auch das bundesweite Hilfetelefon wissenschaftlich begleitet), es gibt Veröffentlichungen und Empfehlungen aus dem Haus der Unabhängigen Beauftragten für Fragen des sexuellen Kindesmissbrauchs (UBSKM), es gab etliche Tagungen zum Thema. Aber nach wie vor scheint es sich für viele Fachleute um eine Art „dubioses Schmuddelthema" zu handeln, wenn Menschen – vor allem Mädchen und Frauen – von extremen Gewalterfahrungen in Täterkreisen berichten, in denen sie u. a. gezwungen worden seien, andere (Tiere, Kinder, Jugendliche, Erwachsene) für Misshandlungen „auszuwählen" und ihnen selbst Gewalt anzutun. Meist erzählen die Überlebenden, dass sie dabei gefilmt wurden. Die Täter vermitteln – so berichten es Überlebende – ihren Opfern, sie hätten sie speziell auserwählt, sie könnten in der Gruppe „aufsteigen", wenn sie nur gehorsam seien etc. Häufig versuchen die Täter, durch Mind-Control-Techniken oder angebliche „schwarz-magische Rituale" den Eindruck zu erwecken, über besondere, überirdische Kräfte zu verfügen. Sehr häufig wird den Schilderungen einfach nicht geglaubt, zu „abgedreht" wirken sie.

Auch Fernsehdokumentationen und Umfragen unter TherapeutInnen, einige Beiträge in privaten und öffentlich-rechtlichen Nachrichtenmagazinen, die Filme von Liz Wieskerstrauch (*Höllenleben* [2002] und *Höllenleben 2 – der Kampf der Opfer* [2003]), die Pilotstudie von Fröhling, Huber und Rodewald (2003), die Online-Befragung von Becker et al. (2019), die Studien am UKE in Hamburg, klinische Berichte (Rudolph 2019) und Praxisberichte, etwa von Vielfalt e.V. (Igney 2019), Sammelreferate auf internationalen Kongressen, Online-Befragungen (auch wieder vom UKE oder z. B. von der Initiative Phoenix [Sommer 2016]), Berichte von Traumahilfezentren (s. Gahleitner 2019 b) – das alles gibt es, und es zeigt, dass man das Thema organisierte Ausbeutung und rituelle Gewalt auf jeden Fall deutlich ernster nehmen muss, als wir es für möglich halten wollen. Inzwischen gehört es sogar in den meisten traumatherapeutischen Praxen und Stationen zum Alltag, mit dieser Klientel umzugehen.

## 15.2 Glaubwürdigkeit

Als ich mich Anfang der 1990er-Jahre zum ersten Mal systematisch über dieses Thema informierte – ich hatte damals selbst bereits KlientInnen, die von diesen bizarren rituellen Misshandlungsszenarios erzählten, hatte mehrere KollegInnen in Supervision, die mir entsetzt und mit vielen Fragen über einzelne PatientInnen Ähnliches berichteten –, fuhr ich gemeinsam mit einer Kollegin in die Niederlande und sprach mit einigen ExpertInnen dort. Wir beiden Deutschen waren ausgesprochen schockiert zu hören und bestätigt zu bekommen, was unsere KlientInnen und KollegInnen uns berichtet und was wir aus Schilderungen, beispielsweise aus den USA, schon gehört hatten: dass es sich bei ritueller Gewalt offensichtlich um ein internationales Phänomen handelt und dass die Täter überall ähnliche Verbrechen begehen. Dazu gehört sexuelle Gewalt gegen Kinder und Frauen, extreme sadistische Folter an ihnen zum Zweck der „Mind Control" – der Abrichtung für die Ziele der Täter (vor allem Zwangsprostitution und Pornografieproduktion; gelegentlich auch Beteiligung an anderen illegalen „Geschäften" der organisierten Kriminalität wie Drogen- und Waffenhandel und vor allem auch: eine Indoktrination in extrem menschenfeindlicher, faschistoider Ideologie! S. Miller 2013, 2016). Dazu gehört weiterhin: Opfer zu zwingen, andere Opfer zu quälen und zu töten; all dies zu filmen; extreme Schweigegebote; mafiöse Strukturen. Und dass leider die Opfer eine vergleichsweise schlechte Therapieprognose haben, da die Täter versuchen, …

a. mindestens in periodischen Abständen physischen und / oder telefonischen / Internet- oder schriftlichen (Zettel an die Windschutzscheibe oder im Briefkasten, Zeichen an der Hauswand etc.) Kontakt zum „Mitglied des Kreises" – hier: dem ausgebeuteten Kind, Jugendlichen oder Erwachsenen – zu halten;
b. Schweigegebote stets aufs Neue zu verstärken;
c. Ausstiegsversuche mit äußerster Gewalt zu „bestrafen";
d. die Opfer zu zwingen, „Selbstschädigung oder sogar Selbsttötung auf Verlangen" zu praktizieren.

Am schlimmsten, so die KollegInnen, sei erfahrungsgemäß bei den Opfern, dass sie sehr stark spalten müssten, um die Gewalt überhaupt ertragen zu können; dass sie dazu „abgerichtet" seien, mit den Tätern Kontakt zu halten, oft durch posthypnotische Suggestionen, ohne dass die Personen dies bewusst in ihrem Alltags-Ich wissen; dass die Opfer regelmäßig gezwungen würden, anderen Lebewesen Gewalt anzutun, und sie dadurch fest davon überzeugt seien, selbst zutiefst „böse" zu sein; dass viele Mädchen von den Tätern geschwängert und zu Zwangsabtreibungen und rituellen „Opferungen" des Fötus gezwungen würden – eine ultimative Viktimisierung, von der die Opfer sich kaum erholen könnten. Und schließlich: Dass sie eine zutiefst menschenfeindliche, zynische, sadistisch-bösartige „Sozialisation" in diesen Täterkreisen durchlaufen (s. Schröder et al. 2018, 2020).

Dies alles vor dem Hintergrund, dass weder den Überlebenden noch den Helfenden geglaubt und in der Öffentlichkeit das Phänomen als „Fantasterei und Wichtigtuerei" abgetan würde. (Meine spontane Reaktion: „Welche KlientIn denkt sich etwas aus, das keiner hören will?!") Die meisten Betroffenen kämen aus den seelischen Verstrickungen und den Sekten-Verfolgungen nicht heraus, so hieß es damals.

Auf der Heimfahrt waren meine Kollegin und ich schweigsam; wir tauschten uns nur kurz darüber aus, dass wir doch hofften, unsere eigenen KlientInnen hätten nicht so eine schlechte Prognose. Ansonsten wünschten wir uns, ehrlich gesagt – und Betroffene mögen es uns verzeihen –, dass uns möglichst wenige solche KlientInnen und Kollegenberichte bei Supervisionen ins Haus schneien würden. Die erste Hoffnung hat sich bewahrheitet – die Prognose, dass die Betroffenen den Ausstieg und auch die Verarbeitung der grauenhaften Erfahrungen schaffen können, kann durchaus auf Dauer gut sein, unter bestimmten Voraussetzungen (siehe unten). Das Zweite hat sich nicht bewahrheitet. Bis heute erlebe ich es fast täglich, dass KollegInnen mit demselben Entsetzen und vielen Fragezeichen zum ersten oder wiederholten Mal von einer PatientIn / KlientIn berichten, die „so etwas Bizarres" erlebt habe. Und jedes Mal frage ich die betreffende KollegIn: „Haben Sie andere mögliche Erklärungen für diese Schilderungen? Sind diese Schilderungen glaubwürdig?"

Viele KollegInnen antworten auf meine Frage nach Alternativerklärungen ähnlich wie diese Kollegin: „Nur allzu gern würde ich glauben, meine Patientin lügt oder macht sich nur wichtig. Ich habe das mehrfach, auch diagnostisch, überprüft. Aber ich kenne sie jetzt schon eine Weile, und sie neigt nicht dazu, sich aufzuspielen. Doch, ja, leider – ich halte das, was sie erzählt, auch wenn es sich noch so scheußlich anhört, für glaubwürdig. Zu offensichtlich leidet sie extrem, sie bekommt, wenn sie darüber berichtet, starke Schmerzzustände, es scheinen Narben auf um die Handgelenke z. B., wenn sie erzählt; sie musste wegen extremer Narbenbildung im Unterbauch schon mehrfach operiert werden. Und sie möchte das Scheußliche selbst nicht erlebt haben. Ja, ich glaube ihr, auch wenn es sein kann, dass manche ihrer Erinnerungen verzerrt sind. Was natürlich für mich heißt, dass ich mich immer wieder frage: ‚Was sind das bloß für Leute, die Kindern und Frauen wie meiner Klientin so etwas antun?'"

Inzwischen bin ich selbst zu der Einschätzung gekommen, dass wir gut daran tun, den KlientInnen sorgfältig zuzuhören und ihnen Zeit zu lassen, alles, was sie als Erinnerung berichten, für sich wichtig zu nehmen, zu sortieren und ihm einen Platz zu geben. Dabei kann manches bei näherem Hinsehen für überzogen gehalten oder als verzerrt beiseitegelegt werden. Auch gibt es das Phänomen, dass manche KlientInnen ihre Gewalterfahrungen im Elternhaus auf eine anonyme Gruppe übertragen und sich „lieber" an solche „Männer in schwarzen Kapuzen" erinnern als an ihren eigenen, konkreten Vater, Großvater oder Bruder. Und natürlich gibt es das auch, dass Menschen sich Misshandlungsgeschichten komplett ausdenken, um sich interessant zu machen. Das gibt es überall und für jedes Störungs- oder Krankheitsbild, warum sollte es ausgerechnet in diesem Bereich anders sein (s. Kirsch 2001)? Doch auch wenn die Geschichten der Überlebenden oft bizarr klingen: Wir sollten prinzipiell den Menschen ein offenes Ohr schenken, die uns von seltsamen Ritualen an abstrusen Orten berichten.

Dennoch bleibt für die meisten KollegInnen das wichtigste und schwierigste Thema bei ritueller Gewalt die Glaubwürdigkeit der oft besonders schrecklichen Erinnerungen der KlientInnen – auch die Glaubwürdigkeit seitens der Außenwelt (Krankenkassengutachter, KollegInnen, Presse etc.). Wir haben als BehandlerInnen von Traumatisierten immer wieder mit dem Thema Glaubwürdigkeit zu tun, daher gilt das, was im Zusammenhang mit ritueller Gewalt sicher besonders zu beachten ist, selbstverständlich auch für alle anderen Gewaltschilderungen.

Für alle TherapeutInnen empfiehlt es sich, den Schilderungen der KlientInnen sowohl mit einer gesunden, realistischen Skepsis als auch empathisch zu begegnen; sowohl die Hysterie der Überreaktion zu vermeiden als auch die Verleugnungsmechanismen, die unweigerlich ausgelöst werden, wenn wir mit solch entsetzlichem Erinnerungsmaterial konfrontiert werden. Bereits in ihrem interessant zusammengestellten Band *Out of Darkness* erinnerten Sakheim & Devine (1992) daran, dass wir „trotz der langen Evolutionsgeschichte zwischenmenschlicher Gewalt und trotz unseres psychologischen Verständnisses der posttraumatischen Stressreaktion dazu neigen, den meisten Opfern nicht zu glauben; ähnlich wie wir es noch vor Jahren vorzogen, den Schilderungen sexueller Misshandlungen in der Familie keinen Glauben zu schenken. Denn dieses Wissen schmerzt, insbesondere wenn es darum geht, Überlebende willkürlich ausgeübter sadistischer Folterungen – unter Umständen jahrelang – zu begleiten." Das heißt nicht, dass wir jedes Wort der KlientIn für bare Münze nehmen sollten. Denn:

**Die Wahrnehmungen und Erinnerungen eines Menschen, insbesondere eines kleinen Kindes, das gefoltert, verwirrt, unter Drogen gesetzt und terrorisiert wird, müssen verzerrt sein.**

Und bei ritueller Gewalt handelt es sich, den Schilderungen der Überlebenden nach, häufig um solcherart brutale Inszenierungen, bei denen psychisch wirksame Medikamente, Drogen, Alkohol – und jede erdenkliche Form des Psychoterrors – angewandt werden; das schildern uns die Betroffenen selbst.

Verzerrungen sind besonders dann zu erwarten, wenn eine Überlebende sich Jahrzehnte nach dem Ereignis zum ersten Mal daran zu erinnern versucht. Die Rolle der TherapeutIn besteht vor allem darin, ggf. festzustellen, dass die Symptome und Belastungen der KlientIn auf eine Lebensgeschichte verweisen, die exploriert werden sollte, wobei die TherapeutIn die KlientIn begleitet. Sie sollte sich auf keine der beiden in der KlientIn zwangsläufig vorhandenen Seiten ziehen lassen – weder auf die Seite des „Es muss so und nicht anders gewesen sein" noch auf die des „Das habe ich mir nur ausgedacht". Denn es wird allein die KlientIn sein, die zwischen Zweifel und Unsicherheit auf der einen und dem Wahrheitsempfinden auf der anderen Seite sortiert und sich jeweils dafür entscheidet, was sie für wahr hält – wobei sich dies mit der Zeit auch mehrfach ändern kann.

Alle Verbrechen, von denen im Zusammenhang mit ritueller Misshandlung berichtet wird – Kindesmisshandlung, Folter, Infantizid (Kindstötung), Kannibalismus, Kinderpornografie, Drogenmissbrauch, Grausamkeiten gegenüber Tieren, Mord –, gibt es; wir wissen das. Dennoch ist es vermutlich die Kombination all dieser Untaten, die es den HelferInnen (und erst recht den Strafverfolgungsbehörden!) so schwer machen, den KlientInnen Glauben zu schenken.

## 15.3 Skepsis und Akzeptanz

Allerdings gibt es entscheidende Unterschiede zwischen Strafverfolgungsbehörden und TraumatherapeutInnen. Erstere müssen skeptisch bleiben, müssen „harte" Beweise sammeln, und wenn sie die nicht bekommen, werden sie den Aktendeckel schließen und sagen: „Wir glauben nicht, dass eine Anklage Erfolg hätte." Womit sie zum einen die Schwierigkeiten der Beweisführung benennen, die auch viele Betroffene beklagen: Wer keine Fotos, Videos oder Zeugenaussagen beibringen kann, dem werden Schilderungen von organisierter Ausbeutung in der Regel nicht geglaubt. Zum anderen – und das vor allem hören die Betroffenen – steckt darin: „Wir glauben Ihnen nicht." Von daher tun wir gut daran, unsere KlientInnen eher gut vorzubereiten und auch genau mit ihnen zu überleben, ob sie mit ihren Schilderungen in die Öffentlichkeit oder zur Polizei gehen. Die Devise ist hier: Nicht agieren, sondern erst einmal sich selbst in Sicherheit bringen und sich selbst so stabilisieren, dass die Qualen nicht länger täglich das Leben beeinträchtigen. Nur wenn man harte Beweise hat – Fotos oder Videos der eigenen Misshandlungen z. B., die manche auf dem Handy oder Notebook eines Täters finden und auf einen Stick ziehen können –, hat man juristisch gleich eine Chance. Alles andere wird ein langwieriges, mühsames und oft zumindest retraumatisierendes Verfahren sein. Von daher begnügen sich viele Betroffene erst einmal damit, anonymisiert ihre Erfahrungen einzubringen. Help-Chats für Menschen mit dem Thema organisierte Ausbeutung und rituelle Gewalt gibt es inzwischen zuhauf, nicht alle sind seriös, daher gilt auch da ein gewisses Maß an Vorsicht.

Von meinen eigenen KlientInnen, die mir von ritueller Gewalt berichtet haben, haben sich bislang wenige in Strafprozessen „geoutet". Die meisten sind froh, wenn sie von den Tätern in Ruhe gelassen werden. Berufspolitisch und gesellschaftlich betrachtet ist das – angesichts der Tatsache, dass solche Taten offenbar weiterhin verübt werden – unbefriedigend. Doch noch ist unsere Gesellschaft nicht so weit, dass sie Betroffenen ausreichend Glauben schenkt, von daher haben meiner Meinung nach PsychotherapeutInnen die ethische Verantwortung, ihre KlientInnen zu schützen. Mir ist klar, dass dies ein Dilemma bedeutet: Einerseits schreiben und sprechen wir BehandlerInnen über das Thema, andererseits fragt die Öffentlichkeit: „Ja, wo sind denn die Betroffenen? Wer sind denn die Täter? Welche Verfahren hat es denn gegen sie gegeben? Wer ist denn je verurteilt worden?" Doch meine Vermutung ist: Wir Fachleute werden noch eine ganze Weile für die Betroffenen „den Rücken breit machen" müssen, bevor wir guten Gewissens zulassen können, dass sie sich mehr und mehr öffentlich zu ihren Erfahrungen bekennen, und es Chancen gibt, dass die Täter auch verurteilt werden. Und viele haben sich im Lauf des Ausstiegs ein neues Leben erarbeitet und wollen dies nicht wieder gefährden. Denn welcher Arbeitgeber stellt jemanden freudig ein, der aus einer Art „Todeskult" entkommen ist?

TraumatherapeutInnen werden konsultiert, weil Belastungssymptome nach einer spezialisierten Behandlung verlangen. Wenn die KlientIn dann von ritueller Gewalt zu erzählen beginnt, werden wir, wie bei jeder Form von Gewaltschilderung, eher „auf die Bremse treten" und etwa sagen:

**„Erzählen Sie mir bitte nicht so viele Einzelheiten. Nicht, weil ich sie nicht hören möchte – es wird wichtig sein, allem, was in Ihnen ist, einen Platz zu geben, auch allen Bildern und Erinnerungen –, sondern weil zu viele Details Sie in Abreaktionen, also unter Umständen in solche Gefühlszustände bringen können, von denen Sie sich ja gerade ein wenig erholen wollen. Wir müssen also vorsichtig sein."**

Gleichzeitig werden wir durchaus ein offenes Ohr haben für das Thema rituelle Gewalt, denn dann wissen wir unter Umständen, dass die KlientIn uns etwas über Erfahrungen mit extremen Brutalitäten und von Taten erzählen will, die Menschen bewusst, bösartig, in sadistischen Inszenierungen verübt haben, an denen sie teilgenommen hat und in die sie möglicherweise innerlich schuldhaft verstrickt ist.

Am besten ist es, wenn TherapeutInnen sich dem Akzeptanzbereich der Skeptizismusskala nähern, sobald sie aus der Phase der Anamnese heraus sind und offensichtliche Lügen sowie eindeutig wahnhafte Störungsformen ausschließen konnten. Diese erste diagnostische Phase ist also besonders bedeutsam. Wenn im Persönlichkeitsfragebogen eine Tendenz zum Fabulieren herauskommt oder etwa im FDS (Fragebogen zu Dissoziativen Symptomen, Spitzer et al. 2021) Fragen danach, ob es zutreffe, dass man häufig nicht unterscheiden kann, ob ein Ereignis wirklich stattgefunden hat oder man nur davon geträumt hat, positiv beantwortet werden, dann ist Vorsicht geboten. Ebenso dann, wenn die KlientIn häufig psychosenahe oder psychotische Zustände hat, in denen paranoide Inhalte vorherrschen.

**Für Letzteres ein Beispiel**

Eine Klientin erzählte: „Auch der Arzt und der Krankenpfleger und der Richter wollten mich vergewaltigen, und die Krankenschwester hat so komisch geguckt, die wusste davon, Jesus hat sie beauftragt, die Männer auf mich zu hetzen …“ Der Kern – Bedrohungsgefühle angesichts der Zwangseinweisung – war durchaus realistisch, aber die Vergewaltigungsfantasien und die Krankenschwester als „von Jesus beauftragte“ Komplizin der „Täter“ waren verzerrte Inhalte, die die Klientin später korrigieren konnte, als die psychotische Episode vorüber war.

Doch wenn es in der Diagnostikphase keine Anhaltspunkte dafür gibt, dass die KlientIn unter wahnhaften Verzerrungen der Realität leidet oder gern in der Erinnerung ihrer Fantasie freien Lauf lässt, dann sind wir als BehandlerInnen dazu verpflichtet, ihr grundsätzlich Glauben zu schenken, um ein Vertrauensverhältnis herzustellen, da sonst die Therapie keine Chance auf Erfolg hat. Und zur Vertrauensbildung trägt es keineswegs bei, wenn eine TherapeutIn sich wie eine Staatsanwältin während der Vernehmung benimmt, sondern wenn sie das Prinzip der **„empathischen Abstinenz“** (siehe Kapitel 10 über Grundhaltungen) verwirklicht.

In der Behandlungsphase ist es wichtig, empathisch zu sein, um die Erfahrungen der KlientIn verstehen und ihr bei der Durcharbeitung der mit diesen Erinnerungen verbundenen Gefühle behilflich sein zu können. Selbstverständlich muss die TherapeutIn sorgfältig darauf achten, nicht eine Art von Erinnerungen mehr zu betonen als andere, doch **für den Fortschritt der Therapie ist die Genauigkeit der Erinnerung weniger von Bedeutung als ihr emotionaler Gehalt.**

Erfahrungsgemäß ist die Frage, inwieweit die Erinnerungen zutreffend sind, für die KlientIn von weit größerem Interesse als für die TherapeutIn, sodass eine KlientIn, die wir für eher glaubwürdig halten, regelmäßig von sich aus nach „Beweisen“ für die an ihr bzw. für die von ihr begangenen Taten suchen wird.

Dennoch gilt es bei ritueller Gewalt, sich Fachkenntnisse darüber anzueignen, wie sich systematischer Terror und systematische Zurichtung durch eine Tätergruppe auswirken.

Hier einige Hinweise für TraumatherapeutInnen:

- Sich nicht in das Schwarz-Weiß-Denken der (tatsächlich oder angeblich) rituell misshandelten KlientIn hineinziehen lassen! Also: hier die Guten, da die Bösen, hier die Opfer, da die Täter, hier Schwarz, da Weiß. Überlebende ritueller Gewalt haben auf jeden Fall beide Seiten in sich, eventuell auch noch Täterkontakt, den sie – wenn sie ihre Identität dissoziativ gespalten haben – u. U. nicht erinnern, also für den sie amnestisch sein können.

- Auf noch bestehende Täterkontakte, Schweigegebote und eventuelle systematische Terrorisierungen („Programmierungen“) achten. Wenn noch Täterkontakt besteht, ist Vorsicht geboten. Im Zweifelsfall nicht aufdeckend arbeiten, da die Klientin sonst ihres Schutzes – der dissoziativen Abwehr – beraubt werden könnte. Sie benötigt ja dann ihre dissoziativen Reaktionen, um die fortgesetzten Terrorisierungen und Traumatisierungen überstehen zu können. Allerdings heißt das nicht: Augen zu, sondern im Gegenteil: das Thema „Ausstieg“ thematisieren und versierte AusstiegsberaterInnen involvieren (s. auch mein Lesebuch zum Thema *Der innere Ausstieg*, 2018).
- Auf täteridentifizierte und täterloyale Anteile in der KlientIn achten. Hierzu eine Grafik:

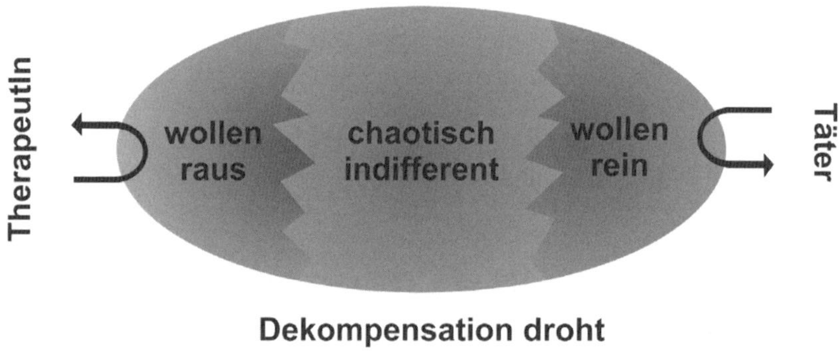


**Abbildung 15.1:** KlientIn mit Täterkontakt

- Die KlientIn kann zu 99 Prozent aus dem Täterkreis – z. B. einem destruktiven Kult – aussteigen wollen („will raus“) bzw. glauben, „draußen“ zu sein. Wenn ein Teil, und sei es nur 1 Prozent, noch täterloyal oder täteridentifiziert ist („will rein“), dann hat dieser Teil die Macht. Wenn die TherapeutIn jetzt nur die Seite sieht, die „raus will“ und an der KlientIn „zieht“, dann „ziehen“ an der anderen Seite die Täter, und das kann zu einer Dekompensation der gesamten Persönlichkeit führen. Die TherapeutIn muss eine Perspektive einnehmen, die alle Seiten betrachtet: den Teil von sich selbst, der unbedingt möchte, dass die KlientIn in Sicherheit kommt, genauso wie die verschiedenen Bereiche der KlientIn; und sie hört sogar genau hin, wie sich die Täter im Hintergrund verhalten (allerdings ohne von sich aus Kontakt zu ihnen aufzunehmen!). Entscheidend wird sein, ob es der BehandlerIn gelingt, ein therapeutisches Bündnis mit den Anteilen in der

KlientIn zu bekommen, die über den Täterkontakt mitbestimmen: die täterloyalen und täteridentifizierten Persönlichkeitsanteile der KlientIn. Die TherapeutIn muss unbedingt mit diesen Anteilen Kontakt bekommen, respektvoll zuhören und versuchen, ob diese sich mit bestimmten Schritten – die Sicherheit der KlientIn betreffend – einverstanden erklären können. Sie darf sie nicht „über den Tisch ziehen", sie nicht ausgrenzen und schon gar keinen Exorzismus mit ihnen betreiben („Sie wollen diese Anteile nicht – dann vernichten Sie sie in Ihrer Vorstellung doch, z. B. durch einen Laserstrahl!" So etwas bitte niemals sagen.). Persönlichkeitsanteile können nicht vernichtet werden, sie können nur von der Gesamtpersönlichkeit integriert oder Teile davon zurückgewiesen werden („Das haben mir die Täter so eingeredet, aber das ist ja gar nicht so!"). Für diesen Prozess braucht es eine längere Zeit.

- Ohne die Kooperation – und sei es über längere Zeit nur punktuell – der „anderen Seite" in der KlientIn (der „dunklen", „bösen", „schwarzen" oder „braunen", der „Monster", „Meister", „Vampire", des inneren „Seth" oder „Baphomet" oder wie die Satans-Symbolisierungen im Inneren alle heißen) in der Therapie ist die KlientIn weiterhin akut gefährdet. Zum einen ist sie gefährdet, aktiv wieder zu den Tätern zurückzukehren. Zum anderen, jederzeit vom Täterkreis zurückbeordert oder zu Selbstbestrafungs- bzw. Suizidhandlungen gezwungen oder verleitet zu werden. Nicht umsonst sind Menschen mit einer Posttraumatischen Belastungsstörung doppelt so gefährdet, sich umzubringen, wie Menschen ohne PTBS, und umgekehrt, wie eine schwedische Kohortenstudie ergab: 54 Prozent der Suizide in der Bevölkerung wurden von Menschen mit einer PTBS verübt (Fox et al. 2021).
- Stadien der Zusammenarbeit mit der täteridentifizierten Seite sind – respektvolle Behandlung durch die TherapeutIn vorausgesetzt – häufig: Verachtung, Tolerierung, punktuelle Zusammenarbeit, Kooperation.

Leider erweist es sich als ein Haupthindernis der traumazentrierten Behandlung, dass viele rituell misshandelte KlientInnen nach wie vor unter Kuratel der Täter stehen. Da es sich in der Regel um organisierte Täterkreise handelt, haben diese ein großes Interesse daran, das Schweigegebot und ggf. den Zugriff und die weitere „Benutzung" der KlientIn (eventuell auch durch weitere Täter) sicherzustellen. Daher ist eines der wichtigsten Themen in diesem Zusammenhang:

## 15.4 Der Ausstieg aus Täterzusammenhängen

*Woran lässt sich erkennen, in welchem Stadium des Ausstiegs ein Opfer/eine Überlebende gerade ist?*

**Misshandlungspause:** Das Opfer hat sich von den Tätern zurückgezogen und ignoriert alle Indikatoren dafür, dass Täter (noch oder wieder) Zugang zu ihr haben können; oder sie schreibt diese Anzeichen anderen Lebensumständen zu; oder sie glaubt, es könne ihr nichts mehr passieren, sie sei „frei". Vorübergehend kann es ihr auch ganz gut gehen, dann aber kann plötzlich wieder jeder (Therapie-)Fortschritt zunichte sein und sie befindet sich nur noch in der Krise, und bei näherem Hinschauen stellt sich heraus, dass sie doch noch weiteren Täterkontakten und eventuell Misshandlungen ausgesetzt ist, deren Frequenz nur die Täter bestimmen.

**Chronische fortgesetzte Misshandlungen:** Das Opfer/die Überlebende handelt häufig entsprechend ihrer verinnerlichten Aufträge („Programme"), verletzt sich also in ritueller Weise und zur Selbstbestrafung, hält telefonisch oder über Internet Kontakt mit den Tätern. Obwohl sie immer wieder „aussteigen" will, verfügt sie kaum oder gar nicht über die Fähigkeit, sich in Sicherheit zu bringen, oder torpediert diese Versuche sogar. Sie begibt sich an Orte (Bahnhof, Parks, bestimmte Lokale), an denen sie von den Tätern aufgelesen oder misshandelt wird; oder sie wird daheim oder bei den Eltern nach wie vor abgeholt und der Zwangsprostitution oder -pornografie zugeführt. Bestehende Schweigegebote werden durch neue Folter verstärkt.

**Aktiver Versuch auszusteigen:** Das Opfer/die Überlebende erinnert die Misshandlungen und beginnt in ihrem Alltagsbewusstsein, diese den richtigen Ursachen zuzuschreiben („Wenn ich zulasse, dass sie mich immer wieder mitnehmen, wache ich hinterher zu Hause mit den Verletzungen auf. Dazwischen liegen diese schrecklichen Erlebnisse – nun muss ich versuchen herauszufinden, wie ich verhindern kann, dass sie mich kriegen"); sucht nach Erklärungen für ihre schlimmen Träume und Flashbacks; wird von „Programmen" gebeutelt (bekommt Schmerzzustände, intensive Selbstverletzungstendenzen oder Suizidgedanken, wenn sie nicht zu vereinbarten Treffen geht). Ihre Ausstiegsversuche erschöpfen sie sehr; es gibt turbulente Zeiten mit vielen Selbstverletzungen und/oder Suizidgedanken. Sie schwankt zwischen Ausstieg und dem Gefühl, das die Opfer in der „Misshandlungspause" haben.

### *Einige Merkmale, an denen erkennbar ist, ob noch systematische, unter hoher Schmerzzufügung etablierte Zwänge, sogenannte Programme[25], wirksam sind*

- Das Opfer / die Überlebende glaubt noch die zentrale Botschaft der Täter: Überall warten unvorhergesehene Qualen und Entsetzen auf dich …
- Suche nach Hilfe, Trost und Beistand wird bestraft, schon der Wunsch nach „anderen Menschen“ ist gefährlich;
- Schwierigkeit, zwischen gefilmten Grausamkeiten und erlittenen oder „selbst gesehenen“ Grausamkeiten zu unterscheiden;
- Gefühl, das Entsetzen war immer da, ist immer da und wird immer da sein;
- Wahrnehmung, dass auf das Essen und Trinken bestimmter Lebensmittel äußerst seltsame Empfindungen folgen: Schwindel, Schleiersehen, „Besoffensein“, Wahrnehmungsverzerrungen aller Art – gefolgt von dem Gefühl: „Ich kann meinen eigenen Wahrnehmungen nicht trauen“ und: „Essen und Trinken ist gefährlich“;
- Wahrnehmung der Täter als übermächtig: Sie können das Opfer zwingen zu glauben, es sei verantwortlich für Schmerzen, die anderen in ihrem Namen (oder durch ihre Hand, die evtl. geführt wird) zugefügt werden;
- Misshandlungsräume werden alle in der Erinnerung ähnlich wahrgenommen: dunkel, kalt und feucht, ohne Ausweg … Keller, Kirchenräume, Scheunen etc., verbunden mit dem Geschmack von Kot und Urin und der Wahrnehmung von Blut sowie dem Gefühl: Es ist meine Schuld;
- Erkenntnis, dass dieselben Leute, die bei ausgeklügelten Folterszenen dabei waren, auch irgendwo im Alltag auftauchen, verbunden mit dem Gefühl: „Ich werde überall beobachtet“;
- Mischung aus erzwungenem orgastischem Gefühl und Schmerz und einer „mystischen Atmosphäre“, die in metaphysischem Sinne allmächtig und alldurchdringend zu sein scheint;
- stets wiederkehrende Gedanken wie: „Ich bekomme Elektroschocks, weil ich ja gelogen habe“, „Sie vergewaltigen mich, weil ich hässlich bin“, „Ich existiere nicht wirklich und ich bin zu nichts nutze“, „Wenn mir etwas wehtut, ist das ein Zeichen dafür, dass ich verrückt bin“, „Ich muss mich aufschneiden, sonst kann ich mich nicht sicher fühlen“, „Nur wenn ich mich bei ihnen immer wieder melde, kann ich überleben“, „Ich brauche das einfach“;
- wiederkehrende Erinnerung: Zusehen oder selbst mit Hand anlegen müssen, wenn Geschwister, eigene oder andere Kinder misshandelt werden;
- jeder Geburtstag ist eine Qual und weckt im Hintergrund Erinnerungen an schreckliche Folterszenen;
- Fetzen klassischer Musik (z. B. Wagner) oder bestimmte rechtsradikale oder „Grufti“-Musik lösen Panikattacken aus;

---

25 Siehe Kapitel 8 in Band 1.

- Überzeugung: Der Herkunftsfamilie bzw. der neuen Tätergruppe den Zugang zur eigenen Person zu erlauben sei eine lebenswichtige Angelegenheit.

### *Woran kann ein Opfer / eine Überlebende merken, ob sie getriggert wurde, ob also ein Teil ihrer „Abrichtung", den manche „Programme" nennen, aktiv ist?*

- Kopfschmerzen, sobald sie gegen eine Täteraufforderung handeln will. Beispiel: Sie erhält einen Anruf oder eine WhatsApp: „Heute Abend um 10 am Bahnhof." Sie will nicht hingehen, bekommt aber immer stärkere Kopfschmerzen …
- Taubheitsgefühle im Kopf, in den Gliedmaßen, Lippen, anderen Körperteilen (ein sehr früher Indikator);
- auffällige Veränderungen im Sichtfeld, Schattenfelder, Schleiersehen;
- Klingeln im Ohr, nicht mehr hören können;
- Mundtrockenheit, bitterer Geschmack im Mund;
- ohne äußeren Grund plötzliche Wahrnehmung unangenehmer Gerüche wie Kot, nasse Erde, Urin, Feuer, Rauch, Blut …
- Gefühl, Hand- oder Fußgelenke seien abgeschnürt;
- Schmerzen im Unterbauch, in der Brust;
- Gefühl, als fiele sie gleich in Ohnmacht, Hyperventilieren (auch unauffällig: kurzes Einatmen, überlanges Ausatmen);
- ein Gefühl wachsenden, lähmenden Entsetzens; absorbiert werden mit unwesentlichen Details, nicht mehr nachdenken können;
- plötzliches starkes Verlangen oder starke Aversion gegen bestimmte Nahrungsmittel oder Getränke;
- plötzlicher Eindruck, eine (eigentlich) sichere Person sei „doch nicht o. k.";
- von extremer Müdigkeit überfallen werden, eventuell sogar plötzlich zu unangemessener Zeit oder in einer unpassenden Situation einschlafen;
- Gefühl, unangemessen in eine tiefe Trance zu gehen;
- Gefühl für sich selbst verlieren, Wechsel der Persönlichkeitsanteile zu „den Dunklen, den „Hinteren", der „anderen Seite";
- Zeitverlust, Erinnerungsverlust an das, was vorhin war;
- plötzliches Erbrechen, Krämpfe, Bewusstlosigkeit.

### *Wie bereitet man sich darauf vor, „Programm"-Zwänge zu vermeiden?*

- Sich eine eigene Liste von Anzeichen für das „Getriggertsein" machen.
- Liste erstellen von Dingen und Tätigkeiten, welche die Rückkehr zu einem nicht getriggerten Zustand und dem Gefühl, festen Boden unter den Füßen zu haben, ermöglichen.

- Wissen: Aus einem getriggerten Zustand herauszukommen bedeutet, wiederum für die nächste Stufe der Programmierung getriggert zu sein. Es wird also vorläufig keine „Ruhe“ geben, sondern von einer Aufregung zur nächsten gehen; jedem einzelnen Trigger (Auslöser) muss entgegengehandelt werden, bis am Ende eine (erst einmal vorläufige) Ruhe einkehren kann. Beispiel: Wenn sie es tatsächlich schafft, nicht um 10 Uhr zum Bahnhof zu gehen, wird sie vielleicht der unwiderstehliche Drang überkommen, sich zu klistieren, nichts mehr trinken und essen zu dürfen, sich rasieren oder anderweitig „vorbereiten“ zu müssen. Widersteht sie in Teilen diesem Zwang, muss sie sich dafür bestrafen und evtl. sogar schwer verletzen oder eine bestimmte Telefonnummer anrufen oder sich auf die Schienen legen … Es ist ungeheuer anstrengend, dies alles durch sich durchlaufen zu lassen, ohne diesen sich absolut zwingend anfühlenden Impulsen zu folgen.
- Kognitive Vorbereitung: Wissen darum, dass jede Programmbotschaft im Kern darauf zielt und vom Täter deshalb erfunden wurde, dem Opfer jedes Gefühl für die eigene Würde und für Freiheit und Unabhängigkeit zu nehmen und es der totalen Kontrolle durch „die Gruppe“ zu unterwerfen. Autonomievorstellungen haben viele, v. a., wenn sie von Geburt an in solchen Bedingungen gelebt haben, gar nicht entwickeln können; von daher wird das ein langer Lernprozess.
- Persönliche Aufzeichnungen anfertigen: relevante Namen, Daten, Orte, Ereignisse. Dies wird bedeutsam sein, um bei einer AnwältIn ihres Vertrauens eine Art Testament zu hinterlegen: „Falls mir etwas Ungewöhnliches passieren sollte, bitte zusammen mit meiner BeraterIn/TherapeutIn diese Unterlagen daraufhin sichten, ob mit ihrer Hilfe Anzeige gegen … (die Täter) erhoben werden kann.“ Hierbei sind die vier Ws von großer Bedeutung: Wer hat wann was wie mit ihr gemacht? (Also Täter, Tatzeitpunkte, Art und Umstände der Taten. Häufig ist es für Betroffene sehr erhellend, ein Strafgesetzbuch zur Hand zu nehmen und zu sehen, welche der Taten, die sie selbst miterlebt haben, tatsächlich strafrechtlich verboten ist!) Da die meisten Überlebenden mehr oder weniger stark auf Dissoziation zurückgreifen mussten, um die Grausamkeiten zu überleben, dauert es u. U. Jahre, bis diese Daten zusammengetragen werden können. Beginnen kann die Überlebende mit Aufzeichnungen über die Mitglieder der Kern- und erweiterten Familie. Wer stand mit der Familie in Verbindung durch Freundschaft, Bekanntschaft, Beruf? Orte, Straßennamen und Hausnummern, wo sie lebte, die sie besuchte, von denen sie träumte oder über die gesprochen wurde. Haustiere, Spielzeug, Gegenstände, die von der Familie bzw. den Tätern stamm(t)en. Adressen von Schulen und anderen Ausbildungsstätten, Mitgliedschaft in Vereinen oder Gruppen. Wohin ist sie in den Ferien gefahren, wo hat sie gearbeitet? Welche Nahrungsmittel und Gerichte und Getränke gab es bei den Tätern? Usw. Dies alles gibt Aufschlüsse darüber, wie möglicherweise die Botschaften der Täter verankert wurden.

- Alle Dinge aus dem eigenen Haushalt entfernen, die von Tätern (oder – anderen – Familienmitgliedern) stammen. (Ein Kollege hat mir einmal mitgebracht, was eine Klientin „beim Aufräumen fand und nicht verbrennen konnte“: Handschellen, Messer, Schmuck, Feuerzeuge, Ledertaschen mit eingeritzten oder eingravierten Symbolen …).
- Ernährung überprüfen:
  a. Ist die Nahrung ausgewogen?
  b. Wird genug getrunken?
  c. Werden beim Planen von Mahlzeiten und Kochen ritualisierte Handlungen vermieden?
  d. Wird auch mal ein anderer Ort für die Einnahme von Mahlzeiten gewählt?
  e. Gibt es viel Obst, Gemüse und Salat?
  f. Kann der Zuckerverbrauch eingedämmt werden?
  g. Viel Bewegung! Aber auch dies nicht zu exzessiv. Alles vermeiden, was tranceinduzierend ist, weil dadurch die Schwelle, in pathologische Dissoziation zu geraten, sinkt.
- Sport und Körperarbeit aller Art sollten sich tröstlich und nährend anfühlen, sie sollen gute Laune machen – sonst überprüfen.
- Vermeiden bestimmter Farben, die triggern könnten, etwa (Blut-)Rot und Schwarz, vor allem in der Kleidung! (Dies gilt auch für die TherapeutIn: Kein Schwarz tragen bei der Arbeit mit Überlebenden ritueller Gewalt – aller Wahrscheinlichkeit nach war Schwarz die Farbe der Täter.).
- Vermeiden von tranceinduzierenden oder verwirrenden Mustern.
- Sorgfältiges Überprüfen von Schmuck: keine Tätersymbole dabei?
- Düfte und Gerüche sollten angenehm sein, aber nicht triggern.
- Vermeiden dunkler, enger Räume.
- Überprüfen der Zeichnungen, Poster, Gemälde, Wanddekorationen aller Art.
- Spiegel und Kerzen können Trigger sein; schwarze, ggf. auch andersfarbige Kerzen vermeiden.
- Ausgestopfte Tiere, Puppen, Marionetten – eher vermeiden. Kuscheltiere: überprüfen, ob o. k. (oder z. B. ein Geschenk eines Täters!).
- Okkultes Material und Bücher vermeiden.
- Religiöses oder anderweitiges spirituelles Material zunächst ebenfalls eher meiden. In späteren Stadien der Arbeit kann es sehr wichtig sein, sich mit „positiver Spiritualität“ auseinanderzusetzen.
- Telefon (schon das Klingeln kann triggern) überprüfen. Handys? Haben Täter keinen Zugang zu der Nummer? Bekommt sie „unerklärliche“ SMS oder Botschaften auf Facebook, WhatsApp, Instagram-Bilder etc.?
- Bilder und Videos auf dem Handy und ggf. Notebook oder externe Kamera – Einsatz und entsprechendes Material überprüfen.

- Ritualisierte Handlungen vermeiden.
- Worte, Phrasen, Metaphern, Gedichtzeilen, Liedstrophen überprüfen, die einer „einfach mal so einfallen".
- Vermeiden von allem, was mystisch ist, mit Zauberei zu tun hat etc.

### *Was hilft gegen das Überwältigtwerden von Inhalten, die unter äußerster Gewalteinwirkung in die Überlebende hinein-„programmiert" wurden?*

- Mit beiden Beinen auf dem Boden stehen, im wörtlichen wie im übertragenen Sinne;
- gut im Hier und Jetzt gegenwärtiger Gedanken, Gefühle und Verhaltensweisen verankert sein;
- eigene Träume, Ziele und Ideen entwickeln und wertschätzen;
- früh bemerken, wann Trigger eingesetzt haben. Es gibt immer eine kleine oder größere Zeitspanne zwischen Trigger und Überflutetwerden mit Programmbotschaften; diese Spanne nutzen. Gute Bedingungen schaffen, um eine Zeit zum Ausstieg zu haben;
- Der Überlebenden gelingt es, jeden Kontakt zur Familie – falls Täter aus der Familie stammen – oder zu anderen mit der Misshandlung in Verbindung stehenden Personen zu vermeiden.
- Sie lernt immer besser, Trigger und Programme zu kennen und mit ihnen umzugehen.
- Sie ist in der Lage, Methoden zur Vermeidung von Reviktimisierung durchzuführen (also alle Selbstschutzmaßnahmen, um nicht mehr „gekascht" zu werden und auch nicht mehr selbst Kontakt zu den Tätern aufzunehmen).

### *Keine ausreichende Zeit zum Ausstieg, also der Zwang, von den Tätern wegzuziehen als erste Voraussetzung, um später aussteigen zu können, ist dann gegeben, wenn …*

- die Überlebende / das Opfer sich über lange Zeit oder sehr häufig in einem getriggerten Zustand befindet;
- „Belästigungen" durch Außenstehende regelmäßig, vielleicht sogar häufiger und / oder intensiver erfolgen;
- das Opfer ein Kind ist und noch bei den Misshandlern wohnt;
- das Opfer immer wieder rituellen Misshandlungen ausgesetzt ist.

Im Bereich rituelle Gewalt haben wir es – bei der organisierten Ausbeutung von Kindern und Frauen – mit Schwerstverbrechern der organisierten Kriminalität zu tun. Hier gilt der Satz der Mafia: „Du kannst unserer Vereinigung nicht beitreten" (sondern gehörst ihr von Geburt aus an, wirst auserwählt etc.), „daher kannst du auch nicht austreten" (bevor du stirbst). Ausschließlich psychische Veränderungen in den Opfern und Überlebenden werden das Verhalten der Täter in diesem Kriminalitätsbereich nicht beeinflussen.

**Wer sich als Opfer nur zurückzieht, befindet sich, von der Täterseite aus betrachtet, nur in einer Misshandlungspause.**

Die Täter werden das Opfer lebenslang unterjochen, es sei denn, sie verlieren ihrerseits das Interesse daran. Oder das Opfer „steigt aus".

Die Opfer / Überlebenden müssen aktive Schritte unternehmen, um auszusteigen. Dazu gehören ein:
**Plan A:** aus dem Zugriff der Täter verschwinden, sich erholen, Psychotherapie machen, die Täter per Anwaltsbrief auffordern, sie in Ruhe zu lassen, anzeigen – in der Reihenfolge! –, und ein
**Plan B:** vorsichtig und langfristig den Ausstieg planen.

Erfahrungsgemäß wollen alle gern Plan A, tatsächlich aber steigen die meisten über Plan B aus.

## 15.5 Wie aussteigen?

- Jeder notwendige Schritt sollte so einfach und klar wie möglich sein.
- Jeder Schritt sollte schriftlich fixiert sein, damit die Überlebende sich daran erinnert. Allerdings sollte das schriftliche Material nicht mitgegeben werden, wenn die Betroffene noch in Täterhänden ist.
- Der Überlebenden sollte klar sein, dass sie vorläufig ihrer „Intuition" nicht folgen kann, weil die sie direkt zu den Tätern bzw. in das nächste Programm führen könnte. Später wird sie lernen, „Drang im Sinne einer traumabedingten Art von Intuition" von „guter, gesunder Intuition" zu unterscheiden.
- Trigger müssen so früh wie möglich entdeckt, identifiziert, entschärft und vermieden werden.
- So gut wie immer ist die Hilfe von nichtmisshandelnden und nicht mit den Misshandlern in irgendeiner Verbindung stehenden Außenstehenden nötig. Man braucht also ein Helfernetz zum Aussteigen! Nur eine TherapeutIn / BeraterIn zu haben oder es allein mit dem Partner / der Partnerin schaffen zu wollen ist zu wenig.
- Unterschwellige Angst ist das erste Anzeichen dafür, getriggert zu sein.

- Wenn sie sich dann zunehmend durcheinander fühlt, ihre Wahrnehmung sich verzerrt, ist dies ein äußerstes Warnzeichen.
- Wenn sie erst einmal in einem getriggerten Zustand ist, kann ihr gesunder Menschenverstand vollkommen ausgeschaltet sein. Stattdessen wird unter Umständen alles vom dicken Nebel aus Verwirrung und Manipulation ausgefüllt, den die „Programmierung" mit sich bringt, und sie wird sich geradezu gezwungen fühlen, entsprechend zu handeln.
- Doch auch wenn es wieder einmal ein „Programm" ist, das angestoßen wurde: Tief im Innern gibt es den Kampf dagegen, und den gilt es so zu fördern, dass es beim nächsten Mal anders ausgeht. Also: Aller Wahrscheinlichkeit nach werden die Täter sie noch ein paar Mal „kriegen" – aber auf Dauer kann sie den Ausstieg schaffen!
- Manchmal hilft es auch, mit jemandem vereinbart zu haben, vor jeder Handlung, wie etwa mit dem Auto irgendwohin zu fahren, um Familienmitglieder oder Bekannte zu treffen oder auch „einfach nur so", erst mit einem „sicheren" Außenstehenden zu sprechen. Wenn diese/r dann die Erlaubnis hat, sorgfältig mit ihr zu sprechen, ob das, was sie tut, ihrer Sicherheit dient oder nicht, kann dies helfen.
- HelferInnen sollten die Überlebende aber nicht zwingen, sonst werden sie von ihr mit den Tätern gleichgesetzt, sondern sie sollten energisch, aber logisch mit ihr diskutieren und sie auf die Vor- und Nachteile ihres Verhaltens aufmerksam machen.
- In jedem Fall sollte vorher (also in einem nichtgetriggerten Zustand) mit der Überlebenden ausgehandelt sein, welches Verhalten die HelferIn zeigen darf und sollte und welches nicht.
- Am besten ist es, ein HelferInnen-Netzwerk aufzubauen, bestehend aus vielen Menschen, die jeweils einen kleinen Teil zur Unterstützung beitragen können.
- Sicherheit hat die oberste Priorität.
- Jede potenzielle HelferIn sollte erst einmal von der Überlebenden vorsichtig getestet werden, um Täter oder täterloyale Personen frühzeitig zu entdecken und aus dem Helfernetzwerk ausschalten zu können. Achtung auf Täterinvasionen in Chats! Dies gilt auch für Geschwister, Nichten etc. der Überlebenden!
- Jede/r, in dessen Gegenwart sich die Überlebende chronisch hilflos, hoffnungslos oder gefährdet fühlt, ist nicht sicher. Doch Achtung: Vorübergehend solche Empfindungen z. B. der TherapeutIn gegenüber zu haben kann sowohl der normalen Übertragungs- und Gegenübertragungsdynamik in der Psychotherapie entsprechen als auch ein „Programm" sein! Beides auseinanderhalten zu lernen, wird wichtig sein.
- Jeder Mensch in der Umgebung der Überlebenden, der irgendeinen Kontakt zu den Tätern hat, ist prinzipiell nicht sicher.

- Alles aus der Wohnung entfernen, was an die Täter erinnert, ihnen gehört, von ihnen geschenkt wurde, weil es triggert. **Niemand kann „Programmierungen" deaktivieren, wenn er / sie den Triggern ausgesetzt bleibt – es gibt da keine Desensibilisierung, nur konsequente Vermeidung!**
- Es sollte auch vermieden werden, die triggernden Gegenstände an FreundInnen, UnterstützerInnen, NachbarInnen etc. zu verschenken. Sonst entsteht noch die Illusion, nun seien die Dinge „neutralisiert" – was sie niemals sein können.
- Eine Liste der Menschen, die „o. k.", also „sicher" sind, erstellen.
- Nur diese Menschen sollten persönlichen, telefonischen, Netz- oder Postkontakt zur Überlebenden haben dürfen. Alle anderen nicht!
- Überlebende sollten eine (neue) Geheimnummer beantragen, sobald die Liste der „sicheren" Personen existiert – nur diese erhalten die Nummer.
- Abends und nachts sollte die gesamte Telefonanlage inklusive Anrufbeantworter ausgeschaltet sein, sodass keine Klingelzeichen, kein Nachrichten-Aufsprechen möglich ist. Handy auf Flugmodus oder ganz ausschalten.
- Postadresse sollte ein Postfach oder eine „sichere" Person sein, möglichst nicht in der Stadt, in der die Überlebende wohnt.
- Ein neues Bankkonto einrichten: Dieses sollte eine Zeit lang auf einen anderen Namen (etwa ein neu gewähltes Pseudonym oder eine sichere Person) lauten.
- Kein Nachsendeantrag! Post sollte durchgesehen werden von einer sicheren Person. Nicht sichere Post vernichten oder (Rechnungen, Ämter ...) von einer sicheren Person beantworten lassen.
- Keine Weitergabe von nicht sicheren Informationen an die Überlebende – Trigger funktionieren auch indirekt! (Also nicht: „In dem Brief von deinem Vater standen komische Dinge, nämlich ...")
- Die Überlebende sollte so wenig wie möglich allein sein, sondern möglichst mit sicheren FreundInnen etc. zusammen.
- Dem Verlangen widerstehen, alle Jobs hinzuschmeißen. Wenn immer möglich, sinnvolle und tagesstrukturierende Arbeit tun. Wenn eine Arbeitsstelle (etwa durch Ortswechsel) gekündigt werden muss, möglichst schnell am neuen Ort wieder einen – sicheren – Job suchen, und sei es eine ehrenamtliche Tätigkeit oder Hilfsarbeiten bei FreundInnen / UnterstützerInnen. Das lenkt von „Programmen" ab und hilft beim Reorientieren.
- Sichere Schließanlage anbringen, möglichst eine, die von innen und außen zu schließen ist. Schlüssel jede Nacht an einem anderen Ort unterbringen.
- Möbel umstellen, sodass sie, wenn sie in einem getriggerten Zustand aus der Wohnung gehen will, irritiert ist, was die Reorientierung erleichtert.
- Schriftliche Bestätigungen und Aufforderungen sichtbar hinhängen: „Nachts bleibt die Tür zu, und ich / wir bleiben hier in Sicherheit!" „Morgens immer als Erstes etwas Saft oder Wasser trinken", „Fenster und Balkontür abends schließen" usw.

- Achtung: Gute Ernährung und ausreichendes Trinken sind unerlässlich – mit einem chaotischen Stoffwechsel kann man Triggern kaum widerstehen!
- Schlafen möglichst ohne Schlafmittel. Eher hin und wieder das Bett umstellen, vielleicht sogar in ein anderes Zimmer.
- Alle TV-, Video-, Kino-, Buch-, Zeitungs-, Zeitschriften-, Internetinhalte vermeiden, die von Vergewaltigung, Mord, unheimlichen Ereignissen, Satanismus, Rechtsradikalismus, Sado-Masochismus etc. handeln.
- Stattdessen vor dem Schlafengehen sich mit Dingen beschäftigen, die Hoffnung und zunehmende Stärke widerspiegeln und bestätigen. Zum Beispiel ins „Sonnenbuch“ (siehe Kapitel 13) schreiben!
- Falls Alkohol-, Drogen- oder Medikamentenabhängigkeit besteht: Entzug machen.
- Falls Schulden da sind, Kaufzwang oder Spielsucht besteht, sie dauernd vom Sozial- oder Arbeitsamt abhängig ist: weg davon!
- Wenn der Ort, an dem sie wohnt, nicht sicher ist: umziehen!

## 15.6 Was BehandlerInnen besonders beachten sollten

### *Wann sollten BehandlerInnen darauf drängen, dass sich das Opfer / die Überlebende mit ihrer Misshandlung auseinandersetzt?*

- Wenn das Opfer weiterhin misshandelt wird oder davon auszugehen ist, dass dies bald wieder geschehen wird.
- Wenn das Opfer Kinder hat, denn meist wollen die Täter auch an die Kinder.
- Wenn sie sich ohnehin mit den Misshandlungen auseinandersetzt.
- Wenn sie mehr wissen will über solche / ihre Täter.
- Wenn die TherapeutIn aufbauen kann auf dem, was die Überlebende schon über ihre Misshandlungen weiß.
- Wenn die TherapeutIn gut darauf achtet, sich bei verstärkten Triggern vorsichtig zu verhalten und dann nicht „pusht“.
- Wenn die TherapeutIn sich intensiv mit dem Opfer / der Überlebenden und deren Stärken und Ressourcen und dem Aufbau des Helfernetzwerks beschäftigt.
- Wenn die TherapeutIn die individuelle „Ermächtigung“ und Freiheit des Opfers / der Überlebenden anstrebt.

### *Wann sollten BehandlerInnen die Therapie beenden?*

Dies sind Punkte, die für den Umgang mit allen, auch mit nicht rituell misshandelten, KlientInnen gelten:

1. Wenn das Opfer / die Überlebende seit langer Zeit keinen energischen Schritt mehr weg von den Tätern unternommen hat. Die Tatsache, dass das Opfer / die Betroffene immer wieder Hilferufe aussendet, ist nicht wirklich ein Indikator dafür, dass sie bereit ist, gegen die Zwänge und Bindungen an die Täter anzugehen. Hier helfen gelegentlich externe Institutionen wie stationäre Unterbringungen, Einschalten von helfenden Institutionen wie Jugendamt, Sozialpsychiatrischer Dienst etc.
2. Wenn sich die BehandlerIn ausgebrannt und chronisch erschöpft fühlt, andere Arbeit extrem vernachlässigt, braucht sie Supervision und alle anderen Formen von Unterstützung. Wenn die Erschöpfung auch dann noch anhält, überprüfen, ob das unter Punkt 1 Genannte zutrifft. Täter unterstützen Opfer oft darin, sich Hilfe zu holen – um wieder im Sinne der Täter „funktionieren" zu können. Ganze HelferInnen-Netzwerke können auf diese Weise ausbrennen. In diesem Fall auch mit Weiterempfehlungen an andere BehandlerInnen zurückhaltend sein.
3. Wenn das Opfer / die Überlebende zwar versteht, was die Misshandlungen mit ihr machen, sie aber daraus über einen langen Zeitraum hinweg keine Konsequenzen zieht. Bei dissoziativen KlientInnen kann es sein, dass eine „Schicht" von Persönlichkeitsanteilen nach der anderen „auftaucht", und immer, wenn die TherapeutIn den Eindruck hat, auch diese Anteile kooperierten jetzt in der Therapie, taucht eine weitere, obstruktive „Schicht" oder Ebene oder es tauchen einzelne entsprechende Anteile auf.
4. Wenn alle Versuche des Opfers / der Überlebenden, Wohnung und Wohnort zu wechseln, ohne Erfolg bleiben, weil die Täter sie immer wieder finden (meist, weil sie deutliche Spuren gelegt oder sogar die Täter selbst in Teilen ihres Wesens, für das u. U. die Alltagspersönlichkeit amnestisch sein kann, benachrichtigt hat).

Wesentlich bleibt, dass alle HelferInnen des Netzwerkes, auch die TherapeutIn, in solchen Fällen ausschließlich an dem Thema „aktives Handeln, um sich in Sicherheit zu bringen" mit dem Opfer / der Überlebenden arbeiten. Wenn es sich über lange Zeit wie eine einzige Tretmühle anfühlt oder das Thema nicht „gehalten" werden kann (Opfer kommt immer wieder mit Krisen, auf die reagiert werden soll) und wenn klare Zeichen von Ausbrennen aufseiten der HelferInnen da sind, ist es Zeit, sich zu verabschieden.

Viele Opfer brauchen viele „Umdrehungen", bis sie den „Dreh" finden, wirklich auszusteigen, und es ist wichtig für HelferInnen, zu erkennen, wann sie so weit ist – und wann nicht!

Wenn ein Opfer / eine Überlebende nur ab und zu einer Täteraufforderung bzw. einem Programm nicht Folge leistet, bleibt dieses vorhanden. Dennoch ist dies oft der erste Schritt und bedeutet ein „Unzuverlässig-für-die-Täter-Werden" – die erste Voraussetzung, um weiter an der eigenen Befreiung zu arbeiten und den Tätern „lästig" zu werden. („Die Kunden waren da – und du bist nicht gekommen!")

### Was in der Zwischenzeit tun mit auftauchenden Trauma-Erinnerungen?

- Keine Traumaarbeit an Feiertagen, Kultfeiertagen, am Geburtstag, in Krisenzeiten. Es sei denn, es gibt klare Signale von der KlientIn, dass alles innen an – viel besser aber: vor! – diesem Tag bereit ist, mitzuhelfen.
- Kurze Stichworte über das Erinnerungsmaterial aufschreiben, weglegen, nicht mehr lesen. Keine Details besprechen, wichtige Infos sehr abstrakt halten!
- Große Aufmerksamkeit darauf legen, nicht in einen getriggerten Zustand zu geraten.
- Jede auftauchende Erinnerung sofort in einen Kontext umdeuten (Reframing), der mit der eigenen Befreiung, der eigenen Unabhängigkeit zu tun hat. (Beispiel: „Ach, das ist ja wieder das ..., das ist von früher, ja ich weiß, ich werde mich darum kümmern, aber jetzt konzentriere ich mich darauf, dass draußen die Sonne scheint und ich hier drin gerade in Sicherheit bin!")
- Gefühle von Verlust und Trauer nur in sicherer Umgebung ausleben.
- Bei Erinnerungsmaterial eher auf Kontext und emotionalen Gehalt als auf Inhalt achten. („Es war so verdammt kalt und einsam – und das fühle ich immer wieder ...")

### Worauf sollten BehandlerInnen im Umgang mit der Überlebenden besonders achten?

- Auf die vergangenen, gegenwärtigen und zukünftigen externen Gefahren für Leib und Seelenleben, die denjenigen drohen, die rituell misshandelt wurden.
- Es hilft nicht, wenn die Opfer / Überlebenden sich als „fürs Leben gezeichnet" sehen, als potenziell psychotisch, als zwanghaft selbstzerstörerisch, als irreversibel geschädigt. Es hilft noch weniger, sie in diesem Glauben zu bestärken!
- Nötig ist ein Ansatz, der die Überlebenden ständig herausfordert, größere Unabhängigkeit und persönliche Freiheit anzustreben.
- Opfer / Überlebende werden von zahlreichen inneren Fehlinformationen gequält, die von Tätern gezielt in sie hineingezwungen wurden. Diese müssen nach und nach enthüllt und richtiggestellt werden. So erzählen Täter, das Opfer habe nach und nach eine besondere Stellung erreicht, sei für den Kult / die Tätergruppe „sehr wichtig", sei „für Führungsaufgaben vorgesehen", müsse in einem bestimmten

Alter zurückkehren, um dort „eine entscheidende Rolle zu übernehmen". **Tatsächlich haben nur die Täter Freiheit, Unabhängigkeit, Aufstiegschancen und entscheidende Positionen.** Fragen Sie das Opfer / die Überlebende, wie viel Entscheidungsmöglichkeiten sie hatte, misshandelt oder nicht misshandelt zu werden – und wer die Schlüssel zu dem Raum hatte, in dem sie misshandelt wurde!

- Oft braucht die Überlebende eine Weile, bis innere Kommunikation ausreichend existiert, um den Informationstransfer solch brisanter, vielleicht kränkender Wahrheiten zulassen zu können: „Wir waren / ich war für die nur eine Art Labormaus." Oder: „Sie haben damit, dass sie mich vergewaltigt und gefilmt haben, ihren dicken Schlitten bezahlt, und ich habe nichts von dem Geld gesehen! Und dann hab ich auch noch gedacht, ich bin zu Höherem auserwählt!" Das einzusehen, dazu gehört schon viel erworbene innere Persönlichkeitsstärke, die erst allmählich aufgebaut werden muss.
- In fortgeschrittenen Stadien und sicherer Umgebung sollten die Überlebenden auch die Details ihrer Schrecken erzählen können. Dazu muss sich die TherapeutIn innerlich vorbereiten und im Anschluss daran mit sich selbst und evtl. in eigener Therapie oder Supervision arbeiten, um das Gehörte und Wahrgenommene zu verarbeiten, denn meist handelt es sich um sehr viel Grausames.
- Nicht alles ist machbar. Wer von klein an vernachlässigt, gequält und ausgebeutet wurde, wird unter Umständen immer neidisch auf andere sein, die solche Erlebnisse nicht hatten; wird vielleicht wenig Empathie für andere empfinden können; wird sich mit Fortschritten begnügen müssen, die sie als „zu wenig" empfindet; wird mit chronischen körperlichen und seelischen Behinderungen leben müssen; wird dauerhaft vor den Tätern auf der Hut sein müssen. Alles wird gut? Nicht für alle. Bei manchen sind wir schon froh, wenn sie etwas sagen wie diese multiple Klientin, die von sich in der Mehrzahl spricht: „Jetzt üben wir jeden Tag zehn Minuten lang, unsere Katze zu mögen."

### *Was tun, wenn „Programm"-Zwänge wiederkommen?*

1. Zunächst: Auslöser (Codes und Trigger) herausfinden und sie vermeiden. Erst wenn die Beziehung zum Täter unter Kontrolle und distanziert ist, kann ein solcher Zwang verändert bzw. gelöscht werden! Dabei Achtung: Das Darüber-Reden kann das „Programm" auslösen. Daher affektfern und aus der Beobachterposition heraus explorieren, zunächst unter Vermeidung des „Programm"-Inhalts.
2. Eine „Kontamination" vorher neutraler oder positiv besetzter Inhalte vermeiden.
3. Eventuell Medikamente und Klinikaufenthalt, falls Dekompensation („Nervenzusammenbruch") droht.
4. „Programm"-Zwang unter Kontrolle ablaufen lassen – ins Leere laufen lassen.

5. Vorsichtig herausfinden, welche traumatische „Urszene" dem „Programm" zugrunde liegt.
6. Traumadurcharbeitung – eventuell als komplexe, serielle Traumasynthese (erstes, schlimmstes und letztes Mal), siehe Kapitel 18.
7. Überprüfung der Neutralisierung durch Darbietung (unter Kontrolle!) des ursprünglichen Auslösereizes.

**Achtung:** Manche „Programme" sind in Netzwerken angeordnet oder als „Unendlichschleife" – ∞ –, hier wird ein Ebenenwechsel (zunächst kognitive Distanz und Vermeidung der Auslöser) immer wieder nötig sein.

Am besten hilft auf Dauer nur:

a. die Distanz zu den Tätern;
b. konsequentes Arbeiten an einer positiven Zukunft für alle Bereiche der Persönlichkeit (auch für die ehemaligen Täterintrojekte!);
c. Bescheidenheit und Realismus: Wenn die Täter sie mit aller Macht suchen und finden, können sie sie auch wieder in ihre Gewalt zwingen. Daher wird dauerhaft Aufmerksamkeit auf Sicherheit und Schutz notwendig sein;
d. interner Informationstransfer als beste Dekontaminierung: „Ja, das haben sie gesagt, das sollte ich tun. Aber das tue ich nicht mehr!";
e. Traumaintegration im Sinne der Traumasynthese (siehe Kapitel 18) – dies ist die beste De-Programmierung.

# 16. Wie lässt sich das Trauma-Schema verändern?

## *Vorbemerkung*

Zwar lernen TraumatherpeutInnen schon im Grundkurs Psychotraumatologie, Traumabehandlung erfolge im Dreischritt: Stabilisieren – Traumakonfrontation – Integration. Tatsächlich aber erweist sich der traumatherapeutische Prozess bei Langzeittraumatisierten als weitaus komplexer. Viele Therapien, insbesondere die mit sogenannten früh gestörten KlientInnen – also früh in ihrer Entwicklung beeinträchtigten und/oder misshandelten Menschen –, scheitern schon beim ersten Schritt. So soll unter dem Stichwort „Stabilisieren" zunächst eine vertrauensvolle Beziehung in der Therapie aufgebaut werden. Doch oft entsteht einfach keine ausreichend vertrauensvolle Beziehung der KlientIn zur TherapeutIn, weil die KlientIn chronisch misstrauisch ist und stets aufs Neue mit der TherapeutIn um die Macht in der Therapiesituation konkurriert, sie beobachtet und diese Beobachtungen interpretiert, wobei besonders kritische Interpretationen herauskommen. (Hier erinnere ich mich an eine mündliche Mitteilung meiner Kollegin Kathy Steele: „80 Prozent der Übertragung komplex traumatisierter PatientInnen sind negativ!") Oder: Stabilisierungsübungen können nicht durchgeführt werden, weil die KlientIn von Krise zu Krise taumelt. Oder: Therapeutische Fortschritte werden immer wieder rückgängig gemacht, weil sich die KlientIn stets aufs Neue in ihrem Alltag mit Menschen verheddert, die ihr offenbar nicht guttun. Oder: Die KlientIn geht mit ihren eigenen Kindern als TäterIn oder MittäterIn um, und die TherapeutIn gerät in Loyalitätskonflikte …

Es scheint so etwas zu geben wie einen Zwang, bestimmte Elemente des Traumas stets aufs Neue zu wiederholen. Wenn wir dies verstanden haben und damit bewusst umgehen, kann das den ins Stocken geratenen Therapieprozess oft wieder in Schwung bringen.

Wer langfristig unter Traumafolgen leidet, gerät tendenziell immer wieder in die eine oder andere psychische „Falle". Es ist so, als würde man dann einen bestimmten Aspekt des Traumas stets aufs Neue erleben. Dies gilt besonders für Menschen, die schon als Kind misshandelt wurden. Doch auch nach manchen einmaligen einschneidenden Erlebnissen lässt sich dieses Phänomen erkennen. Folge ist zum einen das Gefühl, in einen Strudel, eine Abwärtsspirale zu geraten; Stichworte sind hier: mangelnde Impulskontrolle, Selbstverletzung und Suizidalität (siehe Kapitel 6 und 7 in Teil 1 sowie Kapitel 17 in diesem Band). Es entwickelt sich aber auch ganz allgemein etwas, das ich seit vielen Jahren das Trauma-Schema nenne (wobei ich den Begriff anders verwende, als das Fischer und Riedesser in ihrem 1998 erschienenen Buch tun). Das Trauma-Schema ist fast zwangsläufig eine Folge der Komplexen Posttraumatischen Belastungsstörung, kann aber auch schon nach einem einmaligen Trauma entstehen.

**Trauma-Schema**

1. No-fight-no-flight-Falle: chronisch nicht fliehen und nicht kämpfen können
2. Freeze and fragment: Lähmung und Dissoziation
3. Wiedererleben dissoziierter Elemente
4. Bindungsstörung
5. Reinszenierung: als Opfer, als TäterIn, als hilflose ZeugIn
6. Retraumatisierung
7. Neuer Zirkel: no fight – no flight ...

Das Trauma-Schema zu kennen ist wichtig – für TraumatherapeutInnen wie für KlientInnen. Die meisten Traumatisierten befinden sich nämlich an irgendeiner Stelle dieses Schemas, wenn sie in die Therapie kommen. Sie haben sozusagen den einen oder anderen Teil – manchmal auch mehrere! – dieses Teufelskreises ihrer Traumatisierung zu ihrer inneren Dynamik gemacht, leiden sehr darunter, kommen an einen Punkt großer Verzweiflung und wenden sich dann um Hilfe an äußere Instanzen – um dort mit der Dynamik gleich so weiterzumachen.

Zu erkennen, wo die KlientIn sich befindet, kann wichtig sein, um adäquate therapeutische Strategien zu entwickeln. Hier werde ich die wichtigsten Punkte erläutern und die entsprechenden Strategien vorschlagen, die teilweise hier, teilweise in weiteren Kapiteln näher behandelt werden.

## 16.1 Die No-fight-no-flight-Falle

Punkt 1 des Trauma-Schemas bedeutet: Viele Traumatisierte sind dauerhaft in einer seelischen Falle gefangen, die den einen, den entsetzlichsten Teil ihrer Erfahrung permanent wiederholt: Ich konnte / kann nicht dagegen ankämpfen (= no fight) und nicht davor fliehen (= no flight) (siehe auch Kapitel 1 und 2 in Band 1).

Wer sich dauernd mental in diesem Zustand befindet, wird immer wieder das Gefühl haben – und dies auch in der Psychotherapie wiederholen:

> **„Wenn ich kämpfe, nützt es mir nichts, und wenn ich versuche, mich wegzuducken, holt mich das Verhängnis doch immer wieder ein."**

Das kann zu einer „fixen Idee" werden, in diesem Fall: zu einer Grundeinstellung, die ein bestimmtes Verhalten erzwingt.

**Therapeutische Strategien gegen die No-fight-no-flight-Falle**

Raus aus der Lähmung:

**Kognitiv:** Unterschiede bilden – sich dem Trauma zuwenden, ausruhen; früher unsicher, heute sicher etc.

**Affektiv:** mittleres Stresslevel einhalten, mittleres Erregungsniveau anstreben (Reglertechnik etc.)

**Verhalten:** kalkulierte Risiken eingehen

**Sozial:** „darüber" sprechen lernen, Kontakte (re-)aktivieren etc.

Die Reinszenierungen dieser Falle bedeuten, auch in der Therapie eine Patt- oder Lähmungssituation herzustellen: Nichts geht mehr, was auch immer wir tun, ist falsch. Die Devise ist hier: „Raus aus der Lähmung!" Oft genügt es, psychoedukativ mit der KlientIn darüber zu sprechen, ob sie das kennt, sich so zu fühlen, vielleicht auch gemeinsam mit jemandem „neben sich" – oft genug gab es Mitbeteiligte an Traumatisierungen, die aber das Verhängnis nicht verhindern konnten. Wer sich in dieser Falle befindet, denkt: „Wenn ich mich nicht bewege, passiert mir auch nichts." Das ist zwar falsch, hat damals auch nicht wirklich etwas genutzt, aber da die KlientIn an einem bestimmten Punkt der Traumatisierung fixiert ist, erscheint ihr dies dennoch als innere Wahrheit: Sie darf sich am besten gar nicht rühren. Der amerikanische Traumaforscher Richard Kluft hat dies einmal als *„sitting-duck-syndrome"* (übersetzt etwa „Das Häschen-in-der-Grube-Syndrom") bezeichnet. Peter Levine, der Erfinder der Somatic-Experiencing-Methode, nennt es den „Shutdown" (2011).

Mir ist es in vielen Traumabehandlungen begegnet, dass wir gemeinsam diesen Punkt bearbeiten mussten. Mit einigen KlientInnen habe ich einen regelrechten verbalen Code verabredet, ungefähr so: „Aha, ich glaube, jetzt ist wieder der Punkt gekommen, an dem ich an Ihnen ‚zupfen' muss und sagen: ‚Raus aus der Lähmung oder der Erstarrung!'" Hat die KlientIn einmal ihre Fixierung im Schema erkannt, braucht sie oft nur einen Hinweis, um zu erkennen: „Stimmt, ich saß gerade wieder wie das hypnotisierte Kaninchen vor der Schlange."

Viele erleben dies als eine Zeit der Erstarrung oder eine depressive Phase. Andere kommen dorthin, weil sie beide Enden dauernd und bis zum Punkt der totalen Erschöpfung gelebt haben: Fight, also kämpfen, ganz viel tun, exzessiv leben ... und flight, also Rückzug aus allen (vorher aufgebauten) Beziehungen, Vermeidung von Herausforderungen etc.

Solche Persönlichkeiten leben diesen Teil des Trauma-Schemas in Form von zyklothymen Phasen – zwar nicht „himmelhoch jauchzend", sondern eher fast manisch aktiv und dann „zu Tode betrübt", also mit Rückzug, Lähmung und Depression. Die Polyvagaltheorie von Porges (2021) gibt hier einige Hinweise, und gezielt mit den Angstschüben und depressiven Einbrüchen der KlientInnen zu arbeiten, wird wichtig sein.

Die Punkte, die ich oben unter den „therapeutischen Strategien" aufgelistet habe, sind ganz konkrete Schritte, die sich als hilfreich erwiesen haben, um aus der Falle herauszukommen. Dazu gehört immer ein erheblicher Anteil kognitiver Arbeit und das Umsetzen in konkretes Handeln; in diesem Fall heißt die Devise: Unterschiede bemerken und ausprobieren. Die KlientIn muss es sich erst einmal wieder erlauben, sich vorsichtig zwischen null = gar nicht rühren und 100 Prozent = im Trauma(-Flashback) landen zu bewegen. Statt zwischen hektischer, fast panischer Betriebsamkeit und depressiver Lähmung hin und her zu schwanken, könnte sie lernen, frühzeitig „abzubremsen" oder zwischen einer Ruhe- und einer Aktivitätsphase abzuwechseln. Genauso gilt es, zwischen einer Hinwendung zum brisanten Traumamaterial und einem gezielten Ablenken davon zu unterscheiden. Hier helfen die Distanzierungstechniken, die in Kapitel 17 erläutert werden.

Wer aus diesem Teil des Trauma-Schemas ausbrechen will, muss auch lernen, ein mittleres Stresslevel anzustreben und ein mittleres Erregungsniveau – auch in der traumatherapeutischen Arbeit – einzuhalten. Was eine hohe Kunst ist für alle, die früh traumatisiert wurden! Denn einerseits haben sie gelernt, dass nur starke Reize sie wirklich „reizen", andererseits sind gerade diese so nahe am Traumaerleben, dass sie immer wieder in eine Erschöpfungsreaktion zu geraten drohen, wenn sie sich ihre starken Reize „besorgen" oder zulassen, ihnen ausgesetzt zu werden.

### Beispiel

Hanne Nuhr (Name geändert) taumelte Jahre lang von Krise zu Krise. Ihre drei Kinder sind von drei verschiedenen Männern; in jedem hatte sie „den Himmel“ gesehen und die Beziehungshölle gefunden, bis sie sich enttäuscht von ihnen zurückzog. Als Kind war sie von der Mutter vernachlässigt und emotional gequält worden. („Von all meinen Kindern taugst du am wenigsten – aus dir wird nie was!“) Ein Onkel hatte die Bedürftigkeit des Mädchens ausgenutzt und es sexuell misshandelt. Hanne hatte, als sie zu mir kam, eine Reihe von stark quälenden Symptomen entwickelt: eine Panikstörung, die sich bis dahin steigerte, dass sie nicht mehr aus dem Haus konnte. Eine Bulimie. Eine Herzneurose: Im Schnitt einmal pro Woche rief sie den Notarzt, weil sie dachte, sie sterbe sofort, unmittelbar, aber ganz bestimmt gleich ... an einem Herzinfarkt. Es war ein Achterbahnleben zwischen hektischer Betriebsamkeit und Ohnmacht. So konnte sie, wenn sie gerade wieder „down“ war, ihre Kinder phasenweise kaum noch versorgen.

Eine der größten Herausforderungen ihres Lebens bestand darin, ein mittleres Stressniveau anzustreben und zu halten. Ihre Fantasie war in der einen Phase: „Wenn ich nicht rase, breche ich zusammen.“ In der anderen: „Wenn ich mich rühre, wird alles wieder schrecklich, also nicht bewegen ...“ Wir haben einige Jahre zusammengearbeitet, und ich erinnere mich noch daran, dass ich ihr in Bezug auf ihr „krachendes“ Beziehungsleben einmal vorschlug: „Wie wäre es in Ihren Beziehungen mal mit einer Art Vernunftsehe?“ Also statt auf Männer zu reagieren, die ihr Gefühlsleben heftig in Wallung brachten (und von Weitem und auf Dauer immer dem Misshandler ähnelten), sich auf Menschen einzulassen, die sie nur „nett“ findet, nicht aber „rasend aufregend“.

Sie brauchte noch einige heftige „Umdrehungen“, viel konkretes Verändern von Gedanken, Gefühlen, Bewertungen, viel Ablegen alter „Wahrheiten“, viel vorsichtiges Ausprobieren von Neuem, viel Aufbau von Selbstwertgefühl und Aufarbeiten schlechter Erfahrungen. Und es brauchte eine Phase der Beziehungsabstinenz von Männern, gefolgt von sehr distanzierten Beziehungen, bis sie lernte, einen Menschen, in dessen Gegenwart sie sich ruhig fühlen kann, nicht langweilig zu finden, sondern attraktiv.

**Gefühlsmäßig zu lernen, Lebendigsein nicht gleichzusetzen mit einem hohen Adrenalinpegel, und Ruhe nicht mit „Im-Auge-des-Sturms-Sein“, ist für Traumatisierte ein langer Weg.**

Dorthin zu kommen, kann Jahre dauern, insbesondere, wenn der Organismus diese Lektion – Lebendigsein = „heiße Reize“, Ruhe = Absturz – über lange Zeit gelernt hat. Die TraumatherapeutIn kann dabei behilflich sein, weil sie in der Sitzung die KlientIn immer wieder ihren „Erregungspegel“ messen lassen kann (siehe im nächsten Kapitel den Abschnitt über Affektmodulation und Affektkontrolle) Als „Tool“ empfehle ich den Spannungsregler (zu beziehen über ↗ https://kikt-thema.de):

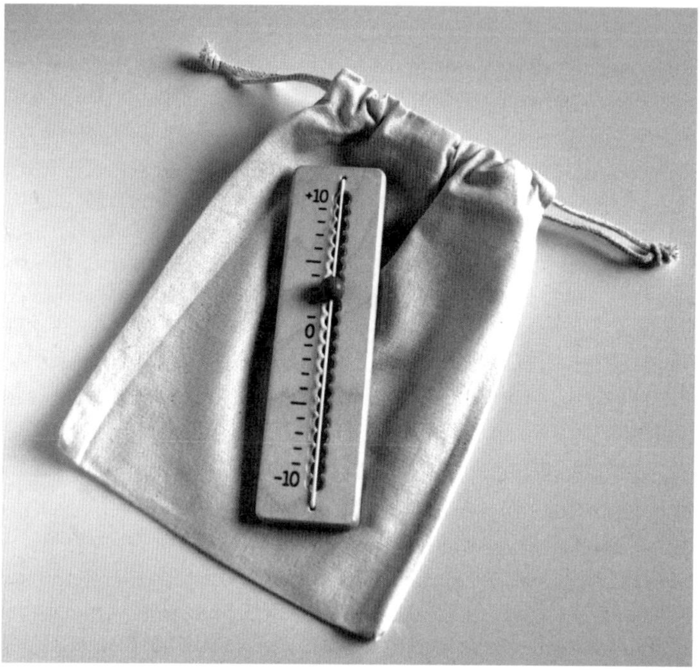


**Abbildung 16.1:** Spannungsregler

So kann die KlientIn anschließend einige Selbsthilfetechniken erlernen und / oder neu entwickeln, wie sie Spannungszustände abbauen, ihr inneres Stressniveau regulieren und eine mittlere Spannung halten kann.

Eine KlientIn, die zur „No-fight-no-flight-Falle" neigt, muss im Sozialverhalten lernen, Kontakte nicht abreißen zu lassen und andere Menschen nicht so einzuschätzen: „Kann mir eh nicht helfen." Auch wenn es anfangs Mühe macht muss sie zu Menschen, die „im Prinzip o.k." sind, den Kontakt immer wieder herstellen oder neu anknüpfen. Manchmal muss sie sich vornehmen: Jeden Tag ein Telefonat. Wenn sie als „Häschen in der Grube" sitzt, kann das enorm anstrengend sein, aber es hilft, wieder herauszukommen.

Auch das Eingehen von kleinen, kalkulierten Risiken gehört zu dem, was einer KlientIn in dieser Phase hilft. „Die nette Frau aus dem Sportclub ansprechen, ob sie einen Kaffee mit mir trinken geht." – „Eine Anzeige aufgeben und erst mal die Antworten nur einsammeln und mit in die Therapiestunde bringen." – „Nach Jahren zum ersten Mal wieder mit meinen Kindern ins Freibad gehen, sie können ja ins Wasser, ich bleibe angezogen" – das alles kann den Durchbruch bedeuten, wenn sie gerade wieder in ihrer Lähmung und dem Bedürfnis des Rückzugs zu erstarren droht …

## 16.2 Freeze and fragment

Der zweite Punkt des Trauma-Schemas *freeze and fragment* – Einfrieren und Dissoziation –, bedeutet sozusagen, einen Schritt weiter im Traumaablauf stecken geblieben zu sein. Hier könnte die Devise lauten:

**Nichts hilft – nur wegdriften, sich leer machen, abspalten.**

**Therapeutische Strategien bei freeze and fragment – „Einfrieren“ und Dissoziation**

**Kognitiv:** Zusammentragen, was wann passiert ist, per Belastungsdiagramm, Bildschirmtechnik, Tagebuchschreiben, Malen etc.

**Affektiv:** Vorsichtig zusammenfügen, was durch das Trauma getrennt wurde, per Bildschirmexploration, in Containments „verpacken“, Verhandeln mit Täterintrojekten etc.

**Verhalten:** Trigger kontrollieren und eventuell entfernen, „externalisierter Multilog“, Fernhalten von (ehemaligen) Tätern etc.

**Sozial:** Psychoedukation der Betroffenen selbst – etwa in stationären Gruppenangeboten – sowie der Angehörigen (Ehring & Ehlers, 2018) und Freunde über die Folgen des Traumas; eventuell Paar- und Familienberatung und -hilfe etc.

Wer häufig in ängstliche Panik gerät und dann dissoziiert, wird gut daran tun, die eigene Lebensgeschichte vorsichtig und Stück für Stück zusammenzusetzen, oft parallel zum Wissen, was „damals“ zu bestimmten Zeiten im Alltag geschah (Schule, Schwimmen, Abendessen …). Dies hilft, überhaupt ein Gefühl dafür zu bekommen, nicht nur immer wie früher in Krisen „einzufrieren“ und dann Körper, Wahrnehmung und Erleben sowie Erinnerungen aufzuspalten, sondern bei aller Vielfalt auch ein Selbst zu haben – oder es zumindest allmählich zu werden, und zwar nicht nur an der Oberfläche. U. a. in Kapitel 13 (zum Thema Stabilisierung) werden einige der kognitiven Techniken beschrieben, die hier als Erstes hilfreich sein können:

- Aus der Vogelperspektive den eigenen Lebensweg auf besonders schwierige Erlebnisse hin betrachten (= Belastungsdiagramm);
- Tagebuchschreiben und Malen (am besten in der Dreiteilung: ein „Sonnenbuch“, ein „Therapietagebuch“ und eine Sammlung von Blättern oder eine Extradatei / ein Extrabuch für die brisanten Themen);
- schwieriges Material, das geeignet ist, die Reaktion „Einfrieren und Dissoziieren“ auszulösen, eher aus der Distanz per Bildschirmtechnik betrachten, weil diese die Möglichkeit bietet, dabei in der Gegenwart verankert bleiben zu können.

Was im Gefühlsbereich an Veränderungen nötig ist, hat oft ebenfalls viel mit dem Erlernen von Distanzierungsmöglichkeiten zu tun. Zusätzlich muss häufig mit abgespaltenen Anteilen gearbeitet werden, die sich „anders" als die Alltagsperson fühlen und zu deren „Einfrieren und Dissoziieren" beigetragen haben.

### Beispiel

Gabi Hilgers (Name geändert) hatte eine gewalttätige Mutter und einen alkoholkranken Vater, der sie, wie sie andeutet, sexuell misshandelt hat. Sie tut alles dafür, nur zu funktionieren. Doch nachts und in den „Nischen" des Alltags quälen sie schreckliche Bilder. Sie versucht dann, durch Lichtanmachen bzw. einen Blick aus dem Fenster sich wieder in der Wirklichkeit zu verankern, aber meist erstarrt sie – und dissoziiert. In ihrem Innern toben dann die schrecklichen Bilder, in ihrem Kopf hört sie schimpfende und sie entwertende weibliche und männliche Stimmen sowie das Schreien und Wimmern eines kleinen Kindes. Danach folgen schrecklichste Schmerzen: auf dem Kopf, im Nacken, im Brustkorb, im Unterleib ... Mit äußerster Disziplin schafft sie es, einen anspruchsvollen Beruf auszuüben. Doch heimlich denkt sie, dass sie vielleicht verrückt ist. Sie hat 16 Jahre lang „nebenher" entweder reine „Rede-Therapien" oder „Körper-Therapien" gemacht – ohne Erfolg, da sie zu ihrem Innenleben keinerlei Kontakt bekommt, nur ab und zu von den abgespaltenen Schrecken heimgesucht wird. Einen Einfluss auf die inneren emotionalen Zustände hat ihr funktionierendes Alltags-Ich nicht. An der Oberfläche will sie zunächst nur, „dass das da innen aufhört".

In Jahren geduldiger und sehr vorsichtiger Kleinarbeit in der Therapie lernt sie, dass es sich lohnt, dem „Innenleben" zuzuhören und zu versuchen, es zu trösten. Sie übt, den inneren Stimmen einen Platz im Therapieraum zu geben. Zögernd und mit winzig kleinen zarten Bleistiftstrichen wagt sie es, ihre innere Zerrissenheit und ihre Schmerzen und ihre Not auszudrücken. Kleine innere Anteile geben sich zu erkennen, wollen den Kontakt, brauchen ab und zu eine Hand (was der Erwachsenen eher peinlich ist), um zu spüren: Jetzt bin ich nicht mehr mitten in der Quälsituation ... Entwertende Stimmen bekommen ein Stimmrecht und einen Platz und werden zu Mahnern und Warnern – letztlich zu BeschützerInnen – umgedeutet.

Oft beginnt die Therapiestunde damit, dass die Alltagsperson hereinkommt, sich auf die Couch setzt und als Erstes einiges zum gegenwärtigen Alltag besprochen wird. Dann kommt eine Phase der Arbeit mit dem „Innenleben". Hierzu setzt sie sich am liebsten der Fensterfront gegenüber auf den Boden, und es kann sein, dass die Alltagsperson, die gegen Ende der Stunde „reorientiert" wird, sich kaum an das erinnert, was während der Zeit passiert ist, als sie auf dem Boden saß, und es erst erzählt bekommen muss. Mit der Zeit lernt sie, mit ihrem Alltagsverstand „dabeizubleiben", „mitzudenken" und zu verstehen, was in ihr geschieht. Noch lange braucht sie am Ende der Stunde einige Zeit, bis sie wieder ihren Körper spürt: erst die Knochen, dann einige Muskeln ...

Allmählich lernt sie, freundlich und sorgfältig ihre abgespaltenen inneren Anteile zu hören, zu verstehen, zu integrieren. Doch es dauert. Und unterwegs wird noch etwas Thema: Dass es inzwischen nicht nur das Angebot, sondern auch bis tief nach innen merkbar eine sichere

Bindung gibt: Die Therapeutin lässt sie nicht im Stich, sie misshandelt sie nicht, sondern ist achtsam und respektvoll; sie fordert sie zwar, aber sie fördert sie auch.

Die Alltagsperson kennt solche Erfahrungen – sie hat stets so getan, als sei sie eine gut gelaunte, kompetente Frau, und sie war es auch. Doch das „Innenleben" tief da drinnen glaubte niemals, dass ein anderer Mensch wirklich vertrauenswürdig sein kann, und muss es erst ganz langsam lernen.

Auch das Sich-Fernhalten von (ehemaligen) Tätern ist ein wichtiger Punkt, um die „Einfrieren-und-Dissoziieren"-Reaktion zu verändern. Und alle Trigger, also Auslöser, die diese Reaktion in Gang setzen, allmählich kennenzulernen und sie, wo immer es geht, zu vermeiden, zu „löschen" oder zu verändern, ist ein weiterer wichtiger Schritt (siehe Kapitel 15).

Der „externalisierte Multilog" ist auf Dauer ein besseres Antidissoziativum als viele Medikamente, die Psychiater verschreiben können. Da insbesondere hochdissoziative KlientInnen sich nicht nur in zwei, sondern in mehrere Selbstanteile gespalten haben und da ihre Alltagsperson oft keine Ahnung hat, wie sie auf das „Innenleben" Einfluss nehmen kann, sind das Tagebuchschreiben und andere Formen, „die anderen Teile da innen" kennenzulernen, von großer Bedeutung. In der Psychotherapie müssen wir oft das Therapietagebuch konsultieren, müssen uns die gemalten Bilder über die „Innenansichten" anschauen, die „inneren Landkarten" zur Hilfe nehmen etc., um ein Bild des Ganzen zu bekommen, das aus den vielen Zuständen, Fragmenten oder „Innenpersonen" besteht. Und langfristig gilt es für die dissoziative Persönlichkeit zu lernen, die vielen „Splitter des Spiegels" zu einem großen Ganzen zusammenzufügen, und wo das nicht möglich ist, weil sich – wie bei vielen multiplen Persönlichkeiten – die „Splitter" längst stark verselbstständigt haben, zumindest eine Art Co-Bewusstheit herzustellen, also das Sich-herbeiholen-Können von Erinnerungen, Wissen und Fähigkeiten, wann immer es nötig ist.

## 16.3 Bindungsstörungen

Die dritte Trauma-Schema-Reaktion ist eine unsichere oder sogar desorganisierte Bindung (siehe dazu Kapitel 4 in Band 1). Wenn Betroffene hier ihr Hauptproblem haben – das kann auch in einer bestimmten Therapiephase der Fall sein, etwa am Anfang –, geben sie zu verstehen: „Ich lasse mich hier gar nicht ein." – „Mir hilft doch niemand – Sie auch nicht." – „Komm her – geh weg!" – „Ich finde Sie toll – ich verachte Sie." etc. Hier einige empfehlenswerte therapeutische Strategien, um aus der Bindungsstörung herauszufinden, die ja eines der Kernprobleme der Komplexen PTBS ist.

**Therapeutische Strategien bei Bindungsstörung**

- Empathische Abstinenz = ein sicheres Bindungsangebot machen, ohne sich verwickeln zu lassen;
- Vertrauen aufbauen;
- auf „Unterwerfungsgesten" achten;
- Beziehungskrisen thematisieren;
- Geduld: Es geht viel hin und her zwischen „Vertrauen" und Misstrauen;
- soziales Netz und pragmatische Beziehungen fördern;
- Umgang mit Kindern, Eltern, (Haus-)Tieren etc. thematisieren und fördern.

### Beispiel

*Katharina Hedderich (Name geändert) ist ein erstgeborener Zwilling. Schon bei ihrer Geburt hatten die Eltern beschlossen: Das Kind, das zuerst geboren wird, gehört „ihnen". So wurde Katharina einem sadistischen Kinderpornoring ausgeliefert, in dem Alt-Nazi-Verwandte „Experimente" mit den Kindern anstellten und diese filmten. Sie musste Gruppenvergewaltigungen ertragen und diente als „Versuchskaninchen"; wurde vorgeführt, wenn die Täter ihren Nachfolgern zeigen wollten, wie man Kinder „dressiert". Katharina wurde eine multiple Persönlichkeit. Und: Sie war hochintelligent. Das half ihr, die Mimikry gegenüber den Tätern durchzuhalten und ihnen gegenüber als „loyal" zu gelten. Tatsächlich aber dachte sie schon als ganz kleines Mädchen: „Alle Menschen sind Arschlöcher." Mit drei Jahren versuchte sie das erste Mal, sich das Leben zu nehmen, indem sie sich von der Hand ihrer Mutter losriss und vor einen Lastwagen stürzte. Noch Jahre, nachdem ihr mithilfe eines Mannes, der „o. k." war und den sie heiratete, die Flucht gelungen war, konnte sie trotz ihrer hohen Begabung ihren Wunschberuf, an der Uni zu lehren, nicht umsetzen. Mehr als halbe Tage konnte sie sich nicht konzentrieren und war gezwungen, weit unter ihren intellektuellen Möglichkeiten pragmatische Jobs zu suchen. Die Alltagsperson litt unter extremen Panikattacken. Manchmal stand sie vor ihrem eigenen Haus, und alles kam ihr fremd vor; oder ihr Mann weckte sie aus einem „Tagtraum", und sie erkannte ihn nicht …*

In der Traumatherapie war Katharina zunächst sehr distanziert; kleine Irritationen führten dazu, dass sie der Therapeutin voller Verachtung zu spüren gab: „Du bist auch nur ein dummes Arschloch." Viele Persönlichkeitsanteile blieben lange misstrauisch, „ob die Therapie überhaupt etwas bringt". Eine aggressive Jugendliche meinte einmal, auf die Therapiekosten anspielend: „Ich würde dir nie so viel Geld in den Rachen werfen." Doch die Therapeutin ließ sich nicht „vertreiben", sie verstand das Muster: Je verzweifelter die Klientin war, desto abweisender, „arroganter" und schneidender wirkte sie in Beziehungen. Und recht bald gab es – zum Ärger der erwachsenen Anteile der Persönlichkeit – einen liebevollen und zumindest manchmal vertrauensvollen Kontakt zu einigen der „gequälten Kinder" in ihr. Manche der „Kinder" begannen, die Therapeutin am Ärmel oder an der Hose zu zupfen beim Erzählen: „Hier, ich wollte dir mal zeigen, was ich gemalt habe …" Was der Therapeutin noch half durchzuhalten: Die Gesamtpersönlichkeit arbeitete ernsthaft und hart daran, das Erlebte zu verwinden und ein besseres Leben aufzubauen.

Es dauerte über zehn Jahre, allerdings in immer geringer werdender Frequenz der therapeutischen Arbeit, bis alle gravierenden Traumatisierungen wenigstens grob angeschaut werden konnten und verstanden war, was sie mit der Persönlichkeit gemacht hatten. Mehr als zehn Jahre, bis alle Bereiche der inzwischen immer weiter integrierten Persönlichkeit eine gute, stabile und sichere Beziehung zur Therapeutin hatten und nicht mehr schwankten zwischen unerfüllbarer Bedürftigkeit nach „noch einmal ganz von vorne anfangen mit guter Mutter (Therapeutin)“ und: „Alle Menschen sind Arschlöcher (auch die Therapeutin)“; bis Achtsamkeit und Respekt nicht nur für das eigene frühere und heutige Erleben, sondern auch für manche anderen Menschen und deren Andersartigkeit – auch die der Therapeutin – gewachsen waren.

Bei solchen, durch frühe und häufige, in diesem Fall auch: äußerst sadistische Traumatisierungen erzwungenen, extremen Bindungsstörungen braucht es eine lange Zeit, um sichere Bindung erfahren, aushalten und selbst – etwa in Freundschaften, im Kollegen-Team oder in einer (verbesserten) Partnerschaft – entwickeln zu können. Und bei einer solch gewaltvollen Lebensgeschichte – im Fall von Katharina dauerten die Traumatisierungen bis weit in ihr junges Erwachsenenleben hinein an – braucht die Gesamtpersönlichkeit in jedem Fall eine lange, lange Zeit, um sich so weit zu erholen, dass sie nicht mehr jeden Tag und jede Nacht quasi um ihre Kraft zum Weiterleben kämpfen muss. Wer soll da mit 80 bis 120 Therapiestunden auskommen? Wer soll da „Instant-Heilungen“ zustande bringen?

Da ich die Therapeutin von Katharina bin, kann ich nur sagen: Ich habe viel gelernt durch und mit Katharina. (Früher hätte eine ihrer Innenpersonen diesen Satz so kommentiert: „Na wunderbar, Hauptsache, du hast was gelernt. Und dafür zahlen wir auch noch, damit du was lernst!“) So habe ich zum Beispiel gelernt, meine eigene Naivität, was extreme sadistische Gewalt angeht, zu verstehen und zu akzeptieren, und so viel wie möglich in diesem Bereich hinzuzulernen. Das habe ich nicht gerade gern getan; es war aber wichtig, um von manchen Anteilen in Katharina (und anderen rituell misshandelten KlientInnen) überhaupt ernst genommen zu werden. Die gesamte, anfangs arg zersplitterte Persönlichkeit von Katharina hat mich motiviert, mich immer mehr und mehr mit schwersten Traumatisierungen und deren Folgen auseinanderzusetzen. Sie hat mich (noch mehr) Geduld gelehrt, und es hat geholfen, dass ich immer unerschütterlich an sie geglaubt habe und sie mochte, gleichgültig, wie sehr sie „um sich schlagen“ musste. Ihre Entwicklung hat mich darin bestärkt, dass es sich auf jeden Fall lohnt, auch solche extremen Traumatisierungsgeschichten und solche starken Bindungsprobleme psychotherapeutisch zu bearbeiten. Und Katharina hat mit ihrem unglaublichen, anfangs sehr zynischem Humor, ihren zarten kindlichen Anteilen und ihrer hohen Intelligenz auch dafür gesorgt, dass ich nicht „fahnenflüchtig“ wurde …

Eines jedoch habe ich immer wieder gedacht während dieser (und mancher ähnlichen) Therapie: Wenn ich sie nicht so mögen würde, immer gemocht hätte, von Anfang an, und wenn ich nicht meinerseits in der Lage wäre, ein verlässliches, sicheres Bindungsangebot zu machen – dann wäre die Therapie in einem frühen Stadium gescheitert. (Vielleicht hätte ich es mir dann leicht machen und sie als „schwere Borderlinerin“ stigmatisieren müssen.)

Heute ist Katharina eine stabile, kraftvolle und zumindest manchmal empathiefähige Frau – von Borderline-Störung keine Spur. Sie kann verreisen, ist kreativ und musikalisch, hat sich in ihrer Partnerschaft und gegenüber mir als Therapeutin zunehmend emanzipiert und kann ihr intellektuelles Potenzial zu einem hohen Prozentsatz nutzen. Heute ist es oft leicht, ihr zu begegnen, weil sie achtsam und geradezu liebevoll im Kontakt ist; ihr Zynismus hat sich zum großen Teil in fröhliche Schnodderigkeit verwandelt. Sie hat wenige, aber stabile Freundschaften und es geschafft, über 20 Jahre lang stabil ihren Beruf auszuüben. Ich bin voller Bewunderung für diese enorme Leistung, und ich weiß, dass sie einen Preis hatte: Wir haben immer darauf geachtet, dass sie ihre Berufstätigkeit nicht aufgeben musste, daher haben wir sehr vorsichtig und langsam gearbeitet. Das hat Jahrzehnte gedauert – aber es hat sich absolut gelohnt. Seit einigen Jahren schon habe nichts mehr von ihr gehört, aber wir haben nie – und so habe ich es mit ihr abgesprochen – eine „Schluss-Sitzung“ gemacht, weil sie das Gefühl haben möchte, bei Bedarf zurückkommen zu können. Und das habe ich ihr zugesichert.

### MEIN TIPP …

**für KollegInnen:** Prüfen Sie sich selbst genau, bevor Sie sich auf ein solches Abenteuer mit einer durch ihre Traumatisierung schwer bindungsgeschädigten Persönlichkeit einlassen: Mag ich die KlientIn genug, um mit ihr nicht nur durch ihre Traumageschichte, sondern auch durch die Beziehungshölle zu gehen? Denn hinter dem Wort *Bindungsstörung* verbergen sich viele Stunden, in denen es darum gehen wird, Missverständnisse zu klären, negative Übertragungen anzuschauen, und in denen beide Seiten zunehmend in der Lage sein müssen, sich selbst infrage zu stellen.

Leider kommt es immer wieder vor, dass eine KlientIn ganz am Ende der Therapie nicht Abschied nehmen kann, sondern in der Ablösephase noch einmal (oder zum ersten Mal im Leben) einen „Pubertätskonflikt“ inszenieren muss, um „empört“ gehen zu können. Bleiben Sie ruhig, lassen Sie los, und ermöglichen Sie es der/dem Betreffenden, eines Tages noch einmal mit Ihnen sprechen zu können, und sei es, um endgültig Abschied zu nehmen.

## 16.4 Wiedererleben dissoziierter Elemente

Sehr viele traumatisierte Menschen hängen in einer anderen „Endlosschleife“ des Trauma-Schemas fest: Sie erleben in kleinen Teilen, in Bildern, Geräuschen, Gerüchen, Geschmack, Berührungen … das Trauma immer wieder und wieder nach.

**Das Trauma ist wie eine mentale Wunde: Sie heilt nicht, sie blutet und reißt auf und eitert und schmerzt – und verlangt danach, „besser versorgt“ zu werden.**

Grund für dieses Nicht-Spontan-Heilen der Posttraumatischen Belastungsstörung sind die dissoziierten, also entfremdeten und abgespaltenen Elemente der Gewalterfahrung, die weggedrückt, aber nicht vergessen wurden. „Die neurologischen Spuren von Traumata sind unauslöschlich eingegraben (undelible)“, hörte ich einmal den Harvard-Traumaforscher Bessel van der Kolk in einem Vortrag sagen. In seinem Buch *Verkörperter Schrecken* (2015, der englische Titel ist besser: *The Body keeps the score,* also etwa: „Der Körper merkt sich alles“) hat van der Kolk dieses Wissen ausführlich beschrieben[26]: Das Gehirn eines Menschen mit chronischer PTBS funktioniert anders als das eines nicht schwer traumatisierten Menschen. Und eines der größten Probleme sind die Wiedererlebensqualitäten des immer wieder aus Gedächtnisspeichern heraus-„quellenden“ Traumamaterials.

**Therapeutische Strategien beim Wiedererleben dissoziierter Elemente**

**Flashback-Kontrolle:** Trigger beseitigen, sicherer Ort und andere Selbstberuhigungstechniken, Notfall-Liste

**Reorientierung:** von der TherapeutIn lernen, sehen, hören, riechen, schmecken, 5-4-3-2-1-Technik, Ankern etc.

**Ebenen dissoziativer Spaltung kennenlernen:** States (Persönlichkeitszustände)? Fragments (Erinnerungssplitter)? Alters (innere „Leute“)?

**Innere Landkarte** und Etablieren innerer Beobachter-, Helfer-, Wächter-Funktion

**Inneres hilfreiches Team** aus:

a. eigenen Anteilen
b. hilfreichen externen, ehemaligen und fantasierten anderen, per Imagination (re-)aktiviert und verankert

**Screen- und Containment-Techniken**

26 Weitere Erläuterungen zu hirnphysiologischen Erkenntnissen finden Sie in Band 1, *Trauma und die Folgen.*

### Flashback-Kontrolle

Zu diesem Training, Kontrolle über die eigenen Wiedererlebensqualitäten zu bekommen, gehört unbedingt, die Auslöser (Trigger) für Flashbacks einigermaßen zu kennen und sie – wo immer möglich – zu entfernen (siehe auch Kapitel 15 und 17). Hier gilt die Regel:

**Trauma-Trigger können nicht desensibilisiert – sie müssen bis zur Traumabearbeitung wo immer möglich vermieden werden.**

Auch die Übung des sicheren inneren Ortes und andere Stabilisierungsübungen (siehe Kapitel 13) sind wesentlich, um das Wiedererleben von Traumamaterial langfristig in den Griff zu bekommen. Denn die KlientIn muss lernen, sich selbst in kritischen Situationen

a. zu beruhigen,
b. abzulenken,
c. von Auslösern zurückzuziehen,
d. innere Anteile, die mit dem Flashback verbunden sind, zu kennen und sie an einen inneren „sicheren Ort" zu bringen (oder von inneren helfenden Anteilen, anfangs auch von der Therapeutin dorthin bringen zu lassen) und
e. zu trösten.

### Reorientierung

Hierzu gehört einerseits das, was die KlientIn selbst entwickeln kann:

- Sie kann die 5-4-3-2-1-Übung lernen (siehe Kapitel 13).
- Sie kann sich einen Gegenstand „eichen" (Kettenanhänger, Schlüsselanhänger, Ring …), den sie anfangs nur berührt, wenn sie sich „klar wach" fühlt, und den sie dann später zur Reorientierung nutzt: Immer, wenn sie sich benommen oder anderweitig „getriggert" fühlt und wieder zu ihrem klaren Alltagsverstand zurückfinden muss, kann sie diesen Gegenstand berühren und fest in die Hand nehmen; dies nennen wir einen kinästhetischen Anker.
- Sie kann – weil sie oft in Alpträumen oder zwischen Schlafen und Wachen Flashbacks haben wird – folgende Dinge tun, um sich nachts zu reorientieren:
  a. einen Lampenschalter in Griffweite haben, den sie sofort betätigt, wenn sie merkt: „Es geht los";
  b. sich einen Wecker stellen, wenn sie schon vorher weiß, wann die Flashback-Albträume oder „Zustände" kommen, um sich „vorher" wecken zu lassen;

c. sich beruhigende und Sicherheit vermittelnde Dinge und Poster, Sprüche etc. in Sichtweite befestigen, hinlegen oder -stellen, sodass sie diese sofort sehen kann, wenn sie die Augen aufschlägt;
d. sich ein Fläschchen mit ihrem Lieblingsduft, den sie erst *nach* den Traumatisierungen angeschafft hat, in die Nähe stellen und daran riechen, wenn sie sich noch benommen und voller Angst fühlt;
e. beruhigende Kuscheltiere im Bett in den Arm nehmen (aber Achtung: falls sie die schon in ihrer Kindheit hatte, sind sie nicht zur Reorientierung geeignet, sondern können eher Trauma-Trigger sein und sollten entfernt und durch „unbelastete" Kuscheltiere ersetzt werden!);
f. ihre PartnerIn wecken, wenn sie vorher mit ihr ausgemacht hat, dass sie nicht mit ihr diskutiert, sondern sie nur in den Arm nimmt und ihr durch liebevolle Nähe vermittelt: „Jetzt ist alles gut";
g. ihr Telefon in Griffweite haben und mit einer guten FreundIn ausmachen, dass sie einfach nur deren Nummer wählen muss und diese ihr im Notfall Beruhigendes ins Ohr sagt.

- Tagsüber kann sie sich durch Umgebungswechsel reorientieren: Falls sie im Haus ein Flashback zu überkommen droht: rausgehen, einen Spaziergang machen; falls „es" sie draußen überfällt: in ein Café gehen, dort einen Kaffee (regt die Serotoninproduktion an, kann aber andererseits die Körperreaktionen bei Flashbacks verstärken!) oder Kakao oder Saft oder Mineralwasser trinken; oder nach Hause gehen, wenn es dort am besten ist.

Oder sie kann Reorientierung mit der TherapeutIn einüben, die ihr auch in den Traumasitzungen erst einmal helfen muss, sich selbst nicht zu überfordern, sondern sich immer wieder vom Traumamaterial zu entfernen (siehe hierzu Kapitel 17).

## Ebenen der Dissoziation kennenlernen

Auch das Kennenlernen der Ebenen der Dissoziation ist in der Phase der Therapie wichtig: Gerät die KlientIn nur ab und zu in dissoziative Zustände (states)? Hat sie Persönlichkeitsfragmente, also Erinnerungsbruchstücke, die abgespalten wurden und immer wieder quälend ins Bewusstsein oder die Körperwahrnehmung „flashen"? Oder haben sich gar Bereiche der Identität abgespalten mit je einem eigenen Ich, einem eigenen „Set" an Wissen, Fähigkeiten und Erinnerungen?

Im letzteren Fall gilt: Wenn diese Identitäten die Qualität von Alters, also Innenpersonen oder Alternativ-Ichs angenommen haben, und wenn diese altersunabhängig voneinander voll die Kontrolle über den Körper gewinnen, verbunden zumindest ab und zu mit Amnesie für die Alltagspersönlichkeit – dann ist die KlientIn eine multiple Persönlichkeit, hat also das Vollbild einer DIS.

Wenn sie aber eine einzige Alltagspersönlichkeit hat und die inneren „Leute" sowie die emotionalen und Körperzustände stets traumanahe Momente oder Erfahrungen widerspiegeln, dann hat sie eine partielle DIS

Je nachdem, wie die dissoziative Spaltung ausgestaltet ist, kann und muss entweder die Alltagspersönlichkeit die „Hauptperson" sein: durch sie hindurch wird das Traumamaterial integriert – dies ist der Fall bei dissoziativen Störungen unterhalb der Schwelle des DIS-Vollbilds. Oder es muss „systemisch" gearbeitet werden, das bedeutet: Es gilt, manchmal mit den abgespaltenen Selbstanteilen oder „Personen" einzeln zu arbeiten, um sie zu einer Mitarbeit an der Traumabearbeitung bzw. der Integration zu motivieren (siehe auch Kapitel 17).

## *Innere Landkarte*

In jedem Fall ist es hilfreich, über die inneren Bereiche und dissoziativen Strukturen eine „innere Landkarte" zu fertigen (Stichwort: „Wie sind Sie *manchmal*?") und die Ebenen (beobachten, aufpassen, beschützen – bei multiplen Persönlichkeiten: die inneren Beobachter, Wächter und HelferInnen etc.) zu „Co-TherapeutInnen" zu machen. Durch besondere Übungen können hilfreiche innere „Teams" zusammengestellt werden und diese lernen, im Krisenfall „innere Konferenzen" abzuhalten und ggf. eine interne Krisenintervention vorzunehmen (siehe Kapitel 13). Oft helfen auch die in Kapitel 17 vorgestellten Distanzierungstechniken.

Ist erst einmal ein inneres hilfreiches Team aus förderlichen Selbstanteilen zusammengestellt, kann es lernen, traumatisierte Anteile innerlich in Sicherheit zu bringen. Ich nenne dies eine „innere Rettungsaktion". Eine Kollegin hat daraus später eine eigene Technik entwickelt, das „innere Kinder-Retten" (Kahn 2010).

### Beispiel

Renate Harrer (Name geändert) war eine sehr stark gespaltene multiple Persönlichkeit. Obwohl die männlichen Beschützeranteile sich große Mühe gaben, konnten sie phasenweise die heftigen Flashbacks bei den „kleinen Kindern" nicht stoppen. Die erste Frage, die sich in einem solchen Fall immer stellt: „„Dreht im Hintergrund noch ein Täterintrojekt daran, dass die Flashbacks sich so heftig wiederholen?", konnte in diesem Fall verneint werden. Eines Tages kam das innere hilfreiche Team in Renate selbst auf eine gute Idee: „Wir brauchen eine innere Rettungsaktion."

Es fiel auf, dass die Flashbacks, mit denen sie so große Probleme hatte, alle in einem bestimmten Haus stattgefunden hatten, in dem sie als Kind von ihrer Geburt bis zum achten Lebensjahr gelebt hatte. Also schlug das innere Helferteam vor, einen bestimmten, besonders starken und wenig von Gefühlen geplagten (affektfernen) Beschützeranteil dort hinzuschicken, um die Kindanteile, die sich dort immer noch mitten im Trauma wähnten, herauszuholen.

Allerdings sollten – darin war sich das innere Team mit der Therapeutin einig – die traumatisierten Kindanteile nicht an die Oberfläche, also ins Therapiezimmer geholt werden. Sondern es wurde für sie imaginativ ein eigenes „inneres Lazarett" geschaffen, eine Art Zelt, in dem die „Kinder" sich würden erholen können. Erst einmal wurde dieses Zelt imaginiert und alles, was es dort braucht: weiche Liegen für die Kinder, die durchweg schwer verletzt sein würden; kühlende Tücher mit heilenden Lotionen und anderes Material, um die Wunden zu versorgen; Spieluhren mit sanften Schlafmelodien; ein Dämmerlicht, das nicht zu grell und nicht zu dunkel ist, in dem die Kinder schlafen, sich aber auch, wenn sie wach sind, umschauen können etc. Vor allem aber brauchte es eine innere Helferin, die sich um die Kinder kümmern würde, am besten mehrere, damit sie sich abwechseln konnten.

Als diese innerlich gefunden waren und sich bereit erklärt hatten, entsprechend zu helfen, fertigte ein innerer Beobachteranteil eine Skizze von dem Haus an: Wie käme man herein, wie und in welcher Reihenfolge würde man von Zimmer zu Zimmer gehen, von Etage zu Etage, und wie käme man wieder heraus? Die Skizze wurde ergänzt durch eine Liste von Stichworten zu den einzelnen Punkten und Etappen der „Rettungsaktion".

Dann kam die Frage an die Therapeutin: „Helfen Sie uns? Könnten Sie (imaginär) mit dem Beschützer zum Haus fahren und mit ihm durch das Haus gehen und ihm helfen?" Die Therapeutin sagte es zu. Erst brauchte es noch zwei Sitzungen, bis die große innere Angst vor diesem Schritt bearbeitet und alle anderen Persönlichkeitsanteile an ihre „sicheren Orte" (siehe Kapitel 13) gebracht waren.

Dann war es so weit. Die Therapeutin bekam die Liste und die Skizze in die Hand. Der Beschützer bat, sich auf die Couch legen und die Augen schließen zu dürfen, um sich zu konzentrieren. Es wurde noch einmal gefragt, ob alle anderen innerlich in Sicherheit seien, ob es wirklich in Ordnung sei, dies jetzt zu tun, und als diese Fragen bejaht wurden, ging es los. Die Therapeutin verlas Schritt für Schritt das Vorgehen, und der Beschützer nickte, wenn er innerlich „dort" war: „Wir fahren mit eurem Bus zu diesem Haus und kommen vor der Tür an." (Nicken) „O. k., ich bleibe hier, jetzt tief Luft holen, und dann geht ihr hinein und holt alle Kinder heraus. Ihr schaut euch die Szenen nicht an, sondern holt nur die Kinder raus, o. k.?" (Nicken) „O. k. Und los. Zur Haustür herein, und zuerst links in das Zimmer. – Ihr holt alle Kinder heraus, nehmt sie auf den Arm und tragt sie heraus. O. k.?" (Im Gesicht des „Beschützers" arbeitete es heftig; nach kurzer Zeit: Nicken) „Und jetzt raus aus dem Zimmer." Der „Beschützer" schüttelte den Kopf, knirschte zwischen den Zähnen hervor: „Noch nicht, da ist noch ein Kind hinten in der Ecke – o. k., jetzt!" „Weiter durch den Flur in das nächste Zimmer links ..."

Als die Therapeutin mit dem Plan und der Beschützer schließlich (imaginär) durch den Keller des Hauses hinaus ins Freie gelangten und alle Kinder im Bus „verstaut" hatten, zum inneren Lazarett gefahren waren, sie dort bei den inneren Helferinnen abgegeben hatten, die sie versorgten, und die Klientin wieder die Augen öffnete, war der Persönlichkeitsanteil kreidebleich und nass geschwitzt. Mit belegter Stimme sagte „er": „Es waren mehr Kinder, als ich dachte."

Und auf die Nachfrage der Therapeutin, ob das wirklich alle Kinder waren: „Nein, ich glaube, da könnte noch ein Kind gewesen sein, das da noch unter der Garderobe liegt."

Die Therapeutin fragte den Beschützeranteil, ob er bereit sei, noch einmal zurück ins Haus zu gehen, und nach einer Pause bejahte er dies. Also ging es imaginativ noch einmal zurück, ins Haus hinein, noch einmal durch alle Zimmer, im Flur wurde das eine „Kind" gefunden und herausgetragen, durch alle anderen Räume, bis innerlich klar war: Alle Kindanteile sind aus dem Haus (also im Innern auch: aus den Traumasituationen) heraus. Das letzte Kind wurde auch noch ins innere Lazarett gebracht. Dann tauchte der Beschützeranteil nur kurz wieder auf, orientierte sich im Therapiezimmer, wurde von der Therapeutin beglückwünscht und ging dann wieder ins Innere der Persönlichkeit zurück, sodass einer der alltagsnahen weiblichen Persönlichkeitsanteile nach vorn kommen und sich reorientieren konnte.

Tagelang litt die Persönlichkeit noch unter einem (sehr abgeschwächten) Nachhall der Schmerzen der kindlichen Anteile, die im inneren Lazarett versorgt wurden. Doch die innere Rettungsaktion hat auf Jahre hinaus geholfen. Eine weitere Traumabearbeitung war dazu nicht nötig, und die Flashbacks aus diesem Bereich der Persönlichkeit, also im Alter zwischen null und acht Jahren in dem besagten Haus, waren vorüber. Irgendwie war das abgespaltene Traumamaterial nicht mehr „heiß" (implizites oder „Amygdala-Material", siehe Band 1), sondern es war deutlich geworden: Das Geschehen wurde inzwischen als im Dort und Damals verankert wahrgenommen. Auch wenn es nicht in Einzelheiten durchgearbeitet wurde, so genügte diese innere Information, um dem Traumamaterial die aktuelle Brisanz zu nehmen.

## 16.5 Reinszenierungen

Eine weitere Station des Trauma-Schemas, bei der Menschen „stecken bleiben" können, sind die Reinszenierungen des Traumas.

**„Irgendwie scheine ich dafür zu sorgen, dass es immer wieder passiert."**

Meist reinszeniert man die eigene vergangene Rolle: Opfer, Zeuge oder Täter gewesen zu sein.

**Therapeutische Strategien bei Reinszenierungen**

*A. Als Opfer:*
- Psychoedukation
- Kognitiv: Trigger kontrollieren
- „Als-ob"-Technik
- In Sicherheit bringen

*B. Als TäterIn:*
- Primat: Sofort damit aufhören
- Opfer in Sicherheit bringen (lassen)
- TäterIn in anderes Umfeld bringen
- Affektmodulation und -kontrolle
- Verhandeln mit und Einbinden von Täterintrojekten

*C. Als ZeugIn:*
- TherapeutIn als ZeugIn des (ehemaligen) Traumas
- Kognitiv: Erkennen der Muster
- Sozial: Sharing, Debriefing ...

Wer sich stets aufs Neue in der Opferrolle wiederfindet, sollte ...
- in der Traumatherapie auf eine psychoedukative Weise erfahren, dass man „es", und warum man „es" vielleicht immer wieder tut. Der Satz von Pierre Janet „Ein Trauma, das man nicht realisiert (integriert), ist man gezwungen zu wiederholen oder zu reinszenieren" könnte der Ausgangspunkt eines therapeutischen Gespräches sein.
- sich mit dem Thema äußere und innere Sicherheit auseinandersetzen. Falls die KlientIn es nicht von selbst tut, ist dies ein Thema, das die TherapeutIn von sich aus immer wieder anspricht.
- mit der „Als-ob"-Technik arbeiten, also durchspielen, worauf angedachte und begonnene Verhaltensabläufe der KlientIn hinauslaufen, mit dem Ziel, so früh wie möglich dem Lauf der Ereignisse eine bessere Wendung zu geben.
- in einem nächsten Schritt lernen, schon die Auslöser (Trigger) für ihr „Hineinschlittern in Opferverhalten" zu erkennen und zu vermeiden.

### Beispiel

Lisa Seiler (Name geändert) war als Anhalterin von einem Autofahrer vergewaltigt worden. In der Psychotherapie deutete sich eine Aufdeckung einer früheren Misshandlung an: dass nämlich auch ihr geliebter und von ihr außerdem sehr idealisierter Vater bereits zum Täter an ihr geworden war. In dieser Situation fuhr sie in den Urlaub nach Griechenland. Bei ihrer Rückkehr musste zunächst eine erneute Fast-Vergewaltigung bearbeitet werden, die sie wiederum stark belastete: Sie hatte nachts an einem einsamen Strand nackt gebadet, und wenn sie nicht im allerletzten Moment um ihr Leben gerannt wäre, dann wäre sie von einer Gruppe männlicher Jugendlicher, die aus der Nachbarbucht herbeikam, vermutlich vergewaltigt worden.

Es dauerte eine ganze Weile, bis sie, die es als ihr „feministisches gutes Recht" bezeichnete, nachts nackt an einem einsamen griechischen Strand zu baden, in einer auf mehrere Stunden verteilten Konfrontation seitens der Therapeutin bereit war einzugestehen, dass sie eine Art „russisch Roulette" mit sich gespielt und damit ihre (beinahe) erneute Reviktimisierung inszeniert hatte. Die rationalisierende Abwehr („mein feministisches gutes Recht") als solche aufzudecken und den Aspekt der Reinszenierung zu erkennen war ein wesentlicher Schritt, um in der Therapie weiterzukommen. Die Therapeutin durfte hier also nicht mit der Klientin „mitgehen", sondern musste deren Selbsttäuschung zum Thema machen. Selbstverständlich ist zu fordern, dass Frauen sorglos überall um jede Tageszeit baden gehen können; doch wer schon einmal vergewaltigt wurde, muss lernen, besonders gut auf sich aufzupassen und kann sich nicht als „feministische Vorkämpferin" in eine Extremsituation begeben, ohne dass dies in ihrer Traumatherapie thematisiert wird!

Wenn das vergangene Trauma etwas damit zu tun hatte, Zeuge der Traumatisierung anderer zu werden, besteht ebenfalls nach dem Trauma-Schema häufig eine Tendenz zur Reinszenierung ähnlicher Situationen: Immer wieder musste der oder die Betroffene ohnmächtig zusehen, wie andere Menschen misshandelt wurden oder ihnen auf sonstige Weise etwas Schreckliches geschah – und es wirkt wie verhext: Immer wieder findet man sich in der Rolle des ohnmächtigen, verzweifelten Zuschauers wieder … Manche Betroffene eignen sich daraufhin ein „überkompensatorisches" kontraphobisches Verhalten an: Sie greifen ein, wo sie früher nicht haben eingreifen können, und zwar ohne Rücksicht auf Verluste.

### Beispiel

Thomas Bertold (Name geändert), ein junger Mann, der auf einem Bauernhof groß geworden war, musste als Kind mit Entsetzen zusehen, wie sein Vater mehrmals im Jahr den Wurf junger Kätzchen oder Hunde tötete, wenn Katze oder Hündin geworfen hatten. Er gewöhnte sich später an, alle möglichen Hunde und Katzen vor einem ähnlichen Schicksal bewahren zu wollen, was zu chaotischen Zuständen führte: Zeitweise lebte er in seiner Dreizimmerwohnung mit fünfzehn Katzen und sieben Hunden. Er gab seine Arbeitsstelle auf und konnte selbst nur noch von Brot mit Margarine leben, um das Geld für den Tierarzt und das Tierfutter zusammenzubekommen.

In diesem Fall war es – wie so oft bei dem Thema „traumatisierter Zeuge“ – in der Traumabehandlung von entscheidender Bedeutung, dass die Therapeutin zur Zeugin des vergangenen eigenen Leids des Klienten wurde. Sie forderte ihn heraus, von dem Verhalten des Vaters zu erzählen, und als deutlich wurde, dass „einfach erzählen“ den Klienten emotional überfordert hätte, wurde im Sinne der Traumasynthese per Bildschirmtechnik (siehe Kapitel 17) eine der früheren „Katzentötungsorgien des Vaters“ angeschaut – zunächst ganz aus der Distanz, danach vorsichtig ein Gefühl nach dem anderen hinzunehmend. Auf diese Weise erkannte der Klient, dass …

- der Vater ihn gezwungen hatte, die Tötungen mit anzusehen;
- der Vater ein Sadist war;
- er sich selbst in der Rolle des getöteten jungen Tieres gesehen hatte; und es fiel ihm ein, dass sein Vater einmal zu ihm gesagt hatte: „Wenn du nicht spurst, mache ich das auch mit dir.“

Danach konnte die körperliche und seelische Misshandlung des Klienten zum Therapiethema werden. Bis auf zwei konnte er seine Tiere nach und nach in gute Hände abgeben und wieder berufstätig sein.

Auch das gemeinsame Teilen der Erlebnisse mit anderen Menschen, etwa das **Debriefing von Helfern nach Katastropheneinsätzen**, kann einer Reinszenierung solcher Szenen zuvorkommen. Gerade professionelle Helfer (Polizisten, Rettungswagenfahrer, Feuerwehrleute, Pfarrer, Psychotherapeuten) müssen beruflich wieder und wieder in die Position des „Zeugen“ gehen, und wenn sie das nicht aufarbeiten können, kann es zu einem Wiederholungszwang werden. Mancher psychotherapeutischen KollegIn habe ich als Supervisorin sagen müssen: „Sie sollten erst mal keine weiteren Trauma-KlientInnen behandeln, sondern sich zunächst selbst mit Ihrer Geschichte, die sich hier andeutet, auseinandersetzen, denn sonst können Sie Ihren KlientInnen nicht mehr gerecht werden.“ Stationär arbeitende PsychotherapeutInnen (und Pflegekräfte etc.) gewöhnen sich oft an, untereinander sofort loszuwerden, was sie als psychisch fast unaushaltbar in der Arbeit erlebt haben. Ambulant arbeitende KollegInnen haben es da sehr viel schwerer. Erfahrungen miteinander zu teilen (Sharing) und die Betroffenheit auch gemeinsam zu thematisieren kann sehr wichtig sein. Man sollte nur darauf aufpassen, dass der „Topf“ der Emotionen „nicht überkocht“.

Auch beim Debriefing scheint ein kritischer Punkt die Forderung nach Mitteilung der Gefühle zu sein. Wenn wir jemanden dazu zwingen („Nun sag schon: Was hast du dabei gefühlt?“), können wir mehr Schaden anrichten als nützen. Denn manche Menschen werden dann erst recht Teile ihres Erlebens (wieder) abspalten müssen, weil sie eine Überflutung mit heftigen Affekten fürchten.

Wenn in der Psychotherapie herauskommt, dass von der KlientIn die eigene Täterschaft immer wieder reinszeniert wird, gibt es für eine Weile fortan kein anderes Thema als dieses. Dabei empfiehlt sich im Vorgehen folgende Reihenfolge:

- Täterschaft sofort beenden,
- Sicherheit für die Opfer herstellen,
- danach Aufarbeiten des Geschehenen.

**Meine Bitte an KollegInnen:** Bitte warten Sie nicht ab, bis eine KlientIn, die nach wie vor TäterIn ist, erst einmal ihre eigene frühere Opfererfahrung bearbeitet hat. Die Täterschaft muss sofort aufhören, das ist das eindeutige Primat. Auch wenn dies bedeuten kann, das Jugendamt oder andere Instanzen einschalten zu müssen, wenn die KlientIn sich uneinsichtig zeigt. Unser therapeutischer Auftrag reicht bis zu den Schutzbefohlenen unserer Schutzbefohlenen (siehe auch Kapitel 10, über therapeutische Grundhaltungen).

**Sicherheit geht vor Schweigepflicht** – dieser Auffassung sind inzwischen auch viele Gerichte. Das bedeutet: Wenn man als Psychotherapeut von einer bevorstehenden Straftat weiß (z. B.: die KlientIn misshandelt ihre Kinder weiterhin), dann kann man sich strafbar machen, wenn man nicht aktiv dazu beiträgt, dies zu verhindern.

Mir ist vollkommen klar, welche Loyalitätskonflikte dies im Einzelnen bedeuten kann – nur: Verschließen Sie bitte die Augen nicht vor dem möglichen Dilemma, sondern achten Sie darauf, ob es vorhanden ist, und falls ja, holen Sie sich supervisorische Unterstützung!

Häufig erkennen wir in der Traumatherapie die Täterschaft der KlientIn erst dann, wenn wir mit den Täterintrojekten arbeiten (s. Huber 2013).

**Beispiel**

Herta Faller (Name geändert), eine hochdissoziative Persönlichkeit, befindet sich in stationärer Traumatherapie. Der Therapeutin fällt auf, dass sie manchmal sehr liebevoll, manchmal aber auch in sehr harschem und entwertendem Ton von ihren Kindern spricht. Da die Therapeutin weiß, dass Frau Faller nicht nur als Kind selbst sexueller Gewalt ausgesetzt war, sondern schon früh von Tätern gezwungen wurde, andere Kinder für Misshandlungen auszusuchen und zu quälen, bemüht sie sich um Kontakt zu dieser „harschen Stimme“, die so ganz anders spricht als die liebevolle Mutter in Frau Faller. Sie fragt ausdrücklich „nach der Stimme, die neulich gesagt hat: ‚Diese widerlichen Wänste …‘“.

Anfangs ist es der Klientin peinlich, darauf angesprochen zu werden, aber nach kurzer Zeit kann die Therapeutin wieder hören, dass Frau Faller diese „harsche Stimme“ hat. Sie fragt, ob sie vielleicht mehr dazu hören könne, was diese Stimme mit „widerliche Wänste“ meint, sie wolle es verstehen. Es entsteht ein Dialog, in dessen Verlauf die Therapeutin fragen kann: „Haben Sie die Kinder nicht nur, wie Sie vorhin sagten, manchmal geschüttelt, sondern auch schon mal richtig verprügelt?“ Nach einigem Zögern wird diese Frage bejaht. Die Therapeutin holt langsam Luft und fragt weiter: „Und haben Sie die Kinder auch schon mal so angefasst, dass Sie ihnen wehgetan haben?“ Erst fährt die „harsche Stimme“ auf: „Was soll das?!“, und die Therapeutin erklärt: „Hm, ich glaube, das wäre wichtig zu wissen, ob oder ob nicht, und man kann hier darüber sprechen.“ Dann nach einigem Hin und Her gibt dieser Teil (für den die „liebevolle Mutter“ in Frau Faller amnestisch ist, also nichts wusste, wie sich im Nachhinein herausstellt) zu, die Kinder schon wiederholt sexuell misshandelt zu haben. Die „liebevolle Mutter“, mit diesem Geständnis konfrontiert, das die Therapeutin glücklicherweise auf Video aufgenommen hat, bricht erst einmal weinend zusammen. Mit ihr und der „harschen Stimme“ wird dann beschlossen, dass die Kinder zunächst einmal in eine Pflegestelle kommen. In der an die stationäre Behandlung anschließenden ambulanten Psychotherapie soll dann daran gearbeitet werden, dieses Täterintrojekt in Frau Faller unter Kontrolle zu bekommen, zu integrieren und das Misshandlungsverhalten auf Dauer zu unterbinden. Da das Täterintrojekt (die „harsche Stimme“) sich auch selbst dazu bereit erklärt, wird diesem Vorgehen eine gewisse Chance eingeräumt, und Frau Faller hofft, ihre Kinder eines Tages wieder in sichere Obhut nehmen zu können.

## 16.6 Retraumatisierung

Manchmal kann man nicht verhindern, dass „es“ wieder passiert: Dass die KlientIn erneut oder sogar fortgesetzt weiter gequält wird, noch während sie in Behandlung ist.

**Therapeutische Strategien bei Retraumatisierung**

- Damit rechnen und nachfragen hat oberste Priorität
- Was heißt äußere Sicherheit?
- Einbeziehen aggressiver und destruktiver Persönlichkeitsanteile
- Dissoziative Abwehr erhalten, neue Abwehrformen hinzufügen
- Inneres hilfreiches Team
- Externe Lebensveränderung
- „Als-ob“-Technik: Durchspielen möglicher Szenarios
- Falls KlientIn in Sicherheit: Traumabearbeitung

### Beispiel

Die 28-jährige Tina Raute (Name geändert) ist zum wiederholten Male von der ambulanten Therapie in einer Beratungsstelle zur Traumabehandlung in die Klinik überwiesen worden. Ziel: Nun soll sie es endlich schaffen, aus dem Täterkontakt „auszusteigen". Sie wird immer noch von Freunden ihres Vaters regelmäßig abgeholt, zu nächtlichen Treffen mit „Kunden" gefahren. Sie arbeitet dort in der Zwangsprostitution, bekommt keinen Pfennig Geld dafür, sondern nur Schläge und Todesdrohungen, und montags morgens gegen fünf Uhr wird sie bei sich zu Hause wieder abgesetzt.

Die Therapeutin klärt als Erstes mit ihr: Will sie aussteigen oder will sie nicht? Natürlich will sie. Sagt sie. Der Therapeutin, die sie schon seit drei Jahren immer wieder bei Klinikaufenthalten gesehen hat, fällt es schwer, ihr zu glauben. Ganz am Anfang dachte sie noch: „Die verletzt sich selbst", wenn die Klientin, die bei früheren Klinikaufenthalten auch schon von Tätern vor der Klinik abgefangen wurde, mit neuen Blessuren am Montagmorgen in die Therapie kam. Dann dachte sie: „Die verarscht mich", weil die Klientin Mal für Mal geschworen hat, nun sei sie umgezogen, habe eine Geheimnummer, die Täter könnten sie nicht mehr erreichen – nur um kurze Zeit später von der ambulanten Therapeutin wieder die Bitte zu hören: „Nehmen Sie sie wieder auf; sie hatte schon wieder Täterkontakt, und sie will doch raus!"

Inzwischen weiß die Therapeutin, dass Tina Raute eine multiple Persönlichkeit ist. Die Therapeutin hat sich fortgebildet in der Behandlung der schweren Dissoziativen Störungen und kann jetzt genauer nach den ausstiegswilligen „Anteilen" fragen. Als Erstes lässt sie sich eine neue „innere Landkarte" malen. Dabei stellt sich heraus, dass die Täter sich Tinas Dissoziativität gezielt bedient und zwei neue Anteile „geschaffen" haben: eine „Domina" und eine „Assistentin"; der letztere Anteil hat sich den Tätern gegenüber verpflichtet, einmal die Woche anzurufen und Bericht zu erstatten sowie neue „Order" entgegenzunehmen.

Die Therapeutin bespricht dies mit dem ganzen Persönlichkeitssystem: „Müsst ‚ihr' weiterhin so getrennt bleiben, damit ihr euch gegebenenfalls wie die Staubflocken unter dem Bett verkrümeln könnt, falls die Täter wieder auf euch zukommen?" Mit anderen Worten: Braucht Tina noch ihre dissoziative Spaltungsfähigkeit, um in diesem Inferno von stets neuen Traumatisierungen zu überleben? Oder schaffen es die „Vielen", sich zusammenzutun, um sich wirklich in Sicherheit zu bringen? Schaffen sie es, die innere „Assistentin" der Täter zu überzeugen, dass sie es wagen kann, den Tätern nicht zu gehorchen? Und was geschieht, falls sie nicht gehorcht? „Dann kommen sie mich holen", sagt die „Assistentin". Stimmt das? Und kann man sich davor schützen? Die Therapeutin weiß, dass die nächsten Wochen viel gemeinsame Verhandlungsarbeit bedeuten. An eine Aufarbeitung der neuen und alten Traumatisierungen ist jedenfalls vorerst nicht zu denken, solange Tina noch weiterhin in Täterhänden ist …

## 16.7 Erneute Retraumatisierung

Doch auch wenn schon viel Traumaarbeit geleistet wurde, kann es noch einmal zur Retraumatisierung kommen. Viele Traumatisierte reagieren dann zunächst so:

**„Alles, was ich überwunden glaubte, ist wieder da: Meine Albträume, auch die Bilder von früher und die Schmerzen – es hat alles nichts geholfen. Und wenn ich wieder vergewaltigt wurde, bedeutet das doch nur, dass alles keinen Zweck hat, alles geht immer nur von vorne los …"**

**Therapeutische Strategien bei neuem Zirkel: no fight – no flight …**

- Ansetzen beim Re-Etablieren des schon Erreichten
- „Ich (wir) habe(n) schon so viel geschafft …"
- Distanzierung auf allen Ebenen
- „Diesmal kann ich anders damit umgehen."
- Traumaarbeit und Trauerarbeit statt Reinszenierung / Resignation / Bestrafung etc.

**Beispiel**

Martina Koch (Name und kleine Details geändert, Dialog gestrafft) ist Außendienstmitarbeiterin von Beruf. Die 53-jährige hatte in einer Klinik die Misshandlungen durch ihren älteren Bruder aufgearbeitet, war wieder in ihren Beruf zurückgekehrt – und wurde, als sie abends bei einem Kunden Ware ablieferte, von diesem vergewaltigt. Sie hat sich zwar wieder in die „alte" Klinik und zu ihrer stationären Traumatherapeutin zurückbegeben, aber sie ist zutiefst depressiv und suizidal, oder wie sie es ausdrückt: „Ich will eigentlich nicht mehr. Eigentlich will ich nur sterben. Alles hat doch gar keinen Zweck", sagt sie.

In den ersten Monaten hatte sie sich geweigert, auch nur ein Wort über die Vergewaltigung zu verlieren. Sie blieb – da noch in einer anderen Klinik – oft auf ihrem Zimmer oder saß mit versteinerter Miene im Flur. Oft rutschte sie in Abreaktionen, dann zuckte ihr ganzer Körper, sie saß da mit geschlossenen Augen, ihre Arm- und Beinmuskeln waren hart verspannt, der Unterleib tat ihr weh, und sie war nicht ansprechbar. In die „alte" Klinik und zur früheren Traumatherapeutin zurückgekehrt, fängt sie mühsam an, über ihr Trauma zu sprechen.

Schließlich bringt die Therapeutin die Sprache auf ihre möglichen Schuldgefühle:

Therapeutin: „Glauben Sie, dass Sie das Schicksal herausgefordert haben? Dass Sie irgendwie selbst schuld sind an der neuen Vergewaltigung?"

Klientin: „Natürlich. So ist es doch. Immer passiert so etwas mir."

Therapeutin: „O. k., dann schlage ich Ihnen etwas vor. Wir schauen uns zusammen über die Bildschirmtechnik die Szene an."

Klientin *(protestiert nonverbal, indem sie den Körper anspannt und leicht abwendet.)*

Therapeutin: „Nicht die eigentliche Vergewaltigung. Nur ganz sorgfältig alles, was unmittelbar vorher war. Dann müssten wir gemeinsam erkennen können, ob das stimmt, was Sie sagen: Ob Sie wichtige Signale übersehen oder überhört haben, ob es wirklich Sie waren, die das Trauma mit herausgefordert haben."

Nach einigem Hin und Her erklärt sich die Klientin dazu bereit. Die Therapeutin übt mit ihr noch einmal die Reorientierung, damit sie unterwegs nicht plötzlich in ein Flashback gerät und aus dem Kontakt geht. Dann sucht sich die Klientin auf der gegenüberliegenden Wand eine weiße Stelle und „projiziert" die Ereignisse des Abends dort hin. Die Therapeutin begleitet sie dabei:

Therapeutin: „Sind Sie allein mit Ihrem Auto dort hingefahren?"

Klientin: „Ja."

Therapeutin: „Schauen Sie genau hin: Konnten Sie da schon wissen, was auf Sie zukommt?" *(Martina Koch überlegt.)*

Klientin: „Nein, ich kannte die Familie, ich dachte, die jüngere Tochter wäre daheim. Die Frau hatte mir das gesagt. Ich sollte die Ware nur abgeben."

Therapeutin: „Und dann? Schauen Sie genau hin, als Sie den Wagen abgestellt und geklingelt haben – haben Sie geklingelt?"

Klientin: „Ja, er machte mir auf. Im Hintergrund lief der Fernseher. Ich dachte immer noch, die Tochter ist da und guckt fern. Da hat er gesagt: ‚Legen Sie es dort hin, da hat meine Frau auch das Geld hingelegt. Und als ich die zwei Schritte reingegangen bin und die Ware da hingelegt und mir das Geld genommen habe, hat er schnell hinter mir abgesperrt. Und dann …"

Therapeutin: „O.k. *(rasch, als sie bemerkt, dass die Klientin in die Abreaktion zu geraten droht:)* Gut, wir schauen uns ja nur das ‚Vorher' an. Wenn es in Ordnung ist, kommen wir nun wieder zu unserer Frage von vorhin: Hätten Sie es wissen müssen? Hätten Sie etwas merken können?"

Klientin *(überlegt lange. Dann schüttelt sie den Kopf)*: „Nein. Und ich habe nicht gehört, dass er abgesperrt hat. Ich habe mein Geld genommen, bin zur Tür und hab da erst gemerkt, dass er abgesperrt hatte. Und dann ist er schon über mich hergefallen."

Therapeutin: „Und Sie konnten sich nicht wehren, weil Sie schon früher Opfer von Gewalt geworden sind?"

KLIENTIN: „Doch. Ich hab mich mit Händen und Füßen gewehrt! Aber er war stärker und hat mich die Treppe hinuntergeschleppt."

THERAPEUTIN: „Sie haben sich sogar gewehrt! Und dann mussten Sie sich seiner Übermacht beugen. Weiter wollten wir ja erst mal nicht, Frau Koch. Nun schauen Sie mich an und sagen mir: Woran sind Sie schuld? Woran sollten Sie es gemerkt haben, dass der Mann Ihnen übelwollte?"

KLIENTIN: „An nichts. Der hat mir sogar, als ich reinging, noch die Hand gegeben und tat ganz normal freundlich … Das Einzige, was ich nie wieder machen würde, wäre, abends in ein fremdes Haus zu gehen."

THERAPEUTIN: „Gut, das verstehe ich. Aber bislang gehörte das zu Ihrem Beruf. Können Sie akzeptieren, dass sozusagen Ihr Berufsrisiko Sie in Gefahr gebracht hat, nicht aber Ihre Persönlichkeit als ehemaliges Opfer?"

*(Martina Koch überlegt.)*

KLIENTIN: „Ja. Da haben Sie recht."

THERAPEUTIN: „So, nun verpacken wir den ‚Film' aus Ihrem Leben ganz sorgfältig" *(tut es gemeinsam mit der Klientin. Nachdem sie imaginativ den „Film", dem die Klientin den Titel „Vor der Vergewaltigung" gibt, in einen Safe „verpackt" haben, meint die)*

KLIENTIN *(atmet tief durch)*: „Und jetzt will ich den Rest von diesem Schrecken auch bald durcharbeiten …"

# 17. Wie lernt man, mit Flashbacks, Täterintrojekten und anderen heftigen Gefühlszuständen umzugehen?

*„Ich habe viele Jahre lang keine Romane und keine Zeitungen oder Zeitschriften gelesen, sondern nur philosophische Texte. Romane machen Bilder im Kopf, und Bilder machen Gefühle …“* (Eine Überlebende)

Wer traumatisiert wurde, hat Mühe mit der Regulation von Affekten. Gefühle sind gefährlich, weil jedes Gefühl eine Brücke (man spricht daher auch von „Affektbrücke“) zu traumatischen Erinnerungen sein kann. Erinnerungen, die das Gehirn ja mit großer Mühe „weggedrückt“ hat. Am schlimmsten von allen traumatischen Erinnerungen sind körperliche und seelische Empfindungsqualitäten wie Schmerz, Entsetzen, Verzweiflung, Todesangst, Ohnmacht. Und von allen Gefühlszuständen ist einer am unangenehmsten: das Flashback oder die Abreaktion. Dabei handelt es sich um eine intensive Wiedererlebenssituation, während der sich die überwältigenden Traumainhalte sozusagen über die gegenwärtige Wahrnehmung „schieben“ und es schwierig ist, wieder in die sichere Gegenwart zurückzufinden.

## 17.1 Möglichkeiten der Flashback-Kontrolle

### Umgang mit Albträumen und mit Flashbacks während der Sexualität

**Beispiel**

Gitta Neumann (Name geändert) würde gern wenigstens einmal eine Nacht in Ruhe durchschlafen. Doch das geht nicht. Gleichgültig, wie sehr sie sich bemüht, vor dem Einschlafen an etwas Positives zu denken – zwischen drei und fünf Uhr nachts sucht „es“ sie heim. „Es“ sind schreckliche Albträume, in denen sie verfolgt, geschlagen und vergewaltigt wird. In ihrer Psychotherapie hat sie vorsichtig exploriert, dass diese Albträume offenbar etwas mit ihrer Vergewaltigung als Zwölfjährige zu tun haben – etwas, das zwar, wie sie sagt, „in den Akten steht“, das sie aber nie für sich akzeptiert hatte: „Es kommt mir immer vor, als wäre das jemand anderem passiert. Und ich konnte mich auch nicht mehr daran erinnern – erst jetzt wird mir allmählich klar: Das ist mir wirklich passiert.“

Doch diese Erkenntnis hat die Albträume noch nicht vertrieben. Auch ihre „Zustände“, wie sie es nennt, sind noch nicht besser geworden: Wenn ihr Freund Tom Sex mit ihr haben will, gerät sie in derart starke körperliche Spannungszustände, dass sie sich verkrampft und ihn entweder wegstößt (sie kann dann nicht sprechen, nur handeln) oder den Sex über sich ergehen lässt und danach schrecklich weinen muss, worauf Tom mit Hilflosigkeit und latenter Verärgerung reagiert („Warum hast du auch nichts gesagt?!“).

In der Psychotherapie werden wir uns sehr darum bemühen, Gitta eine Entlastung zu geben, indem wir gemeinsam daran arbeiten, die Flashbacks zu stoppen.

**Übersicht über einige therapeutische Strategien zur Flashback-Kontrolle**

- den Auslöser (Trigger) **identifizieren**
- traumatisierte Innenanteile vor der Außenwelt **beschützen**
- den Trigger **entfernen** (z. B. Telefon abstellen, um Trigger von außen zu verhindern)
- den Trigger **neutralisieren** (Gegenwart und Vergangenheit unterscheiden)
- die sichere Gegenwart **betonen und fördern** (Therapiezimmer als „sicherer Ort“)
- eine zeitweise Amnesie, z. B. zwischen Alltagsperson und „Innenleben“, vorschlagen
- Screen, Einsatz von (erwachsenen) Beobachtern
- Affektmodulation und -kontrolle (Ideomotorische Fingersignale, Pegel-, Reglertechnik, Ebenenwechsel …)
- Reorientierung
- innere Co-TherapeutIn etablieren
- Medikation und stationärer Aufenthalt zur Krisenintervention

An Gittas Beispiel lassen sich einige der Strategien erläutern: Wenn wir ein intensives Wiedererleben von Traumamaterial, ein sogenanntes Flashback, stoppen wollen, müssen wir zunächst wissen, wann und wodurch Letztere ausgelöst werden.

Gitta Neumann hat zwischen drei und fünf Uhr nachts Albträume mit Flashback-Charakter und körperliche Spannungszustände mit Abwehrreaktionen, Nicht-Sprechen-Können und „Freeze“-Reaktion (Starres Es-über-sich-ergehen-Lassen) bei der Sexualität mit ihrem Freund. Diese Auslöser oder Trigger gilt es möglichst genau zu benennen und wenn möglich zu entfernen – oder zu neutralisieren.

Um zu verhindern, zwischen drei und fünf Uhr morgens im Schlaf in eine **Albtraum-Abreaktion** zu geraten, könnte Gitta Folgendes tun:

Sie stellt sich den Wecker auf 2:45 Uhr. Wenn er klingelt, steht sie auf, trinkt etwas Saft oder Mineralwasser, läuft ein wenig herum, liest ein paar Seiten in einer „unverfänglichen" Zeitschrift oder einem „netten" Buch (kein Krimi oder Horror-Schinken! Kein Zappen durchs Fernsehprogramm – weil das um diese Zeit überwiegend „Sex und Crime" zu bieten hat) und legt sich wieder hin, sobald sie sich ruhiger fühlt. Ihr Handy lässt sie aus, da sie eine Facebook-Freundin hat, die von einer Krise in die nächste stolpert und immerzu etwas von ihr möchte … Außerdem warten bei Facebook „alte Freunde" – und sie weiß, dass das nicht gut für sie ist …

Wenn sie bemerkt, dass die „Albtraum-Zeit" noch nicht vorüber ist, steht sie wieder auf; eventuell malt oder schreibt sie maximal eine Viertelstunde, was ihr gerade durch den Kopf geht, und verschließt das Ergebnis in einem Umschlag in ihrer „Extraschublade". Dann verspricht sie ihrem „Innenleben", besonders der traumatisierten Zwölfjährigen in sich, die sich gerade besonders stark innerlich „meldet", dass sie sich in der Therapie weiter darum kümmern wird, dass es ihr besser geht. Sie ruft ihre inneren HelferInnen herbei, imaginiert eine liebevolle beschützende und bestätigende „Besprechung" mit ihnen und legt sich dann wieder hin.

Im Liegen macht sie noch ein paar Entspannungsübungen und ruft noch einmal die inneren HelferInnen, bittet sie, ihren Schlaf zu bewachen. Wenn Gitta mit Spiritualität etwas anfangen kann, könnte sie auch „Schutzengel" oder andere spirituelle Beschützer bitten, sich um sie und ihren Schlaf zu kümmern.

Um **Flashbacks während der Sexualität** zu verhindern, könnte Gitta Folgendes tun:

Sie bringt ihren Freund Tom mit in die Therapiestunde, nachdem sie dies mit der Therapeutin vorbesprochen hat. Gemeinsam mit der Therapeutin besprechen Tom und Gitta, wie es mit ihren erotischen Wünschen aussieht: Wollen sie beide miteinander schlafen, oder will nur er – oder nur sie? Ist Zärtlichkeit ohne Sexualität „o. k." oder läuft alles darauf hinaus, doch miteinander zu schlafen? Wünscht sich Gitta Sex mit Tom bzw. Tom Sex mit Gitta oft, selten oder gar nicht? Was bedeutet das für die beiden? Wenn Gitta gern mit Tom schlafen möchte: Könnte sie nach der Kuschel-Zärtlichkeit und vor dem Sex eine Minute Zeit für sich haben, um ihre verletzten Kinderanteile, die Sex in Angst versetzt, innerlich in Sicherheit zu bringen? Falls das noch nicht so gut geht: Kann sie sich und kann Tom sich vorstellen, dass es so lange bei Zärtlichkeiten ohne Sex bleibt, bis Gitta diese innere „Absicherung" hinbekommt?

Kann Tom sich vielleicht sogar bereit erklären, dass er ihr dabei hilft, sich zu sortieren, damit die erwachsene Gitta genießen kann, was die inneren Kinder nicht mögen? Wie könnte das gehen? Vielleicht kann Tom ihr sogar helfen, ihre nächtlichen Albträume zu verhindern, indem er – ohne mit ihr Sex zu haben – sie in den Arm nimmt, wenn der Wecker sie um kurz vor drei (und damit „um kurz vor Albtraum") weckt.

Sollte Tom aber zu der Sorte Mann gehören, dem es egal ist, was seine Freundin fühlt, sollte er sich weigern, mit in die Therapiestunde zu kommen, dann könnte es wichtig werden, mit Gitta darüber zu sprechen, ob sie sich nicht eine Weile eine „Sex-Abstinenz" verordnet und für sich prüft, ob das Zusammensein mit Tom ihr wirklich guttut.

Auch das „Neutralisieren" des Auslösereizes (Triggers) kann helfen, Flashbacks zu verhindern.

## Desensibilisierung des Ortes

### Beispiel

Sybille Kaltz (Name geändert) hat ihre schrecklichsten Kindheitserlebnisse in Köln gehabt. Seither ist „Köln" ein Auslöser für Flashbacks. Sie kann nicht in die Nähe der rheinischen Großstadt fahren, ohne gefühlsmäßig von schlimmen Erinnerungen überflutet zu werden. Andererseits möchte sie diesen „Bann über Köln" gern aufheben und eine alte Schulfreundin besuchen, die dort in einem Krankenhaus liegt. Hier hilft eine Desensibilisierung des Ortes.

Zunächst arbeitet sie mit ihrer Therapeutin daran, alle ihre inneren Anteile, die „noch in Köln" sind, durch eine „innere Rettungsaktion" (siehe Kapitel 16) imaginär dort herauszuholen und innerlich an einem „sicheren Ort" unterzubringen. Dann schreibt sie eine Liste mit zehn Punkten auf, mit zunehmendem Schwierigkeitsgrad der Annäherung an „Köln". Diese Liste enthält z. B. folgende Punkte:

1. Wort und Vorstellung „Rheinland"
2. Wort und Vogelperspektivenansicht (imaginär) „Köln"
3. Stadtplan Köln ansehen, auch die „heiklen Stadtteile"
4. imaginär bis zur Kölner Stadtgrenze fahren
5. imaginär bis zum Krankenhaus fahren
6. tatsächlich mit „sicherer Begleitung" bis zur Kölner Stadtgrenze fahren
7. tatsächlich mit „sicherer Begleitung" bis zum Krankenhaus fahren – und zurück
8. einen anderen „ungefährlichen" Ort in Köln aufsuchen – mit Begleitung
9. Orte der Misshandlung aufsuchen – mit Begleitung
10. allein nach Köln fahren und sich dort überall bewegen

Die Punkte 9 und 10 sind natürlich nur anzustreben, wenn es keine TäterInnen mehr in Köln gibt, die Sybille gefährlich werden könnten. Oder falls noch TäterInnen dort sind: Vielleicht hilft eine „Ortsbegehung" gemeinsam mit einer BetreuerIn, BeraterIn oder der PsychotherapeutIn oder ganz stabilen anderen Menschen, um einmal selbstbewusst eine Straße entlangzugehen und Menschen wie ehemalige LehrerInnen oder KlassenkameradInnen zu treffen.

Ich mache das gelegentlich mit einer Klientin, nach sehr guter Vorbereitung, und habe stets ausnehmend gute Erfahrungen damit gemacht: Zwar hat die Klientin danach oft viel „nachzuarbeiten", aber wenn wir gemeinsam die Orte sehen, von denen sie nur erzählt hat, Menschen treffen, die vielleicht vieles bestätigen können von dem, was sie in Teilen ihres Wesens immer noch bezweifelt. (Wenn etwa eine Nachbarin, welche die inzwischen Erwachsene noch als Kind kannte, sie mitfühlend anschaut und sagt: „Ich weiß, du hast dich immer so sehr um deine Geschwister gekümmert. Ich habe immer gedacht, das arme Kind, es gab so oft Schreiereien bei euch in der Wohnung, und wir hier im Haus wussten: Wenn ihr in der Schule wart, hat eure Mutter immer ‚Männerbesuch' gehabt …")

Falls Sybille weiter nichts will, als ihre Schulfreundin im Krankenhaus aufzusuchen, kann es sein, dass sie nach erfolgreichem Absolvieren von Punkt 8 bereits zufrieden ist. Es kann auch sein, dass ihre Abreaktionen, die mit dem Begriff „Köln" verbunden sind, bereits aufhören, wenn sie die „innere Rettungsaktion" sorgfältig durchgeführt hat. Doch vielleicht gehört Sybille ja zu den Menschen, die tatsächlich erst unter sicheren Umständen an den „Ort der Tat" zurückkehren müssen, um wirklich zu verstehen: Es ist vorbei!

Was ebenfalls hilft, um Flashbacks zu verhindern, ist eine sorgfältige …

## Verankerung externer Sicherheit im Bewusstsein

### Beispiel

Frauke Hahn (Name geändert) ist eine 25-jährige multiple Persönlichkeit, die als Kind von ihrem Vater anderen Männern zur sexuellen „Benutzung" überlassen worden war. Sie ist zur stationären Traumatherapie in einer Klinik, und des Öfteren kommt nachts ein „Kind" in ihr heraus, das verzweifelt durch die Gänge läuft und glaubt, gleich werde es (wieder) misshandelt. Wenn sie einen Pfleger sieht, kauert sie sich wimmernd in eine Ecke und erlebt innerlich eine Gewaltsituation wieder.

An dieser Szene wird deutlich, warum Kliniken ein **geschlechtsspezifisches Angebot für die TraumapatientInnen** (siehe auch Kapitel 11) anbieten sollten. Hier ist es der Anblick des Pflegers, der die Abreaktion auslöst. Wenn Fraukes „Innenkind" einer Schwester begegnet, ist sie nicht so aufgeregt, kann sich schneller reorientieren und lässt sich besser trösten. Das erleichtert sehr, ist aber allein noch nicht ausreichend, um ihre Flashbacks zu verhindern. Daher wird Frauke zum einen auf eine reine Frauenstation verlegt, zum anderen arbeitet eine Therapeutin dort mit ihr gezielt daran, eine Vorstellung von einem äußeren „sicheren Ort Klinik" zu entwickeln und diese Vorstellung an alle Innenanteile – auch an das Kind, das nachts „herauskommt" – weiterzuvermitteln. Dazu wird erst geschaut, ob die Klinik wirklich „sicher" ist. Frauke meint: Die Frauenstation – ja. Da das innere Kind die Station nicht verlässt, wird akzeptiert, dass dies ausreichend sicher ist. Die Therapeutin bittet dann Frauke und die inneren Helfer, das verängstigte Kind nach vorne zu lassen, wenn es möglich ist. Frauke konzentriert sich, und es kommt zu einem „Switch": Das kleine Mädchen in ihr wird gebeten, sich im Raum zu orientieren, die Therapeutin stellt sich ihr vor und geht mit ihr am frühen Abend einmal durch die ganze Station; überall schauen sie gemeinsam, ob es „hier sicher ist". Anfangs ist das Kind noch unsicher und ängstlich, doch zunehmend fühlt es sich sicherer. Dann gehen sie wieder zurück ins Therapiezimmer, und die Therapeutin bittet innere Helfer, das Kind wieder nach innen zu geleiten, ihm einen sicheren Ort im Inneren und das Gefühl zu geben, dass es dort nachts gut beschützt ist.

Danach passiert es nur noch einmal, dass das „Kind" nachts „draußen" ist. Da die Nachtschwester instruiert wurde, das Kind freundlich zu begrüßen und dann die inneren Helfer von Frauke zu bitten, es vorsichtig wieder nach innen zu begleiten, und weil die Therapeutin mit den täterimitierenden Anteilen in Frauke ausgemacht hat, dass sie dies nicht boykottieren, kann die erwachsene Frauke rasch reorientiert werden. Danach taucht das Kind nur noch indirekt in der Einzeltherapie auf, als es über einen Beobachter seine Geschichte erzählt und diese von der erwachsenen Frauke verstanden und integriert wird. Und direkt taucht es auf, wenn die Therapeutin am Ende jeder Sitzung zehn Minuten lang beruhigende, liebevolle Geschichten vorliest, damit alle kleinen Innenwesen in Frauke lernen, dass es jetzt vorbei ist mit dem Schrecken. Übrigens lernt die erwachsene Frauke, mit freundlicher Unterstützung einiger hilfreicher Innenpersonen, wie sie selbst nach dem Klinikaufenthalt ihre inneren Kinder trösten und beruhigen kann.

## Erlaubte Amnesien

Eine weitere Hilfe gegen Flashbacks sind „erlaubte Amnesien", die vor allem zwischen Alltagsperson (auch GastgeberIn oder „Host" genannt) und dem – die Traumaerinnerungen hütenden – „Innenleben" etabliert werden können und dazu beitragen, eine Überflutung des Alltagsbewusstseins zu verhindern. Wer dem Begründer der modernen Hypnotherapie, Milton Erickson, einmal persönlich oder per Lektüre „über die Schulter schauen" durfte, wird festgestellt haben, dass er sehr häufig „Amnesieverschreibungen" vornahm, damit das, was in der Trancearbeit an Lösungen oder Veränderungen mit den unbewussten Anteilen der Persönlichkeit

„beschlossen“ wurde, nicht wieder vom Alltagsbewusstsein „zerpflückt“ werden konnte, sondern eine Chance hatte, innerlich weiterzuwirken und sich allmählich durchzusetzen (Erickson 1998). Da Flashbacks nichts anderes sind als intensive traumatische Trancezustände, kann diese Methode der „Amnesieverschreibung“ auch in der Traumabehandlung angewandt werden.

**Beispiel**

Andreas Fliedner (Name geändert) macht gerade eine harte Zeit durch. Er fragt sich, ob er die Traumatherapie durchhält, denn je mehr er nach und nach über seine Gewalterfahrungen als Kind exploriert, desto mehr kommt „hinterher“, wenn er nach den Therapiestunden zu Hause ist. Er sitzt dann in der Küche, starrt aus dem Fenster, starrt durch seine Freundin hindurch, als wäre sie gar nicht da, und der Albtraum-Film läuft wieder an: Er sieht die Szenen immer lebhafter, schlimmer noch: Er fühlt immer mehr, wie schrecklich es war, als sein Vater ihn als Kind quälte und misshandelte. Nach einer Weile versucht er, die Bilder und Empfindungen wieder wegzudrücken, aber latent bleiben sie immer da; und inzwischen fürchtet er sich davor, sich hinzulegen, weil „es dann wiederkommt und weitergeht“.

Eine Zeit lang ermutigt ihn sein Therapeut: „Es ist wichtig, dass Sie das jetzt fühlen, Sie werden es jetzt Stück für Stück verstehen und integrieren.“ Doch auch der Traumatherapeut bemerkt, dass die Wiedererlebensqualitäten Andreas eher schwächen, ja seine Arbeitsfähigkeit und seine Beziehung bedrohen.

Also schlägt er Andreas eine **Dreiteilung der Therapiestunde** vor: Am Anfang sprechen sie über Andreas Alltagsleben und die anstehenden Aufgaben, eventuell müssen auch Lösungen für Alltagsprobleme gesucht und gefunden werden.

Im Mittelteil der (insgesamt anderthalbstündigen) Sitzungen wird der „Alltags-Andreas“ gebeten, sich einfach zu erlauben, an seinen inneren sicheren oder geborgenen Ruhe-Ort zu gehen (Übung „Der sichere Ort“, siehe Kapitel 13). Andreas ist zwar keine multiple Persönlichkeit, aber er hat viele innere „Anteile“ im Sinne von Persönlichkeitszuständen, die bereits ein „inneres hilfreiches Team“ gebildet haben. Ein innerer Beobachter gehört dazu, ein weiser alter Mann, sein innerer „älterer Bruder“, der „Klassensprecher“, der er als 14-jähriger war, und ein innerer „Panther“ als aggressiver Beschützer. Nun wird das „innere Helferteam“ gerufen, das den (immer etwas roboterhaft, weil affektfern wirkenden) Beobachter als „Sprecher“ hat. Das innere Team hat in der Zwischenzeit über das Therapietagebuch miteinander und mit dem „Alltags-Andreas“ kommuniziert und die Stunde vorbereitet; jetzt wird – ohne den „Alltags-Andreas“ – die Innenarbeit fortgesetzt, wozu auch das Verstehen von Traumaszenen gehört.

Innere traumatisierte Kinder und Jugendliche werden aus den Traumasequenzen „gerettet“, die schlimmen Ereignisse per Bildschirmtechnik auf einen „Film“ gebannt und anschließend in einen ebenfalls imaginären „Tresor“ gepackt. Am Ende des Mittelteils der Stunde werden alle Anteile gelobt für ihren Mut und ihre innere wichtige Arbeit. Alle Anteile werden gebeten, sich wieder an ihre Plätze (wo immer möglich schon an „sichere Orte“) zu begeben. Das Helferteam begibt sich zur „inneren Nachbesprechung und Erholung“ in den imaginär eingerichteten „inneren Garten“ (siehe Kapitel 13).

Im dritten und letzten Teil der Sitzung wird der „Alltags-Andreas“ wieder gebeten, an die Oberfläche zu kommen und sich im Raum zu orientieren. Er ist natürlich neugierig – weil er einen Teil der Arbeit nicht oder nur schemenhaft mitbekommen hat –, doch der Therapeut empfiehlt ihm, nur so viel nachzuforschen, wie er jetzt unbedingt wissen muss. Er solle sich erst einmal erholen und auf seine eigentlichen Alltagsaufgaben konzentrieren.

Anfangs willigt Andreas nur zögerlich ein, doch zu Hause merkt er mit Erleichterung, dass seine Flashbacks nachgelassen haben, dass er wieder Kraft und Mut spürt für die therapeutische wie für seine alltägliche Arbeit und liebevolle Aufmerksamkeit für seine Freundin. Nach weiteren Sitzungen dieser Art registriert er eine Empfindung, die er in einer der darauffolgenden Stunden erstaunt als „so eine Art Gelassenheit“ beschreibt, verbunden mit dem für ihn neuen Gedanken: „Nun lass mal, das wird schon.“ Erst als Andreas stabil genug ist, beschließt das „Innenleben“, ihm nach und nach die gefundenen Wahrheiten und Lösungen zu „erzählen“. Das geschieht in Träumen und in den Therapiestunden. Und es führt dazu, dass Andreas so viel weint, aber auch so erleichtert ist wie noch nie in seinem Leben. Denn einerseits „weiß“ er jetzt auf eine eindeutige Art und Weise: „Das ist wirklich passiert, und es ist mir passiert.“ Andererseits hat er zum ersten Mal „bis tief innen das Gefühl: Es ist vorbei“.

## 17.2 Die Bildschirmtechnik

Schon mehrfach erwähnt wurde eine Technik, die hier einmal ausführlich vorgestellt werden soll: Die Bildschirmtechnik („Screen-Technik“) – hier kombiniert mit der Möglichkeit einer imaginären „Fernbedienung“ und einem „Containment“, verbunden mit der Technik des „inneren Beobachters“.

Dies ist sozusagen eine Vierfach-Distanzierung: Man bittet die Person, aus einer Beobachterposition heraus das zu schildern, was im Albtraum oder Flashback aufgetaucht ist. Man betrachtet den brisanten Inhalt auf einer imaginären – externen, seltener: internen – „Leinwand“ oder einem „Monitor“, kann Schnelligkeit und Distanz der gesehenen Bilder mit einer Fernbedienung regeln, um anschließend das Gesehene in ein „Behältnis" zu packen, das wiederum an einem bestimmten inneren „Ort" „verstaut" und dort „zurückgelassen" wird, um sich danach wieder in Raum und Zeit zu orientieren. Jede Traumatherapieausbildung, die diesen Namen verdient, wird großen Wert darauf legen, dass diese Techniken – auch einzeln – geübt werden, da sie zum Standardrepertoire der Traumabehandlung gehören.

**Beispiel**

Marion Schmidt (Name geändert) saß an der Kasse, als der Kunde ihr den Zettel hinschob: „Alles Geld her. Keinen Alarm auslösen, sonst töte ich Sie." Zwar hatte sie einen von der Bank bezahlten Kurs absolviert, in dem sie auf solche Überfallsituationen vorbereitet worden war. Doch als der Kunde eine Pistole aus der Tasche zog und ein weiterer Mann sich eine Strumpfmaske überzog und schrie: „Alles auf den Boden legen, aber schnell!", spürte sie, wie ihre Knie nachgaben. Der Mann vor ihr griff über den Tresen, riss sie am Arm hoch und brüllte: „Mach schon, sonst bring ich dich um!" Da passierte „es": Ihr Kopf schien sich auf das doppelte Volumen auszudehnen, dafür verengte sich ihr Blick, sie hörte kaum noch etwas, fühlte sich seltsam ruhig, und wie eine Marionette tat sie alles, was der Mann – der über den Tresen sprang und sie zwang, die Kasse zu öffnen – ihr befahl.

Später ging sie wieder und wieder diese Szenen durch, und wochenlang quälte sie sich mit Vorwürfen: „Warum habe ich nicht den Alarm ausgelöst?" (Eine Frage, die ihr auch die Polizei und ihr Chef stellten und die sie veranlasst hatte, ihre Kündigung einzureichen.) Im Traum fühlte sie immer wieder die Hand auf dem Arm, die sie hochriss, sah die Bilder der sich schnell bewegenden Männer, hörte die Schreie und das Flehen von anderen Mitarbeitern und Kunden, das Gebrüll der Männer, die Warnschüsse, bevor sie aus dem Kassenraum stürmten ... Sie war 38 Jahre alt und sie dachte daran, sich berenten zu lassen.

Marion wandte sich an ein Zentrum für Psychotraumatologie. Dort ging es am Ende des Vorgesprächs als Erstes darum, ihren Alltag zu stabilisieren. Dazu gehörte auch, sie zu einem Gespräch mit dem Personalrat und der Geschäftsleitung ihrer Bank zu ermutigen. Das Ergebnis: Sie konnte ihre Kündigung zurücknehmen und die Geschäftsleitung versicherte ihr, sie sei eine wertvolle Mitarbeiterin, die man gerne behalten wolle. Von ihrem Hausarzt wurde sie noch für weitere sechs Wochen krankgeschrieben; für die Zeit danach bot ihre Bank ihr eine schrittweise Wiedereingliederung in den Beruf an (zunächst nicht im Kundenverkehr).

Da sie ihre 14-jährige Tochter nicht allein lassen wollte, wurde beschlossen, die Traumabehandlung ambulant durchzuführen. Und wie immer begann diese zunächst mit einer gründlichen Diagnostik – bei der außer einer posttraumatischen Belastungsreaktion keine besonderen Auffälligkeiten herauskamen. Eine tragfähige therapeutische Arbeitsbeziehung war rasch hergestellt, denn Marion als eine extravertierte freundliche Person mochte die Therapeutin sofort, was erkennbar auf Gegenseitigkeit beruhte. Und dann ging es um Stabilisierung und Ressourcenaktivierung.

Marion Schmidt fand es zunächst überflüssig, sich wieder mit ihren ehemaligen Ressourcen zu beschäftigen, da das Traumamaterial sie so sehr bedrängte. Doch ihre Therapeutin bestand darauf, dass sie sowohl das Ressourcendiagramm ausfüllte und sich wieder mit Dingen beschäftigte, die sie stabilisierten und ihr Freude machten. Auch ein Belastungsdiagramm wurde erstellt (siehe Kapitel 13), bei dem sich herausstellte, dass sie schon mehrfach in ihrem Leben in Extrembelastungssituationen gewesen war: Als Achtjährige hatte sie gesehen, wie ein Polizist einen Dieb verfolgte und mit dem Gummiknüppel zusammenschlug – sie musste sich mit einem Sprung auf die Straße retten und wäre fast überfahren worden. Als Vierzehnjährige hatte ein Mann ihr auf dem Heimweg aufgelauert und versucht, sie in ein Gebüsch zu ziehen. Nur mit Mühe hatte sie sich seinem Griff entwinden können und war, wie sie es auch im Nachhinein empfand, um ihr Leben gerannt. Beide Situationen waren Belastungen, keine Traumata gewesen – erst durch die Kombination mit dem traumatischen Ereignis des Banküberfalls wurde daraus eine „Traumakette“: eine zeitliche Abfolge von Belastungen, die aufeinander aufbauten (siehe Kapitel 13). Als sie sich an diese früheren Belastungen erinnerte, merkte sie, dass sie Affektbrücken gebildet und der Überfall alle vorher erlebte, scheinbar gut integrierte Angst, vor allem die Momente der Todesangst, mit aktiviert hatte.

Nach einigen Stunden der Stabilisierung wurde deutlich, dass Frau Schmidt so bald wie möglich eine Distanzierung von dem Traumamaterial des Überfalls erlernen musste. Also schlug ihre Therapeutin vor, es mit der Bildschirmtechnik zu versuchen.

Hier die genaue Schilderung des Ablaufs:

## Therapiebeispiel Bildschirmtechnik

THERAPEUTIN: „Was fällt Ihnen leichter, sich vorzustellen: eine Leinwand, auf die wir den „Film“ Ihres Überfalls projizieren, oder möchten Sie sich eher einen Fernsehschirm – zum Beispiel einen Flachbildschirm an der gegenüberliegenden Wand – vorstellen? Wir schauen uns nur die Bilder an und speichern den Film anschließend, z. B. auf einer Festplatte eines Notebooks unterhalb des Bildschirms / der Leinwand oder auf einem Stick.“

KLIENTIN *(überlegt kurz, dann sagt sie)*: „Bildschirm.“

THERAPEUTIN: „O. k., können Sie sich in ausreichendem Abstand einen Flachbildschirm an der Wand da drüben vorstellen? Welche Farbe hat die Umrandung? Schwarz, Silber, Braun …?"

KLIENTIN *(starrt auf einen Fleck, etwa drei Meter von ihr entfernt)*: „Schwarze Umrandung."

THERAPEUTIN: „Wunderbar, und damit Sie die Bildschirmtechnik mit einem positiven Bild beginnen: Können Sie sich vorstellen, dass Sie Ihre Lieblingsurlaubssituation – irgendwo, wo es einfach nur, und wenn für einige Momente, schön war – oder auch ihr Lieblingsgemälde auf dem Bildschirm sehen?"

KLIENTIN *(überlegt kurz)*: „Es gibt ein Bild von Magritte, das ist schön. Aber da ist diese Erinnerung an die Steilküste auf Rügen, da bin ich lange gewandert, und der Wind hat mich fast runtergeweht, aber ich habe mich sehr lebendig gefühlt. Ja, das nehme ich."

Die Therapeutin versichert sich, dass dieses Bild bzw. dieser kurze Film in der Vorstellung der Klientin auf einem Extra-Stick abgespeichert wird. Und sie probiert mit der Klientin aus: Kann sie das Ressourcenbild – sie nennen es beide lächelnd den „Bildschirmschoner" – aufrufen und dann wieder „auf den Stick ziehen", sodass der Bildschirm oben über dem (imaginierten) Notebook wieder ein neutrales Bild zeigt? Mehrfach „switchen" sie hin und her, damit klar ist: Ja, die Klientin kann ein Bild aufrufen und es wieder „sinken" lassen, sodass ihr Blick auf den imaginären Screen an der Wand wieder eine neutrale Fläche zeigt. Dies ist eine gute Vorbereitung für das, was dann folgt.

THERAPEUTIN: „Sehr schön. Und Ihnen ist klar, dass wir uns jetzt gleich als eine Art Video einen zwar für Sie leider unangenehmen, aber einen ‚Film aus Ihrem Leben' anschauen, nicht wahr?"

KLIENTIN *(nickt)*.

THERAPEUTIN: „Können Sie sich vorstellen, dass Sie eine Fernbedienung in der Hand haben, mit der Sie den Film anstellen und auch die Stopptaste drücken können, wenn Sie den Film irgendwo anhalten wollen?"

(Anmerkung: Man kann der Klientin, falls sie damit Schwierigkeiten hat, auch eine echte Fernbedienung in die Hand geben; das hilft ggf. sehr!)

KLIENTIN *(konzentriert sich, und an der Bewegung ihrer rechten Hand merkt die Therapeutin, dass sie sich tatsächlich vorstellen kann, mit einer Fernbewegung zu hantieren: an – aus, heller – dunkler –, Ton laut – Ton leise – Ton aus …)*.

THERAPEUTIN: „Und Ihre Fernbedienung ist sogar eine ganz besondere: Sie können mit ihr die Bilder des Films per Zoom so weit heranholen oder – noch wichtiger – so weit in die Distanz rücken, dass Sie sie anschauen können, ohne davon überwältigt zu werden. Und Sie haben auf der Fernbedienung einen Regler, um zur

Not die Farbe herauszunehmen, sodass Sie den Film auch als Schwarz-Weiß-Film sehen können. Können Sie sich diese Regler auf der Fernbedienung vorstellen?"

Klientin *(überlegt kurz, bewegt den Daumen über der geöffneten Hand hin und her, dann nickt sie).*

Therapeutin: „Nun eine wichtige weitere Sache. Wir schauen uns diesen Film nur an, Sie halten alle starken Gefühle so weit wie möglich zurück, alles, was sonst noch wichtig war, alle Ihre Gedanken damals – wir sehen uns nur die Bilder an. Dazu bitte ich Sie, eine Beobachterposition einzunehmen. Es macht nichts, wenn Sie zwischendurch dann das Gefühl haben, als ginge Sie dieser Film gar nichts an. Es kann aber auch sein, dass Sie durchaus ab und zu etwas fühlen. Das ist ganz in Ordnung – es kommt hier nur darauf an, dass die Gefühle „verdaubar" sind. In dieser ersten Stufe wollen wir nur den Film einmal von A bis Z anschauen, nur die Bilder, und ihn dann sorgfältig wegpacken. Können Sie sich vorstellen, sozusagen aus der Position einer distanzierten Beobachterin den ‚Film' anzuschauen, den wir nachher vom Stick auf den Bildschirm holen werden?"

Klientin: „Ich werde es versuchen" *(wischt sich die schweißnassen Hände an ihrem Rock ab).*

Da ihre Antwort darauf verweist, dass sie sich nicht sicher ist und dass sie derzeit offenbar noch viel Angst hat, übt die Therapeutin mit ihr die Reorientierung (siehe unten) ein, bis die Klientin beruhigt sagt, sie sei jetzt sicher, dass ihr die Therapeutin – falls sie in eine Lähmung oder ein Flashback gerät – da heraushilft. Da die Therapeutin sehr sorgsam arbeitet, fragt sie erst noch einmal genau nach, und zwar:

Therapeutin: „Sie als Marion Schmidt in Ihrem Alltagsbewusstsein, aber auch alles andere in Ihnen, was uns helfen kann, frage ich (per ideomotorischen Fingersignalen [siehe unten]), ob es wirklich in Ordnung ist, dass wir jetzt diesen Film aus Ihrem Leben anschauen, als Sie damals in der Bank überfallen wurden? Und dass wir nur die Bilder anschauen, aus der Beobachterposition heraus, und die Gefühle noch zurückhalten, und den Film anschließend wegpacken?"

Klientin *(konzentriert sich, lässt die rechte Hand locker auf dem Oberschenkel, und langsam und ruckartig hebt sich der Zeigefinger, der – wie die Therapeutin inzwischen weiß – für „Ja" steht. Dennoch fragt sie nach.)*

Therapeutin: „Ich sehe, dass sich der Zeigefinger hebt. Ist das noch so, dass das der Ja-Finger ist, oder hat sich das inzwischen geändert?"

Klientin *(überlegt kurz, dann sagt sie)*: „Es stimmt, das ist der Ja-Finger, nach wie vor."

Als Nächstes wird vereinbart, dass Marion Schmidt die Hand hebt, wenn sie ein Stopp-Signal setzen will, und auch das wird vorab geprobt. Erst dann wird sie noch einmal gebeten, sich den Bildschirm mit dem schwarzen Rand vorzustellen, das

Notebook darunter mit dem Stick darin, die Fernbedienung in der rechten Hand … Marion bemerkt, dass sie dieselbe Hand für das Stopp-Signal ausgewählt hat. Da sie gern die Fernbedienung in der rechten Hand halten möchte, wird daraufhin sorgfältig das Stopp-Zeichen mit der linken Hand geprobt, dann wieder: Bildschirm, Fernbedienung …

Therapeutin: „Können Sie sich den Stick vorstellen, auf dem der Film mit dem Überfall drauf ist?“

Klientin *(nickt).*

Therapeutin: „Wenn Sie so weit sind, können wir den USB-Stick in das Notebook einlegen und den Monitor einschalten. – Vielleicht sehen wir als Erstes Bilder von dem Bankraum, bevor der Überfall stattfand? Können Sie mal auf den Monitor schauen, ob Sie Bilder aus dem Bereich ‚davor‘ sehen können?“

Klientin *(starrt auf den Punkt etwa drei Meter von ihr entfernt, schweigt ein paar Sekunden. Plötzlich beginnt sie zu sprechen)*: „Es sind so viele Bilder, allgemeine …“

Therapeutin *(hilft ihr)*: „Wissen Sie noch, was Sie an diesem Morgen anhatten?“

Klientin *(wendet kurz den Blick und schaut die Therapeutin an, überlegt)*: „Es war Mitte August, es war heiß, ich hatte das blau-gelbe Kleid an.“

Therapeutin: „Schauen Sie auf den Bildschirm, ob Sie die Bilder sehen können, wie Sie an dem heißen Morgen in die Bank gehen, das blau-gelbe Kleid anhaben …“

Klientin *(starrt wieder auf die Stelle an der gegenüberliegenden Wand, wo sie den Bildschirm imaginiert hat. Dann)*: „Ja, jetzt sehe ich es. Ich hab mich geärgert, weil ich schon Schwitzflecken unter den Armen hatte, bevor die Arbeit überhaupt anfing.“ *(Sie beschreibt einige Szenen vor dem Überfall.)*

Therapeutin: „Wenn wir später den Punkt im Video anpeilen, unmittelbar bevor der Überfall geschah, welches Bild ist dafür das beste?“

Klientin *(überlegt kurz, schaut weiter auf den „Bildschirm“)*: „Als ich das Geld gezählt habe, bevor wir die Tür aufgemacht haben.“

Therapeutin: „Können Sie sich von außen sehen, wie ‚die Marion dort‘ das Geld gezählt hat, bevor die Tür aufgemacht wurde?“

Klientin *(nickt).*

Therapeutin: „Schön. Und wir sehen jetzt die Marion dort, wie sie den Überfall erlebt hat. Es ist ein Film, der einige Wochen alt ist, ein Film von Mitte August. Die Fernbedienung ist da. O. k., kann es losgehen?“

Klientin *(schluckt, holt tief Luft).*

Therapeutin *(erinnert sie noch einmal)*: „Nur die Bilder …! – Und los.“

Klientin: „O. k., da kommt dieser Mann auf mich zu.“

Therapeutin: „Moment, sehen Sie sich noch von außen?“

Klientin *(blinzelt, holt wieder tief Luft, nickt.)*

Therapeutin: „Dann weiter: Der Mann ist auf die Marion zugegangen …“

KLIENTIN: „Er ist auf sie zugegangen, ja. Er war, glaube ich, mit ein, zwei Kunden der Erste, der reinkam. Jetzt, von außen, sehe ich, dass der Mann sich seltsam benommen hat. Er ging wie Django, hat sich dabei immer wieder umgeguckt, bevor er auf den Tresen und auf – auf die Marion zugegangen ist."
THERAPEUTIN: „Und weiter, nur die Bilder ..."

An mehreren Stellen muss die Therapeutin Frau Schmidt reorientieren: „Nur die Bilder, alle Gefühle so weit wie möglich zurück ..." Marion Schmidt bekommt während des Anschauens des „Films" mehrfach rote Flecken am Hals, manchmal muss sie „den Film mit der Fernbedienung anhalten", die Therapeutin ansehen, gibt Kommentare ab zu dem Geschehen, schaut dann wieder auf die „Bildschirm"-Stelle an der Wand gegenüber. Schließlich kommen die letzten Bilder des Überfalls: Die Polizei, die Befragung, die Frage des Chefs: „Warum haben Sie nicht den Alarm ausgelöst?"

KLIENTIN *(kommen die Tränen)*: „Aber ich konnte doch nicht!"
THERAPEUTIN *(bestätigt diese kognitive Umstrukturierung)*: „Sie haben vollkommen recht. Was Sie da angeschaut haben, zeigt ja, dass der Mann Sie so bedroht und auch körperlich so kontrolliert hat, wie Sie vorhin gesagt haben, dass Sie keine Chance hatten. Und nun, bevor wir den Film wegpacken, suchen wir noch die Bilder ‚unmittelbar danach'. Können Sie sehen, wann das Schlimme für Sie vorbei war? Also nicht drei Tage später oder so, sondern unmittelbar danach."
KLIENTIN *(schaut lange, schildert Szenen, bis sie ein Bild gefunden hat, mit dem sie einverstanden ist, dass sie bei dieser Szene den „Film" ausblenden kann)*: „Als ich bei meiner Kollegin hinten im Personalraum war und die mich in den Arm nahm und ich geweint hab und sie mich einfach gehalten hat. Da war es vorbei. Erst mal. Aber wirklich vorbei ist es erst, wenn ich den ganzen Mist, der da dranhängt, auch noch losgeworden bin. Was ich vorhin gemerkt habe: Die Bilder von dem schlagenden Polizisten. Und als der Mann mich am Arm packte, hat mich das erinnert an den Mann, als ich vierzehn war, als der mich ins Gebüsch ziehen wollte. Wie das auf dem Belastungsdiagramm auch noch rauskam. Ich glaube, ich möchte diese beiden ‚Filme' auch noch angucken."
THERAPEUTIN: „Gern, aber jetzt sollten wir vielleicht diesen Film hier erst mal sorgfältig wegpacken. Sie haben das Bild gewählt, als die Kollegin Sie in den Arm genommen hat, um den Film auszublenden. Können Sie dieses Bild jetzt nehmen und es ganz allmählich ausblenden – so, als würden Sie die Farbe herausnehmen, bis das Bild verblasst? Manchmal kann man es auch wie in einem alten Film sehen, wo über das letzte Bild ENDE geschrieben wird ..."
KLIENTIN *(lacht)*: „Ja, das mit dem Ende kann ich mir gut vorstellen."
THERAPEUTIN: Und jetzt den Monitor ausschalten, bitte, und den USB-Stick in Ihrer Vorstellung aus dem Notebook nehmen?"

KLIENTIN: „Da muss ich mich erst noch mal konzentrieren. *(Trocknet sich die Tränen, putzt sich die Nase, strafft sich und schaut wieder auf die Stelle von vorhin.)* O. k., der Bildschirm ist jetzt wieder der Wand da drüben. Und ich nehme den Stick aus dem Notebook unten raus."

THERAPEUTIN: „Verpacken Sie den Stick noch?

KLIENTIN: „Ja, in so eine schwarze Dose."

THERAPEUTIN: „Wollen Sie die beschriften? Wenn ja, was sollte draufstehen?"

KLIENTIN: „Hmmm. ‚Der Überfall'."

THERAPEUTIN: „O. k., und jetzt packen wir die Dose mit dem Stick darin weg. Wo wollen Sie sie deponieren? Nicht auf Ihren Nachttisch, gell?"

KLIENTIN *(schmunzelt)*: „Nein. Bei mir zu Hause im Wohnzimmerschrank."

THERAPEUTIN: „Ist das wirklich in Ordnung? Schauen Sie in Ihrer Vorstellung noch mal nach."

KLIENTIN: „Na vielleicht eher tief hinten und unten, in ein Fach neben meinem Schreibtisch, da ist ein kleiner Schrank mit einem Schubfach. Da kommt er rein, und dann mach ich den Schrank zu."

THERAPEUTIN: „Können Sie das jetzt in Ihrer Vorstellung ganz sorgfältig mal machen? Und dann von dort, dem kleinen Schrank neben Ihrem Schreibtisch, den Weg wieder hierher in diesen Raum finden?"

Danach wird die Hand der Klientin, die das Stopp-Signal hätte geben können, wieder „freigegeben". Die Therapeutin bedankt sich „bei allem, was geholfen hat", bittet Frau Schmidt, sich mit dem Stuhl etwas zu drehen, sodass sie nicht mehr auf die Stelle schauen kann, wo „der Bildschirm" war, und dann sprechen sie noch ein paar Minuten über Alltagsdinge.

Nach der Sitzung ist Marion Schmidt sehr erschöpft. Doch in dieser Nacht schläft sie zum ersten Mal seit Langem tief und „traumlos" durch. In der Woche danach wird sie noch die beiden anderen „Filme" („Polizist schlägt Dieb" und „Der Kerl im Park" wird sie sie nennen) imaginär auf jeweils einem Stick gespeichert ansehen und danach wieder in der „schwarzen Dose" imaginär verstauen. Zwei Wochen später kann sie die gesamten Szenen per Traumasynthese durcharbeiten. (Diese Form der Traumabearbeitung wird im nächsten Kapitel beschrieben.) Nach sechs Wochen ist dieser Teil der Therapie beendet, und ein neuer Abschnitt beginnt: Die allmähliche Wiedereingliederung in den Beruf. Da Marion Schmidt sehr gern wieder als Kassiererin arbeiten möchte, wird eine Schritt-für-Schritt-Annäherung als Desensibilisierung durchgeführt (erst imaginär, dann real, siehe „Desensibilisierung des Ortes", Seite 274).

## 17.3 Reorientierung

Eine der wichtigsten Möglichkeiten, Kontrolle über (drohende) Abreaktionen zu bekommen, sind die Techniken der stabilisierenden „Reorientierung", im Amerikanischen werden sie auch „Grounding Techniques" genannt. Der Sinn dieser – von der TherapeutIn an die KlientIn weitergegebenen und von dieser fortentwickelten – Techniken liegt darin, der KlientIn eine Sicherheit zu vermitteln, sich Traumamaterial zu nähern, ohne von Flashbacks überflutet zu werden. Sie kann lernen zu bemerken, wann die – zur Integration notwendige – Exploration traumatischer Inhalte (noch) verkraftbar ist, wann es zu viel wird und wie sie aus drohender Überflutung oder dem Gefühl, im „Dort und Damals" des Traumas zu versinken, wieder ins „Hier und Jetzt" der sicheren (Therapie-)Situation zurückfinden kann.

Hier ein Überblick über solche Verhaltensweisen, die von der KlientIn erlernt werden können:

**Flashback-Kontrolle durch Reorientierung**

- Mental in die Gegenwart zurückkommen und „hierbleiben" (siehe die Reorientierung in der Nacht sowie die Reorientierung während der Sexualität etc.)
- Die Augen öffnen und offen halten
- Physische Umgebung wahrnehmen und beschreiben
- Außer Kontrolle geratenen Persönlichkeitsanteilen helfen, sich an ihren inneren „sicheren Ruhe-Ort" zu begeben bzw. von Beschützer-Persönlichkeitsanteilen dort hinbringen zu lassen, um sich zur Ruhe zu begeben oder „einzuschlafen"
- 5-4-3-2-1-Reorientierung

### *Empfehlenswerte Verhaltensweisen der TherapeutIn, um der KlientIn bei der Reorientierung zu helfen*

#### Aus der Vergangenheit in die Gegenwart zählen

(Nur einsetzen, wenn die Täter weder Hypnose noch Zählen als Beeinflussungstechniken gewählt haben!)

Den von traumatischen Erinnerungen betroffenen Teilen der Persönlichkeit, etwa verstörten Innenkindern der KlientIn, helfen, sich zurückzuziehen und einzuschlafen, indem die TherapeutIn sie in die Ruhe oder in den Schlaf „zählt". Mit den inneren Beschützeranteilen vorher abklären, welche Formulierungen in Ordnung sind, und sie ggf. zur Unterstützung der Selbstfürsorge der KlientIn anwenden.

Zum Beispiel: „Fünf – alle Kinder werden ganz angenehm müde und – vier – Beschützer helfen ihnen, sich an ihre gemütlichen, sicheren Orte zurückzuziehen – drei – sie werden liebevoll versorgt und zugedeckt und – zwei – sie können sich ganz sicher fühlen und – eins – sie schlafen ein." Nicht vergessen, danach einen erwachsenen Anteil „nach vorne", also ins Bewusstsein, zu bitten, sonst schläft nachher die gesamte Persönlichkeit tief und fest mitten in der Sitzung ein!

## Eine Hand anbieten und „körperlich" wieder ins Therapiezimmer holen

Etwa so: Die Klientin hat auf die Bitte, die Augen zu öffnen, nicht reagiert. Auch auf die wichtige nächste Frage „Kann die erwachsene (den Vornamen der Erwachsenen nennen) mich hören? – Können Sie mal nicken, wenn Sie mich hören?" hat die KlientIn nicht reagiert. Dann das tun, was die TherapeutIn hoffentlich schon vorher mit der KlientIn abgesprochen hat, „für den Fall des Falles": Die TherapeutIn setzt sich seitlich neben die KlientIn und spricht mit Alltagsstimme ruhig, aber bestimmt auf sie ein: „So, nun helfe ich mal der erwachsenen (Vornamen der Erwachsenen), so wie wir es vereinbart haben, wieder hierher in den Raum in Sicherheit zu kommen und zu mir Kontakt aufzunehmen. An meiner Stimme entlang (jetzt setzt sich die Therapeutin leicht seitlich vor die Klientin) kann ein Teil der Persönlichkeit, der sich jetzt in Raum und Zeit orientieren kann, sich an meiner Stimme orientieren und dabei mehr und mehr nach vorn kommen." (Wenn dies nicht ausreicht):

„Dazu nehme ich jetzt Ihre … Hand …" (linke oder rechte, welche auch immer der TherapeutIn am nächsten ist). Die TherapeutIn tut es, unmittelbar nachdem sie es angekündigt hat: „… und ich bitte alles innen, uns zu helfen: Ich zupfe ganz leicht an der Hand …" (tut es, wobei sie darauf achtet, die Hand nicht zu sich hinzuziehen, sondern seitlich in den Raum, sodass der gerufene erwachsene Anteil der KlientIn das Gefühl haben kann, in einen freien Raum neben der Therapeutin „herauszukommen"). „Und wir brauchen jetzt die Hilfe von allem, was da ist, man kann innen sogar so etwas wie einen Korridor bilden, damit die erwachsene (Vorname) oder auf jeden Fall ein Anteil, der sich in Raum und Zeit orientieren kann, jetzt mehr und mehr nach vorne kommen kann. Und zwar an meiner Stimme entlang nach vorne kommen, und hier an meiner Hand (zupft die Hand leicht nach vorn in den Raum) kann man mehr und mehr nach vorne kommen … Ah, ich sehe ein Blinzeln, und so, wie man blinzeln kann, kann man auch nach und nach die Augen aufmachen …"

Falls die Klientin in einer starken Abreaktion ist, kann dieses Vorgehen noch von einer weiteren helfenden Körperberührung unterstützt werden: Die Therapeutin übt, nachdem sie dies angekündigt hat, mit der freien Hand einen leichten Druck gegen den Schulterbereich am Oberarm der Patientin aus, „drückt" auf diese Weise leicht ihre Schulter nach hinten, wobei sie danach denselben Arm an der Hand leicht nach vorne zupft, sodass ein sachter gegenläufiger Druck entsteht. Dabei kann sie sagen, während sie abwechselnd gegen Oberarm / Schulter drückt und an der Hand zieht: „Alles innen mithelfen bitte: Alles, was zu viel ist, jetzt zurück, während die erwachsene (Vorname) …" – jetzt Schulter loslassen, an der Hand zupfen – „… hier nach vorne in den Raum kommt, mehr und mehr."

Eventuell muss dieses Vorgehen mehrfach wiederholt werden. Wichtig: Alle Anzeichen von „in den Raum kommen" der Erwachsenen unterstützen, durch Bemerkungen wie: „Ah, jetzt können Sie schon ein wenig blinzeln, das ist gut. Kann die erwachsene (Vorname) oder wer auch immer sich gleich in Raum und Zeit orientieren wird, mich jetzt hören? – Kann man mal nicken, wenn man mich jetzt hören kann?" Und sobald sie nickt: „Das ist gut, und so, wie Sie nicken können und blinzeln, können Sie auch das Blinzeln etwas verstärken und schon ein klein wenig die Augen öffnen? Gut, wunderbar! Weiter so, die Augen öffnen und – ah, da sind Sie ja, sehr schön! Hallo, willkommen!"

Es ist wichtig, dass die KlientIn freundlich willkommen geheißen wird. Anschließend mit der Klientin über alltagsnahe und weiter reorientierende Themen sprechen (also nicht: „Wo waren Sie denn gerade?"), weil sie sonst in Gefahr gerät, gleich wieder in das Flashback zurückzufallen.

Gute Fragen der TherapeutIn sind: „Sie wissen, wer ich bin?" – „Können Sie sich mal im Raum umschauen und sehen, dass es hier sicher ist – ist es hier sicher?" (Falls die Klientin mit Nein antwortet, ist sie noch nicht ausreichend reorientiert, oder es gibt tatsächlich etwas im Raum – etwa eine tickende Uhr –, das ihr jetzt „nicht sicher" vorkommt, z. B. weil es ein Trigger ist.) – „Können Sie mir sagen, wie spät es ist?" (Das ist eine sehr wichtige Frage, sie ermöglicht der KlientIn, sich in Raum und Zeit zu orientieren: Sie muss eine Uhr suchen, sie ablesen, verstehen, was die Zeiger sagen, und dies laut äußern …)

## In den Körper zurückfinden

Falls die KlientIn erkennbar „sehr weit weg war", hat sie meist Schwierigkeiten, in ihren Körper zurückzufinden. Dann ganz langsam den Körper bewusst bewegen; die TherapeutIn kann dabei behilflich sein mit Fragen wie: „Was können Sie zuerst bewegen: Hände oder Füße? Können Sie sie jetzt mal ein wenig bewegen? Gut! Nun weiter: Beine und Arme? Können Sie zum Beispiel mal die rechte Hand aufs linke Knie legen? Oder mit dem Zeigefinger auf die Nasenspitze? Wunderbar." (Dies kann gern spielerisch und mit ein wenig Lachen verbunden sein, um der Klientin zu helfen, ihren Körper wieder zu spüren.) Falls noch körperliche Unsicherheit besteht, hilft die TherapeutIn der Klientin beim Aufstehen, geht mit ihr zum Fenster, lässt sich beschreiben, wie es draußen aussieht … Und vertagt das Thema, das ins Flashback geführt hat, möglichst auf die nächste Stunde.

**Selbstzerstörerisches Verhalten sofort stoppen** und darauf bestehen, dass es nicht erlaubt ist! In Gegenwart der TherapeutIn soll die KlientIn sich sicher fühlen und nicht außer Kontrolle! Daher: Eingreifen, sobald die Klientin anfängt, sich erheblich zu kratzen, wenn sie mit dem Kopf gegen die Wand schlägt oder andere Anstalten macht, sich selbst zu verletzen. Stattdessen mit klarer und deutlicher Stimme (aber nicht schreien!) einen erwachsenen, verantwortlichen Persönlichkeitsanteil bitten, „nach vorne" zu kommen („alles innen mithelfen, bitte, innen eine Art Korridor bilden und die Alltagsperson oder etwas, das sich jetzt hier in Raum und Zeit orientieren kann … nach vorne kommen lassen") und die Kontrolle über den Körper zu übernehmen (siehe oben).

Hier noch einige allgemeine Tipps für den Umgang mit brisanten Gefühlen – das Stichwort ist hier:

**Affekt-Distanzierung**

Je heftiger der Affekt, desto mehr Distanzierung ist zur Bearbeitung nötig:

- Vogelperspektive
- Beobachterposition
- Screen-Technik
- Fernbedienung
- Behältnis / Containment, z. B. Tresor
- Verträge: „Immer, wenn ich / wir den Impuls bekomme/n …, werde ich / werden wir stattdessen …"
- Notfall-Liste je nach Bereich / Anteilen
- „Horror-Liste"
- Pegeltechnik
- Modalitätenwechsel

Für die meisten Stichworte finden Sie bereits einige Beispiele in Kapitel 13 über Ressourcenaktivierung bzw. weiter oben in diesem Kapitel. Unter dem Stichwort „Selbstverletzung – dem Teufelskreis entkommen" finden Sie in Anhang 2 einige Hinweise auf Selbstschutzverträge sowie „Notfall"- und „Horror"-Listen. Die letzten Punkte, Pegeltechnik und Modalitätenwechsel, möchte ich hier erläutern.

## 17.4 Pegeltechnik und Modalitätenwechsel

### Beispiel

Kleinbauer Hans Mertens (Name und Details geändert; die Geschichten von mehreren Söldnern werden hier miteinander verbunden) leidet seit seinem Einsatz als Fremdenlegionär in Nordafrika vor zehn Jahren unter heftigen Angstzuständen, Schlafstörungen, Schmerzzuständen und Wutanfällen. Er war als 17-jähriger zur „Legion" gegangen, um seinem gewalttätigen Elternhaus zu entkommen und aus einem „Abenteurergeist" heraus. Aufgrund seiner schlechten Impulskontrolle und weil er sich selbst für die gewalttätigen Gewohnheiten in der „Legion" des Öfteren disziplinlos benahm, wurde er „in beiderseitigem Einvernehmen" aus der Fremdenlegion entlassen und verdingte sich in verschiedenen afrikanischen Ländern als Söldner.

Er mordete und brandschatzte und vergewaltigte und folterte – aber nichts davon belastete sein Gewissen. Schließlich sei das ja nur sein „Job gewesen", versichert er gleichmütig. Worunter er erheblich leide, sei seine Erfahrung, des Öfteren selbst in Gefangenschaft geraten und dabei gefoltert worden zu sein. Diese Erlebnisse haben seine „mörderische" narzisstische Wut noch verstärkt. Wenn er sich beleidigt oder in irgendeiner Weise verletzt fühlte, hat er schon mehrfach Pflegepersonal und Therapeuten in der Klinik verbal angegriffen und bedroht. Das Behandlungsteam bespricht mit ihm, dass drei Schritte in seiner Behandlung entscheidend sind, und zwar in dieser Reihenfolge:

1. Er muss daran arbeiten, dass er seine Wut in den Griff bekommt.
2. Er muss seine Verantwortung als Täter übernehmen, damit er
3. seine Opfererfahrung mithilfe seiner „starken" Ex-Täteranteile integrieren kann.

Allein die Besprechung des Behandlungsplans ist nur in Etappen möglich – zu rasch „rastet" Hans aus. Als er sich schriftlich mit diesem „Dreischritt" einverstanden erklärt hat, wird Schritt 1 um eine medikamentöse Behandlung ergänzt, um seine heftigen Gefühlsdurchbrüche auch durch chemische Einwirkung etwas zu dämpfen, ohne ihn zu „wattig" werden zu lassen. Nach einigen Versuchen ist er auf ein Medikament eingestellt, das er regelmäßig einnimmt und das seine „Ausrast-Schwelle" erhöht.

Als Nächstes arbeitet ein Therapeut mit ihm am Erlernen einer Entspannungstechnik: der *Progressiven Muskel-Relaxation* (PMR), bei der nach und nach alle Muskelgruppen erst angespannt, dann entspannt werden. Als Hans dies kann, erlernt er eine Kurzform, bei der beide Arme – die Hände zu Fäusten geballt – stark angespannt und angewinkelt werden und dann ganz bewusst die Muskulatur losgelassen wird, wobei sich gleichzeitig der gesamte Organismus entspannt. Als er dies ausreichend beherrscht, wird die Pegeltechnik (auch Reglertechnik genannt) eingeführt:

THERAPEUT: „Sie kennen sicher von der Kirmes den ‚Hau-den-Lukas‘?“

KLIENT *(grinst)*: „Hau wen? Ach klar, schon oft gemacht.“

THERAPEUT: „Dann wollen wir das jetzt mal in Ihrer Vorstellung tun, und zwar mehrmals während der Sitzung. Können Sie sich vorstellen, dass Sie imaginär den Hammer schwingen, um den Pegel Ihrer momentanen Gefühle zu ermitteln? Dabei ist null so viel wie ‚Bin völlig cool‘ und zehn ‚Ich raste gleich aus‘. Können Sie sich mal konzentrieren, innerlich sozusagen mal draufhauen und schauen, wo der Pegel gerade ist?“

KLIENT *(schaut erst erstaunt, dann schließt er die Augen, holt tief Luft, wartet einen Moment und sagt dann)*: „Fünf bis sechs, ich könnte aber mehr.“

THERAPEUT: „O. k. Ist das gut so, oder zu viel, oder zu wenig?“

KLIENT: „Na, ich bin ja froh, wenn es so ist, das ist mir recht.“

THERAPEUT: Wenn es nicht mehr wird, ist Ihnen das recht?“

KLIENT: *(nickt).*

THERAPEUT: „O. k., nun werden wir einfach weiterarbeiten. Wenn Sie irgendwie merken, dass Ihr Erregungsniveau steigt oder wenn ich diesen Eindruck habe – könnten wir dann noch mal ‚Hau den Lukas‘ machen und schauen, wo der Pegel ist? Und wenn er über fünf bis sechs liegt, machen Sie Ihr PMR-Kurzprogramm? Sie wissen ja, das mit dem Anwinkeln der Arme und dem langsamen Loslassen der Anspannung. Wäre das in Ordnung für Sie?“

KLIENT: „O. k.“

Der Therapeut arbeitet mit ihm an verschiedenen Themen, unter anderem an seinen Erfahrungen in der Fremdenlegion. Mehrfach gerät Hans Mertens unter Druck – und jedes Mal wird die Pegeltechnik angewandt. Rasch bemerkt Hans, wie schnell sein „Pegel steigt“, und lernt, dass er bis zu einem gewissen Grad seine Erregung selbst „herunterfahren“ kann, wenn er die Entspannungsübung macht. Doch auch diese Übung hat (noch) ihre Grenzen.

Im nächsten Schritt erklärt der Therapeut Hans den „Spannungsregler[27]“, ein kleines Holzbrett, auf dem er mit einem an einem Gummiband befestigten roten Knopf von +10 („Ich platze gleich vor Spannung“) über den Nullpunkt („Ich bin ruhig und wach“) bis zu –10 („Ich bin so weit weg innerlich, ich bin schon gar nicht mehr da“) regeln kann. Daran merkt der Klient nämlich, wie oft er sich in den „Minusbereich verabschiedet“ und wie oft der „raufrauscht in die rote Wut“. Der Regler verschwindet schnell in der Tasche des Klienten, er arbeitet daheim damit, weil ihm „so ein Ding Spaß macht“, und tatsächlich profitiert er davon: Er merkt immer früher, wenn sich die Wut in ihm aufstaut oder wenn er sich innerlich leer macht (in Untererre-

27 Huber 2010, zu beziehen über ↗ https://kikt-thema.de.

gungszustände geht), aus denen er sich dann – betäubt, wie er sich fühlt – mit starken Reizen wecken muss.

Dem Therapeuten fällt auf, dass der Klient in seiner Gegenwart sehr angespannt wirkt. In einer der nächsten Stunden versucht er das anzusprechen.

Therapeut: „Manchmal ist es schwer, in meiner Gegenwart ruhiger zu werden, nicht wahr? Dafür schlage ich Ihnen eine weitere Übung vor, die wir **Modalitätenwechsel** nennen. Erste Frage: Sind Sie Rechts- oder Linkshänder?"

Klient: „Rechtshänder, wieso?"

Therapeut: „O. k., dann nehmen wir die rechte Hand. Immer wenn Sie merken, dass Sie auf mich wütend werden, verwandelt sich alle Wut in Schwere und geht in Ihren rechten Ellbogen – und das können wir mal „als ob" probieren. Also ich weiß nicht, wann Sie anfangen, es zu merken: Alle Wut, die Sie jetzt gerade haben, verwandelt sich in Schwere und geht in Ihren rechten Ellbogen."

Klient *(erstaunt)*: „Mann, das ist ja, als ob der Ellbogen voll ist mit Blei, so schwer, dass ich gar nicht den Arm hochkriege."

Therapeut: „Gut, und welche Form hat das Blei in Ihrem Ellbogen? Welche Farbe? Wie groß ist es?"

Klient: „Ich würde sagen *(hebt den rechten Unterarm mit dem linken kurz an)*, fast ein Kilo schwer, ein dicker Klumpen, grau – bleigrau eben."

Therapeut: „Ist der bleigraue Klumpen ganz rund oder geriffelt oder wie? Wenn Sie den zeichnen würden, welche Form hätte er?"

Klient: „So wie eine geschmolzene fette Kanonenkugel, die irgendwo gegengeknallt ist und alles in Brand gesetzt hat, und dann liegt sie da."

Therapeut: „Und wenn da drin die ganze Wut jetzt in Schwere verwandelt liegt, in dieser Kanonenkugel, was meinen Sie, wo Sie sie hintun sollten? – Schließlich wollen Sie ja Ihre Wut nicht einfach verlieren, aber doch irgendwo aufheben. Wo können Sie sie hintun? Vielleicht in Ihren Tresor, wo Sie auch die schlimmen Bilder hingetan haben?"

Klient *(überlegt)*: „Nee, die muss in einen anderen Behälter. Die tu ich in einen Blecheimer und mach den Deckel drauf."

Therapeut: „O. k., bevor Sie das machen, können Sie noch mal überlegen: Wo soll dann der Blecheimer hin, damit Sie wissen: ‚Ah ja, da drin hab ich meine überschüssige Wut. Mit der will ich ja ganz sorgsam umgehen'?"

Klient: „Den tu ich in den Stall zu Hause. Immer wenn ich in den Stall gehe, tu ich das erst mal da wieder rein, was ich zu viel an Wut habe – sonst treten mich auch die Viecher immer (lacht)."

Therapeut: „Sie merken, es geht nicht darum, Sie kraftlos zu machen, sondern nur die überschüssige Wut wegzutun, damit Sie sich besser unter Kontrolle haben und Ihre Mitgeschöpfe – ob's die Kühe sind oder die Therapeuten *(lacht)* – sich nicht vor Ihnen fürchten müssen."

KLIENT: „Tja, *(lacht)* die Kühe treten mich, und die Therapeuten treten mich in gewisser Weise auch."

*Therapeut und Klient lachen.*

THERAPEUT: „Können Sie denn merken, dass ich Ihnen nicht wirklich etwas will – jetzt, wo noch der Bleiklumpen in Ihrem Ellbogen sitzt?"

KLIENT *(knurrt)*: „Klar, im Grunde weiß ich das ja. Ich muss bloß meine Gefühle im Zaum halten. Hab mir halt geschworen, dass mir kein Arschloch mehr was tun darf."

THERAPEUT: „Ja, das haben wir schon oft gesehen, nicht wahr, dass die harten Erfahrungen mit Menschen, besonders mit Männern, angefangen bei Ihrem Stiefvater, bewirkt haben, dass Sie immer auf hab Acht sind. Wie wäre es, wenn Sie mal den kleinen Jungen, der Sie damals waren, in Sicherheit bringen, damit Sie den nicht ununterbrochen sozusagen hoch angespannt beschützen müssen?"

KLIENT *(überlegt)*: „Das haben Sie mir ja schon ein paarmal vorgeschlagen, aber ich hatte irgendwie immer Schiss davor, weil ich nicht heulen will. *(Schluckt.)* Aber gut, wenn wir mal versuchen …"

*(„Er hat ‚wir' gesagt", denkt der Therapeut glücklich.)*

THERAPEUT: „O. k., das machen wir. Erst einmal den fröhlichen kleinen Jungen, den haben Sie ja schon öfter erinnert. Der Junge, der Sie waren, als Sie Fußball gespielt haben. Können Sie den förmlich vor sich sehen, wenn Sie da drüben an die Wand gucken und denken, da wäre ein Flachbildschirm, und Sie können sich als kleinen Jungen Fußball spielen sehen?"

KLIENT *(lächelt)*: „Ja, im Dress von Schalke 04. Heute muss man da ja leidensfähig sein …"

Therapeut und Klient fachsimpeln eine Weile über Fußball, währenddessen entspannt sich der Klient zusehends.

THERAPEUT: So, und Sie wissen, wir wissen ja beide, dass es auch einen unglücklichen kleinen Jungen gab …"

In der Folge „sieht" der Klient den kleinen, zusammengeschlagenen Jungen, der er einmal war, wie er nachts mit dem Gesicht zur Wand versuchte einzuschlafen („Das Schlimmste war, dass nie einer da war, nie, man musste immer allein mit allem fertigwerden" sagt er mit rauer Stimme.) In seiner Vorstellung holt der Klient den kleinen Jungen sanft aus dem Bett, trägt ihn in sein eigenes Bett zu sich nach Hause, gibt ihm eine Limonade zu trinken, streicht ihm über den Kopf (dabei bebt sein Kinn merklich, und er atmet schwerer), und verspricht, ihn nicht mehr im Stich zu lassen, nie mehr. Dann kehrt er mental in den Therapieraum zurück.

Nach einer kurzen Pause – Fenster auf, ein Glas Wasser getrunken, ein paarmal im Zimmer auf und ab gegangen – meint der …

THERAPEUT: „O. k., wäre es jetzt möglich, dass Sie mal probeweise den Bleiklumpen – fühlen Sie ihn noch im Arm?

KLIENT: „Schon weniger, viel weniger, komisch."

THERAPEUT: „Wenn Sie ihn sozusagen mit der linken Hand aus dem rechten Ellbogen in den Blecheimer tun, den Deckel draufmachen und den Eimer dann in Ihren Stall stellen? Können Sie sich so weit konzentrieren?"

KLIENT *(konzentriert sich)*: „Ja, und dann muss ich noch mal die PMR-Übung machen."

THERAPEUT: „Einverstanden."

KLIENT *(beugt die Arme, ballt die Hände zu Fäusten, lässt langsam los)*: „Mensch, ich merke, dass der rechte Arm richtig weniger Kraft hat."

THERAPEUT: „Dann machen Sie die Übung bitte so lange weiter, bis Sie spüren, dass rechter und linker Arm wieder gleich viel Kraft haben."

KLIENT *(macht die Übung noch zweimal)*: „So, jetzt ist die Kraft wieder da."

THERAPEUT: „Und der Wutklumpen ist in dem Eimer?"

KLIENT: „Ja, und da ist noch Platz für sehr viel mehr Wut drin! *(lacht)* Aber wissen Sie, das mit der anderen Übung *(beide wissen, dass damit der Moment gemeint ist, als er seinen inneren kleinen Jungen „versorgt" hat)* – das war fast noch wichtiger heute. Irgendwie fühl ich mich schwach, aber nicht mehr so, so – hilflos."

THERAPEUT „Gut. Könnten Sie sich vorstellen, diese Übung mindestens dreimal am Tag zu machen: Mal nach dem Kleinen gucken – mit dem Spannungsregler mal schauen, ob zu viel Spannung da ist oder zu viel innere Leere – und gegebenenfalls zu viel Wut in Schwere verwandeln, Bleiklumpen in den Eimer – dann auch vielleicht PMR, bis beide Arme wieder gleich viel Kraft haben?"

KLIENT: „Na, so, wie ich den Laden hier kenne, werden Sie mich schon dran erinnern. *(lacht)* Aber o. k., ich begreife allmählich, dass die Wut was mit dem zu tun hat, dass ich überhaupt nichts machen konnte bei manchen Sachen früher *(fährt sich durchs Gesicht)*, und dass mir die Wut gar nicht guttut, und ich will es ja selber besser unter Kontrolle kriegen."

Eine Woche später ist so viel „Blei im Eimer", dass der Klient merkt: „Das war's eigentlich, was zu viel war", und Therapeut und Klient überlegen, was damit zu tun ist. Da Hans Mertens einen guten Sinn für Humor hat, „baut" er sich daraus in seiner Vorstellung eine „Skulptur": „Das Mahnmal des wütenden Hans" – der Wüterich in ihm, der eigentlich seine gequälten inneren Seiten verteidigen will. Er macht in der Gestaltungstherapie eine kleine Figur davon. In seiner Vorstellung stellt er die Figur erst in seinen Hof, mitten in die Einfahrt. Ein paar Wochen später braucht er diese „narzisstische Ergänzung“ nicht mehr, verkleinert die Figur und kondensiert sie, auch in seiner Vorstellung, sodass er den „wütenden Hans“ als Talisman um den Hals tragen kann. Tatsächlich bastelt er sich aus gegossenem Blei in der Werktherapie eine kleine Figur, kauft sich eine Silberkette und hängt sie sich um den Hals. Immer, wenn er jetzt „zu sehr wütend“ wird (Pegel mehr als fünf bis sechs), greift er an seine Halskette und gibt die Wut an seinen „kleinen Wüterich“ ab.

In Teil 2 des Behandlungsprogramms wird Hans Mertens seine inneren Täteranteile genau kennenlernen, sich mit ihnen auseinandersetzen, sie akzeptieren – und er wird versuchen, mit seiner Gesamtpersönlichkeit Kontrolle über diese aggressiven Anteile zu bekommen. Denn auch nach der Söldnerzeit ist es ihm ja häufig passiert, dass er in Schlägereien verwickelt war. Da er eine Nahkampfausbildung hat, gab es dabei auch Schwerverletzte – also wird ein realitätsnahes Stressmanagement für Krisensituationen mit ihm eingeübt werden.

Vorher jedoch gilt es, den „Alltags-Hans“ mit seinen Täteranteilen vertraut zu machen, mit dem Ziel, sie als Verbündete in der Therapie zu gewinnen.

## 17.5 Persönlichkeitsanteile, die zum Täter werden können

Hier zunächst ein Überblick über das, was wir an Innenanteilen kennen, die in einem Menschen die Dynamik in Gang setzen können, (wiederholt) zum Täter zu werden (in einer eigenen Monografie habe ich mich ausführlich mit dem „Feind im Innern“, speziell mit der Psychotherapie mit Täterintrojekten, befasst; Huber 2013).

**Persönlichkeitsanteile (bei Dissoziativer Identitätsspaltung oft in Form von abgespaltenen Selbstanteilen = alters), die zum Täter werden können:**

- Täterintrojekte = täteridentifizierte Anteile
- Mittäteranteile und den Täter verteidigende = täterloyale Anteile
- rachsüchtige Anteile = das gequälte Kind quält (später) andere, um den Täter zu strafen
- Anteile, die man nicht „in die Ecke treiben“ darf = unter Zwang kommt es zur Tat
- aggressive Selbstanteile

## Täteridentifizierte Anteile

Sie sind dem externen Täter nachgeformt in Denken, Fühlen und Verhalten. Werden sie von (externen) Tätern aktiviert, blockieren sie den „Ausstieg“ aus Täterzusammenhängen bzw. einer weiteren Traumatisierung als Opfer, Zeuge oder Täter. Häufig entwertend, spiegeln sie den pathologischen Narzissmus der Täter.

## Täterloyale Anteile

Sie gehorchen, glauben an das „Richtige“ in bzw. sind verliebt in (externe) Täter. Außerdem halten sie es für unmöglich, sich zu wehren: „Da kann man eh nichts machen.“ Oft sind sie chaotisch, fatalistisch, vernachlässigend; wollen „gerettet“ bzw. „von starker Hand geführt“ werden. Sie tun in der Regel das, was externe bzw. interne „Täter“ ihnen sagen.

In dysfunktionalen Familien spiegeln sich in täterloyalen Anteilen der Heranwachsenden unter anderem Familienmitglieder wie die Mutter und andere Menschen, die den Täter geschützt, das Opfer ausgeliefert und die Tat bagatellisiert haben – und es häufig weiterhin tun.

## Rachsüchtige Anteile

Sie schlagen nicht gegen die Täter zurück, die sie gekränkt haben – Kränkung ist der Hauptgrund für Rachsucht –, sondern quälen, häufig nur in Gedanken, teils anonyme bzw. anonymisierte andere (Tiere, Kinder, Frauen), um sich (unbewusst) am Täter zu rächen. Oft sexualisiert-sadistisch, extrem egozentrisch und unempathisch. Bei mangelnder Selbstkontrolle hoher Tatdruck. „Serial Killer“, Terroristen und Amokläufer haben häufig starke rachsüchtige Selbstanteile, die sie vor den Taten sehr oft in Form von (über extrem lange Zeit praktizierten) sogenannten Ballerspielen ausagieren. Hier dürfen sie sich als Held fühlen, der immer besser wird, ein immer höheres Level erreicht … Anhand der Geschichte des norwegischen Amokläufers und rechten Terroristen Breivik habe ich in *Der Feind im Innern* (Huber 2013) ein Psychogramm einer solchen Karriere nachgezeichnet.

## Anteile, die man nicht „in die Ecke drängen“ darf

Sie wurden (z. B. als Kind) von Tätern gequält bzw. gezwungen, andere Lebewesen zu quälen, tun das später eventuell nur dann, wenn sie wieder keinen Ausweg sehen. (Achtung: Manche von diesen Selbstanteilen neigen zu Reinszenierungen solcher

Traumata!) Möglicherweise haben sie auch aus Verzweiflung im Affekt gegen Täter aggressiv gehandelt und die „Bestrafung" dann „eingesteckt". Sie gehören damit zu den aggressiven Selbstanteilen.

## Aggressive Selbstanteile

Sie sind die innere aggressive Reaktion auf äußere Bedrohung. In hochdissoziativen Persönlichkeiten sind es oft jugendlich-pubertäre Anteile, die das grundsätzliche Misstrauen und den Hass auf alles und jeden verkörpern: „Alle Menschen sind Arschlöcher!" Sie werden meist nur verbal aggressiv; in der inneren Psychodynamik kippt bei ihnen ein Tatdruck eher in Selbstverletzung – mit Ausnahme der Untergruppe, die im vorigen Abschnitt behandelt wurde.

Hans Mertens zum Beispiel hat bis auf die rachsüchtigen Anteile sämtliche solcher Selbstanteile in sich, von denen einige auch aktiv zum Täter geworden sind. In den meisten Opfern früher und langjähriger Gewalt hingegen finden wir zwar Anteile, die sich verbal entsprechend äußern, doch die meisten sind eher gegen sich selbst aggressiv als gegen andere Menschen.

Mit einer Ausnahme, und das ist wichtig für alle KollegInnen, die mit Traumaüberlebenden arbeiten: Nicht wenige traumatisieren ihre Kinder, tun ihnen also das an, was ihnen selbst angetan wurde. Auch sie selbst haben ja erlebt, dass sie schwächer waren und dass jemand Stärkeres sich an ihnen „vergriffen" hat. Die Versuchung, in besonders stressreichen Situationen zu demselben Mittel zu greifen, ist sehr groß. Und das auch bei Menschen, die sich in ihrer Alltagspersönlichkeit sehr darum bemühen, eine gute Mutter bzw. ein guter Vater zu sein.

**Fragen Sie einmal Ihre früh traumatisierte Klientin, die Mutter ist, was sie macht, wenn ihre Kinder krank sind; wenn sie weinen, quengeln, ins Bett machen, sich erbrechen; wenn es nachts ist zwischen 2 und 5 Uhr und sie zum soundsovielten Male das Erbrochene eines Kindes aufwischen muss, während ein anderes schreit ... – Was macht die Mutter dann?**

In dieser hochgradig stressreichen Situation wird die Versuchung sehr groß sein, entweder einfach hinauszurennen oder die Kinder zu schlagen (wenn nicht gar mehr). Bei multiplen Klientinnen kann es in solchen Situationen auch zum unkontrollierten Switchen (Wechsel der Selbstanteile) kommen, und es kann ein Täterintrojekt „nach vorne" kommen. Denn ein weinendes nacktes Kind nachts zu sehen ist die Trigger-Situation schlechthin für einen täterimitierenden Anteil in einer Frau, die als Kind zu Hause sexuelle Gewalt erlebt hat.

Hier einige allgemeine Hinweise auf den Umgang mit Zuständen in der Klientenpersönlichkeit, die täteridentifiziert bzw. täterloyal sind:

**Täteridentifizierte Anteile – Tipps für den Umgang mit ihnen**

- wertfrei akzeptieren
- „Du bist wichtig!“
- destruktiven Hass konstruktiv nutzen lernen (sich wehren lernen)
- eventuell mit mehreren BehandlerInnen / HelferInnen im Netzwerk arbeiten
- Anerkennen des Andersseins
- versuchen zu verstehen
- zeigen, dass wir (TherapeutInnen) auch Hass und Wut kennen
- zeigen, dass wir Zorn konstruktiv zum Ausdruck bringen können – TherapeutIn als Modell
- logischer Diskurs
- Aufforderung zur Kosten-Nutzen-Rechnung: Bringt es etwas, wenn ...
- einen Satz finden, der genauso richtig ist wie die stereotypen Sätze, aber besser klingt als sie ...

Erfahrungsgemäß tun sich die meisten KollegInnen schwer damit, Täterintrojekte wertfrei zu akzeptieren. Stattdessen gehen sie mit ihnen „in den Clinch“.

**Beispiel**

Täterintrojekt: „Sie sind doch auch bloß so ein verwöhntes Reiche-Leute-Kind, Sie haben ja keine Ahnung!“

Therapeutin: „Was erlauben Sie sich, Sie kennen mich doch gar nicht; ich verbitte mir, dass Sie so mit mir reden!“

Alternative Reaktion: „Ach, das glauben Sie, bin ich? Wie kommen Sie darauf? Das interessiert mich.“

Oder: „Und was bedeutet es für Sie, wenn ich tatsächlich ein ‚Reiche-Leute-Kind‘ wäre? Können Sie mir mehr darüber erzählen?“

Meist wissen Menschen in dem Zustand des täterimitierenden Denkens und Fühlens, dass „moralisch verwerflich“ ist, was da an Impulsen auftaucht. Also wird sich das täteridentifizierte Denken und Handeln, wenn es nicht eingeladen, sondern konfrontiert wird, nicht (mehr) direkt äußern, sondern sich im Stile des „Schlag-zu-und-Verschwinde“ verhalten (siehe Kapitel 14 über Täter-Opfer-Spaltung): Die TherapeutIn wird plötzlich attackiert, und wenn sie wütend oder verletzt ist, schaut die KlientIn sie mit großen ängstlichen Augen an und unterwirft sich sofort: „Sind Sie jetzt böse? Bitte, bitte, nicht böse sein!"

Daher empfehle ich eher den „Judo-Weg" und die Energie, die da aus der KlientIn herausschießt, sofort für therapeutisches Arbeiten zu nutzen: „Aha, das ist ja wichtig, was da gerade gesagt wurde – das möchte ich gerne besser verstehen. Können Sie mir mehr darüber erzählen?" Was natürlich nicht einfach ist, wenn es der KlientIn gerade gelungen ist, die TherapeutIn zu verletzen. In diesem Fall empfehle ich eher so etwas zu sagen wie: „Uff, das hat gesessen. Da hat aber etwas in Ihnen sehr genau gezielt, nicht wahr?" Manchmal braucht die TherapeutIn vielleicht ein paar Augenblicke, um zu verschnaufen, was allemal besser ist, als dem Drang nachzugeben, sofort zurückzuschlagen. Aufgrund der asymmetrischen Beziehung sitzt man als TherapeutIn natürlich leider am längeren Hebel. Man kann also die KlientIn arg verletzen, etwa durch feindselige Deutungen oder entwertende diagnostische Anmerkungen. Und so etwas sollten wir uns wirklich verkneifen. Nach dem Verschnaufen – man darf durchaus auch einmal eine Therapiestunde etwas früher beenden, nach dem Motto: „Da wir jetzt nicht weiterkommen, sondern die Situation zu eskalieren droht, vertagen wir uns besser" – kann man vielleicht zum „Judo-Weg" zurückfinden.

Eine Ausnahme sind eindeutige Beleidigungen. Eine KlientIn, die unkommentiert die TherapeutIn eine „blöde Votze" nennen darf, wird auch sonst wenig Respekt vor ihr haben. Hier ist ein Grenzen setzendes Nein am Platz. („Stopp! Keine Beleidigungen. Wir können über alles sprechen, aber es gibt ja bei uns die Regel: Keine Gewalt, weder nach innen noch nach außen, im Zusammenhang mit dem, was wir hier besprechen. Dazu gehört auch verbale Gewalt. Also: Sie dürfen sagen: ‚Ich finde, Sie haben mich nicht verstanden', aber Schimpfworte gehören nicht hierher." Mehr dazu in Kapitel 14.)

Wie schon in Kapitel 14 (über Täter-Opfer-Spaltung) beschrieben, können uns täterloyale Anteile in der KlientIn ganz besonders zusetzen. Hier ein paar Tipps dazu:

**Täterloyale Anteile – wie mit ihnen umgehen?**

Wie mit den *täteridentifizierten Anteilen*, aber zusätzlich auch:

- „Wer sagt das?" „Kennen Sie das irgendwoher?"
- „Hat Ihnen das irgendwie geholfen, als man Ihnen das sagte?"
- Provokation / Humor, z. B.: „Na, das ist ja richtig aufbauend"; bei globalen Wertungen: „Das engt es ein aufs Wesentliche …"
- Andere Meinungen / Wertungen daneben stellen, respektvoll und achtsam

- Andere Perspektiven / Empathie fördern: „Wenn jemand das zu Ihrer Freundin sagen würde …“, „Wenn das nette Kind Ihrer Freundin so etwas von seiner Mutter zu hören bekommen würde …“
- Focus auf Loyalität zum „starken Mann“ problematisieren
- Entwicklung einer liebevollen Über-Ich-Perspektive: „Eine Heilerin, weise Frau etc., die freundlich auf Sie guckt, was würde die jetzt sagen?“
- Ich-Werdung thematisieren: „Unabhängig davon, wie irgendwer anderes außen das findet – wenn Sie mal so ganz für sich allein das bewerten könnten: Wie finden Sie das?“

**Beispiel**

Um noch einmal auf Hans Mertens zurückzukommen: Er hatte im zweiten Teil seiner Therapie große Angst davor, sich seinen Täterintrojekten zu stellen, weil er dachte, dass diese dann völlig außer Kontrolle geraten würden. Von der Klinik aus rief er seine Frau an und erzählte ihr am Telefon: „Stell dir vor, die wollen hier, dass ich den Täter in mir rauslasse!“ Doch was dann tatsächlich geschah, war weit weniger spektakulär. Der Therapeut fragte ihn nach seiner Identifikationsnummer bei der Fremdenlegion. Hans ratterte sie herunter.

THERAPEUT: „Und gibt es den Soldaten 105019 noch?“

KLIENT: „Ja klar.“

THERAPEUT: „Können wir den Soldaten 105019 dann bitten, auch mit zuzuhören? Wir brauchen nämlich sein Wissen hier.“

*(Daraufhin strafft sich Hans Mertens sichtlich, schaut dem Therapeuten zum ersten Mal seit langer Zeit klar in die Augen und nickt.)*

THERAPEUT: „Und gibt es auch noch andere Soldatenanteile in Ihnen aus der Zeit?“

KLIENT: „Ja klar, der Ausbilder – den haben alle nur *Foreigner* genannt.“

Therapeut *(schluckt und denkt: Aha, so viel dazu, dass er ein armes Opfer ist. Auch noch Ausbilder war er)*: „Können Sie merken, ob der Anteil von Ihnen, der der Foreigner war, der Ausbilder, auch noch da ist?“

KLIENT *(kneift die Augen zu schmalen Schlitzen zusammen, grinst)*: „Na klar.“

THERAPEUT *(denkt: So sicher und so vierschrötig wirkend habe ich den Klienten ja noch nie gesehen)*: „Und dann gibt es den Alltags-Hans, und der hat häufig Albträume und Flashbacks von seinen Foltererlebnissen. Es gibt den Soldaten 105019, den Foreigner – gibt es noch andere?“

KLIENT: „Na, den Söldner.“

THERAPEUT: „Sie waren ja in verschiedenen Ländern – war da überall derselbe Söldner?“

KLIENT *(überlegt)*: „Ja, eigentlich schon. Das lief immer gleich ab. Auch wenn es immer andere Uniformen waren.“

THERAPEUT: „Ich zähle sie noch einmal auf, und Sie schauen, ob sozusagen alle da sind, die Sie als erwachsene Anteile kennen: der Alltags-Hans, der Fremdenlegionär 105019, der Ausbilder, der Söldner. Sind sie alle da und sind es alle, oder gibt es noch mehr?"

KLIENT *(konzentriert sich, überlebt eine Weile, dann)*: „Sie haben ja gesagt, diejenigen, die zum Täter geworden sind."

THERAPEUT: „Ja, genau."

KLIENT: „Ich merke gerade, dass auch außerhalb der Söldnerzeit meist der Söldner derjenige war, der ausgerastet ist. Der Soldat 105019 und der Ausbilder können sich eher am Riemen reißen. Der Söldner war auch schon in der Fremdenlegionärszeit da. Vielleicht ist der auch schon älter. Das ist einfach ein sehr wütender Teil von mir, der am liebsten auf alles schießen will, was sich bewegt."

THERAPEUT: „Merken Sie gerade, aus welcher Zeit der Anteil von Ihnen stammt?"

KLIENT: „Vielleicht so seit ich 14, 15 war. Das ist sozusagen der versammelte Hass auf meinen Alten."

THERAPEUT: „Können wir einmal nachschauen, ob der 14- bis 15-Jährige auch noch so in Ihnen existiert? Der mit dem Hass auf Ihren Vater? Der hatte ja schließlich recht, und so einen aggressiv-beschützenden Anteil brauchen Sie vielleicht auch hier. Existiert der noch, oder ist der ganz im ‚Söldner' aufgegangen?"

KLIENT: „Nein, der existiert noch." *(Seine Augen verengen sich dabei wieder zu Schlitzen, seine Kiefer mahlen.)*

THERAPEUT: „Nur der Vollständigkeit halber: Ist der damals auch zum Täter geworden?"

KLIENT *(windet sich, dann)*: „Ja, einmal, gegen einen kleineren Jungen. Ein Nachbarskind, den hab ich damals krankenhausreif geschlagen, und nur weil die Väter befreundet waren, hat dessen Vater keine Anzeige erstattet. Dafür hat mich mein Vater wieder windelweich geprügelt. Aber das war dann auch das letzte Mal. Beim nächsten Mal hab ich ihn am Kragen genommen und ganz leise in sein Scheißgesicht gesagt: ‚Fass mich noch einmal an, dann bist du tot.'"

THERAPEUT: „Und? War das gut?"

KLIENT *(zwischen zusammengebissenen Zähnen)*: „O ja, das war gut."

THERAPEUT: „So, dass es durchaus manchmal nötig ist, den Hass so zu bündeln, dass man effektiv handeln kann?"

KLIENT: „Ja, das ist richtig."

THERAPEUT: „Also kann der 14- bis 15-Jährige uns helfen, genauso wie die anderen Anteile. Wir werden lernen, was in Ordnung war und was im Nachhinein betrachtet nicht in Ordnung war. Wir werden uns anschauen, was effektiver Einsatz ist und wo und weshalb er manchmal aus dem Ruder gelaufen ist. Mit dem Ziel, dass Sie Ihre Kraft und auch Ihren Hass so beherrschen lernen, dass sie effektiv sind. Nicht mehr und nicht weniger. Einverstanden?"

KLIENT *(nach einer Pause)*: „Effektiv ist vieles. Aber nur manches davon legal *(lacht)*."

THERAPEUT: „Da haben Sie wirklich recht. Soll damit das Ziel heißen: Effektiv und legal die eigene Kraft einsetzen?"

KLIENT *(entspannt sich sichtlich, atmet tief durch)*: „O. k., ich glaube, damit können sich alle Anteile einverstanden erklären. Am meisten brauchen wir Zeit für den Söldner. Wenn der sich nicht ununterbrochen schämen muss, kann er vielleicht auch hier sein."

THERAPEUT: „Was könnte ihm helfen?"

KLIENT *(sieht den Therapeuten an)*: „Dass Sie ihn nicht verurteilen. Der weiß schon, dass er Scheiße gebaut hat. Wenn Sie ihn nicht missionieren wollen, dann geht es."

THERAPEUT: „O. k., und sollte ich zufällig mal in die missionarische Richtung gehen – bitte eine freundliche Erinnerung, nicht gleich ausrasten. Geht das?"

KLIENT: „Können wir ein Zeichen ausmachen? So mit der Hand?" *(Hebt die rechte Hand vom Oberschenkel).*

THERAPEUT: „Der Vorschlag könnte glatt von mir kommen."

*Beide lachen.*

Hans Mertens wird sich mit seinen verschiedenen Täteranteilen jetzt Schritt für Schritt auseinandersetzen. Am Ende wird er den Söldner in Ehren „verabschieden"; dieser hat beschlossen, imaginär als friedlicher Siedler nach Afrika „auszuwandern". Der Fremdenlegionär und der Ausbilder werden zu mächtigen, disziplinierten Beschützeranteilen. Der 14- bis 15-Jährige wird der „Wut-Mahner": Immer, wenn Hans etwas zu nah kommt, wird er innerlich den Jugendlichen in sich sehen, der die Faust ballt – und dann etwas Deeskalierendes tun, und sei es, vorübergehend aus dem Raum zu gehen.

Die drei „toughen" Anteile, wie sie dann genannt werden, helfen Hans dabei, in einem dritten Schritt seine Traumatisierungen als Folteropfer zu integrieren – denn sie haben gelernt, „so etwas abzukönnen". Imaginär stellen sie sich während der Trauma-Durcharbeitung um Hans herum, und ihre mentale Kraft hilft ihm, die erlittene Gewalt zu verkraften. Übrigens will er danach noch die schlimmsten Erlebnisse mit seinem Vater durcharbeiten, die der kleine Hans erlebt hat – der Kleine, den er bei sich in der Wohnung in Sicherheit gebracht hatte und der dann „wie in mich reingerutscht ist", wie der Klient zwischenzeitlich sagte. Dennoch hatte er das Gefühl, noch einmal – das aber als Letztes – die grausamen Erfahrungen, die er als Kind mit dem Vater erlebt hatte, anschauen und „verdauen" zu wollen, und auch dabei helfen ihm die anderen Anteile seiner Persönlichkeit, mit denen er schon vorher „zusammengearbeitet" hatte.

Bei vielen früh traumatisierten Frauen ist es demgegenüber eher so, dass die Wucht der erlittenen Gewalt sich nicht in gewaltvollen Täterinszenierungen umsetzt, wie beim Söldner Hans (außer gegenüber ihren Kindern vielleicht und ab und zu in Partnerschaftskonflikten, wenn sie nicht mehr ein noch aus wissen), sondern meist eher in Selbsthass und Selbstverletzungen. In Anhang 2 finden Sie ein Behandlungsprogramm gegen den Teufelskreis der Selbstverletzung.

## 17.6 Die Bedürfnispyramide

Zum Schluss dieses Kapitels noch ein Hinweis auf die sogenannte „Bedürfnispyramide". Bert Brecht hat einmal gesagt: „Erst kommt das Fressen, dann kommt die Moral." Viele traumatisierte Menschen benötigen erst die Erfüllung sehr grundlegender Bedürfnisse, bevor sie sich der Aufarbeitung und den Sinnfragen stellen können. Zur Erinnerung noch einmal die Bedürfnispyramide von Maslow aus den 1970er-Jahren, die nichts von ihrer Aktualität eingebüßt hat:

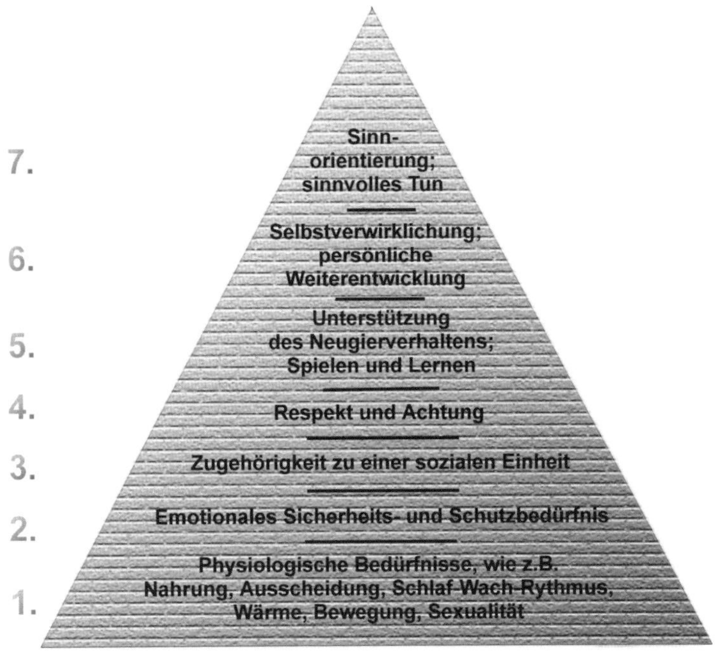


**Abbildung 17.1:** Bedürfnispyramide

**Zu Stufe 1:** Wenn Sie z. B. mit Drogenabhängigen arbeiten, werden Sie rasch feststellen, dass viele von ihnen erst die Bedürfnisse auf Stufe 1 befriedigt bekommen müssen, da sie alles an Geld für Drogen ausgegeben haben, ihr Schlaf-Wach-Rhythmus katastrophal ist, ihr Kreislauf und Stoffwechsel ruiniert sind, ihr Ess- sowie ihr sexuelles Verhalten eher von der Art sind, dass sie ihre Gesundheit gefährden. Neben dem Entzug ist also erst einmal wichtig, die Grundfunktionen des Körpers wiederherzustellen und den Körper angemessen zu behandeln. Das Gleiche gilt für Überlebende aus ritueller Gewalt, wenn diese schon als kleine Kinder von den Tätern „zugerichtet" worden sind. Zu diesen „Trainings", um die Kinder gefügig zu machen, gehören auch die Manipulationen der Grundfunktionen: Essen, Trinken, Schlafen, Sicherheit im Raum und das Gefühl der Zugehörigkeit. Aus diesem Bereich kommenden KlientInnen haben deshalb häufig sehr lange genau hier die größten Probleme.

**Zu Stufe 2:** Äußere Sicherheit geht vor innerer Sicherheit: Wir müssen ein misshandeltes Kind, eine misshandelte Frau erst in Sicherheit bringen. Oder wenn es geht, sollte die Frau sich selbst in Sicherheit bringen. Erst dann kann es ein Gefühl für emotionale Sicherheit, auch in der therapeutischen Beziehung, geben.

**Zu Stufe 3:** Wenn wir als BehandlerInnen nicht beachten, dass unsere KlientInnen die „Zugehörigkeit zu einer sozialen Gruppe oder Einheit" benötigen, werden unsere therapeutischen Bemühungen kaum von Erfolg gekrönt sein. Wer in einer dysfunktionalen Familie bzw. einem destruktiven Täterkreis oder einer zerstörerischen Partnerschaft weiterhin „drin ist", wird deren „kranke" Beziehungsstrukturen weiterhin pflegen. Wer mit einem Misshandler zusammen oder co-abhängig ist, wird sich so schnell nicht lösen, es sei denn, wir arbeiten gezielt daran. Und wer sich in kriminellen oder Außenseiter-Cliquen tummelte und dort seine / ihre Freunde hatte, wird u. U. schnell in die alten Muster zurückfallen – es sei denn, wir beachten und behandeln diese Themen ausdrücklich in der Therapie.

**Zu Stufe 4:** Respekt und Achtung können erst ein wichtiges Thema für das Selbst werden, wenn die vorherigen Stufen „abgearbeitet" wurde, und ein sicheres Umfeld geschaffen werden konnte. Wer zu Hause mit „Komm rein du Arschloch" begrüßt wird, kann wohl kaum Selbstrespekt und Selbstachtung entwickeln. Und selbst wenn die KlientIn schon äußerlich in sicheren Beziehungen lebt: Die Therapie selbst ist ein Übungsort für achtsames und respektvolles Verhalten (siehe Kapitel 10 über die therapeutischen Grundhaltungen). Auch die TherapeutIn besteht darauf, nicht mit „Na, du Arschloch" begrüßt zu werden, nach dem Motto: „Ich behandele Sie mit Respekt und Sie mich." Eine Klientin hat einmal in unserer Abschlusssitzung gemeint: „Am Anfang habe ich mich immer gewundert: Die behandelt dich wie ein rohes Ei – so was Blödes, geradezu lächerlich! Erst später habe ich gemerkt: Ich war ein rohes Ei!"

**Zu Stufe 5:** Nichts ist erfolgreicher für die Therapie, als wenn es uns gelingt, die KlientIn neugierig auf sich selbst zu machen. Wo sie vorher – auch mit sich selbst – Versteck gespielt hat, gelingt es ihr mehr und mehr, sich für sich selbst zu interessieren. Das kann dann zum Selbstläufer werden, etwa wenn eine KlientIn in die Stunde kommt und sagt: „Stellen Sie sich vor, was ich herausgefunden habe – ich wusste gar nicht, dass ich so was auch kann, dass es sich dann anders anfühlt, wenn ich ...!"

**Zu Stufe 6:** Mein Negativbeispiel sind hier immer die Berufsausbildungskurse für Junkies oder Frauen, die noch mitten in der Prostitutionsszene sind: Da werden so viele Stufen einfach übersprungen, und man wundert sich, dass die gerade eben aus dem Suchtentzug oder Bordell kommenden jungen Leute gar keine Motivation mitbringen für eine „Selbstverwirklichung"! Wenn es aber gelungen ist, die unteren Stufen der Pyramide erfolgreich zu bewältigen, dann wird das Selbst, das es zu „verwirklichen" gilt, erst richtig ein Thema. Wer bin ich eigentlich, wenn nicht mehr Opfer und nicht nur Überlebende/r? Was ist sozusagen noch „drin" in meinem Leben, und wovon muss ich mich verabschieden? Auch dabei gibt es geschlechtsspezifische Unterschiede (s. Gahleitner & Gunderson 2009).

**Zu Stufe 7:** Wer von einem Menschen, der gerade der Gosse entstiegen ist, philosophische Bemerkungen über das Leben und den Sinn des Daseins erwartet, wird in der Regel enttäuscht. Je schlechter es den Menschen geht, desto „rechter" sind ihre Ansichten. Freiheitsgeist, Liberalität, demokratisches Denken und aktives Handeln, gar Spiritualität – das alles wächst mit der Befriedigung der grundlegenderen Bedürfnisse, wie sie in den darunter befindlichen Stufen zum Ausdruck gebracht wurden.

Nicht alle Menschen erklimmen die Pyramide bis zur Spitze. Nicht allen, aber vielen werden Sinnfragen wichtig. Natürlich ist diese Pyramide nur eine schematische Darstellung: Häufig werden die einen oder anderen Themen schon unterwegs benannt. Dennoch hat sich immer wieder bestätigt, dass Maslows Bedürfnispyramide im Grunde stimmt, und meine Bitte an alle TraumatherapeutInnen: Achten Sie sorgfältig darauf, ob die grundlegenden Bedürfnisse Ihrer KlientInnen wirklich erfüllt sind, bevor Sie zu „Höherem" ansetzen.

# 18. Und nun die Traumadurcharbeitung

„*The slower you go, the faster you get there.*“ (Richard Kluft)

„*Hurry slowly!*“ (Roberta Sachs)

Bevor eine Traumaexposition – also das „gezielt und begrenzt Noch-einmal-Fühlen des Traumas“ – stattfinden kann, sollte eines klar sein: 99,9 Prozent der Traumabehandlung bestehen aus anderen Maßnahmen, vor allem Stabilisierung, Ressourcenaktivierung und ein Gezielt-in-Distanz-Bringen des Traumamaterials. Nur etwa die Hälfte aller komplex traumatisierten Menschen sind so zu stabilisieren, dass überhaupt eine geplante Exposition stattfinden kann.

Warum sollte man sich den Schrecken, den Schmerzen, der Todesangst, dem Entsetzen, dem Körpergefühl des „Einfrierens“ und was auch immer an Reaktionen während und nach der traumatischen Einwirkung stattfanden, überhaupt noch einmal aussetzen? Die Antwort geben uns Neurophysiologen ebenso wie erfahrene Therapeuten: Weil das Trauma nur dann wirklich „vorbei“ ist, wirklich vom menschlichen Gehirn der Vergangenheit zugeordnet werden kann, wenn Bilder, Gerüche, Geschmack, Gehörtes und Erlebtes vom Organismus noch einmal koordiniert als eindeutig Vergangenes einsortiert werden.

Erinnern Sie sich an die drei zentralen Merkmale jeder Posttraumatischen Belastungsstörung (PTBS)? Es sind:
1. Wiedererleben
2. Einschränkung
3. Übererregung

Bei Komplexer PTBS kommen noch Selbstwertprobleme, Bindungsstörung, Impulsdurchbrüche und dissoziative Zustände bzw. Anteile hinzu, die es zu koordinieren gilt.

Auch diejenigen Menschen, die glauben, kein Wiedererleben des Traumas zu kennen, merken bei näherem Hinspüren, dass es doch so ist: Albträume mit existenziell ängstigenden Inhalten; Bilder, die „im ICE-Tempo“ vor dem inneren Auge vorbeirasen; „stroboskopartige“ Erfahrungen – plötzliche Brüche in der Wahrnehmung; Herzrasen und Schweißausbrüche bei Themen und Begegnungen, die mit dem Trauma im weitesten Sinne zu tun haben – sie alle sprechen für Wiedererlebensqualitäten ebenso wie einige, möglicherweise chronische, Folgen, etwa: Drang zu Selbstverletzung, Suizidneigung, Depressionen, Angststörungen, psychosomatische Schmerzzustände …

Auch wer glaubt, nach einem Trauma keine Einschränkungen zu erleben, wird vielleicht mit Staunen lernen, dass die eigenen ständigen Tagträume, die Gedächtnislücken und die mangelnde Konzentrationsfähigkeit, das Nicht-über-das-Trauma-sprechen-Können und depressive Rückzugstendenzen Formen solcher posttraumatischen Einschränkungen sein können.

Und wer auf einen kleinen Reiz des Öfteren wie auf eine Vernichtungsdrohung reagiert, zum Aufbrausen neigt, unerklärliche und scheinbar unbehandelbare Panikstörungen hat oder chronisch unter Fibromyalgie oder anderen muskulären Verspannungen, Bluthochdruck und Herzstolpern leidet, mag die Folgen von posttraumatischer Übererregung zu spüren bekommen.

Solche Traumafolgen können zwar durch Stabilisierungsmaßnahmen geringer werden, doch eine wirkliche dauerhafte Veränderung, das zeigen uns die Traumaforscher, findet erst dann statt, wenn der Organismus „umgelernt" hat – wenn er also in der Lage ist, das traumatische Ereignis von damals und die Folgen von heute so miteinander zu verknüpfen, dass er aus der chronisch wiederkehrenden Alarmreaktion herauskommt. Und dafür ist ein gewisses Maß an Exposition, also einem sich den emotionalen und körperlichen Erlebnisqualitäten des Traumas Aussetzen, unerlässlich.

Umgekehrt könnten manche Traumatisierte jetzt einwerfen: „Ich erlebe schon mehr als genug nach – dauernd werde ich von Flashbacks behelligt, die will ich doch loswerden! Warum sollte ich mir das antun, noch einmal so etwas durchzumachen?" Die Antwort ist einfach: Damit die Flashbacks aufhören, denn das ist der Sinn der Sache.

**Ähnlich wie echte Trauer Depressionen vertreibt, führt eine gelungene Traumasynthese dazu, dass Flashbacks und andere unangenehme Folgen des Traumas verschwinden oder zumindest nur selten oder in äußersten Krisen auftreten.**

## 18.1 Vor der Traumasynthese

Bevor dies stattfinden kann, sollten TherapeutIn und KlientIn – insbesondere bei Komplextrauma – einige Schritte gemeinsam gegangen sein, wie sie in der Checkliste in Anhang 1 zusammengefasst sind. Hier noch einmal die wichtigsten Punkte, die der Traumaexposition – oder wie es die Psychotraumatologie-Schule um Onno van der Hart (1995) nennt und ich es als Begriff zutreffender finde: der Traumasynthese –

vorausgehen sollten. All diese Schritte wurden bereits in vorangegangenen Kapiteln und teilweise auch in Band 1 beschrieben:

1. Diagnose und Behandlungssetting klären; Verträge, Grenzen, Täterkontakt, Selbstverletzung ansprechen
2. Vertrauensvolle und tragfähige therapeutische Arbeitsbeziehung herstellen
3. Stabilisieren:
   - Alltagsstruktur und soziales Netz stärken (vom Tag-Nacht-Rhythmus bis zur Ehe- und Familienberatung, von der Verhaltensmodifikation bis zum Sozialtraining und ggf. Rehabilitationsmaßnahmen)
   - Ausstieg aus Täterzusammenhängen (Täterkontakt minimieren oder besser noch ganz beenden, nicht mehr selbst TäterIn und / oder Opfer sein)
   - Klinikaufenthalte zur Krisenintervention bzw. zum Erholen
   - Medikamente bei Bedarf. Bewährt sind vor allem die Serotonin-Wiederaufnahmehemmer (SSRIs), andere Antidepressiva, atypische Neuroleptika, jeweils so viel wie nötig, aber auch: so wenig und so gering dosiert wie möglich.

> Interessant ist die erste systematische Studie zum Thema *Pharmakotherapie und dissoziative Störungen* (Sutar & Sahu 2019). Es gibt keine spezifischen Medikamente, die für dissoziative Störungen vorgesehen sind, also muss man schauen, was sich bewährt hat. Die Autoren dazu: Lamotrigin (ein Antiepileptikum) mit Einschränkung, Paroxetin (ein SSRI) und Naloxon (ein Opioid-Antagonist) haben laut der Studie positive Resultate erzielt im Vergleich zu Placebos; Fluoxetin (ein anderer SSRI) und Naltrexon (Opioidantagonist) negative Resultate.
>
> Letzteres hat mich gelinde gesagt verwundert, denn ich kenne einige KlientInnen, die mit Fluoxetin und Naltrexon sehr viel mehr Stabilität erreichen konnten als mit anderen Medikamenten. Nicht umsonst verweisen die Autoren der Studie auch darauf, dass es viel zu wenige systematische Studien gibt, in der Medikamenten- und Placebo-Gruppen miteinander verglichen werden. Bei so schweren Störungen wie k-PTBS und komplexen dissoziativen Störungen ist das auch kaum verantwortbar. Wer behandelt Menschen, denen es extrem schlecht geht, mit Placebos, nur um eine „saubere“ Studie durchzuführen?
>
> Vorsicht ist jedoch allemal bei Benzodiazepinen angebracht: Sie sind bei Akuttrauma umstritten und senken bei Langzeittrauma die Dissoziationsschwelle, sind daher meistens (von Notfällen abgesehen) eher ungeeignet (s. Leopold et al. 2013).

   - Innere Landkarte aufzeichnen und inneren sicheren Ort etablieren (bei dissoziativen KlientInnen können mehrere sichere Orte notwendig sein, je nach Persönlichkeitsbereich).

- Innere HelferInnen, BeobachterInnen, WächterInnen sowie ehemalige Täterintrojekte als BeschützerInnen und „MahnerInnen / Warnerinnen“ etablieren. Das kann Jahre dauern. Eine zufriedenstellende äußere und innere Kooperation muss vor der Traumadurcharbeitung erreicht sein. Es darf nichts mehr in der KlientIn aktiv gegen eine Integration der Erfahrung arbeiten. Wenn das erreicht ist:
- bei dissoziativen KlientInnen: inneres hilfreiches „Team“ bereitet die Sitzungen vor und nach.
- Reorientieren ist selbst und auf Aufforderung hin möglich: KlientIn kann sicher sein, dass TherapeutIn sie jederzeit aus Abreaktionen „herausholen“ kann. KlientIn lernt, sich selbst auch außerhalb der Therapiesitzungen verlässlich zu reorientieren sowie innere verletzte Anteile in Sicherheit zu bringen und zu trösten.
- Selbstschutzvereinbarungen (bei Selbstverletzung bzw. Suizidalität, siehe Anhang 2) müssen vor der Traumasynthese verlässlich eingehalten werden.
- Arbeit mit täterloyalen und täteridentifizierten Anteilen: Sie tolerieren die traumazentrierte Arbeit und / oder unterstützen sie sogar aktiv, sonst ist die Traumadurcharbeitung noch nicht „dran“.
- Gezielt in Trance gehen, bei dissoziativen KlientInnen: gezielt switchen und gezielt reorientieren; beides ist verlässlich möglich.
- Selbstrückgriff auf Ressourcen: Die KlientIn hat gelernt, gute Momente und Erfahrungen zu genießen, und kann auf sie in schwierigen Momenten zurückgreifen.
- Distanzierung von schwierigem, besonders von Trauma-Material, z. B. mithilfe von:
  - Screen (Bildschirmtechnik)
  - Containments (Behältnisse, die „brisantes Material“ aufnehmen und speichern, etwa Datenträger, die „in einen Tresor gepackt“ werden können)
  - Gezielte Dissoziation (z. B. zur Reorientierung, zum inneren Abschirmen etc.)
  - Erlaubte Amnesien (z. B. Alltagsperson darf sich vom Traumamaterial zurückziehen)
  - Vorhänge, Wände, Schutzwälle, Türen … zum inneren Absichern / Abschirmen
  - Zeitverzerrung (Angenehmes wird sehr intensiv und „lange“ erlebt, Unangenehmes in sehr kurzen Intervallen mit anschließender Distanzierung)

Meine Kollegin Alice Romanus-Ludewig hat zwei sehr schöne Bücher geschrieben, in denen sie sehr detailgenau beschreibt, wie eine Stabilisierung und Vorbereitung für die Traumabearbeitung erfolgen und wie dabei bindungsorientiert gearbeitet werden kann (2019, 2022). Susanne Leutner und Elfie Cronauer arbeiten gern mit Ego-State-Therapie und haben ein praxisnahes Buch dazu verfasst (2021). Und ein wunderschönes, liebevoll geschriebenes Buch über die Arbeit mit komplex traumatisierten Menschen, das leicht und locker lesbar ist, stammt von Verena König: *Bin ich traumatisiert?* (2021). Dieses Buch hat es sogar phasenweise auf die SPIEGEL-Bestseller-Liste geschafft, wodurch viele LeserInnen „en passant" etwas gelernt haben dürften über Dissoziation und die Folgen. Und auch darüber, was hilft, schwere Traumafolgen zu heilen.

Selbst beim Vollbild der dissoziativen Identitätsstörung (DIS), teilweise heute noch multiple Persönlichkeitsstörung genannt, bei der sich die Persönlichkeit des Kindes aufgrund jahrelanger schwerster körperlicher, seelischer und sexueller Misshandlungen aufgespalten hat, das Kind bzw. die Erwachsene also viele „Ichs" entwickelt hat, die unabhängig voneinander die volle Kontrolle über ihr Denken, Fühlen und Verhalten übernehmen, ist es möglich, die Aufspaltung zumindest teilweise rückgängig zu machen, wenn die Traumata bearbeitet werden.

Traumadurcharbeitung bei langjährig schwer traumatisierten Menschen erfordert ein umsichtiges und hoch strukturiertes Vorgehen, das in einen langjährigen Behandlungsverlauf eingebettet ist. Ambulante Behandlung mit intermittierenden stationären Aufenthalten zur Krisenintervention und Stabilisierung ist grundsätzlich die Methode der Wahl. Ausnahmen gibt es in manchen Kliniken, in denen eine Intervallbehandlung angeboten wird: zunächst eine Phase der Stabilisierung, dann wieder ambulante Behandlung, dann eine Phase der Traumasynthese, dann wieder ambulante Behandlung, danach wieder eine Phase der Traumasynthese, gefolgt von ambulanter Weiterbehandlung und so weiter. Leider haben die Klinik-Privatisierung und der ökonomische Druck in vielen Krankenhäusern viele Ansätze zerstört, eine sorgsame intermittierende ambulant-stationäre Kooperation zu verwirklichen. Man kann nur auf bessere Zeiten hoffen.

Traumatisierte Menschen mögen keine Überraschungen. Eher haben sie Angst vor allem Unbekannten, da sie ja oft genug erlebt haben, wie sehr ihnen der Boden unter den Füßen weggezogen wurde. Die meisten komplex traumatisierten Menschen haben als Kind und in mehreren Phasen ihres Lebens erleiden müssen, dass Personen, die eigentlich fürsorglich sein sollten, ihnen mit einem Mal wehtaten. Sie sind also misstrauisch und fürchten, in einer Traumaexpositionssituation wieder außer Kontrolle zu geraten oder erneut traumatisiert zu werden. Daher ist es von großer Bedeutung, die Erlebensmomente der „heißen Gefühle" – denn es kommt auf sie, auf die sogenannten Affekte entscheidend an bei der Integration – so kurz und so kontrolliert wie möglich zu halten und vorher mit der KlientIn sorgfältig die genaue Vorgehensweise der Traumabearbeitungssitzungen zu besprechen.

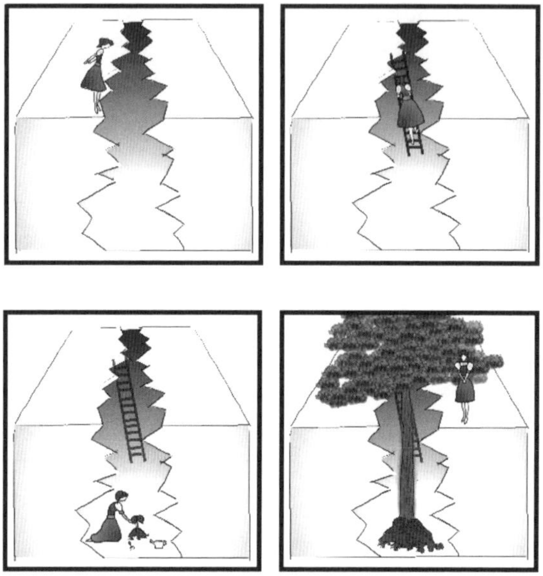

**Abbildung 18.1:** Integration

In der Praxis allerdings kennen TherapeutIn und KlientIn im Lauf der Behandlung schon einige „heiße“ Situationen: Die KlientIn hat trotz aller Beruhigungs- und Distanzierungsversuche und -techniken, die ihre TherapeutIn ihr beigebracht hat, einige Wiedererlebensmomente auch in der Therapie gehabt. Mühsam hat sie gelernt, die Geister der Vergangenheit „wieder in die Flasche zu stopfen“ oder sie in Distanz zu bringen und zu halten. Vielleicht hat sie schon oft ungeduldig, aber auch beklommen gefragt, wann es denn endlich „so weit“ sei: „Wann geht das weg?“

Hier ist zunächst einmal – und immer wieder – nötig, mit der KlientIn zu besprechen, was „weggehen“ heißt. Meist meint sie, dass sie nicht mehr von den drei Hauptsymptomen der PTBS geplagt wird (s. o.). Nicht mehr ständig die Schrecken wieder zu erleben, nicht mehr „von null auf hundert in einer Millisekunde“, nicht mehr depressiv eingeschränkt sein und dauernd Entfremdungserlebnisse haben – das kann wirklich erreicht werden. Manchmal jedoch meint die KlientIn mit „Mach das weg!“ aber auch: „Ich will gar nicht, dass es passiert ist. Machen Sie, dass es so weggeht, als ob es nie passiert wäre.“ In diesem Fall wird die TherapeutIn immer wieder darauf hinweisen müssen: Ein Trauma ist unauslöschlich im Gehirn „eingegraben“, es lässt sich also nicht einfach „löschen“ oder auf andere Weise ungeschehen machen. Es lässt sich nur so verarbeiten, dass es sich verwandelt. Der Weg geht sozusagen von der „heißen“ Amygdala-Reaktion (dem Material, das aus dem impliziten Gedächtnis ins aktuelle Bewusstsein drängt) – stets aufs Neue quälende Trauma-Elemente, die während der

Extremstressereignisse abgespalten wurden, in das aktuelle Erleben – zur „coolen“ Hippocampus-Reaktion, dem Einsortieren des Materials ins explizite Gedächtnis (siehe auch in Band 1). Aus „Es ist (wie) jetzt“ wird: „Es war schlimm. Und es ist dort und damals geschehen. Es ist wirklich geschehen – und jetzt ist es vorbei, in jeder Hinsicht. Ich kann es betrauern, kann es loslassen, kann darüber hinauswachsen.“

**Ein Trauma geht nicht weg. Aber es ist vorbei. Das müssen das Gehirn und der gesamte Organismus erst lernen.**

Deshalb die Anstrengung, Traumaerfahrungen zusammenzutragen und in Teilen noch einmal kurz zu durchleben. Formen der Exposition oder Durcharbeitung werden immer erst nach einer Phase der Stabilisierung durchgeführt. Denn sonst besteht auch die Gefahr, dass es durch eine psychotherapeutische Expositionstherapie wie in der Akutphase „zu einer Verschlechterung der psychischen Symptome kommen kann, z. B. mit einer Zunahme von Schuld und Scham, und … zu einem Rückfall in einen Substanzmissbrauch oder zu einer Verstärkung von Panikstörungen“ (Haas 2000).

## 18.2 „Wir alle sind vielfältig, auch wenn wir nicht multipel sind“

Viele hochdissoziative KlientInnen fürchten, dass sie bei der Integration viel von ihrer „geliebten Vielfalt“ verlieren, denn die Spaltungen waren ja nicht nur belastend, sie hatten auch Vorteile: Man konnte …

- in einzelnen Bereichen wie völlig unbelastet vom Trauma sein;
- Teilfunktionen ausbauen, die bis in Extrembereiche hineingehen konnten, etwa Teilidentitäten mit äußerst viel Kraft, wie man sie sonst nur in todesnahen Situationen erlebt, oder auch „die Träumende“, die sich jederzeit wegträumen kann aus der unangenehmen Realität, oder einen „Zombie“-Zustand, in dem man überhaupt nichts fühlte;
- kindliche Anteile nach außen zeigen, die eigenständige Beziehungen zu hilfreichen anderen Menschen eingingen.

Umgekehrt gibt es häufig die Befürchtung, durch Traumaintegration …

- jetzt alles wissen zu müssen, jederzeit;
- die Besonderheit als Kranke, als Multiple, als Opfer etc. zu verlieren;
- manche Zustände oder „Innenpersonen“ zu „verlieren“, etwa indem sie sich verändern, vom Gefühl her vielleicht „sterben“ müssen.

Durch Psychoedukation, zu Deutsch: Aufklärung, lassen sich die meisten dieser Ängste mit der Zeit auflösen. Nein, auch nichtgespaltene Menschen wissen nicht ununterbrochen die Details ihrer Traumata oder fühlen diese. Ja, es kann sein, dass die für manche Menschen sensationelle Qualität, als traumatisierter Mensch spektakuläre Möglichkeiten hoher Funktionstüchtigkeit in manchen Bereichen (auf Kosten anderer) zu haben, also drastische Wechsel der Persönlichkeitsanteile, verloren geht. – Dafür kann man selbst kontrollieren, wer von einem selbst wann was zu sehen bekommt; das ist doch vielleicht besser?!

Nein, die Alter-Egos, die abgespaltenen und von anderen Menschen nach innen genommenen Selbstanteile müssen nicht „sterben". Meiner Erfahrung nach können die Integrationen – übrigens mit oder ohne Durcharbeitung von Traumamaterial – sehr vielfältig sein. Etwa so:

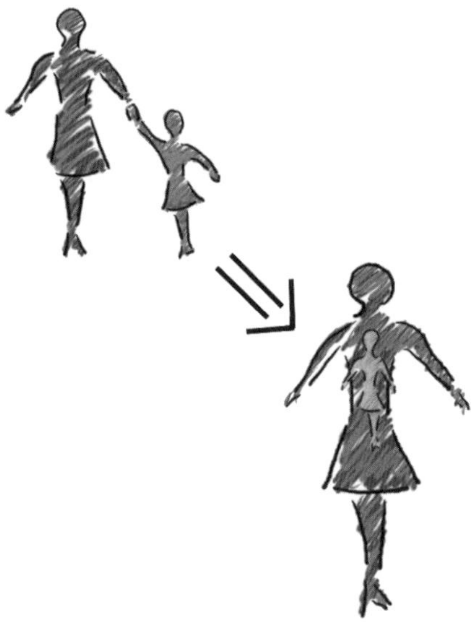

**Abbildung 18.2:** Integration von Persönlichkeitsanteilen

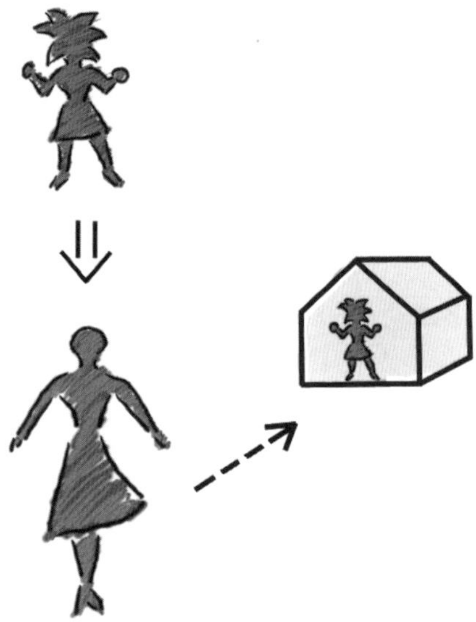

**Abbildung 18.3:** Einen „wütenden Anteil" in „Sicherheit bringen"

Manche destruktiven Anteile oder solche, die psychosenah „ausflippen" können, werden unter Umständen erst einmal an innere sichere Orte gebracht. Manche Zerstörer werden hilfreiche Beschützer; manche andere, die ihre Aufgabe erfüllt haben, werden „verabschiedet" und gehen in den Hintergrund. Und die kleinen sowie alle anderen traumatisierten Anteile werden nach innen genommen und dürfen dann später „um die Ecke gucken", auf die erwachsene Alltagsperson, die sich um die integrierten Anteile bereichert fühlt oder diese gezielt „befragen" kann, bzw.

wenn innere Beobachter- und Helferanteile die Situation dafür „o. k." finden. Auch nichtmultiple Menschen können sehr vielfältig sein: manchmal ihre Verletzlichkeit zeigen, manchmal ihre inneren kindlichen Anteile fühlen und sogar nach außen zeigen, manchmal „pubertär" oder „weise", „beschützend" oder „hilflos" sein. Sie haben den Menschen mit zahlreichen unintegrierten Zuständen jedoch (oft) voraus, dass sie sich selbst kontrollieren und eher bestimmen können, welche Anteile wann „draußen" sind, während nichtintegrierte Menschen in der Regel von äußeren Reizen gesteuert werden und selbst wenn sie sich sehr bemühen, in allen akuten Krisensituationen unkontrolliert „switchen".

Viele hochdissoziative Menschen müssen das alles erst einmal wissen, da sie andere Menschen tendenziell in zwei Kategorien einteilen. Entweder sind sie für sie eine Art „geschlossene Einheit" oder „so (unkontrolliert, multipel etc.) wie ich". Nein, man muss nicht eine dissoziative Identitätsspaltung aufrechterhalten, um vielfältig und kreativ zu sein. Das kann man auch und oft sogar besser als eher integrierte Persönlichkeit. Ich habe es häufig erlebt, dass diese Wahrheit erst einmal bis in den hintersten Winkel der durch Traumatisierung „aufgeteilten" Persönlichkeit weitergereicht werden muss, bis alle Anteile bereit sind, die Traumaintegration voranzubringen.

## 18.3 Geeignete und ungeeignete Formen der psychotherapeutischen Durcharbeitung

Grundsätzlich gibt es eine Reihe von psychotherapeutischen Durcharbeitungsstrategien, von denen jedoch nur sehr wenige für komplex traumatisierte Menschen infrage kommen. Warum, will ich gern erläutern, denn viele komplex Traumatisierte sind für die „üblichen" Verfahren eher weniger geeignet – wurden sogar häufig aus den Studien ausgeschlossen (dropouts) oder gar nicht erst aufgenommen – also ergeben die Ergebnisse dieser Forschungen u. U. ein verzerrtes Bild.

### *18.3.1 Ungeeignete oder eingeschränkt geeignete Ansätze*

#### Verhaltenstherapeutische Ansätze

Die meisten KollegInnen haben gelernt, dass eine von drei Therapiemethoden erfolgreich ist (Watkins et al. 2018): entweder die „Foa-Methode" der „prolonged exposure" (PE)-Kurzbehandlung (Foa et al. 2017) oder die „Kognitive Verhaltenstherapie" (KVT) (s. Ehlers & Clark 2000) oder die Methode des „kognitiven Prozessierens" (CPT) (s. Resick et al. 2017). Diese seien, da evidenzbasiert, am besten geeignet, PTBS zu behandeln. So sagt es die Forschung – die in der Regel nur recht stabile PatientInnen in die wissenschaftliche Untersuchung aufnimmt, also eben nicht „unsere komplex Traumatisierten", die akut bzw. chronisch suizidal sind, sich immer wieder stark selbst verletzen und unter Impulsdurchbrüchen leiden – alles drei i. d. R. Ausschlusskriterien, um als PatientIn an solchen Forschungen teilnehmen zu können.

Marlylene Cloitre (2021) hat in ihrem Überblicksartikel zu dem, was es an Behandlungsmethoden für Komplexe PTBS gibt, darauf hingewiesen, dass es ein „multimodales Herangehen" braucht, das vor allem Wert auf die „Störungen der Selbstorganisation" der komplex traumatisierten Menschen legen und diese verändern sollte. Die Methoden, die sich als am wirkungsvollsten erwiesen haben, nämlich tatsächlich traumazentrierte Behandlungsmethoden, erreichen auch die emotionale und körperliche Seite der abgespaltenen Erinnerungen und beziehen diese in die Behandlung prozessierend mit ein. Ein rein kognitives Herangehen reiche nicht aus.

Einige Formen, etwa die Reizüberflutungs- oder die Konfrontationstherapien einiger Verhaltenstherapeuten, sind aufgrund der Tatsache, dass sie die KlientInnen zwingen, sich dem Material in überflutender bzw. stets wiederkehrender Form auszusetzen, meiner Einschätzung nach – zumindest als allein durchgeführte Methoden – nicht geeignet für die Bearbeitung von Langzeittrauma. Sie können zwar insgesamt bei Monotrauma im Erwachsenenleben bei nicht „Achse-II-gestörten" Personen Erfolge haben, also bei Menschen, die keine gravierenden Störungen haben, zumal, wenn sie nicht nur das Verhalten zu verändern suchen, sondern auch kognitive Umstrukturierung fördern (Felmingham et al. 2007, Foa et al. 1995b, 1998; Maercker 2013, Steil 2000). Doch die Einschätzung, dass „reine Verhaltenstherapiemethoden", insbesondere solche, die mit Reizüberflutung arbeiten, für Komplextrauma nicht ausreichen oder sogar retraumatisierend wirken können, wird von zahlreichen KollegInnen vertreten, die mit Komplextrauma gearbeitet haben. Hierzu finden Sie eine Reihe von Literaturangaben im Literaturverzeichnis.

Man kann sagen: So gut wie alle, die sich auf die Behandlung komplexer Traumafolgestörungen spezialisiert haben, halten „reine" verhaltensorientierte ebenso wie rein kognitiv arbeitende Methoden für nicht genügend, um den Betroffenen ausreichend Entlastung zu verschaffen. Warum? Vermutlich, weil tiefer gehende strukturelle Dissoziationen durch langfristigen toxischen Stress den gesamten Aufbau des Gehirns so nachhaltig verändert haben, dass „anders denken, anders handeln, sich immer wieder mit dem Belastenden beschäftigen und hoffen, dass die Einstellungen schon hinterherkommen und die Traumata integriert werden", nicht ausreichen.

## Bindungsorientiert – innere Verbindungen

In meinen vielen zehntausend Stunden an Gesprächen mit Menschen, die komplex traumatisiert waren, eine partielle oder eine vollständige dissoziative Identitätsstörung hatten, ist mir aufgefallen, dass viele über Jahrzehnte gelernt haben, „es sich schön zu machen", „es nett zu haben" etc. Dass sie alle Skills, die sie gelernt haben, so oft anwenden, wie sie nur können. Und dass sie gleichzeitig auf anderen Ebenen ihres Wesens dadurch überhaupt nicht (überhaupt nicht!) erreicht werden.

Der Grund ist die früh erworbene strukturelle Dissoziation, die dazu führt, dass Bereiche der Persönlichkeit einfach nicht miteinander verbunden sind und es folglich zwischen ihnen auch keine Assoziationsbrücken gibt.

Damit überhaupt eine Veränderung eintreten kann, müssen zwei entscheidenden Faktoren ins Spiel kommen. Die KlientInnen müssen:

1. eine tiefe innere Bindung zu einem anderen Menschen erleben und
2. von dort aus anfangen, mithilfe des anderen, liebevoll zugewandten Menschen innere Verbindungen zwischen den einzelnen Persönlichkeitszuständen und den teilweise innerlich als „innere andere Leute" erlebten Anteilen zu schaffen.

Deshalb muss die Psychotherapie mit komplexen Traumastörungen, insbesondere bei komplexen dissoziativen Frühstörungen, genau das tun: **Bindungsorientiert** „auf der inneren Bühne" arbeiten, um zu helfen, **innere Verbindungen** so herzustellen, dass die Menschen am Ende auch von kognitiven und verhaltensorientierten sowie körpertherapeutischen Behandlungsmethoden tief innerlich profitieren können. Wer nur das Letztere tut, nicht aber bindungsorientiert mit der gespaltenen Binnenstruktur der Menschen arbeitet, kann dieser Klientel lediglich oberflächlich helfen, sich äußerlich anzupassen. Damit begnügen sich viele TherapeutInnen. Das innere Leid aber wird dadurch nicht anders, und darauf kommt es an.

Sogenannte Frühstörungen brauchen, im Unterschied zu später im Leben erworbenen Störungen, andere Formen von Psychotherapie. Allmählich begreifend das auch viele TherapeutInnen, selbst wenn die Forschung noch hinterherhinkt. Letzteres hat damit zu tun, dass es kaum möglich, ja unethisch ist, mit Menschen, die akut und chronisch stark leiden und instabil sind, evidenzbasierte Doppelblind-Forschung zu machen.

Einen neurobiologischen Hinweis gibt uns eine Forschung, die sich mit der Veränderung – oder in diesem Fall: der Nichtveränderung – von Strukturen im Gehirn durch Kognitive Verhaltenstherapie (englisch: *Cognitive Behavioral Therapy*, abgekürzt: CBT) bei einigen PatientInnen beschäftigt hat: Bryant et al. (2010) haben sich mit dem Neurotransmitter Serotonin unter der CBT-Behandlung beschäftigt und festgestellt, dass es Menschen gibt, deren „Serotonin-Transporter-Gen" sich unter der Behandlung nicht verändert. Sie nennen das einen bestimmten nichtreaktiven

„Genotyp". Wir könnten aber auch annehmen, dass es sich um eine früh oder transgenerational, epigenetisch erworbene Veränderung in der Art handelt, wie Serotonin zum einen hergestellt und zum anderen zwischen den Nervenzellen im Gehirn (und wie lange) zur Verfügung gehalten wird, um (letztlich) Assoziationen zu ermöglichen. *Further research is needed,* hieß es früher immer: Man muss noch viel mehr dazu forschen, um zu erkennen, wie die Zusammenhänge wohl sind. Was ist ererbt, was früh erworben? Was ist durch kognitive Arbeit und Verhaltenstrainings veränderbar und was nur durch Beziehungsarbeit und Arbeit mit den unterschiedlichen Selbstzuständen von Menschen?

Man könnte nun denken: Na ja, die Verhaltenstherapie schaut schließlich nur auf Gegenwart und Zukunft, da braucht es die Vergangenheit nicht. Doch das Leid, das die Symptome bei früh Traumatisierten auslöst, ist in der Gegenwart nur getriggert, wird vielleicht durch bestimmtes Verhalten aufrechterhalten – aber ohne sich der Vergangenheit zuzuwenden, kommt man für sie und ihre Zukunft nicht weiter. Deshalb wurden die beiden anderen Verfahren entwickelt, die verlängerte Exposition nach Foa und die von Ehlers und anderen entwickelten kognitiven Prozessarbeiten. Doch diese (neben der KVT) „evidenzbasierten Verfahren" beruhen auf der Verhaltenstherapie. Bei Menschen, die nicht sehr tief innerlich gespalten sind, können sie durchaus erfolgreich sein. Komplex Traumatisierte jedoch brauchen noch andere Verfahren. Sie könnten erst bei einer besseren Binnenstruktur von VT-Verfahren profitieren. Und natürlich zwischendurch, beim reinen Einüben neuer Verhaltensweisen im Alltag.

Noch einmal ganz klar und warnend gesagt: Für k-PTBS sind reine VT-orientierte Verfahren nicht ausreichend. Oder, um mit Marylene Cloitre zu sprechen, die einen ihrer Artikel titelte mit: *The „one size fits it all" approach to trauma treatment: Should we be satisfied?* (2015) Die Antwort ist: Nein, sollten wir nicht.

## Psychoanalyse

Sich der Vergangenheit zuzuwenden war auch immer ein Anliegen der Psychoanalyse. Kann sie ausreichend helfen, Traumamaterial bei Komplextrauma zu prozessieren? Ein kräftiges Jein ist die Antwort auf diese Frage. Denn:

Die klassisch psychoanalytische Vorgehensweise, durch „freie Assoziation" Blockaden aufzuheben, kann Überflutung auslösen, auch wenn einige interessante tiefenpsychologisch fundierte Formen kognitiver Traumatherapie entwickelt wurden, die sich sehr mit dem Verständnis der traumatogenen Zusammenhänge beschäftigen und die Beziehungs- und Bindungsaspekte traumatischer Situationen besonders beachten, wozu auch das Thema der traumatischen Übertragung und Gegenübertragung gehört (Horowitz 1997, Howell 2016, 2020; Kluft 1995a, 2000; Lindy 1993, Mucci 2019, Schwartz 2000). Auch viele andere Traumabehandlungsmethoden, etwa das von Luise Reddemann begründete PITT (2016), das auf der heilsamen Kraft der Imagination beruht, haben von einem psychoanalytischen Hintergrund ihrer Begründer profitiert, sich allerdings recht weit von der „klassischen Analyse" entfernt (s. auch Howell 2016, 2020; Wöller & Reddemann 2013). Allerdings wird von vielen traumatherapeutisch „erfahrenen" KlientInnen und manchen KollegInnen kritisiert, dass bei Psychoanalysebehandlungen die „Übertragungsbeziehung" (ja die Forderung, Probleme der PatientInnen seien nur „im Hier und Jetzt der Übertragung" lösbar) gefördert werde, wie es nach Freud (1912) notwendig sei.

Besonders problematisch ist das Thema „Deutung": Wer „ex cathedra" erklärt, was eine KlientIn „eigentlich" meine, wenn sie etwas erzählt hat, wird insbesondere bei komplex traumatisierten Menschen häufig entweder auf eine Unterwerfungsgeste („Wenn Sie das sagen, wird es schon stimmen") oder auf Widerstand stoßen („Sie haben ja keine Ahnung, wie es sich wirklich anfühlt"). Demgegenüber achten wir in der traumazentrierten Psychotherapie darauf, zum einen oft wörtlich zu wiederholen, damit sich die KientIn verstanden fühlt; und zum anderen, keine „abgehobene" Position einzunehmen, sondern eine solide „Arbeitsbeziehung" zur KlientIn zu entwickeln. Also zum Beispiel keine Mutter-Übertragung zu fördern – die bekommen wir bei früh traumatisierten Menschen ohnehin, da hier bindungsorientiertes Arbeiten – liebevoll annehmend und wenig konfrontativ – sehr wichtig ist. Aber das ist nicht dasselbe wie ein psychoanalytisches Vorgehen, sich als eine Art „Projektionsfläche" für die Bindungskonflikte der PatientInnen zur Verfügung zu stellen und zu denken, man sei qua „Durchanalysiertsein" in der eigenen Ausbildung quasi objektiv! Glauben Sie nicht, das sei veraltet, viele AnalytikerInnen denken das heute noch.

Auch die Versuche, psychoanalytische und behaviorale Vorgehensweisen zu verknüpfen, waren zwar interessant (Hutterer & Liss 2006), aber befangen in der psychoanalytischen Theorie von Regression und Gegenübertragung.

Moderne Traumabehandlung fördert eher die Selbstbestimmung der KlientIn, TraumatherapeutInnen verstehen sich quasi als „Mediatoren des Innenlebens" ihrer KlientInnen und stehen ihnen als eine Art „Coach" zur Seite. Wir fördern die Übertragungsbeziehung früh Traumatisierter nicht, denn die Gefahr ist sonst sehr groß, dass die in ihrer Bindungsentwicklung gestörte KlientIn in dieser Übertragungsbeziehung verharrt und darauf besteht: „Du / ihr (TherapeutIn, Gesellschaft, „der Staat", die ungerechte Welt etc.) sollst / sollt für mich sorgen und mir sagen, wie ich warum bin und was ich jetzt machen soll …"

Warum ist das so? Natürlich arbeiten wir „bindungsorientiert", und so glauben viele KollegInnen, wenn sie lieb und weich und mitfühlend sind, wenn sie eine Art

„guter Mama / guter Papa“ sind, würde das auf Dauer helfen. Verstehen Sie mich nicht falsch: Wir SIND freundlich und aufrichtig zugewandt. Ohne eine solche Haltung des „Mögens“, man nennt es in der Psychotherapiegeschichte häufig das „bedingungslose Annehmen“ – ohne diese Haltung könnten wir den Betroffenen nicht hilfreich begegnen. Denn eine Begegnung wird es immer sein.

Worauf wir wirklich achten sollten, ist, dass wir ausreichend „von außen liebevoll anregen“, aber dann sehr darauf achten, dass das, was wir anregen, auch aufgegriffen und umgesetzt wird. Sonst haben wir auf Dauer mehrheitlich die Kleinkinder in unseren KlientInnen im Raum, die sich an uns klammern und von uns versorgt werden wollen, während die alltagstüchtigeren Teile der Persönlichkeit eher deaktiviert werden. Daher gilt es, sorgsam darauf zu achten, die Bindungsorientierung und die Selbständigkeitsentwicklung in der Komplextrauma-Therapie in einer guten Balance zu halten. Dieser Punkt wird in Supervisionen immer wieder anzuschauen sein, damit keine kollusiven Verwicklungen, aber auch kein maligner Clinch auf Dauer die Psychotherapie torpedieren.

## Gänzlich ungeeignete Ansätze

Regelrecht „durchgefallen“ sind in der Praxis der traumazentrierten Psychotherapie nicht nur alle Behandlungsmethoden, die eine massive Überflutung mit Traumamaterial in der KlientIn auslösen können, sondern auch solche, mit denen sie sozusagen „mit drei Griffen auf die Matte gelegt“, also daran gehindert werden könnte, ihren Alltag auf die Reihe zu bekommen. Das betrifft alle Konfrontationstherapien, die ohne Vorbereitung „hart zur Sache“ gehen. **Encounter- und andere heftigere gestalttherapeutische Methoden** gehören ebenso dazu wie **Rebirthing** oder **Urschrei-Therapie, Familienstellen nach Hellinger, Holotropes Atmen** und diverse New-Age-Therapien sowie solche Behandlungsmethoden, die Traumaerfahrungen mit „früheren Leben“ in Verbindung bringen. Wir PsychotherapeutInnen halten uns an dieses Leben hier, und es genügt uns, wenn die KlientIn realisiert, dass das, was passiert ist, wirklich vorbei ist und zu einem „Früher“ gehört, das Gegenwart und Zukunft nicht länger überschatten muss.

Auch bei „christlichen BeraterInnen / TherapeutInnen“ muss ich oft genauer nachfragen: Soll hier eine KlientIn etwa „gesundgebetet“ werden? Womöglich noch gegen ihren erklärten Willen? Soll etwa eine Art „Exorzismus teuflischer / böser Anteile“ in ihr erfolgen? Dann ist das Vorgehen unethisch und gehört nicht zu den akzeptierten Möglichkeiten der Behandlung. Was nicht bedeutet, dass eine Kollegin nicht spirituelle Fragen von KlientInnen, die an sie herangetragen werden, beantwortet. Sondern es geht darum, dass eine KlientIn frei darin sein muss, ihre Themen fachgerecht angesprochen zu bekommen, und dass Therapie nach sorgfältigen ethischen Standards durchgeführt wird. Sie darf nicht zu „Glauben an …" genötigt werden.

Von daher stehe ich auch allen Therapiemethoden kritisch gegenüber, die sehr schnell auf ein Verzeihen, Vergeben, Vergessen hinarbeiten, und auch solchen Methoden, die das Trauma kurzerhand „umschreiben", so, als wäre da in Wirklichkeit jemand Helfendes gewesen, wo tatsächlich niemand war. Eine sehr wichtige Erkenntnis ist nämlich: Ohne die Bearbeitung des Original-Affektgeschehens funktioniert die Traumabearbeitung nicht. Wenn man statt des Originals einfach eine Substitution „bearbeitet", bleibt das affektive Geschehen in den Traumanetzwerken getrennt gespeichert. Man könnte auch sagen: Der Körper und das Gefühlsleben lassen sich nicht betrügen: Was geschehen ist, ist geschehen. Es will verstanden, einsortiert und „verdaut" werden. So bin ich manchen Menschen begegnet, die sich durch vorschnelle Substitutionsmethoden eher verwirrter und gespaltener fühlten als vorher.

**Wer einer KlientIn einreden will, das traumatogene Geschehen sei in Wirklichkeit gut ausgegangen und es würde helfen, wenn man sich das nur intensiv genug vorstellt, handelt in meinen Augen unethisch.**

## Körpertherapeutische Ansätze

Und was ist mit Körpertherapien? Nun, was das Prozessieren von Traumamaterial angeht, so gilt es aufzupassen. Denn körperlich quälende Flashbacks und Abreaktionen gehören zu jeder Traumafolgestörung. Der Körper ist ein sehr sensibler Erinnerungsort. Oder, wie Peg Duros und Dee Crowley es im *Clinical Social Work Journal* (2014) beschrieben haben: „The Body comes to therapy, too!"

Bei Körpertherapien haben sich nur wenige speziell für das Prozessieren, also die Durcharbeitung von Traumamaterial bei komplexen Traumafolgestörungen als geeignet erwiesen, z. B. das **Somatic Experiencing** (SE). Diese Methode interessiert sich allerdings weniger für die Einzelheiten und Zusammenhänge des traumatischen Erlebens, sondern eher dafür, den Körper aus dem traumatogenen Shutdown-Prozess zu lösen. Von daher sehe ich SE nur als Ergänzung, nicht als Ersatz für eine psychotraumatologische Behandlung.

Brauchbar sind auch manche elaborierten Klopftechniken der **Energetischen Psychologie** (wenn auch hauptsächlich für die Reorientierung aus Übererregungszuständen), und vor allem die **Sensomotorische Therapie** nach Pat Ogden (2013), da sie Emotionen und Bindungsgeschehen in die Behandlung miteinbezieht. Und schließlich das **EMDR** (siehe Korn 2009, Voorendonk et al. 2020). „Klassische" körpertherapeutische Methoden dagegen, wie etwa die **Bioenergetik**, sind eher weniger geeignet, nicht als alleinige Methode und schon gar nicht bei chronischen Traumatisierungen, denn hier besteht immer die Gefahr, von der Auslösung einer Traumaerinnerung eine Affektbrücke zu anderen, früheren und unter Umständen noch gravierenderen Traumatisierungen zu legen. Wie gesagt: Der Körper ist ein sehr sensibler Erinnerungsort.

Meist nähern wir uns in der Traumabehandlung den Körpererfahrungen erst vorsichtig: Durch **Traumasensitives Yoga** zum Beispiel (s. Härle 2016, 2019), durch Grounding-Übungen; indem man die „Hand aufs Herz“ legt, wenn man aufrichtige Sätze spürbar auf ihren Wahrheitsgehalt überprüfen möchte, durch Klopftechniken, die Beruhigung, Ressourcenaktivierung und Reorientierung ermöglichen, durch Tai-Chi (Tsai et al. 2018) und Qigong (Abbott & Lavretzky 2013) sowie durch Selbstbehandlungen vorsichtiger Art wie EFT (Church et al. 2018) etc. – All das sind sehr gute Möglichkeiten, allein für sich den Körper interozeptiv kennenzulernen, in vorsichtigen und selbst steuerbaren Bewegungen und Übungsabfolgen.

Erst später, nachdem wir visuelle und andere Distanzierungsmöglichkeiten wie innere Ruheorte für traumatisierte Anteile und Tresortechniken eingeübt haben, sind Methoden wie **Craniosacrale Therapie** (Sills 2012, Stub et al 2020), **Akupunktur** (Hollyfield et al. 2007), einige Physiotherapietechniken und solche Therapiemethoden „ertragbar“, in denen die TherapeutIn die KlientIn gezielt an bestimmten Körperstellen berührt. Anfangs sind solche Berührungen nicht aushaltbar, weil sie als übergriffig erlebt werden. Wenn traumatisches Material durch die Berührung getriggert wird – was wahrscheinlich ist –, ist es wichtig, durch vor allem visuelle Distanzierungsmöglichkeiten über die Bildschirm- und Containment-Technik (Speichermedium, Tresor ...) das „Hochgekochte“ einigermaßen verdaubar machen zu können. Weil die meisten Menschen ihr Trauma visuell erinnern, steht uns mit der Bildschirmtechnik eine sehr gute Distanzierungsmöglichkeit zur Verfügung. Erst wenn man Traumamaterial gezielt in Distanz bringen kann, kann man es in einem nächsten Schritt durcharbeiten.

### 18.3.2 Geeignete Formen

Bei Komplextrauma – dem zentralen Thema in diesem Buch – haben sich vor allem zwei Methoden bewährt, die aus einem schulenübergreifenden Vorgehen entstanden sind und im Grunde ähnlich vorgehen: Das ist zum einen das **EMDR** nach Francine Shapiro (2012, 2022). Es hat sich als ebenso einfache wie enorm invasive, daher auch in die Hand gut ausgebildeter Fachleute gehörende, überraschend wirkungsvolle Methode erwiesen, traumatisches Material zu prozessieren. Bei der Arbeit mit dissoziativen

Störungen ist jedoch einiges zu beachten (Gonzales & Mosquera 2012, van der Hart et al. 2010, Mosquera 2019, Paulsen 2020, Schubbe 2006). Und das ist zum anderen die Traumasynthese mithilfe der **Bildschirmtechnik** (auch Screen-Technik genannt), die auf den imaginativen hypnotherapeutischen Methoden gründet (Maercker 2013, van der Hart et al. 1995, Huber 2010c, 2011) und mit der BASK-Methode kombiniert wird (s. Bausum & Besser 2013, Breitenbach & Requart 2012, Rießbeck 2019).

Beide Methoden arbeiten mit den „Hotspots", also nicht mit dem ganzen traumatogenen Ereignis (bzw. bei Komplextrauma: mit den vielen traumatogenen Ereignissen), sondern nur mit den Punkten, die besonders stark affektiv „geladen" sind.

Diese beiden Formen werden im Folgenden ausführlicher vorgestellt. Zu den anderen habe ich zum Weiterlesen Literaturangaben hinzugefügt (und sicher noch einige vergessen …).

## 18.4 Durcharbeitung nach der EMDR-Methode: Bipolare Stimulationen „klären die Sinneskanäle"

EMDR ist die Abkürzung für ein Wortungetüm: Eye Movement Desensitization and Reprocessing. Was ist gemeint? Sie alle kennen schnelle Augenbewegungen. Einmal aus dem REM-Schlaf (REM = Rapid Eye Movements): Wenn wir träumen und das im Gehirn gespeicherte Material von früher und heute miteinander in Beziehung bringen, dabei auch unseren „Seelenmüll aufarbeiten", benutzen wir schnelle Augenbewegung im Schlaf. Zum anderen bewegen Menschen, die im Wachbewusstsein intensiv lösungsorientiert nachdenken, oft instinktiv rasch ihre Augen von links nach rechts und zurück. EMDR macht sich diese Reaktion zunutze, indem bei der KlientIn schnelle Augenbewegungen während der Traumadurcharbeitung gezielt induziert werden. Eine Reihe von Forschungen und soliden wissenschaftlichen Studien (s. Böhm 2021, Shapiro & Trunk 2022) hat inzwischen gezeigt, dass EMDR tatsächlich äußerst wirkungsvoll ist, wenn es darum geht, Traumamaterial zu prozessieren und Vergangenes von Gegenwärtigem zu unterscheiden.

Die EMDR-Methode ist so klar und einfach – so etwas kann nur eine Frau erfinden (im Netz würde ich jetzt einen Augenzwinkersmiley hinzufügen). Und so war es auch: Francine Shapiro, damals Forscherin am Mental Research Institute in Palo Alto, Kalifornien, die EMDR erfunden – oder sollen wir sagen: gefunden? – hat, befand sich einmal in einer eigenen psychischen Notsituation, als sie bemerkte, dass es ihr half, belastende Gedanken zu verscheuchen, wenn sie sich selbst schnelle Augenbewegungen induzierte, also rasch ihren Blick von links außen nach rechts außen und zurück bewegte. Ließ sie die Gedanken dann wiederkommen, hatten diese seltsamerweise viel von ihrer belastenden Qualität verändert. Nun war Francine Shapiro nicht nur eine Hausfrau, die dies vielleicht erfreut ihren Freundinnen und Nachbarinnen mitgeteilt und es dabei belassen hätte. Sie befand sich auch mitten in einem Graduiertenstudium und war ein durch und durch wissenschaftlich geprägter Mensch. Also probierte sie die Methode erst einmal an sich selbst weiter aus: Sie dachte an Dinge, die sie belasteten, und bewegte die Augen auf die gleiche Art. Wieder verschwanden die Gedanken. Sie experimentierte dann für sich weiter und testete diesen Prozess sowohl mit einigen älteren Erinnerungen als auch mit gegenwärtigen Problemen aus. Und stellte sich dann die Frage:

Würde das, was ihr selbst half, auch anderen Menschen helfen, mit belastenden Gedanken und Erinnerungen fertigzuwerden? Shapiro machte eine Versuchsreihe mit Freiwilligen, zunächst aus ihrem eigenen Freundeskreis. Dabei stellte sie fest, dass die schnellen Augenbewegungen sich leichter herbeiführen lassen, wenn jemand eine rasche horizontale Bewegung vor dem Auge der Betreffenden macht und diese auffordert, dem Finger oder der Hand zu folgen. Aus Freiwilligen wurden Versuchspersonen, anschließend kam die Methode als Behandlungsmethode in die wissenschaftliche Literatur. So hat bereits die Harvard-Forschungsgruppe um Bessel van der Kolk (1997) nachweisen können: Die „Alternativ-Reaktion“ nach einem Trauma – entweder funktioniert der Präfrontale Kortex (PFK), das Alltagsdenken, oder es kommt zu einem „Shutdown“ bzw. zu einer, wie ich es nenne, „Amygdala-Reaktion“ (Flashback durch Getriggertsein), die den PFK herunterschaltet – war nach der EMDR-Behandlung verschwunden. Menschen nach einem einmaligen traumatischen Ereignis konnten nicht selten schon durch eine einzige EMDR-Behandlung aus einem Trauma ein belastendes Lebensereignis machen: Sie konnten sich an das Trauma erinnern und gleichzeitig voll im Hier und Jetzt verankert bleiben; überschießende Reaktionen und Gedanken blieben aus.

Natürlich verursachte EMDR erst einmal einen Aufruhr: Etwas so Einfaches kann doch nicht helfen?! Nach dem Motto: Bei störenden Gedanken und belastenden Erinnerungen empfehlen wir EMDR? – Unmöglich. 1994 spottete der SPIEGEL über die „Winke-winke-Therapie“: Einfach vor dem Gesicht der KlientIn „herumzuwedeln“ sollte helfen?

Nun, so einfach ist es auch nicht. Denn es stellte sich heraus, dass die Induzierung schneller Augenbewegungen zwar durchaus eine Art „Turbo im Gehirn“ in Gang setzt. Doch damit es nicht zu einer Überflutung der KlientIn mit Erinnerungsmaterial kommt, muss EMDR in ein ausgeklügeltes Behandlungssetting integriert werden.

Übrigens: Fast (aber nicht ganz) so hilfreich ist auch die **Induzierung anderer bipolarer Stimulationen,** etwa abwechselndes Klopfen auf die Handrücken oder Knie („Tapping“). Für Kinder gibt es zudem einen „Buzzer“, den sie sich z. B. in die

Strümpfe stecken können und der abwechselnd das linke und rechte Bein sanft „anvibriert". Abwechselndes akustisches Stimulieren funktioniert ebenfalls. Dann wird z. B. ein Summton in bestimmtem Rhythmus abwechselnd ins recht und ins linke Ohr gegeben.

**Hier eine ausdrückliche Warnung:**

Niemals EMDR anwenden, ohne eine Ausbildung bei einem zertifizierten Institut gemacht zu haben! EMDR ist eine ausgesprochen invasive Behandlungstechnik; sie gehört in die Hand erfahrener TraumaspezialistInnen.

Als KlientIn sollten Sie sich das Abschlusszertifikat Ihres EMDR-Therapeuten *(Certificate of Completion)* zeigen lassen.

Für die Durchführung der EMDR-Therapie sind sogenannte Protokolle entwickelt worden – empfohlene und in Ausbildungskursen gelehrte Abfolgen von Behandlungsschritten mit EMDR. Sie alle richten sich grundsätzlich nach den acht Phasen der Behandlung, wie sie im Folgenden kurz skizziert werden.

## Die acht Phasen der EMDR-Behandlung

Die gesamte EMDR-Behandlung wird in acht Phasen aufgeteilt (Shapiro 2012, Hofmann 2014):

### *Phase 1: Anamnese und Behandlungsplanung*

Hierzu gehört die traumaspezifische Anamnese, also die Erhebung aller wichtigen Daten, Diagnosen und Vorerkrankungen sowie der gleichzeitig bestehenden Störungen.

Bei der Traumaanamnese wird entweder ein Belastungsdiagramm (siehe Kapitel 13) erstellt, oder man kann die zehn belastendsten Lebensereignisse auf eine Liste schreiben. In beiden Fällen wird jedes Ereignis anschließend mit dem Grad der Belastung, den das Ereignis für die KlientIn heute noch hat, versehen, und zwar auf einer Skala von 0 („Ich weiß, es ist passiert, aber es belastet mich nicht mehr") bis 10 („Die schlimmste Belastung, die ich mir vorstellen kann"). Falls es mehrere Erinnerungen ähnlicher Art gibt, sollten diese in einem Cluster (Traumakette) gruppiert werden. Warum das? „Behandlungstechnisch zeigt sich, dass von derartigen Clustern ähnlicher Traumatisierungen (z. B. die mehreren Hundert sexuellen Übergriffe des Stiefvaters, der abends betrunken heimkommt und ‚auf das Zimmer der Stieftochter geht') nicht jedes einzelne Ereignis prozessiert werden muss" (Hofmann 1999). In dieser Phase werden auch die Ressourcen der KlientIn erhoben – etwa mithilfe eines Ressourcendiagramms (siehe Kapitel 13). Anschließend planen TherapeutIn und KlientIn gemeinsam die EMDR-Therapie in mehreren Schritten, wobei auch die Phasen der Behandlung im Einzelnen erläutert werden und es dann zu einem Therapievertrag mit einer Einverständniserklärung *(informed consent)* kommen sollte.

### *Phase 2: Vorbereitung und Stabilisierung*

Zur Stabilisierung gehören alle in diesem Buch genannten Punkte, vor allem äußere Sicherheit (keine fortgesetzte Traumatisierung); bei körperlichen Erkrankungen die entsprechende medizinische Stabilisierung, ein ausreichendes soziales Netz, Affektkontrolle (keine lebensgefährlichen Impulsdurchbrüche mehr in Richtung Selbstverletzung bzw. Suizidalität) und auch die Etablierung eines inneren sicheren Ortes (siehe Kapitel 13 und Anhang 1 und 2).

Der vielleicht sorgfältigste aller EMDR-Ausbilder im deutschsprachigen Raum, Arne Hofmann, schreibt hierzu in seinem Buch an mehreren Stellen Warnendes, das leider einige EMDR-Therapeuten meiner Erfahrung nach noch nicht gut genug beherzigen; zum Beispiel: „Bei einem schwer leidenden, überfluteten, instabilen Patienten besteht in der Regel keine Indikation zur Traumabearbeitung mit EMDR, sondern es ist wichtig, eine Indikation zur **Stabilisierung** zu stellen" (Hofmann 1999, S. 47, Hervorhebung MH). Dies gilt ganz besonders bei komplex traumatisierten Menschen!

Leider verführt EMDR, weil es so enorm schnell Erfolge bringen kann („Turbo-Technik"), dazu, diese Warnung in den Wind zu schlagen – doch das wird weder der KlientIn noch der TherapeutIn gut bekommen. Denn bei einem verfrühten Einsatz von bipolarer Stimulation (z. B. der Induktion schneller Augenbewegungen) kann es ohne vorherige Stabilisierung zu einer Dekompensation der Persönlichkeit kommen. Da ich selbst auch EMDR-Supervisorin bin, habe ich leider etliche ambulant und stationär arbeitende KollegInnen unterstützen müssen, deren PatientInnen durch verfrühten Einsatz von EMDR mehr destabilisiert denn adäquat behandelt worden waren. Daher kann ich nur betonen:

**Ohne ausreichende Stabilisierung keine EMDR-Behandlung!**

### *Phase 3: Bewertung des Traumas*

Als erstes durchzuarbeitendes Trauma empfiehlt sich eines, das bereits Flashbacks und / oder Körpersymptome verursacht, da hier eine Entlastung von der KlientIn rasch und positiv bemerkt wird. Bei Komplextrauma empfiehlt es sich, zunächst mit einem Trauma zu beginnen, das nicht ganz so schrecklich war, sozusagen zum Üben, und sich dann „von vorne nach hinten“ vorzuarbeiten, also bei den frühesten Traumatisierungen weiterzumachen und voranzuschreiten bis zur heutigen Zeit.

Wichtig ist es, folgende Elemente des Traumas und seiner Folgen und möglicher Veränderungsziele herauszugreifen:

- ein repräsentatives **Bild**, das den Moment der schwersten Belastung darstellt (z. B. der Anfang des auf einen „Film“ gebannten Traumas oder ein „Standbild“ daraus);
- eine **negative Kognition**, die den Moment der schwersten Belastung in seiner Auswirkung auf das Selbstbild wiedergibt, z. B.: „Das war allein meine Schuld“ oder: „Das werde ich niemals überwinden“;
- eine positive Kognition, die sozusagen um 180 Grad der negativen Kognition entgegengesetzt ist und ausdrückt, wie die KlientIn gern über sich denken würde, z. B.: „Es war die Schuld des Täters, ich bin in Ordnung“ oder: „Es war schlimm, und ich habe es überwunden“.
- Anschließend wird die positive Kognition emotional auf einer Skala von 1 „stimmt überhaupt nicht“ bis 7 „völlig zutreffend“ eingeschätzt. EMDR-Profis kürzen diese Einschätzung mit **VOC** *(Validity of Cognition)* ab.
- Dann kehrt man zum belastenden Ereignis selbst zurück: Welches **Gefühl** verbindet die KlientIn jetzt in der Rückschau damit? (Beispiel: Angst, Ekel, Scham …)
- Wie belastend ist die Erinnerung gegenwärtig? Der **Grad der subjektiven Belastung** wird durch den **SUD-Wert** angegeben (SUD = *Subjective Units of Discomfort*).
- Welches **Körpergefühl** verbindet sich mit der Erinnerung? (Wird zum Schluss dieses Teils gefragt.)

### Phase 4: Desensibilisierung und Durcharbeitung

Jetzt gilt es sozusagen, einmal tief Luft zu holen, alles in Sicherheit zu bringen, was nicht bei der Durcharbeitung dabei sein muss (z. B. alle Selbstanteile, die es bereits gab, bevor das Trauma stattfand), und dann die drei zentralen Elemente zu fokussieren, mit denen die schnellen Augenbewegungen induziert werden können:

- das zentrale Bild des Ereignisses,
- die negative Kognition und
- das damit verbundene Körpergefühl.

Die TherapeutIn regt die KlientIn an, alles, was sie während der folgenden bipolaren Stimulation wahrnimmt, einfach vor ihrem inneren Auge vorüberziehen zu lassen, als würde sie einen Kinofilm ansehen oder aus einem Zugabteil hinausschauen und die Landschaft an sich vorbeiziehen sehen. Außerdem macht sie mit der KlientIn ein Handzeichen aus für „Stopp“. Für den Fall, dass etwas außer Kontrolle gerät oder die KlientIn den Eindruck hat, ihr wird der Prozess „zu viel“, braucht sie nur einen Finger oder eine Hand kurz anzuheben, und die TherapeutIn wird ihr sofort dabei helfen, sich in Raum und Zeit zu reorientieren.

Dann beginnt die TherapeutIn mit der bipolaren Stimulation. Entweder führt sie ihre Hand in etwa 30–50 cm Abstand rasch horizontal vor dem Gesicht der Patientin hin und her, und diese soll den Bewegungen der Hand mit den Augen folgen, den Kopf aber dabei ruhig halten. Oder statt der Hand fixiert die KlientIn ein Lichtband auf einer in etwa zwei Metern Entfernung horizontal angebrachten Lichtschiene, auf der Lichtpunkte im entsprechend schnellen Tempo von links nach rechts wandern. Oder die TherapeutIn „tapt“ der Klientin abwechselnd auf die Hände, welche diese ruhig auf ihre Knie oder Oberschenkel gelegt hat. Oder die KlientIn nimmt zwei schaumstoffgepolsterte Knöpfe in die Hand, die abwechselnd eine kleine Vibration erzeugen. Oder die KlientIn setzt Kopfhörer auf und hört, während sie sich auf die drei oben genannten Elemente konzentriert, abwechselnd im linken und im rechten Ohr einen leisen Ton. Dies sind nur einige Beispiele, die zeigen sollen: Es gibt viele unterschiedliche Möglichkeiten, bipolare Stimulationen auszuüben. Wichtig ist allein, dass das Gehirn der KlientIn angeregt wird, sowohl im limbischen System als auch in beiden Großhirnhemisphären aktiv zu werden, während das Traumamaterial prozessiert wird. Offenbar ist dies – die Anregung der Hirnaktivität in beiden Hemisphären – der entscheidende Faktor, der das Prozessieren im „Turbo-Tempo“ ermöglicht.

Nach unterschiedlich langer Zeit, in der die KlientIn dem Hin und Her der bipolaren Stimulation gefolgt ist (Standard sind z. B. 20–30 Hin-und-Her-Bewegungen mit der Hand) wird sie gebeten, einmal kurz durchzuatmen, alles loszulassen, was gerade war, und zu äußern „was gerade auftaucht“. Nach wenigen Sätzen – immer wenn „die Portion“, die gerade aufgetaucht war, kurz benannt wurde – wird das nächste Set an bipolarer Stimulation gegeben, dann die KlientIn wieder gebeten zu sagen, was gerade vorbeizieht, und so weiter.

> **Achtung:** Wenn Sie dies gelesen haben, sollten Sie sich nicht etwa daranmachen, dies selbst zu versuchen. Sie brauchen als KlientIn eine fachlich erfahrene EMDR-TherapeutIn als Begleitung. Und als TherapeutIn benötigen Sie eine adäquate Fortbildung, bevor Sie damit beginnen können, diese so einfach klingenden Schilderungen in die Tat umzusetzen!
>
> Diese Beschreibungen hier sind nur dazu gedacht, über das Verfahren aufzuklären – nicht als konkrete Handlungsanleitung!

Zum einen wird die KlientIn erleben: Was während und unmittelbar nach der bipolaren Stimulation an unangenehmen Gedanken, Gefühlen und Körperempfindungen auftaucht, wird, wie bei einer Desensibilisierung, blasser und schwächer in der Ausprägung. Stattdessen kommt es zum anderen zu Gedanken und Empfindungen, die mit der Bewältigung des Traumas zu tun haben: Eine Umdeutung der Ereignisse findet statt („Ich sehe jetzt, dass ich gar nichts dafür konnte."), Erleichterung tritt ein („Mensch, das ist so lange her, und ich merke jetzt, dass es vorbei ist!") und positive, ressourcenorientierte Gedanken und Gefühle finden Platz („Ich habe jetzt ein ganz warmes Gefühl für das kleine Mädchen, das dies durchgemacht hat").

Zwischen einem Drittel und vier Fünftel der KlientInnen erleben auch eine mehr oder weniger intensive Abreaktion von Traumamaterial, und das kann manchmal sehr heftig sein: Atemnot, Schmerzzustände, Bewegungen wie während des Traumas, heftiges Weinen, Würgen und Schreien – all dies kann zum Prozessieren dazugehören.

### Flashback oder notwendiges Prozessieren?

Wichtig – daher gehört EMDR nur in die Hand erfahrener TraumatherapeutInnen – ist es für die TherapeutIn (und wo immer möglich natürlich für die KlientIn!) zu unterscheiden, ob eine ggf. stattfindende Abreaktion „o. k." ist oder ob es zu einer Überflutung und / oder zu Blockaden kommt.

In Ordnung ist die Abreaktion dann, wenn die KlientIn, während sie das Traumamaterial prozessiert, gleichzeitig noch einen guten Kontakt zur TherapeutIn und zum Hier und Jetzt behalten kann. Nicht in Ordnung ist die Abreaktion dann, wenn die KlientIn vollends in der Wiedererlebensqualität versinkt und den Kontakt zur TherapeutIn und zum Hier und Jetzt über einen längeren Zeitraum, der mehr als nur wenige Sekunden andauert, verliert. Im Einzelfall ist das manchmal schwer zu unterscheiden: Macht die KlientIn jetzt eine notwendige Phase der Verarbeitung durch, in der sie die Gefühle des Traumas noch einmal durchlebt und dabei lernt, dass „es vorbei" ist? Oder ist es ein reines Flashback, was sie da gerade erlebt?

**MEIN TIPP ...**

... **für KollegInnen:** Wenn Sie die Reorientierung gut beherrschen, können Sie jederzeit, vor allem aber dann, wenn Ihnen der Prozess, den die KlientIn gerade durchlebt, in seiner Intensität „unheimlich" wird, die KlientIn bitten, Sie anzuschauen, kurz aus dem Prozess herauszugehen und gemeinsam zu besprechen, ob das, was gerade stattgefunden hat, für die KlientIn „in Ordnung" ist. Die meisten KlientInnen können, besonders wenn sie reorientiert sind, recht gut sagen, ob der Prozess „zu viel" war oder „in Ordnung".

**MEIN TIPP …**

… **für KlientInnen:** „Hurry slowly“ heißt auch für die Trauma-Durcharbeitung: Seien Sie sorgfältig mit sich. Wenn Sie den Eindruck bekommen, ganz kurzfristig die Kontrolle zu verlieren, sie aber nach wenigen Augenblicken wiedergewinnen zu können, mag es in Ordnung sein. Wenn Sie jedoch den Eindruck bekommen, vollends außer Kontrolle zu geraten und den Kontakt zu Ihrer Umgebung gänzlich zu verlieren – geben Sie das Stopp-Signal, das Sie vorher mit der TherapeutIn vereinbart haben.

Bei komplex traumatisierten KlientInnen geschieht es häufig während der EMDR-Sitzungen, dass entweder Blockaden auftreten („Jetzt ist alles leer“) oder plötzlich Elemente aus anderen – früheren oder späteren – Traumatisierungen auftauchen. Auch hier bedarf es des guten therapeutischen Arbeitsbündnisses und der Erfahrung der TherapeutIn, um entscheiden zu können, ob erst das eine Trauma weiter „durchprozessiert“ werden soll, oder ob es wichtig ist, die Elemente der anderen Traumatisierungen hinzuzunehmen.

Die TherapeutIn wird jedenfalls darauf achten, dass ein gutes Prozessieren auf allen drei Zeitebenen erfolgreich sein wird. Das Prozessieren wird …

- die Ereignisse des Traumas der **Vergangenheit** zuordnen,
- die Auslöser (Trigger) und Belastungen in der **Gegenwart** desensibilisieren und entfernen und schließlich
- wird es die durch die Traumatisierungen ausgelösten **Zukunftsängste** verändern, in Hoffnung und positive Erwartungen (s. auch Hofmann 1999).

### *Phase 5: Verankerung*

Noch einmal wird nach der Einschätzung der positiven Kognition gefragt (VOC): Wie wahr ist sie *jetzt*? Erfolgreiches Prozessieren wird den Skalenwert der positiven Gedanken (etwa: „Es ist seine Schuld“ oder: „Ich habe es überlebt, es ist vorbei“) anheben. Diese – wie übrigens alle unterwegs auftauchenden positiven Gedanken und Bewertungen – können durch wenige langsame bipolare Stimulierungen weiter verankert werden. Wenn der VOC-Wert zwischen 6 und 7, also nahe an „völlig zutreffend“ liegt, beginnt die nächste Phase.

### Phase 6: Körpertest

Wenn noch Missempfindungen im Körper vorhanden sind, werden diese noch mithilfe bipolarer Stimulationen durchprozessiert. Häufig handelt es sich um Bestandteile chronischer Somatisierungsstörungen, die mit dem Trauma in Verbindung stehen und sich nun allmählich auflösen. Sie waren noch mit bestimmten Details der Traumatisierung verbunden, die vorher noch nicht genug „verstanden" wurden. Auch positive Körperempfindungen kommen in dieser Phase durchaus vor: Diese werden wieder mit wenigen langsamen bipolaren Stimulationen verankert.

### Phase 7: Abschluss

Liegt der anfangs wahrscheinlich hohe Grad der Belastung (SUD) am Ende der Sitzung noch nicht bei 0 oder 1 (was bei komplexen Traumatisierungen relativ oft vorkommt), dann wird mithilfe einer Distanzierungstechnik (etwa „Tresor") der noch nicht „fertig bearbeitete Film" des Traumas „weggepackt" bis zur nächsten Sitzung.

Ausnahme: Die KlientIn möchte das nicht, weil sie über diese Restbelastung noch weiter nachdenken und hinspüren möchte. Dies ist dann in Ordnung, wenn die Restbelastung nicht allzu hoch liegt. Bei allen Werten nahe „unerträglich" sollte die TherapeutIn allerdings freundlich, aber bestimmt auf einer Distanzierungstechnik bestehen.

**Komplex traumatisierte Menschen sind es nur allzu sehr gewohnt zu leiden und muten sich in der Regel sehr viel zu. Das aber ist hier nicht erforderlich, um gut weiterarbeiten zu können!**

Wenn der Belastungswert jedoch auf 0–1 gesunken ist, kann die Bearbeitung als erfolgreich angesehen werden. Dennoch wird die TherapeutIn die KlientIn darauf hinweisen, dass es zu einer Art „Nachgeburt" kommen kann: zu Resten, die noch auftauchen, wenn die KlientIn zu Hause ist. Oder es kann sein, dass Affektbrücken zu anderen Traumatisierungen, die während der Therapiesitzung noch unbewusst geblieben sind, im Nachhinein deutlicher werden. Hier ist es gerade bei komplex traumatisierten KlientInnen wichtig, dass sie über ausreichend Distanzierungsmöglichkeiten verfügen: Sie sollten bitte stichwortartig in ihr Therapietagebuch notieren, um was es dabei geht. Und falls das Material „heiß" ist, sollte sie es ins „dunkle Buch" (siehe Kapitel 13) schreiben und es bis zur nächsten Therapiesitzung (die recht bald auf eine EMDR-Stunde folgen sollte) in Distanz (etwa in einen imaginären Safe) bringen.

## Phase 8: Überprüfung

In der nächsten Stunde fragt die TherapeutIn die aktuellen Belastungs- und positiven Kognitionswerte in Bezug auf das durchgearbeitete Trauma ab und erkundigt sich nach dem, was an Reaktionen es nach der EMDR-Sitzung weiterhin gegeben hat. Alle noch auftauchenden Bilder (z. B. aus Träumen) oder weiteres Material, das „hochgekommen" ist, wird in den Behandlungsplan aufgenommen, und eventuell wird das Prozessieren an dieser Stelle fortgesetzt. Auch können die positiven Gedanken, Empfindungen und Körpergefühle, die nach dem Prozessieren vom letzten Mal aufgetreten sind, noch einmal verankert und Erfolge gefeiert werden.

Die TherapeutIn achtet darauf, inwiefern der Durcharbeitungsprozess einerseits Erleichterung, andererseits aber auch einen echten Trauerprozess und ein Sich-Ablösen von der Traumageschichte bewirkt hat. Sie achtet auch auf Symptomverringerung, eine positive Veränderung des Selbstbilds der KlientIn und auftauchende verbesserte Handlungsmöglichkeiten sowie eine hoffnungsvollere Zukunftsperspektive.

Komplex traumatisierte KlientInnen benötigen allerdings eine ganze Reihe von Traumabearbeitungen, bis die gerade genannten positiven Veränderungen deutlich erkennbar sind. Da in ihrem Leben sehr viel Schlimmes passiert ist, muss erst eine gewisse „Portion von dem Dreck", wie es eine KlientIn von mir einmal mit Galgenhumor formuliert hat, per EMDR „in den Staub der Geschichte gewedelt" werden. Viele KlientInnen, die beide Durcharbeitungsmöglichkeiten kennengelernt haben – EMDR und die Bildschirmtechnik (siehe unten) –, können gut unterscheiden, in welcher Situation sie welche Technik brauchen. Eine KlientIn kam des Öfteren herein und meinte: „Heute müssen wir wedeln" (EMDR), und noch viel öfter meinte sie: „Tja, ich fürchte, ich muss mir mal wieder etwas angucken" (Screen-Technik).

In der Regel wird die Bildschirmtechnik bei komplexer Traumatisierung häufiger angewandt, da sie im Gegensatz zu EMDR den Prozess kontrollierbarer macht.

**MEIN TIPP**

daher für alle KollegInnen, die mit komplex traumatisierten Menschen arbeiten: Lernen Sie EMDR und wenden Sie es auch an. Aber arbeiten Sie bitte die ersten Traumatisierungen mit der Bildschirmtechnik durch.

## 18.5 Traumasynthese mithilfe der Bildschirmtechnik: Eine Dimension nach der anderen bearbeiten

Häufig werden wir TraumatherapeutInnen gefragt: „Wozu soll ich mir das Ganze noch einmal anschauen – es rast ja doch immer wieder durch mich durch, das hilft doch nicht?!" Daher hier ein kleines Schaubild, das den Unterschied zwischen einem Flashback – oben – und einer Durcharbeitung komplexer Traumata mithilfe der Bildschirmtechnik – unten – zeigt:

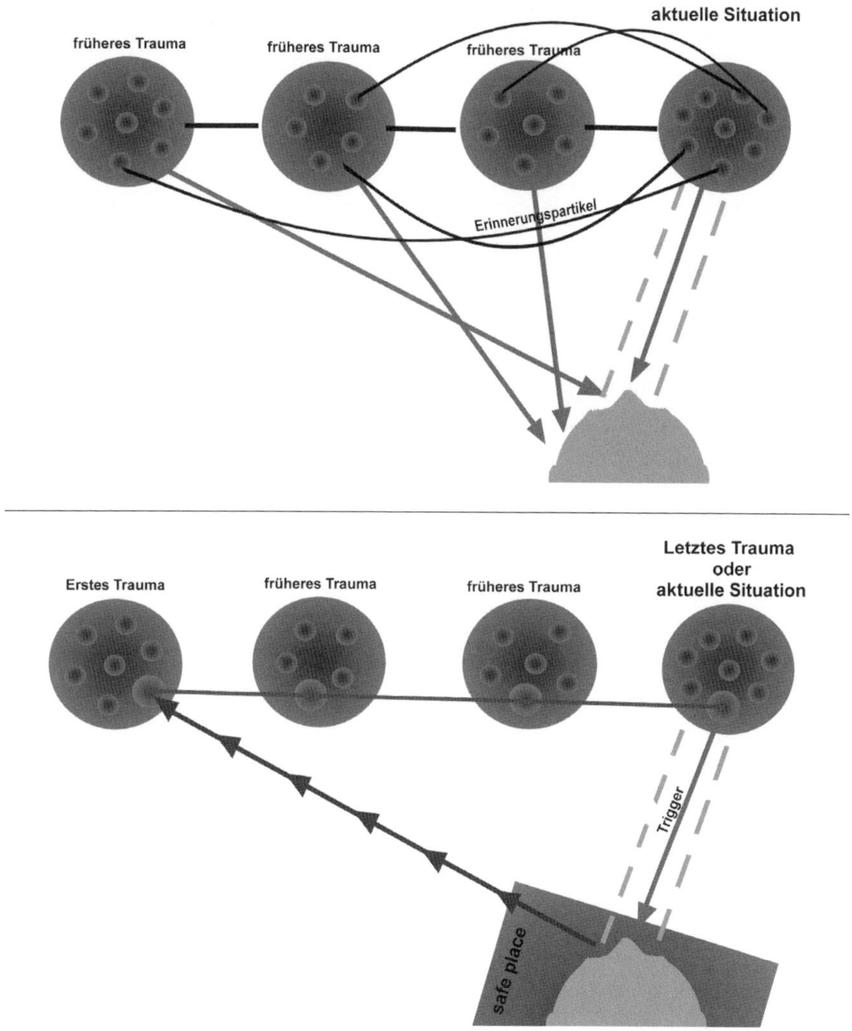


Abbildung 18.4: Traumasynthese

Bei einem **Flashback** gibt es Merkmale einer aktuellen Situation, die als „Trigger" (Auslöser) dienen, sich an frühere Traumata zu erinnern. Es kommt zu einer unkontrollierten Auslösung zahlreicher Elemente solcher Traumata, die wiederum die Betroffene überfluten.

**Beispiel**

Hanna Schubert (Name geändert) hat am Abend mit ihrer Mutter telefoniert (aktuelle Situation). Das Gespräch kam auf den Vater, der vor Kurzem gestorben ist, und die Mutter sagte spitz: „Naja, du scheinst ja nicht zu trauern; hast dich auch in der letzten Zeit nicht mehr um deinen kranken Vater gekümmert. Dabei warst du doch immer seine Prinzessin." Das Unbehagen und der Klumpen im Bauch, die Hanna nach dem Auflegen empfindet, werden zu harten, spitzen Steinen, als sie sich schlafen legt. „Prinzessin" hallt es in ihrem Kopf nach. Erst hört sie noch, wie die Mutter es sagte, dann hört sie im Kopf die Stimme des Vaters: „Na, Prinzessin, kommst du?" Und plötzlich rasen Bilder durch ihren Kopf; ihr Körper fühlt sich an, als würde er überall berührt; ihr Unterleib schmerzt immer stärker ... Frühere Traumasituationen überfluten Hanna, und sie greift zu einem starken Schlafmittel, um „abzuschalten".

Eine **Traumasynthese** hingegen hat damit zu tun, auf kontrollierte Weise eine Traumageschichte, die zunächst exploriert wurde, in Teilelementen „von vorne nach hinten" kurz zu durchleben. Dabei ist es wichtig, dass zunächst die Möglichkeit etabliert wurde, sich vor belastenden Traumaerinnerungen zurückzuziehen. Etwa indem alle Bereiche der Persönlichkeit – ob es die Alltagsperson ist oder die verletzten Anteile der Persönlichkeit – sich bei Bedarf an den inneren „sicheren Ort" zurückziehen können (siehe Kapitel 13). Als weitere Vorbereitung ist nötig, brisantes Traumamaterial zu explorieren und diese Elemente in „Behältnissen" zu „verpacken" (siehe Kapitel 17).

**Beispiel**

Hanna hat wenige Monate später in ihrer Psychotherapie gelernt, sich einen schönen Fantasiegarten anzulegen, in den sie sich zurückziehen kann, wenn etwas von außen sie behelligt oder sie sich einfach ausruhen möchte. Sie hat auch gelernt, Anrufe der Mutter zu vermeiden, wo immer es geht, weil sie erst sorgfältig ihre traumatischen Erfahrungen mit dem jüngst verstorbenen Vater bearbeiten will. Daher hat sie die Mutter gebeten, sie für eine Weile nicht anzurufen und stattdessen angeboten, sie ihrerseits alle 14 Tage am Sonntagnachmittag anzurufen. Die Mutter reagierte gekränkt („Du brauchst mich gar nicht anzurufen!"), und Hanna hatte erleichtert geantwortet: „Gut, dann rufe ich dich einmal im Monat am Sonntag an. Bis dann!"

Vor dem jeweiligen Anruf einmal im Monat bringt Hanna all ihre verletzten kindlichen Anteile im inneren Garten in Sicherheit, und sie ruft in der Rolle der „erwachsenen Tochter, die sich um die alte Mutter kümmert" an. Mit ihrer Therapeutin hat sie aber auch besprochen, dass sie die Anrufe noch weiter reduzieren wird, falls es ihr (Hanna) nach dem jeweiligen Anruf bei der Mutter schlecht geht. „Erst heilen – dann um andere kümmern!" hat sie sich groß als Spruch an die Zimmertür gehängt.

In der Therapie lernt sie, alles, was zu dem Thema „Prinzessin" auftaucht, früheren konkreten Situationen zuzuordnen. Sie hat schon mithilfe der Bildschirmtechnik vier Traumasituationen identifiziert, sie kurz exploriert (so gut, wie sie sich dabei in der Gegenwart halten konnte) und sie anschließend als „Filme" in einen „Tresor" weggepackt. Noch spürt sie, dass sie verwundbar ist, falls die Mutter sie wieder so „triggert". Daher vermeidet sie weiterhin Gespräche mit ihr über den Vater. Doch demnächst steht die Traumabearbeitung an, und sie weiß: Sie wird bei der frühesten Situation beginnen, als sie etwa fünf Jahre alt war, und sich bis zur letzten (kurz vor ihrem überstürzten Auszug mit 17) vorarbeiten. Schritt für Schritt, hat sie mit der Therapeutin besprochen. Und es sollen auch immer nur einzelne Elemente aus den Traumata bearbeitet werden – über die Zeit hinweg.

Das beruhigt Hanna, denn Flashbacks will sie wahrlich keine mehr haben. Sie merkt aber auch, dass diese deutlich seltener geworden sind, seitdem sie die „Filme weggepackt" hat. Dennoch: Um nicht mehr so verwundbar zu sein, will sie bald an die brisanten Gefühle heran, eins nach dem anderen.

## 1. Stufe der Traumasynthese: Inneres Einverständnis herstellen

Eine KlientIn, die zum zweiten Mal zu einer Traumasynthesesitzung kam, knurrte mich schief grinsend schon bei der Begrüßung an: „Ich würde heute lieber zum Kieferchirurgen gehen." Ich antwortete, wie schon beim ersten Mal, verlässlich – und vermutlich wollte sie genau dies hören: „Na, nun kommen Sie erst mal rein. Wir schauen, ob wirklich alles Innenleben mit dem einverstanden ist, was wir heute vorhaben."

Viele Menschen, die eine Traumasynthese durchleben, haben vorher große Angst davor und Widerstände. Kein Wunder, denn jetzt geht es „ans Eingemachte" – an die weggedrückten, bislang auch in der Therapie bislang so gut wie möglich eher in Distanz gehaltenen Gefühle und Körpererinnerungen.

Mir persönlich genügt es nicht, wenn eine KlientIn sagt: „So, jetzt will ich." Denn da ich häufig mit komplexen dissoziativen Störungen bei KlientInnen arbeite, möchte ich auch gern die inneren Stimmen hören, die „ganz andere Ansichten" haben. Besonders bei der Traumasynthese wird es wichtig sein, sich die Kooperation wirklich aller relevanten Persönlichkeitsanteile und -bereiche zu sichern. Daher frage ich gern über **ideomotorische Fingersignale** (wie man diese etabliert, siehe Kapitel 17) ab. Diese Signale („Alles, was da ist, kann sich über dieses Zeichen melden") sind deshalb so sinnvoll, weil die KlientIn zum einen selbst nicht merkt, welche Bereiche in ihr noch ganz andere Dinge denken und fühlen, und weil zum anderen bei hochdissoziativen Menschen die oft sehr mühsamen Persönlichkeitswechsel (Switche) vermieden oder auf das Nötigste beschränkt werden können. Es gibt stets einen Ja-Finger, einen Nein-Finger und ein Zeichen für Stopp. Manche KlientInnen entwickeln auch andere Signale: Eine blies die Backen auf – das bedeutete Ja; und wenn sie unwillkürlich die Stirn runzelte, war dies ein „Nein". Wieder eine andere KlientIn brauchte vor allem ein Stopp-Signal – und es stellte sich heraus, dass es das Übereinanderschlagen der Beine war. Also: Was auch immer sich das Unbewusste der KlientIn aussucht (wichtig ist tatsächlich eine unwillkürliche Bewegung), wir nutzen es an dieser Stelle, zu Beginn der Traumasynthesesitzung.

Die wesentliche Frage des Tages lautet dann – und es sollen die ideomotorischen (Finger-)Signale antworten: „Ist es in Ordnung, wenn wir heute nach und nach zu [Trauma genau benennen] erst einmal alle wesentlich Gefühle, Gedanken und Körperempfindungen zusammentragen, die vermutlich bis heute noch eine Rolle spielen, und sie dann bearbeiten?"

Manchmal muss man die Frage auch zweiteilen: Erst einmal nur „theoretisch" zusammentragen, welche Gedanken, Gefühle und Körperempfindungen während des Traumas „wohl" eine Rolle gespielt haben. Dies nennen wir den BASK (Erläuterungen dazu weiter unten). Und in einem zweiten Schritt noch einmal „die Finger fragen", ob es nun in Ordnung ist, das auch durchzuarbeiten. Im Zweifelsfall bitte so präzise wie möglich und so kleinschrittig wie nötig vorgehen.

Falls sich (auch) der Nein-Finger bewegt, erst alle Einwände, Widerstände und Probleme klären, die einer weiteren Exploration des Traumas im Wege stehen, dann die Frage noch einmal stellen. Erst weitermachen, wenn ein klares „Ja" als Signal kommt.

## 2. Schritt der Traumasynthese: Das BASK-Modell

Mein Vorgehen sieht dabei so aus: Der „Film" des Traumas ist bereits in Distanz gebracht (das gehört zu den Distanzierungstechniken, siehe Kapitel 17). Nun nehme ich ein großes Blatt Papier und erkläre: „Wir lassen den Film im Tresor und werden nun – aus der Distanz – auflisten, welche Gefühle und anderen Bestandteile wohl bei diesem Trauma eine Rolle gespielt haben."

Dann male ich vier Buchstaben untereinander und erkläre sie:

**B** steht für „Behavior" – also für das Verhalten, und fragt: Haben wir alles, was passiert ist, was gesprochen, gehört, getan wurde, wirklich auf den Film gebannt, und was davon belastet Sie noch am meisten?

**A** steht für „Affect“ – also für die Gefühle, die beim Trauma eine Rolle gespielt haben. Wir werden uns genau die Palette möglicher Gefühle ansehen und kurz überprüfen, welche davon wohl bei diesem Trauma eine Rolle gespielt haben.

**S** steht für „Sensation“ – also für die Körperempfindung, die z. B. aus Schmerzen bestanden haben kann. Hier ist aber auch gemeint, ob man sonst noch am Körper berührt wurde, ob sich der Körper in einer gewissen Weise im Raum bewegt hat oder welche anderen Körperempfindungen während des Traumas eine Rolle gespielt haben mögen.

**K** steht für „Knowledge“ – also für Gedanken und Bewertungen. Welche wichtigen Gedanken haben während des Traumas eine Rolle gespielt, und welche Bewertungen hat die KlientIn über sich selbst in Bezug auf dieses Trauma?

Es folgt ein *Beispiel* für das Ausfüllen eines „BASK“-Modells (BASK könnten wir verstehen wie „basket“, also „Korb“):

**Beispiel**

Henriette Landauer (Name geändert; die Traumasynthese enthält Elemente von mehreren traumatisierten KlientInnen) hatte bereits per Bildschirmtechnik einen „Film“ eines Traumas „beisammen“, das häufig stattgefunden hatte („Im Schnitt zweimal in der Woche, als ich etwa zwischen sieben und elf Jahren alt war“). Beim zweiten oder dritten Mal von Hunderten Malen, in denen das Trauma immer auf ähnliche Weise stattfand, hatte sie sich selbst als Siebenjährige gesehen. Der Film bestand aus den folgenden Sequenzen:

Das Mädchen Henriette, sieben Jahre alt, sitzt in ihrem Sommerkleidchen und mit ordentlich geflochtenen Zöpfen auf der Schaukel im Garten und wartet. Sie schaukelt nicht. Sie wartet. (Wir werden dies später T0 (null) nennen: Der Zeitpunkt, an dem es noch in Ordnung war. Auch wenn das nur bedeutete: vor dem Trauma. Denn in Ordnung war in dieser Familie gar nichts.) Das Mädchen ahnt zu diesem Zeitpunkt schon, was sie erwartet. Weil es so schlimm ist, hat sie sich angewöhnt, in intensiven Tagträumen „zu verschwinden“. Wie so oft ist sie tieftraurig und voller unguter Vorahnungen, denen sie lieber nicht weiter nachgeht.

*Der Großvater kommt und nimmt das Mädchen bei der Hand. Er führt es hinaus aus dem Garten, draußen warten sie beide auf ein Auto. Das Auto hält, der Großvater schaut zu, wie Henriette hinten einsteigt, und betätigt den Knopf der Kindersicherung. Das Auto fährt einige Kilometer zu einem Haus im Wald und parkt dort vor einer Freitreppe. Der Fahrer steigt aus, geht um den Wagen herum und öffnet die hintere Tür, Henriette steigt aus. Der Fahrer nimmt sie bei der Hand und geht mit ihr die Treppe hinauf und klingelt. Drinnen ist es dunkel, als die Tür geöffnet wird, der Fahrer schiebt Henriette hinein, wechselt ein paar Worte mit der Frau, welche die Tür geöffnet hat. Diese bedeutet ihm, in zwei Stunden wiederzukommen. Die Frau im Innern des Hauses – Henriette hat*

*Mühe, sich von dem hellen Sonnenlicht an das Schummerlicht im Innern zu gewöhnen – deutet die Treppe hinauf und sagt nur: „Erste rechts."*

*Henriette geht langsam allein die große Treppe hinauf. Oben wendet sie sich nach rechts und öffnet die erste Tür. Drinnen im leeren Zimmer, in dem sich nur zwei Stühle, ein Fernseher mit Videorecorder, einige Videokassetten und ein Bett mit Nachttisch, darauf eine Packung Papiertaschentücher und mehrere Packungen Kondome befinden, setzt sie sich auf einen Stuhl und wartet. Nach kurzer Zeit kommt ein Mann herein. (An dieser Stelle sagte Henriette beim Anschauen und Distanzieren der Bilder: „Einer von diesen Männern halt. Es waren so viele, ich hab sie nie angesehen, und es hat mich auch nie interessiert. Also bleiben wir dabei: ein Mann.") Er sagt kein Wort und geht auf das Mädchen zu. Er berührt ihre Zöpfe, streicht ihr über den Kopf und beginnt sie auszuziehen. Henriette hat sich zu dieser Zeit bereits „innerlich leer" gemacht, wie sie beim Anschauen der Bilder aus der Beobachterposition auch erkennt. („Ich sehe mich von außen an, sehe die Henriette dort, wie sie mit leerem Blick ins Nichts starrt, während sie wie automatisch dem Mann hilft und sich das Kleid über den Kopf zieht.") Der Mann zieht sich selbst aus. Dann setzt er sich das Kind auf den Schoß ...*

Ich erspare Ihnen hier den Rest der Gewaltszene, aber in der Traumatherapie können wir uns das nicht ersparen. In der Phase des Anschauens und Distanzierens der Bilder, die der Traumasynthese vorausgeht, wird so genau hingesehen, wie es die KlientIn aushält.

In diesem Fall sagte sie beim Anschauen, während ihr die Tränen herunterliefen: „Ich weiß, was der da gemacht hat. Es reicht, wenn ich sage: ‚Was er mit dem Kind auf dem Stuhl gemacht hat.' Und dann später: ‚Was er mit dem Kind gemacht hat, als er es auf das Bett gelegt hat.'"

Nach einer endlos erscheinenden Zeitspanne der dumpfen Qualen – beim Anschauen sind die Gefühle und Körpererinnerungen bewusst noch distanziert gehalten worden, was Henriette, die das lange geübt hat, einigermaßen gut gelingt – geht die Traumaszene so zu Ende:

*Der Mann steht auf und kleidet sich an. Das Mädchen zieht die Bettdecke über sich. Der Mann deutet auf ihre Unterhose und ihr Kleid. Das Mädchen richtet sich auf, es zittert. Der Mann hilft ihr in das Kleid, die Hose zieht sie sich selbst an, dabei muss sie sich noch einmal auf die Bettkante setzen. Der Mann geht hinaus. Das Mädchen setzt sich auf den Stuhl und wartet. Es kommt kein anderer Mann, sondern nach einer Weile geht die Tür auf, und die Frau vom Eingang kommt ins Zimmer. Sie nimmt sie bei der Hand, geht mit ihr die Treppe hinunter, öffnet die Eingangstür, tritt mit ihr vor das Haus – es ist immer noch hell draußen –, unten am Fuß der Treppe steht der Fahrer und raucht. Er wirft die Zigarette weg, drückt sie mit dem Absatz aus, kommt ihr die Treppe hinauf entgegen. Nimmt ihre Hand, führt sie hinunter.*

*Die Frau geht wortlos wieder nach oben und schließt die Tür. Der Fahrer setzt Henriette wieder hinten ins Auto, steigt ein und fährt sie zurück zum Haus der Großeltern, klingelt am Gartentor. Der Großvater kommt heraus, nimmt Henriette bei der Hand und führt sie in den Garten zurück. Dort setzt sie sich wieder auf die Schaukel.*

**Anmerkung:** Es kann gut sein, dass nicht nur die KlientIn, sondern auch die TherapeutIn während des „Anschauens“ – also der distanzierten Betrachtung der Szene per Bildschirmtechnik – Gefühle bekommt wie Trauer und Entsetzen oder ein „Dagegen-etwas-tun-Wollen“. Diese Gefühle und Gedanken sind ganz in Ordnung und Gegenstand des Nachgesprächs nach einer solchen Sequenz, wobei es vor allem um die KlientIn und ihre Reaktionen geht und ein „Reframing“, eine Neubewertung des Traumas, fokussiert wird. Während des gesamten Prozesses ist es wichtig, dass die TherapeutIn der KlientIn vermittelt, dass sie die Kontrolle über die gegenwärtige Situation im Therapiezimmer hat und dass sorgfältig Schritt für Schritt gearbeitet wird.

Nachfragen während des ersten „Anschauens“ wie „Und was haben Sie dabei gefühlt?“ seitens der TherapeutIn sind unzulässig, da zunächst bewusst aus der distanzierten Beobachterposition heraus exploriert werden soll und sonst die Gefahr zu groß ist, dass die KlientIn während dieser ersten Phase dekompensiert und dann wieder eher in die Vermeidung geht („Das kann ich nicht, das wird mir zu viel“).

Wichtig ist für die Traumasynthese, dass bei der Distanzierung des Traumas auch die Szene benannt wird, die für das „unmittelbar Danach“ steht (ich nenne den Zeitpunkt TZ im Gegensatz zum Zeitpunkt T0, der das „unmittelbare Davor“ kennzeichnet. In diesem Fall ist TZ fast identisch mit der Szene „unmittelbar davor“: Das Mädchen sitzt auf der Schaukel.

Da der Film „in Distanz gebracht“ wird, empfiehlt es sich, ihn (das kann die TherapeutIn machen) mit schriftlichen Stichworten zu begleiten, sodass es möglich ist, später mehrfach im „Schnelldurchlauf“ während der nächsten Bearbeitungen die traumatisierende Szene noch einmal durchzugehen. Henriettes Trauma-Stichworte lauteten in der Ich-Form:

> *„Ich sitze auf der Schaukel. Der Großvater kommt, nimmt mich bei der Hand und geht mit mir zum Gartentor. Das Auto kommt und ich steige hinten ein. Das Auto fährt zum Haus im Wald. Der Fahrer holt mich aus dem Auto raus und führt mich die Treppe hinauf. Die Frau innen lässt uns ein, der Fahrer geht. Die Frau schickt mich die Treppe hinauf. Ich gehe ins Zimmer und setze mich auf den Stuhl. Der Mann kommt rein und auf mich zu. Der Mann berührt meine Zöpfe, meinen Kopf, zieht mir das Kleid aus. Ich helfe ihm, das Kleid auszuziehen. Der Mann zieht sich selbst aus. Er nimmt mich auf den Schoß. Was er mit mir macht, als er mich auf dem Stuhl auf dem Schoß hat. Er legt mich aufs Bett. Was er mit mir auf dem Bett macht. Er steht auf und zieht sich an. Ich ziehe mich an. Der Mann geht raus. Ich setze mich auf den Stuhl. Die Frau kommt und führt mich die Treppe hinunter und übergibt mich dem Fahrer. Der Fahrer fährt mich wieder zu Großvaters Haus und klingelt. Großvater führt mich zur Schaukel. Ich sitze auf der Schaukel.“*
>
> Da mir dies dem ersten Bild zu ähnlich ist, frage ich: „Und was war dann noch danach?“ Henriette: *„Dann wusste ich, dass meine Großmutter mich gleich zum Essen hereinrufen wird.“*

Beim letzten Bild wird der Film „ausgeblendet“ und anschließend – je nach Alter der Klientin favorisiert vorgestellt als Filmspule, Videokassette, DVD oder USB-Stick etc. (Henriette entschied sich für Filmspule), in eine Hülle verpackt und in ein Behältnis gesteckt.

Bei der Traumasynthese wird der Film, der schon (in diesem Fall sogar Monate) zuvor in Distanz gebracht wurde, erst einmal dort gelassen. Damals konnte man durch das Fenster des Therapiezimmers auf mein Gartenhäuschen schauen, und imaginär hatten wir den Film auf eine Filmspule gebannt, ihn in eine Dose verpackt, die Dose verschnürt und die verschnürte Filmdose imaginär in das Gartenhäuschen „gepackt“. Dort blieb die Traumaszene auch verstaut, bis zu Stufe 4 der Traumasynthese.

Nachdem wir per Fingersignal das „Ja“ zur Traumasynthese von Henriettes Bewusstsein „und ihrem Unbewussten“ bekommen hatten, hatte ich die vier B-A-S-K-Buchstaben aufgemalt, und wir gingen die Traumaszene – während der „Film“ noch in Distanz gehalten wurde“ – nach den vier Kriterien durch.

**B:** Ja, alles Wesentliche von dem, was damals passiert ist, sei auf dem Film, sagte Henriette. „Das, was ich nicht aussprechen kann, das habe ich gesehen, und das ist für mich für die Durcharbeitung erst einmal wichtig.“

**A:** Von allen während eines Vergewaltigungstraumas möglichen Gefühlen zähle ich immer mindestens zehn auf, also z. B.: Hilflosigkeit, Ohnmacht, Einsamkeit, Verzweiflung, Hoffnungslosigkeit, Wut, Trauer, Entsetzen, Todesangst, Ekel. Aber es kann auch, und sei es als „Übersprung-Affekt“, positive Gefühle geben wie Lust, Zärtlichkeit, Mitleid, Zufriedenheit, sogar Amüsiertheit, den Drang zu lachen etc. Dann frage ich: „Von diesen oder anderen Gefühlen – welche werden wohl bei dieser Szene eine Rolle gespielt haben?“ Henriette entschied sich für:
Traurigkeit, Einsamkeit, Angst kaum („Denn ich kannte das zu diesem Zeitpunkt schon“), Hoffnungslosigkeit, Ekel. Positive Gefühle verneinte sie.

**S:** Bei den Körperempfindungen musste Henriette länger überlegen: „*Ich hab mich ja damals so abgeschaltet, ich war wie ein Automat, wie irgendwas, das man begrabscht, in das man etwas hineinsteckt, was herauszieht, und wenn es nicht gleich alles klappt, dann kloppt man darauf herum, dreht und drückt und zieht und kloppt wieder und zwingt und macht und tut – so war das halt. Aber Körpergefühl? Na ja, mein Vater hatte mir sehr wehgetan, als er mich das erste Mal – penetriert hat. Das war schon so lange her, und seitdem haben das so viele Männer gemacht. Ich glaube aber, irgendwo da innen hat es trotzdem oft wehgetan. Im Unterleib. Und die Scheide hat oft sehr stark gebrannt, aber eher hinterher. Währenddessen manchmal geblutet, aber da hab ich irgendwie nichts gespürt. Und der Po. Die Öffnung war wie vernarbt, genau wie die Scheide. Manchmal hatte ich blaue Flecke und aufgeschürfte Stellen. Ach, und natür-*

*lich, der Mund tat weh, bis runter in den Hals. Dann dieses ekelige Gefühl im Mund von dem Samen, wenn der Kerl kein Kondom genommen hat, ansonsten von dem ekeligen Geschmack von dem Kondom – bäh. Da fällt mir noch ein Gefühl ein: Ersticken. Und am Ende das Zittern.*" Wir haben das Erstickungsgefühl noch unter A ergänzt.

**K:** Gedanken? Bewertungen? Henriette überlegt. „Ich hab mich weggeträumt. Immer wenn ich von der Schaukel geholt wurde, habe ich angefangen, ein Parallel-Leben zu führen. Ein Engel kommt mich holen, und wir fahren auf ein Schloss, und da gibt es einen wunderschönen Schlosspark, und da gibt es so viele schöne Blumen. Und wenn es ganz schlimm wurde, stand der Engel immer ganz weiß und durchscheinend auf der Wiese, lächelte und lockte mich: Komm nur, komm." Henriette weint. „Mein Gott, ich wäre tausendmal lieber gestorben – und irgendwie bin ich das auch. Irgendwas in mir ist damals wieder und wieder gestorben." Wir lassen uns Zeit für diese Erkenntnis, für dieses „Auftauen" aus dem jahrzehntelangen eingefrorenen Gefühl. Dann putzt sich Henriette die Nase und sagt: „Ich hab gar nichts anderes gedacht, ich hatte nur meine Parallelträume, die können wir hier unter K nehmen."

Haben wir noch etwas vergessen? Henriette überlegt. „Ja, ich glaube, es war so ein unendliches Schwächegefühl da, und gleichzeitig war ich so starr. Das möchte ich noch unter die Körpergefühle, also S, packen". Wir schreiben dies also dazu.

## 3. Stufe der Traumasynthese: Auswahl des ersten „pathogenen Kerns" oder „Hotspots"

Da dies Henriettes erste Traumasynthese ist, sagt sie auf meine Frage, was wohl das Schlimmste sei, das sie von diesem Traumaerleben bearbeiten möchte: „Eigentlich ist das Schlimmste vorher gewesen. Ich hab mir das hier ja extra als Erstes ausgesucht, weil das immer gleich ablief und ich mich immer so abgeschaltet hatte, und weil es nicht meine Eltern waren. Deshalb glaube ich, kann ich das als erste Lernerfahrung nehmen. Ich merke schon, dass es stimmt, was Sie gesagt haben: Dass wir danach sozusagen von vorne nach hinten mein Leben durchgehen und die Traumata durcharbeiten müssen – und vorher, da war das, was mein Vater mit mir gemacht hat. Davor habe ich jetzt noch zu große Angst. Aber wenn es um das hier geht, ich glaube, das Schlimmste hier war – die Einsamkeit. Diese Leere. Dass jeder so getan hat, als wäre das etwas ganz Normales. Das lief alles so routiniert ab wie am Schnürchen. Alle waren wir nur Schauspieler in irgendeiner grässlichen Inszenierung. Und die Starre und Schwäche bei mir, das innere Zittern. Ja, das gehört irgendwie zusammen." Ich frage, ob wir dieses Schlimmste auf ein, zwei kurze Begriffe bringen können. Henriette kneift die Augen zusammen vor Anstrengung, überlegt lange, dann sagt sie: „Der Ablauf und das erstarrte Zittern. Das trifft es wohl am besten." Ich spreche es nach und bitte sie, nachzuspüren, ob diese Begriffe „es" am besten umschreiben: „Der Ablauf – und das erstarrte Zittern." Henriette nickt. „Ja. Es reicht zu sagen: der Ablauf und das Zittern. Da ist alles drin."

Wir nennen das „Schlimmste", das, was Menschen an einem Trauma besonders entsetzt hat, den ersten „pathogenen Kern" (Van der Hart et al. 1995). Dieser Kern hat, wie ein Stein im Wasser, Kreise gezogen, viele Folgen gehabt. Später hat sich dafür der Begriff „Hotspot" eingebürgert. Für Henriette bedeutet das: Sie hat viele Jahre lang eine Sexroutine gelebt, bei der sie als empfindendes Wesen nicht vorkam, und fand das ganz normal. Sie hat sich phasenweise Männer von der Straße mit nach Hause genommen oder sich prostituiert – und immer gab es dies: den „Ablauf – und das erstarrte Zittern".

Viele Menschen, die ihr erstes oder einziges Trauma integrieren, wählen zuerst die Angst aus. Die Todesangst scheint für die meisten das Gefühl zu sein, das am schlimmsten von allem war. Oft ist es verbunden mit Gedanken wie: „Jetzt ist alles aus" oder „Das überlebe ich nicht".

Komplex traumatisierte Menschen wählen oft als erstes zu bearbeitendes Trauma nicht eines aus, das mit intensiver Todesangst verbunden war. Sie wissen schon, dass das noch auf sie wartet, aber sie müssen vorsichtig mit sich sein. Sie wählen auch nicht zuerst das Trauma aus, das mit dem intensivsten Verrat und dem schrecklichsten Vertrauensverlust verbunden war. Sondern ein „Übungs-Trauma", das schlimm genug war. Henriettes entsetzliche Geschichte, die sie sich zum „Üben" aussuchte, hätte sicher manche Menschen zerbrochen. Auch Henriette hat bisher schlimme Folgen davongetragen und aufgrund dieser Traumatisierung eine „fixe Idee" entwickelt, die ihr ein Trauma-Schema (siehe Kapitel 16) bescherte – etwas, an dem sie „festhing", das sie stets aufs Neue wiederholen oder reinszenieren musste: „Der Ablauf – und das Zittern."

## 4. Stufe der Traumasynthese: Die erste Durcharbeitung

Nun wird die KlientIn noch einmal (am besten über Fingersignale) gefragt: „Ist es in Ordnung, dass wir den ‚Film' dieses Traumas demnächst aus seinem Behältnis herausholen, ihn dann einlegen und ablaufen lassen, wobei Sie das, was Sie als Erstes ausgesucht haben, jetzt durcharbeiten?" Und man muss erklären, was „Durcharbeiten" heißt: Der imaginäre „Film" des Traumas wird mitsamt der damaligen Stichworte herbeigeholt (die Stichworte sind wahrscheinlich in den Therapieakten, und die TherapeutIn muss sie heraussuchen). Dann wird der Film „eingelegt" und durchgegangen, mit dem zentralen Punkt (dem pathogenen Kern / Hotspot), den sich die KlientIn ausgesucht hat.

**Wichtig:** Alle anderen Gefühle vorerst „nach hinten" schieben oder beiseitehalten (das kann auch die inneren Anteile betreffen, die diese „anderen Gefühle" gespeichert haben), wie es die KlientIn gelernt hat.

Die KlientIn wird dann gebeten, eine möglichst hohe Intensität dieses einen Hotspots zu erleben. Ich sage immer: „Möglichst zu 100 Prozent." Aber, wie unser Kollege Richard Kluft herausgefunden hat, reicht es völlig, wenn es auf einer Skala von 1 bis 5 bis zur Intensität 3 geht. Wie bei einem Heizungsthermostat – Stufe 3 reicht.

Um die Traumasynthese nun durchführen zu können, wird alles, was jünger ist in der KlientIn als das, was zur Zeit bearbeitet wird (bei Henriette: alle Anteile von ihr, die jünger sind als sieben Jahre), an ihre „Ausruh-Orte" (safe places) gebracht. Wenn die KlientIn sehr gespalten ist, muss außerdem geklärt werden, welcher erwachsene Anteil das Trauma integriert und welche anderen Anteile dabei hilfreich sein können.

Meist sind in der jeder Traumasynthese vorangehenden Ressourcenarbeit ein inneres hilfreiches Team oder ein „Ressourcenteam" gebildet worden (Kapitel 13). Diese imaginierten unterstützenden inneren Gestalten können jetzt hilfreich sein: Sie können Kraft und Stärke, Mut und Zuversicht vermitteln. Dissoziativ gespaltene KlientInnen können ihre inneren BeobachterInnen, WächterInnen, HelferInnen herbeirufen. Auch ehemalige Täterintrojekte können an dieser Stelle sehr nützlich sein, indem sie Zorn und Gleichmut beisteuern, was über die schrecklichsten Momente hinweghelfen kann.

**Allerdings Achtung:** Nicht die Introjekte des Täters, der sie während gerade dieses Traumas gequält hat, zur Traumasynthese als Helfer hinzunehmen. Also nicht die täterimitierenden Impulse, Gedanken, Gefühle – sonst gibt es innere Kämpfe, Loyalitätskonflikte oder die integrative Arbeit wird boykottiert („Gib zu, eigentlich hat es dir doch Spaß gemacht" – „Du bist das doch selber schuld" etc. Wenn solche Gedanken oder eine „Lust am Schmerz und Quälen" während der Traumaarbeit hinzukommen, bitte diese zuerst fokussieren!). Falls es ein entsprechendes täterimitierendes Denken und Fühlen (z. B. bei DIS: einen oder mehrere *alters*) gibt, erst klären, ob das Täterintrojekt die Arbeit toleriert und sich zurückziehen kann.

Bei Henriette gab es keinen konkreten täterimitierenden Anteil – zu sehr haben sowohl die Männer als auch Henriette einander als Objekte betrachtet. Später, als Henriette ihre Traumatisierungen mit dem Vater bearbeitete, war es sehr wohl wichtig, das Vater-Introjekt zur Tolerierung der Integrationsarbeit zu gewinnen! Dies parallel zu ihrem Entsetzen: „Ich bin ihm gefolgt wie ein Hündchen. Er konnte mit mir machen, was er wollte. Es war egal, was er mir antat. Ich habe ihm gehört, war sein Spielzeug …"

**Während und durch die Traumasynthese wird das Trauma zum ersten Mal in seiner Gesamtheit bewusst als ein raum-zeitlich begrenztes Ereignis wahrgenommen, welches die Gesamtpersönlichkeit überlebt hat und das sie jetzt zum „Dort und Damals" verweisen kann.**

Das Ziel ist, aus einem steten Wiedererleben und Reinszenieren ein integriertes, erzählbares, episodisches Ereignis zu machen, das erinnerbar wird als ein Bestandteil der eigenen Biografie – sozusagen von der „heißen" Amygdala-Spaltung zur „coolen" Hippocampus-Integration (Metcalfe et al. 1996). Dies alles lässt sich der KlientIn gut vermitteln und bestärkt ihren Entschluss, es jetzt zu wagen.

Geklärt wird außerdem, dass es maximal drei Durchgänge während einer Therapiesitzung geben kann und dass diese so kurz wie möglich gehalten werden. Dann legen wir den Film ein und spulen ihn imaginär an den Anfang zurück. Wenn ich sicher bin, dass die KlientIn jetzt bereit ist, gebe ich gern folgende Sätze mit:

„Sie können sich vorstellen, jetzt auf einem Podest zu stehen und ein dickes Seil in der Hand zu halten. Sie werden jetzt (bei gespaltenen KlientInnen: „Ihr werdet jetzt gemeinsam …") durch eine wichtige Erlebnisqualität, nämlich … (bei Henriette: „der Ablauf – und das Zittern"), hindurchschwingen und auf der anderen Seite, bei der letzten Szene (Henriette: „Wie Sie hinterher auf der Schaukel saß und wusste, dass Ihre Großmutter sie gleich hereinrufen würde") ankommen und wieder sicheren Boden unter den Füßen haben.

Ich begleite Sie dabei, indem ich die Stichworte nenne und Sie auffordern werde, „alles, was in Bezug auf … („den Ablauf – und das Zittern") da war, möglichst zu hundert Prozent noch einmal zu durchleben. Und ich werde Sie immer wieder auffordern, nirgendwo länger zu verharren, sondern weiterzumachen. Es kann sein, dass Sie durchaus starke Gefühle bekommen – das ist jetzt ganz in Ordnung. Wenn Sie aber den Eindruck haben, meine Stimme nicht mehr richtig zu hören oder ganz den Kontakt zur heutigen Wirklichkeit zu verlieren, bitte das vereinbarte Stoppsignal zeigen, nämlich, was war es noch? (Bei Henriette war es ein Heben der rechten Hand.) Dann hole ich Sie, wie wir es ja schon gemeinsam verlässlich eingeübt haben, heraus und helfe Ihnen beim Reorientieren. Ist das in Ordnung so?"

Mir ist es stets wichtig, dass die KlientIn mich, während ich das sage, als Erwachsene mit klarem Blick anschauen kann. Die meisten haben in dieser Situation auch Angst im Blick, kein Wunder. Doch dieses Mal gilt es: „Sollen wir jetzt anfangen? O.k., dann einmal tief Luft holen – und los: …"

Bei Henriettes Traumasynthese habe ich mir den Stichwortzettel herbeigeholt, und es ist etwa so abgelaufen (Details leicht geändert):

„So, jetzt legen wir den Film wieder ein – Sie hatten sich für eine Filmspule entschieden. Wir holen die aus meinem Gartenhäuschen heraus, ja?" Diese Bewegung wird gestisch begleitet. Dann: „O. k., bevor wir anfangen, machen Sie sich klar, dass alles, was Sie an Unterstützendem herbeigeholt haben, bei und um Sie herum ist …" (Klientin holt ein paarmal tief Luft, nickt.) „Und Sie können jederzeit unterbrechen, wir können auch jederzeit ganz heraus aus dieser Situation, nicht wahr? Ich werde Sie aber ermutigen, hindurchzugehen, um am anderen Ende wieder herauszukommen. O. k.? Es ist ein Film aus Ihrem damaligen Leben als Kind, dieser Film ist – wie lange her?" (Klientin leise: „Über 30 Jahre.") „Gut. Und wenn Sie bereit sind (Klientin strafft die Schultern), fangen wir an?" (Klientin nickt.)

**Erstes Bild:** *„Sie sitzen als Siebenjährige auf der Schaukel. Sind Sie dort? (Henriette starrt auf die Wand, die wir als Projektionsfläche ihres inneren Films ausgesucht haben, schluckt und nickt.) O. k., alles was da war an dem Gefühl: ‚der Ablauf – und das Zittern'. (Henriette überläuft ein Schauer, ich sehe, dass sich die Härchen auf ihrem Arm aufrichten. Sie wird blass und starrt weiterhin auf die Wand.) O. k., der Großvater kommt und nimmt Sie bei der Hand und geht mit Ihnen zum Gartentor, aus dem Gartentor auf die Straße, und Sie beide warten auf das Auto. Alles, was Sie als ‚der Ablauf – und das Zittern' empfunden haben, zu möglichst 100 Prozent. Sind Sie dort? (Henriette atmet schwer, nickt, knurrt: „Dieser Mistkerl.") O. k., gut. Weiter: Das Auto hält, Sie steigen hinten ein, der Großvater drückt den Kindersicherungsknopf und schließt die Tür – alles was da an ‚der Ablauf – und das Zittern' war, so viel wie möglich jetzt davon spüren. (Henriette sitzt kerzengerade da, wie sie wohl als Siebenjährige dasaß, und starrt geradeaus, nickt.) Weiter …*

*Bei der Stelle: „Was er mit Ihnen auf dem Stuhl gemacht hat, als er Sie auf dem Schoß hatte", wimmert Henriette, dreht und windet sich, schaut starr auf den Bildschirm, versucht mit einer Hand imaginär, die Hand des Täters von einer Stelle zwischen ihren Beinen „wegzudrücken". Jetzt zittert sie stark, stöhnt und braucht es offenbar, dass ich sage: „Weiter. Als er Sie auf das Bett gelegt hat …" – Henriette schüttelt den Kopf – „Warten Sie. Noch nicht … jetzt."*

*Dann wirft sie den Kopf hin und her, schaut dabei aber weiter auf die Stelle an der Wand, mit weit aufgerissenen Augen. Ganz offensichtlich erlebt sie jetzt das Geschehen intensiv nach. Ich erinnere sie: „Alle anderen Gefühle zurück. Nur ‚der Ablauf – und das Zittern', und das so viel wie möglich, so viel wie da war." Sie fängt an zu schlottern, murmelt: „Nnnnein, lass das, nicht auch das noch … nein, nein", jetzt lauter. Plötzlich dreht sie den Kopf zu mir um und sagt: „Das hab ich damals nicht gekonnt, ich war zu starr dazu, aber das ist es, was ich hätte sagen und tun sollen, ist das o. k.?" Ich gehe mit: „O. k., was auch immer Sie jetzt als Impuls haben, alles, was hilft, durch den ‚Ablauf und das Zittern' zu kommen." Jetzt beginnt sie zu rufen, schließlich zu schreien: „Nein, nein! Lass das, du Schwein! Du verdammtes Mistvieh! Ich will das nicht, du Tier du, ich will nicht, ich will nicht!" Sie macht wie in Zeitlupe abwehrende und schlagende Bewegungen mit den Armen. Dann beginnt sie zu weinen, dreht sich zu mir um: „Es hat ihn gar nicht interessiert, ich war doch noch so ein kleines Kind! Und ich habe immer deutlich gemacht, dass ich das nicht wollte. Und diese Schweine haben entweder gar nichts gesagt oder mir ins Ohr geflüstert: ‚Das gefällt dir, was? Du kleine Versaute‘ oder was auch immer.“ Ich bestätige mit „Ja. Genau. Sie haben völlig recht.“ Dann sage ich: „So viel, wie von ‚der Ablauf und das Zittern‘ da war. Weiter?“*

*Sie schaut wieder auf die Wand, holt tief Luft, nickt. „O. k., was er mit Ihnen auf dem Bett gemacht hat. Sind Sie noch dort?“ Sie nickt mit zusammengebissenen Zähnen. „Was auch immer da noch war an ‚der Ablauf und das Zittern‘.“ Jetzt fällt Henriette sichtlich in sich zusammen. „Ogottogottogott, es war so schrecklich. Auch danach.“ Tränen schießen ihr in die Augen. Wieder zittert sie, dieses Mal kraftlos. „Weiter“, sage ich, „als er aufstand und sich anzog und auf Ihre Sachen deutete. Sind Sie dort?“ Sie nickt, immer noch zusammengesunken, starrt auf die Stelle an der Wand. „Was da war an ‚der Ablauf und das Zittern‘? Möglichst zu 100 Prozent.“ Sie zittert, atmet schwer, sagt seitlich zu mir: „Und dann hab ich mich angezogen. Ich war ganz schwach, am liebsten wäre ich zusammengesunken und gestorben. Ich hab mich wie tot gefühlt, als ob jedes Leben aus mir gewichen ist. Geblieben ist nur das Zittern, ganz tief innen.“ Ein Schauer überläuft sie, sie schüttelt die Arme aus. „Uah, schrecklich. Nie wieder.“ „Genau“, bestätige ich, „nie wieder.“ Und was auch immer da noch war an ‚der Ablauf und das Zittern‘, schauen Sie genau hin ...“*

*So gehen wir die Szene weiter durch bis zum Ende: „Sie sitzen wieder auf der Schaukel und wissen, die Großmutter wird Sie gleich zum Essen hereinholen.“ Henriette ist nass geschwitzt. Sie schüttelt den Kopf. „Mensch, das muss die doch mitgekriegt haben. Vielleicht nicht. Vielleicht doch. Darüber muss ich noch nachdenken.“ Ich frage sie: „Alles, was da zum Schluss war mit ‚der Ablauf und das Zittern‘.“ Sie fröstelt, nickt, reibt sich die Arme, wieder hat sie Tränen in den Augen. „Mein Gott, mein Gott, warum hast du mich verlassen – das hab ich manchmal gedacht, so nebenher, wenn ich nicht ganz in meiner Parallelwelt versunken war.“ Jetzt weint sie, wirkt aber entspannt. Ich biete ihr ein Taschentuch an und frage: „Können wir den Film an der Stelle erst einmal ausblenden?“ Sie nickt, und ich bitte sie, den Blick von der Wand abzuwenden, sich mit dem Stuhl, auf dem sie sitzt, etwas anders zu drehen und mich kurz anzuschauen. Ihre Augen sind ganz dunkel vor Trauer.*

*„Gott, was war ich für ein armes Schwein. Nein, die anderen waren die Schweine, ich war ein armes Kind“, sagt sie jetzt, lächelt schief, und ich sehe, wie Zorn und Trauer in ihr miteinander ringen – beides ganz angemessene Gefühle in dieser Situation. Sie schüttelt wieder die Arme und nun auch ein Bein nach dem anderen aus, um die gefühlte Starre daraus zu entfernen. „Gibt es etwas, das Sie körperlich jetzt gern tun würden?“, frage ich. Sie atmet tief aus. „Ich würde gern dieses Starrezittern aus meinem Körper rauskriegen. Vielleicht gehe ich gleich schwimmen. Vielleicht sollte ich auch mal so was wie Taekwondo machen.“ Sie lacht dabei, aber ich nicke ihr nur aufmunternd zu. „Ja, weil ich gern richtig zuschlagen würde, diese Kerle einfach zu Brei hauen. Wa!“*

*Ich biete ihr eine Imagination an, wie sie die „Kerle zu Brei haut“, oder auch meinen Baseballschläger und einen Kissen- und Deckenstapel, auf den sie eindreschen könnte. Aber sie schüttelt den Kopf. „Nein, für heute ist es genug. Ich glaube, ich muss erst mal nach Hause, ein Ströphchen heulen, und dann gehe ich schwimmen.“*

## Stufe 5 der Traumasynthese: Skalierung und eventuelle weitere Durchgänge

„Wie viel Prozent von dem ursprünglichen ‚der Ablauf – und das Zittern' war das wohl, was Sie da eben beim Durchgang empfunden haben?", frage ich Henriette. Sie schaut zur Seite, überlegt. „Genug, jedenfalls von meinem Gefühl aus. Ja, genug. Sicher nicht so viel wie ursprünglich. Das war ja wirklich furchtbar. Aber genug. Vielleicht 80 oder 90 Prozent." – „Haben Sie das Gefühl, dass Sie das nächste Mal da noch weitermachen sollten, oder wollen Sie erst einmal abwarten, was sich jetzt sozusagen in Ihrem Hinterkopf schon von selbst zurechtrückt?", frage ich. Darauf Henriette, jetzt ganz sicher: „Erst mal abwarten. Da passiert sicher noch einiges. Gut, dass jetzt das Wochenende kommt. Zur Not werde ich es mit einer Decke und einer Wärmflasche auf dem Sofa verbringen." „Und, wäre das in Ordnung?" „Ja, das ist in Ordnung." Weitere Durchgänge werden also in dieser Sitzung nicht durchgeführt.

## Stufe 6 der Traumasynthese: Film „verpacken", Körpercheck und den Erfolg „feiern"

„Können wir den Film jetzt ausgeblendet lassen und ihn wieder sorgfältig verpacken?", frage ich Henriette. Sie nickt, wir konzentrieren uns beide noch für zwei Minuten und „verpacken" den Film wieder in meinem Gartenhäuschen.

Dann frage ich Henriette: „Könnten Sie bitte noch einmal Ihren Körper durchspüren: Gibt es irgendetwas, was noch darin ‚hängt', oder ist alles in Ordnung?" Sie konzentriert sich. „Das Zittern ist noch nicht ganz weg. Aber ich glaube, ich muss tatsächlich erst weinen und traurig sein und schwimmen und wütend sein." Ich frage noch einmal nach: „Ist es zu viel? Dann sollten wir das, was zu viel ist, noch einmal in die Distanz bringen. Oder ist es so in Ordnung?" Sie zögert. „Nein, ich möchte das jetzt nicht mehr wegtun. Ich glaube, es ist wichtig, dass ich es jetzt langsam aus mir rausbringe, und dazu muss ich es so lange fühlen, so lange es da ist. Dann merke ich auch, was ich brauche, damit es weniger wird. Aber es ist o. k. so."

Wir vereinbaren, dass wir in der nächsten Woche danach schauen, wie es ihr mit diesem Trauma weiter ergangen ist, und ich erinnere sie noch einmal an die Distanzierungstechniken, die wir eingeübt haben: Alles, was zu viel ist, kann sie in einen Tresor tun, unbesehen. Dazu gehören auch Körperreaktionen, die sie „zu viel" findet. Henriette nickt, ja, sie weiß, dass es diese Distanzierungsmöglichkeiten gibt. „So, Henriette, das haben Sie geschafft. Diese 80 bis 90 Prozent von ‚der Ablauf – und das Zittern' haben Sie durch. Sie können stolz darauf sein. Und Ihre inneren hilfreichen Gestalten auch. Sind die noch da?" „Ja klar, mein Beschützer tobt da drinnen vor sich hin", kichert Henriette, wird dann ernst, „und die anderen haben mir sehr geholfen.

Und meine innere Löwin hat mir die ganze Zeit Wärme gegeben". Sie schluckt. „Und wie ist es mit den kleinen Anteilen von Ihnen, die am sicheren Ort sind?" „Sollen da erst mal bleiben, ich muss erst noch in meiner Gefühlswelt aufräumen", meint Henriette. „Gut, und wenn Sie möchten, können Sie mit Ihren hilfreichen inneren Gestalten ruhig ein wenig feiern, dass Sie jetzt die erste Traumaintegration geschafft haben." „Ja, ich bin auch ganz stolz, es war ein hartes Stück Arbeit, wirklich so, wie ich es vorher schon geahnt habe", meint Henriette, wirkt dabei aber durchaus erleichtert.

Dann bedankt sie sich für meine Unterstützung und steht auf. Beim Hinausgehen meint sie noch: „Ich glaube, ich muss mir bald meine liebe Familie hier bei Ihnen noch mal genauer angucken. Auch meine liebe Oma, von der ich bisher dachte, sie hätte von nichts gewusst." „In Ordnung, machen wir", verspreche ich. „Und wer ist in den nächsten Tagen bei Ihnen?" „Meine Freundin kann ich anrufen, hab ich schon mit ihr ausgemacht", meint Henriette. „Einen Typen kann ich derzeit nicht um mich haben, aber vielleicht werde ich mit Inga zusammen was kochen. Aber zuerst habe ich das Bedürfnis, mit der Kleinen in mir allein zu sein und ihr zu sagen, wie schrecklich das alles war und dass ‚wir' das nie wieder erleben müssen. Dass es jetzt vorbei ist." Und dann geht sie hinaus, müde und erschöpft, aber sie wirkt durchaus entschlossen und zufrieden.

## Stufe 7 der Traumasynthese: Durcharbeiten von Resten sowie anderer pathogener Kerne

In der nächsten Sitzung nach einer (begonnenen) Traumasynthese – die möglichst in einem kürzeren zeitlichen Abstand zur Traumabearbeitung stattfinden sollte – gilt es unbedingt, noch einmal nachzufragen: Wie ist es der KlientIn in der Zwischenzeit ergangen? Was ist noch aufgetaucht? Und da gegebenenfalls weiterzumachen.

Henriette hat eine anstrengende Woche hinter sich, als sie zu mir kommt. „Ich lag tatsächlich das Wochenende überwiegend mit der Wärmflasche auf dem Bauch auf dem Sofa", berichtet sie. „Mir sind natürlich tausend Sachen eingefallen, und der Bauch hat ganz schön wehgetan." „Ganz schön oder ganz schlimm?", frage ich nach. „Beides. Irgendwie war es sehr schlimm, wie manchmal, wenn ich die Tage bekomme. Aber es war auch wichtig, ich hab gemerkt, dass diese Starre mehr und mehr von mir gewichen ist. Und viele, viele Bilder sind innerlich vorbeigerauscht. Es war ja sehr oft so, dass die mich da in diesem Haus am Wald verschachert haben. Und ich habe darüber nachgedacht, woher mein Großvater, der nur ein kleiner Handwerker war, sich jedes Jahr einen neuen Benz leisten konnte. Das hat mich so wütend gemacht, dass ich ihn am liebsten noch aus dem Grab herausgezerrt und geprügelt hätte.

Und geweint hab ich, ganze Taschentuchberge voll. Dazwischen habe ich immer wieder den Kopf geschüttelt und mir überlegt, dass meine Oma doch nicht so ahnungslos gewesen sein konnte. Meine Mutter ist schließlich ihre Tochter, und die hat mich auch ausgeliefert an meinen Vater. Der glaube ich nicht, dass sie nichts wusste. Die hat gesehen, wie unglücklich ich war, und hat gar nichts getan. So, als ginge ich sie gar nichts an. Sie war kalt und kümmerte sich nur um meine Schwester. So, als hätte sie mich aufgegeben. Diese ganze Familie war einfach kaputt. Aber glauben Sie bloß nicht, das hätte einer von außen gesehen!" Sie lacht bitter auf. „Mein Opa war mit meinem Vater zusammen im Schützenverein, und das waren ganz geachtete Leute im Ort. Unfassbar." Sie schüttelt immer wieder den Kopf. „Und ich habe immer gedacht, mit mir ist was nicht in Ordnung. Ich spinne, oder so."

Wir besprechen unser weiteres Vorgehen: Gibt es aus dem BASK noch weitere Einzelheiten, die wir durcharbeiten sollten? Henriette schüttelt den Kopf: „Jetzt nicht. Ich muss mir erst noch mal hier mehr Gedanken über meine Familie machen. Und dann will ich mal sehen, ob da noch Reste sind von dieser Haus-im-Wald-Geschichte." Sie ist so entschlossen, dass ich sie nur ermutigend anlächeln kann. „O. k., dann machen wir da weiter, wo Sie gerade spüren, dass es weitergehen soll." Henriette, die, als sie zu mir kam, immer nur zaghaft gesagt hatte: „Was soll ich bloß tun?", die sich abwechselnd als „schlammgrau" und als eine Art „Mutter Teresa" bezeichnet hatte, ist inzwischen kaum wiederzuerkennen, und ihre zunehmende Klarheit und Entschlossenheit, ihr Für-sich-Eintreten, scheinen ihr sehr gutzutun.

## Komplexe serielle Traumasynthese

Viele Traumatisierungen ähnlicher Art hatten ein erstes, ein schlimmstes und ein letztes Mal (siehe Abbildung 18.5).

> *Zum Beispiel bekam Annika Bartels (Name geändert) häufig nachts „Besuch" von ihrem Vater, der ihr zunehmend schlimme sexuelle Gewalt antat. Es fing an, als sie etwa vier Jahre alt war, und es ging, bis sie zwölf war und zum ersten Mal ihre Periode bekam. Bei ihr haben wir alle Traumatisierungen – ähnlich wie bei Henriette – „in einem Rutsch" durchgearbeitet, mussten aber auch auf das „schlimmste Mal" achten. Das war, als ihre Mutter eines Nachts in der Tür stand, den Vater „in flagranti" erwischte – und sich umdrehte und wieder in ihr Schlafzimmer ging. Dieser ultimative Verrat – auch die Mutter half ihr nicht – war für Annika das Schlimmste.*

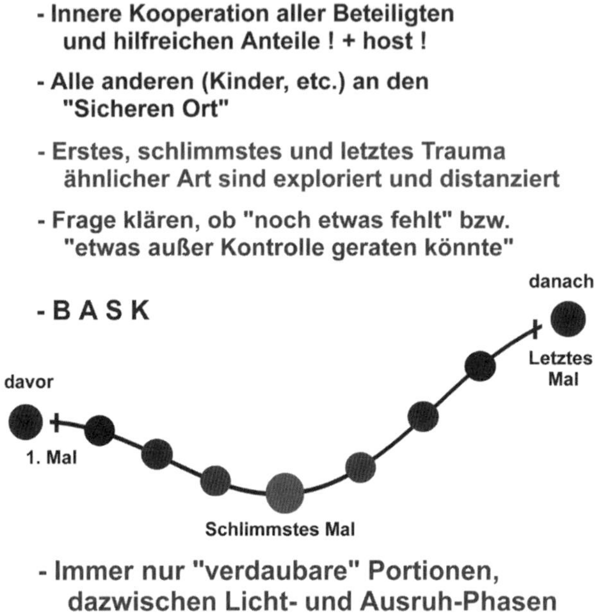


**Abbildung 18.5:** Komplexe serielle Traumasynthese

> Annika brauchte vier Traumasynthese-Sitzungen. Zuerst wollte sie die Angst bearbeiten (von der ersten Angstlust als kleines Mädchen bis zur dumpfen Panik, wenn sie später die Schritte vor ihrer Tür zögern hörte), dann ihre Körperempfindungen (von der Lust bis zum schmerzhaft empfundenen Zwangsorgasmus durch den Vater; vom zarten Sich-Anschmiegen bis zum scharfen Schmerz des Penetriert-Werdens). Dann suchte sie sich das Thema „Verrat und Verwandlung“ aus, worunter sie verstand, dass sie sich von ihrem Vater, der sich vom „Schmusebär“ in einen „reißenden Wolf“ verwandeln könne, verraten fühlte; ebenso aber von ihrer Mutter, die sie erst als ahnungslos empfand, bis sie sie im Türrahmen stehen und sich abwenden sah. Und in der vierten Sitzung schließlich ging es um ihre Gedanken. Sie wählte aus „Es ist meine Schuld“, „Ich bin schmutzig“, „Ich bin nichts wert“ und „Es ist alles gar nicht wahr, ich bin verrückt“.

Bei Henriette ging es ähnlich, wir brauchten noch ein halbes Jahr, bis sie sich der Gewalt durch den Vater nähern konnte. Auch bei ihr spielten der Verrat der Eltern und das Verlassensein eine große Rolle bei der Durcharbeitung. Danach musste noch ein Einzeltrauma bearbeitet werden: Das eine Mal (oder die paar Male, sagte sie bei näherem Hinschauen), als der Vater nicht zu ihr ans Bett kam, sondern ans Nachbarbett zu ihrer Schwester ging. Der Gefühlsmix aus Erleichterung, Eifersucht, Neid, Verzweiflung und das „Ich gönne es ihr, soll sie doch auch mal sehen, wie das ist“ mussten in zwei Sitzungen bearbeitet werden.

## Stufe 8 der Traumasynthese: Überprüfen der Integration

Eine erfolgreiche Traumasynthese hat deutliche Folgen. Dazu gehören unter anderem:

- Symptomverringerung oder sogar Auflösung des mit dem Trauma verbundenen (Haupt-)Symptoms
- Auflösen des Traumaschemas
- ein besserer Schlaf; die mit dem Trauma verbundenen Albträume verschwinden
- verbessertes Selbstwertgefühl, mehr Ruhe und Klarheit, den eigenen Standpunkt zu sehen und die eigenen Interessen zu vertreten
- mehr Zorn als Wut
- mehr Trauer als Depression
- ein deutliches Gefühl der Erleichterung, der „Leichtigkeit"
- Dinge tun und sich gönnen können, die man wirklich will
- Dinge lassen können, die man nicht will (Süchte, Zwänge)
- verbesserte Zukunftsperspektive
- gesündere Beziehungen
- Klären von Sinnfragen
- vorsichtiges Nachdenken über eine andere, neue Spiritualität
- verbesserte allgemeine Stressresistenz
- Konflikte und Probleme erreichen ein „normales, neurotisches" Niveau

### Zusammenfassung: Die wichtigsten Punkte der Traumasynthese

- Die KlientIn bestimmt, ob sie Traumamaterial durcharbeitet oder nicht.

**Das BASK-Modell:**

- Was ist passiert? (**B**ehavior)
- Welche Gefühle waren beteiligt? (**A**ffect)
- Welche Körperempfindungen spielten eine große Rolle? (**S**ensation)
- Welche Gedanken und Bewertungen spielten eine Rolle? (**K**nowledge)

- Das BASK-Modell wird zuerst auf ein Trauma angewandt, das nicht das „Allerschlimmste" war.
- Das per Screen distanzierte Material wird ggf. ergänzt um die (hoch affektiven?!) BASK-Anteile, die noch nicht exploriert worden sind.
- Durcharbeiten der BASK-Anteile des Traumas, von T0 bis TZ, mindestens bis zu einer Qualität von 3, von insgesamt fünf Intensitätsgraden.
- Wiederholen, bis diese BASK-Anteile ausreichend bearbeitet sind.
- Das nächste BASK-„Paket" schnüren und durcharbeiten, wie oben.
- Bei mehreren Traumatisierungen: Nach einem „Probedurchlauf" mit der zeitlich frühesten beginnen.

- Bei mehreren Traumatisierungen ähnlicher Art: das erste Mal, das schlimmste Mal, das letzte Mal.
- Das traumatische Material ausreichend durcharbeiten, bis die KlientIn den Eindruck hat, das Trauma gut integrieren zu können.
- Als zusätzliche Expositionstechnik kann EMDR eingesetzt werden; nach und nach auch körpertherapeutische Bearbeitungsmöglichkeiten.
- Gut gearbeitet = deutliche Symptomverbesserung oder -freiheit.

Aufgrund der guten Möglichkeit, mit der Bildschirmtechnik, Containmenttechniken und der „Timeline“ (mit der autobiografischen Lebenslinie) zu arbeiten, habe ich eine Technik entwickelt, die es ermöglicht, einen Affekt über das ganze Leben zu bearbeiten und dabei auch den transgenerationalen Affekt-Transfer mit in die Bearbeitung hineinzunehmen. Diese „Affektketten-Technik“ werde ich, ebenso wie die Explorationsmethode „Kaskaden-Technik und die den Körper einbeziehenden Techniken „KPR“ (Körper-Problem-Ressourcentechnik) sowie „HAH“ (Hand aufs Herz), in einer Extra-Monografie beschreiben (s. auch Huber 2013).

# 19. Psychohygiene: Die Mitempfindens- müdigkeit verhindern

*„Die traumatische Übertragung besitzt, im Gegensatz zu der gewöhnlichen therapeutischen Erfahrung, eine Qualität, bei der es ‚um Leben und Tod' geht."* (Judith Herman)

*„Wie soll ich meine Seele halten, dass*
*sie nicht an deine rührt? Wie soll ich sie*
*hinheben über dich zu andern Dingen?*
*Ach, gerne möchte ich sie bei irgendwas*
*Verlorenem im Dunkel unterbringen*
*an einer fremden stillen Stelle, die*
*nicht weiterschwingt, wenn deine Tiefen schwingen …"*
(Rainer Maria Rilke, 1907)

Traumatherapie setzt nicht nur den Betroffenen zu, sondern auch den TherapeutInnen. Dieses Thema lässt sich erweitern: Der Umgang mit traumatisierten Menschen setzt allen Personen zu, die diese Menschen begleiten und unterstützen (wollen). Besonders wenn die Zeit der Durcharbeitung gekommen ist, aber auch in jedem anderen Stadium, in dem die „heißen Affekte" im Raum sind: Wenn eine KlientIn herzzerreißend weint, sich vor Schmerzen krümmt, wenn ihr Kummer und ihre Verzweiflung jede Ecke des Raumes ausfüllen; wenn sie sich während einer Abreaktion oder der Traumasynthese buchstäblich windet und laut – oder meist eher: unterdrückt – schreit, vor Schmerz, Entsetzen, Todesangst oder Wut, dann kämpfen wir PsychotherapeutInnen wie alle HelferInnen nicht selten mit unseren Emotionen.

Der Satz einer Klientin: „Ich würde lieber zum Kieferchirurgen gehen als zur Traumatherapie", ist sicher verständlich. Und auch wir HelferInnen können und dürfen nicht davonlaufen. Wir müssen stark sein. Stark genug, um dem namenlosen Entsetzen Raum zu lassen, bis es Worte findet, und aushalten, aushalten, aushalten. Zart genug, um das Vertrauen der so sehr geschundenen Menschen zu gewinnen. Geduldig genug, um sie vielleicht über Jahre, manchmal über viele Jahre zu begleiten. Und mutig genug, ihrem Bedürfnis zu widerstehen, ihr Leben zu ordnen, ihnen Ratschläge zu geben oder sie zu „adoptieren" (es sei denn, genau dies ist unsere professionelle Aufgabe, als Pflege- oder Adoptivmutter zum Beispiel).

Eine traumazentrierte Psychotherapie mit früh traumatisierten Menschen ist vielleicht die schwierigste Herausforderung an die Persönlichkeit von Helfenden, an ihre Integrität, ihre Feinfühligkeit und ihre Abgrenzungsfähigkeit. Sie bedeutet weit mehr als nur „dabeibleiben und aushalten", auch wenn das schon sehr viel ist. Es bedeutet auch, sich stets weiter in guten Behandlungsmethoden zu trainieren, und stellt hohe Anforderungen an ihre Fähigkeit zur kritischen Selbstreflexion und zur Verarbeitung der vielen Schrecken, deren Zeuge sie tagtäglich werden.

In diesem letzten Kapitel geht es um die besondere Übertragungs- und Gegenübertragungsdynamik im Umgang mit traumatisierten Menschen – und um die externen Belastungen, denen sich professionelle HelferInnen, etwa ÄrztInnen und PsychologInnen, die traumazentrierte Psychotherapie betreiben, heute gegenübersehen und die ihre Arbeit zusätzlich erschweren. Vieles von dem Gesagten trifft aber auch auf andere HelferInnen – einschließlich Angehörigen und FreundInnen – zu.

## 19.1 Die fundamentale Attacke des Traumas auf die Identität

Ein Trauma attackiert den inneren Zusammenhalt, die Fähigkeit zur Realitätsprüfung und die Weltanschauung der Betroffenen dieses Extremstresses (s. Dalenberg 2000) – mit anderen Worten: ihre Identität. Liebevolle Partner, Angehörige und auch die Therapeuten versuchen, zur inneren Welt des Opfers / der Überlebenden Zugang zu finden und ihm / ihr bei der Integration des Abgespaltenen, weil Unerträglichen, zu helfen. Tendenziell – bei stark dissoziativen Menschen sogar ganz gewiss – werden diese hilfreichen „anderen" von den Überlebenden mit der Zeit „nach innen genommen", als eine positive, den inneren Zusammenhalt fördernde Kraft, die man „ein gutes Introjekt" nennt. Die Stimme der hilfreichen „anderen" bekommt in der Innenwelt der Überlebenden einen wichtigen Stellenwert. In der Traumatherapie wird dies sogar gezielt nutzbar gemacht, denn die freundliche Stimme z. B. der TherapeutIn kann aus Flashbacks herausholen, kann im Innern weiterwirken und die Botschaft „Alles wird gut" – oder zumindest: „Jetzt wird es sicher und gut ausgehen" – überdauern lassen, auch dann, wenn die Betroffene selbst das nicht (noch nicht oder vorübergehend nicht mehr) weiß. Das ist der Vorteil des freundlichen Zugangs zum Inneren der Traumaüberlebenden (s. auch Brière 1992).

Der Nachteil: Die hilfreichen anderen bekommen unterwegs selbst die Bedrohung des inneren Zusammenhalts zu spüren, welche das Traumaopfer erlebt. Im schlimmsten Fall kann es bei den HelferInnen zu einer ernsthaften Bedrohung der sogenannten Selbstkohärenz – was mit „innerem Zusammenhalt" nur unzureichend übersetzt ist – kommen. Und es gibt kaum einen größeren Stress, den ein Mensch erleben kann, als eine solche Bedrohung, die ihrerseits einen beinahe oder tatsächlich traumatisierenden Charakter besitzt. Der Begriff Selbstkohärenz verweist darauf, dass wir Menschen ein Gefühl dafür brauchen, wer wir sind – und wer wir nicht sind. Dass wir etwas, das zu uns gehört, als „ich-synton" wahrnehmen, während wir eigenes Erleben, Verhalten, Denken und Fühlen, das uns wie aufgezwungen oder anderweitig selbst-fremd erscheint, als „ich-dyston" empfinden.

Wir haben alle ein Gespür dafür, ob etwas, das wir gerade fühlen, eher unseres ist oder eher von jemand anderem zu uns herüberkommt und wir es vorübergehend auch so fühlen. Wenn dieses Gespür für den Unterschied verloren geht, ist dies für einen Menschen äußerst bedrohlich. Das zeigt schon, wie sehr wir HelferInnen, die wir das „Mitschwingen" und „Mitempfinden" brauchen, um das Vertrauen der traumatisierten Menschen zu bekommen, im Umgang mit ihnen von ihren radikalen inneren Brüchen und Umbrüchen, Spaltungen und höchst dramatischen Emotionen mit gebeutelt werden.

Tiefenpsychologen haben für die Empfindung von TherapeutInnen, beim empathischen Mitschwingen mit der PatientIn deren Gedanken, Gefühle oder Verhaltensweisen nachzuempfinden, ja sogar anzunehmen, den Begriff der „Übertragung" gewählt (der Begriff kann im Übrigen in der psychoanalytischen Theorie noch sehr viel mehr bedeuten; hier und im Folgenden ist er im genannten Sinne gemeint). Für die Reaktion der TherapeutIn auf das, was die PatientIn da überträgt, wird gewöhnlich der Begriff der „Gegenübertragung" verwendet. Mehrere Bücher beschäftigten sich in den letzten Jahren ausdrücklich mit den besonderen Gefahren, denen sich TraumatherapeutInnen in Bezug auf die eigene Gesundheit durch intensive traumatische Übertragungs- und Gegenübertragungserlebnisse gegenübersehen (Cavanagh et al. 2015, Dalenberg 2000, Figley 1995, Pearlman & Saakvitne 1995, Saakvitne 1996, Schwartz 2000, Stamm 2003, Weiss 2002, Wilson & Lindy 1994).

So müssen also alle HelferInnen, insbesondere beim Umgang mit früh und chronisch traumatisierten, und hier wiederum besonders mit hochdissoziativen Menschen intensive Aufmerksamkeit auf die eigene seelische Gesundheit richten und das betreiben, was in seltsamem Psychologen-Deutsch „Psychohygiene" heißt. Sie müssen sich – nichts anderes ist damit gemeint – um die Gesundheit („Hygiene") ihrer Seele (Psyche) kümmern.

In der Vorbereitung dieses Textes habe ich einmal die von mir inzwischen durchgeführten über zehntausend Stunden Supervision mit KollegInnen in der Traumaarbeit Revue passieren lassen, um herauszufinden, welche Belastungen mir am häufigsten genannt wurden. Nun bin ich spezialisiert auf die Traumatherapie mit komplex Traumatisierten, das bedeutet: mit Menschen, die früh und über lange Zeit – möglicherweise derzeit immer noch – traumatisiert sind. Nicht selten werde ich, abgesehen von den Kliniken, in denen ich regelmäßig mit dem Team von Traumastationen Supervisionen durchführe, als eine Art „Trouble-Shooter" geholt, wenn scheinbar „nichts mehr geht". Auch ambulant arbeitende KollegInnen rufen mich meist dann zur Hilfe, wenn es „wirklich brennt". Dennoch war ich selbst überrascht, als ich bei der „Hitliste der am häufigsten genannten Gründe für Supervision" feststellte: Platz 1 gehört der externen Bedrohung der KlientIn – und der Frage nach der eigenen Gefährdung der TherapeutIn. Platz 2 geht an mangelnde Unterstützung sowie Entwertung durch Kollegen, Vorgesetzte und andere (z. B. Krankenkassenmitarbeiter, Prozessgutachter, Presse etc.). Und erst auf Platz 3 kommt der Kummer, der aus der therapeutischen Arbeit mit den traumatisierten Menschen selbst entsteht.

Das zeigt: Externe Probleme, die mit dem unmittelbaren helfenden Kontakt mit Traumatisierten wenig zu tun haben, setzen den Helfenden weitaus am häufigsten zu.

## 19.2 Die schlimmste Bedrohung der Helfer-Psyche: Akute Gefährdung der KlientIn

Am deutlichsten wohl ist die seelische Integrität der HelferInnen gefährdet, wenn sie eine Person begleiten, die nach wie vor von anderen Menschen bedroht oder sogar traumatisiert wird; wenn also die externe Sicherheit der Schutzbefohlenen nicht gewährleistet und möglicherweise die der HelferInnen gefährdet ist.

**Beispiel**

Karin Fischer ist die Therapeutin von Lisa Karst (Namen und Orte geändert). Lisa ist 16 und wird von ihrem Vater, einem wegen Herstellung und Verbreitung von Kinderpornografie mehrfach vorbestraften, aber gerade wieder nach nur kurzer Haft aus dem Gefängnis entlassenen Mann aus der Stuttgarter Rotlichtszene, und dessen „Kumpels" gesucht und verfolgt.

Lisa lebt in einer betreuten Wohngemeinschaft, der Vater darf sie offiziell nicht sehen, ruft sie aber dauernd an, schickt ihr SMS und seine Kumpels im Auto vorbei. Erst vor Kurzem hat sich Lisa ihrer Therapeutin anvertraut: Ab und zu fängt einer der Männer sie ab, dann fühlt sie sich jeweils gelähmt vor Angst – und wenn sie auch nur Ansätze zeigt, sich zu wehren, hält er ihr einen Teaser (Elektroschocker) an den Arm. Sie sackt dann zusammen, der Mann „hält" sie, und sie geht mit oder wird halb mitgeschleift. Sie befindet sich also nicht in Sicherheit, sondern wird, wie sie nach und nach stockend berichtet, in unregelmäßigen Abständen weiterhin vergewaltigt, gefoltert und dabei gefilmt sowie zur Zwangsprostitution benutzt. Seit ihrem „Geständnis" der Therapeutin gegenüber spürt Lisa einen zunehmenden Selbstverletzungsdruck und Suizidneigungen, da sie etwas „verraten" hat. Außerdem quält sie die Panik, die Täter könnten nicht nur ihr etwas tun, sondern auch der Therapeutin und den Mitarbeiterinnen der Wohngruppe.

Bei Nachfragen der Therapeutin schildert Lisa zögernd: Für den Fall, dass sie nicht „freiwillig" aus der Wohngruppe auszieht bzw. die Therapie abbricht, haben die Täter gedroht, die Therapeutin „umzubringen".

Karin Fischer hat noch nie eine Jugendliche „aus dem Milieu“ in Therapie gehabt. Sie kann nicht einschätzen, ob die Drohungen ernst zu nehmen sind. Sie weiß nicht, dass Täter aus diesem organisierten kriminellen Milieu sich nicht an TherapeutInnen herantrauen, sondern lediglich Drohgesten machen – und natürlich das Opfer, das noch unter ihrem „Bann“ steht, weiter bedrohen und attackieren, mit dem Ziel, dass es weiterhin für die Zwecke der Täter missbraucht werden kann, mindestens aber den Mund hält und nicht aus den zerstörerischen Bindungen auszusteigen und sich in Sicherheit zu bringen wagt.

Da sie ihre eigene tatsächliche Gefährdung nicht einschätzen kann, wird Karin Fischer nervös. Sie kann schlecht schlafen, schreckt bei jedem ungewöhnlichen Benehmen von Passanten, jedem hupenden Auto zusammen. Ab und zu erhält sie anonyme Anrufe, besonders nachts: Jemand atmet am anderen Ende, aber sagt nichts und legt auf. Karin Fischer überlegt, die Therapie mit Lisa abzubrechen ...

Es lässt sich mühelos vorstellen, dass die Therapeutin – wenn sie keine adäquate Unterstützung durch KollegInnen, etwa in Form von Supervision, bekommt – nach ein paar Wochen mit den Nerven am Ende ist. Zum einen, weil sie nicht eine Überlebende, sondern ein nach wie vor traumatisiertes Opfer begleitet: Lisa, die immer wieder mit neuem Entsetzen und neuen Verletzungen zu ihr kommt. Zum anderen, weil sie sich selbst gefährdet fühlt. Mir sind im Lauf der Zeit Hunderte solcher Fälle in Supervisionen begegnet, und um ihre eigene seelische Gesundheit zu erhalten oder wiederzugewinnen, mussten die TherapeutInnen manchmal wirklich eine KlientIn abgeben. Meist jedoch suche ich – wie jede verantwortliche Supervisorin vermutlich – gemeinsam mit der KollegIn einen anderen Weg, bei dem es unter anderem um die Beantwortung der Frage geht:

## Bin ich gefährdet und / oder ist es meine Schutzbefohlene?

Es gilt also, ständige Realitätsüberprüfungen vorzunehmen: Wie realistisch ist die eigene Gefährdung; sind andere HelferInnen schon einmal bedroht, verletzt oder gar getötet worden? Etc. Mein Hinweis: Eine große Befragung der internationalen Traumafachgesellschaft ISSD hat ergeben, dass unter 1.200 antwortenden TherapeutInnen, die mit hochdissoziativen Menschen arbeiteten oder noch arbeiten, bis auf eine Ausnahme alle betonten, selbst nie ernsthaft gefährdet gewesen zu sein. Übrigens ging nach Aussagen der TherapeutInnen fast immer eine eventuelle Gefährdung (dass man in der Praxis oder Beratungsstelle bestohlen wurde, es zu Sachbeschädigungen kam, anonyme Anrufe oder Drohbriefe kamen oder gar körperliche Bedrohungen bestanden) von der PatientIn selbst aus – nicht von Tätern, von welchen die PatientIn bedroht wurde (Perry 1993).

Auch Gayle Woodsum, die in den USA bereits in den 1980er-Jahren die Organisation „Looking Up“ gegründet hat, welche zigtausend Menschen geholfen hat, sich aus Täterzusammenhängen zu lösen, berichtete, sie sei niemals ernsthaft in ihrer körperlichen Integrität gefährdet gewesen (Woodsum 1998). Dennoch gilt es natürlich, das jeweilige Gefährdungspotenzial in der konkreten Behandlungssituation abzuschätzen. Dies insbesondere, wenn die TherapeutInnen selbst „etwas“ in ihrem Briefkasten finden, das auf eine Art Drohung verweist (einem Kollegen war einmal in einem Paket eine Rinderzunge zugesandt worden; Kliniken erleben „Telefonterror“ der Art: „Lassen Sie sie los, sie gehört uns!“ Etc.), oder wenn eine tote Ratte oder ein totes Huhn vor der Tür liegt, wenn anonyme Anrufe kommen, wenn während der Therapiestunden jemand dauernd draußen pfeift, Hupe oder Lichthupe betätigt; wenn beim Nachhausefahren das Gefühl entsteht, dass man verfolgt wird etc. In den vielen Supervisionsstunden, die ich selbst mit KollegInnen durchgeführt habe, die traumatisierte Menschen in Psychotherapie oder Beratung hatten, sind mir allerdings nur sehr selten konkrete Gefährdungen der KollegInnen für Leib und Leben benannt worden. Ängste davor aber recht häufig.

### *Hier meine Sammlung an kritischen Situationen:*

- In einem Fall erzählte mir eine Mitarbeiterin einer Beratungsstelle, die Täter einer Klientin hätten ihr (der Beraterin) in einem Telefonat gedroht, ihrem sechsjährigen Kind etwas zu tun, und als Erstes würden sie das Fahrrad des Kindes zerstören. Als das Fahrrad tatsächlich aus unerklärlichen Gründen beschädigt war, habe ich der Kollegin zum Schutz ihres Kindes geraten, die Klientin abzugeben, denn die Sicherheit der Behandlerin und ihres Kindes sowie die Integrität der Räumlichkeiten, in denen sie sich privat und/oder beruflich befinden, geht selbstverständlich vor. (War es die Klientin mit ihren täteridentifizierten Innenanteilen oder -zuständen? Waren es die äußeren Täter? Wir werden es nie wissen.)
- Einige KollegInnen, die mit KlientInnen arbeiteten, welche nach eigenen Aussagen noch von Tätern bedroht wurden, haben mir berichtet, dass sie (Beinahe-)Unfälle mit dem PKW hatten, weil ein Reifen manipuliert worden war (etwa durch das Lösen von Schrauben, durch einen Messerschnitt, durch eine eingedrückte Krampe oder Schraube). In allen Fällen habe ich geraten, a) die Reifenmanipulation anzuzeigen, was die Kollegen meist auch getan haben, und b) die Zusammenarbeit mit der KlientIn zu überprüfen.
- Eine Kollegin, die mit einer offensichtlich noch bedrohten KlientIn arbeitete, erzählte aufgebracht, sie habe einen anonymen Anruf bekommen, bei dem ihr die Stimme ihrer dreijährigen Tochter eingespielt wurde. Obwohl ihre Tochter zum Zeitpunkt des Anrufs neben ihr stand, seien ihr die Knie weich geworden. Sie

habe das Geschehen rekonstruiert, und es könne nur so gewesen sein: Bei einem früheren Anruf sei wohl ihre kleine Tochter an den Apparat gegangen, und der anonyme Anrufer habe offenbar das Gebrabbel des Kindes aufgenommen und es ihr wieder abgespielt. Auch in diesem Fall haben wir besprochen, ob es nicht ratsam sei, die Therapie abzugeben, denn eine Therapeutin, die Angst um ihr Kind hat und (zumindest unbewusst) die Klientin als Quelle dieser Angst sieht, wird wahrscheinlich die Klientin nicht mehr adäquat betreuen können.

- In einigen Praxen, Beratungsstellen und Kliniken sind anonyme Anrufe eingegangen, in denen sinngemäß Folgendes gesagt wurde: „Geben Sie die [Name der Patientin] frei, sie gehört zu uns. Lassen Sie sie sofort gehen …" In einer Klinik gingen in einem Fall so viele derartige Anrufe an einem Tag ein, dass die Patientin entlassen werden musste, weil der Klinikbetrieb lahmgelegt wurde. Die Kolleginnen haben noch versucht, ihr einen Platz in einem Frauenhaus zu vermitteln, aber als sie am nächsten Tag dort nach ihr fragten, war sie verschwunden.

Viele KollegInnen übernehmen die Angst der KlientIn zunächst einmal ungeprüft und zittern mit ihr um ihr Leben. Manche professionellen HelferInnen haben sich sogar auf eine Art und Weise benommen, wie sie es sicher noch nie zuvor in ihrem Leben getan haben: Sie haben die KlientIn bei sich oder bei Freunden untergebracht oder einen Privatdetektiv angeheuert. Sie haben die angeblichen Täter hinter dem Rücken der PatientIn bei der Polizei angezeigt oder sind gar mit der Klientin „untergetaucht"; oder haben viele Stunden (oder sogar Tage!) hintereinander mit ihr therapeutisch gearbeitet und das „Deprogrammieren" genannt, um dadurch angeblich die Bindung der KlientIn an die Täter zu lösen etc.

Ein solches (Mit-)Agieren ist für die psychotherapeutische Arbeit meist wenig hilfreich und sollte natürlich durch eine Reflexion über die traumatische Übertragungs- und Gegenübertragungsdynamik ersetzt werden. Spätestens wenn man sich als professionelle/r Helfer oder Helferin bei einem solchen Verhalten, schon bei dem starken Impuls dazu, ertappt, empfehle ich dringend, sich supervisorische Unterstützung zu holen. Mir selbst ist es allerdings nicht immer gelungen, der jeweiligen KollegIn ihren eigenen Anteil an diesem Agieren und Mitagieren deutlich zu machen, und so manches Mal musste ich abwägen, ob ich die Supervision niederlege oder in der Hoffnung weitermache, die KollegIn doch zu einem einsichtsvollen Verhalten begleiten zu können.

## 19.3 Die zweitschlimmste Bedrohung der Helfer-Psyche: Mangelnde Unterstützung und Entwertung durch KollegInnen und Vorgesetzte

Leider habe ich auch schon so manche kompetente und motivierte Kolleginnen und Kollegen an Strukturen und Personen scheitern sehen, die sich dem traumatherapeutischen Konzept widersetzen.

**Beispiel**

Eine Traumastation aufzubauen ist eine enorme Anstrengung, kann aber durchaus sehr viel Freude machen. Es sei denn, Vorgesetzte und MitarbeiterInnen torpedieren diesen Aufbau. Altes psychiatrisches Denken, nach dem die PatientInnen vor allem „zu spuren" haben sowie Neid auf die bessere personelle und finanzielle Ausstattung für Traumatherapie auf Nachbarstationen verführen manche Professionelle im Gesundheitswesen dazu, einem traumatherapeutischen Konzept das Scheitern zu wünschen. Sie alle wissen, wie man Kollegen mobben kann – in einigen Kliniken findet dies gegen KollegInnen statt, die frischen Wind im Sinne der Traumatherapie, des achtsamen und respektvollen Umgangs mit PatientInnen auf die Stationen bringen wollen.

Auch ambulant arbeitende KollegInnen erleben sehr viel Stress durch äußere Strukturen (Kassenzulassung und -abrechnungen, Gutachter- und Arztberichte) und durch Personen, etwa in Gestalt mancher Gutachter für Krankenkassen und den medizinischen Dienst, die einfach nicht akzeptieren wollen, dass Traumabehandlung ein schulenübergreifendes Vorgehen verlangt. Am Wochenende dazusitzen und den lebendigen Prozess einer Traumatherapie in das verbale Korsett der Verhaltenstherapie- bzw. Tiefenpsychologie- oder Psychoanalyse-Nomenklatur zu pressen (die einzigen von den Kassenrichtlinien her anerkannten Psychotherapieformen) kann ebenso stressreich sein wie das ständige Wissen darum, dass die KlientIn eine *wirkliche* Langzeittherapie benötigt und nicht das, was Krankenkassen landläufig darunter verstehen, nämlich maximal 80–100 Therapiestunden à 50 Minuten.

So werden viele KollegInnen also von drei Seiten in die Mangel genommen:

- von KollegInnen, die diese Arbeit nicht wollen, sie boykottieren oder die traumarelevanten Diagnosen anzweifeln – etwa die Diagnose Komplexe PTBS, die in der ICD-11 inzwischen verankert wurde, oder die Diagnose der Dissoziativen Identitätsstörung („alles neumodischer Quatsch aus Amerika");
- von KollegInnen, die die TherapeutIn, welche in der Ratsuchenden eine traumatisierte Person erkennt, entwerten mit Sprüchen wie: „Das ist bloß deine eigene Gegenübertragung" oder „Die Patientin ist nur eine klassische Borderlinerin, die sich wichtigtun will, und du fällst auf sie rein!"
- Und von den KlientInnen, die in Not sind, und denen sie gerecht werden wollen.

In Bezug auf das Thema äußere Gefährdung wird die HelferIn, insbesonders in Gestalt der TraumatherapeutIn, welche die reale Lebenssituation der (komplex traumatisierten) PatientIn ebenso berücksichtigen muss wie ihre Psychodynamik, sich fragen (und dies auch überprüfen müssen):

## Handelt es sich um eine äußere Gefährdung der KlientIn oder um deren innere Täter-Opfer-Reinszenierung?

Oft können Betroffene nicht oder nur unter sehr großen Mühen unterscheiden, ob sie in ihrer äußeren Sicherheit durch externe Täter bedroht sind oder ob es sich um eine innere Bedrohung handelt. Je gespaltener die KlientIn ist, desto mehr wird sie dazu neigen, auch die Täter und täterloyale Menschen in ihrem Umfeld sozusagen „nach innen" zu nehmen; wir sprechen dann von Täterintrojekten: täterloyalen bzw. täteridentifizierten Persönlichkeitszuständen. Unter Umständen verwechselt sie diese inneren Abbilder der äußeren Täter mit den tatsächlichen äußeren Tätern.

**Ein Hinweis:** Bei hochdissoziativen KlientInnen tragen diese Persönlichkeitsanteile in ihrer inneren Welt häufig auch die Namen der jeweiligen äußeren Täter oder Mittäter.

### Beispiel

Bärbel Rinser (Name geändert) ist als Ehefrau und Schwiegertochter in eine bäuerliche Familie aufgenommen worden, die sie für reichlich sonderbar hält, aber freundlich mit ihr umgeht. Viele Jahre lang wurde sie, die als Kind schwerste Gewalt durch einen Heimleiter und dessen ihm zuarbeitende Komplizin erlitt und daraufhin eine dissoziative Identitätsstörung entwickelte, als eine Art „Quartalsirre" oder, klinisch ausgedrückt, als unter „psychotischen Episoden" leidend immer wieder in eine psychiatrische Klinik eingeliefert. Immer dann nämlich, wenn sie in eine Teilidentität wechselte (switchte), die „Ursula" hieß, tage- oder wochenlang nicht zurück-„switchen" konnte und oft mit leiernder Stimme sagte: „Der Alte soll kommen, ich brauch ein Messer, der Alte soll kommen, Schluss jetzt, der Alte soll kommen ..."

Als sie es endlich in eine Trauma-Klinik schaffte und dort die korrekte Diagnose gestellt wurde, stellte sich heraus, dass mit dem „Alten" das Introjekt des früheren Heimleiters gemeint war. Dieser Anteil kam selten „heraus", war also nicht sehr oft von außen zu beobachten, sorgte aber im Innenleben von Bärbel Rinser zu intensiven quälenden Folter- und Vergewaltigungsbildern, woraufhin sie sich heftig selbst verletzen oder einen Suizidversuch unternehmen „musste", um den inneren Druck zu reduzieren.

Als ich bei einer Supervision in der Klinik die Gelegenheit bekam, einmal eine gute Stunde lang mit Bärbel Rinser zu arbeiten, fragte ich eine innere Helferin, die mit einem anderen

> Namen angesprochen werden wollte als die Alltagsperson, ob sie denn wisse, dass „der Alte" nicht „der Alte da draußen" sei (der Mann saß wegen einschlägiger Taten im Gefängnis). Nach einigem Hin und Her wurde deutlich: Ja, manche Anteile der Persönlichkeit wussten das, andere dachten, wenn sie „den Alten" innerlich wahrnahmen, würden sie tatsächlich im Hier und Jetzt vom Heimleiter gequält. Dann fragte ich die innere Helferin, ob es denn „real im Außen" einmal eine Ursula gegeben habe, die mit dem „Alten da draußen" in Verbindung gestanden hätte, ihn gerufen hätte etc. Daraufhin schaute mich die Patientin überrascht an: „Na klar, die Ursula Gmeiner – ach du liebe Güte!" Nach dieser schockierenden Erkenntnis konnte mit der Gesamtpersönlichkeit von Bärbel Rinser weiter daran gearbeitet werden, außen und innen, echte Bedrohung und innere Reinszenierung, besser unterscheiden zu lernen.

Viele traumatisierte Menschen erleben solche inneren Reinszenierungen. Sie von äußeren Bedrohungen zu unterscheiden ist ein wesentlicher Bestandteil von Therapien und kann den Stress aller Beteiligten erheblich vermindern.

Nur der Vollständigkeit halber sei hinzugefügt: Leider halten auch viele KollegInnen für innere Reinszenierungen oder Selbstverletzung, was tatsächlich neue Traumatisierungen durch externe Täter und von ihnen zugefügte Verletzungen sind!

Es gilt also, in beiderlei Hinsicht die Augen offen zu halten.

## 19.4 Emotionale Erschöpfung der HelferIn: Compassion fatigue

Beth Stamm hat einmal gesagt – und auch viel dazu geforscht: „Der Wiederholungszwang der KlientIn (ungelöstes Traumamaterial wird reinszeniert und / oder wiedererlebt) kann bei der TherapeutIn zu einer ‚Mitempfindensmüdigkeit' (compassion fatigue) und emotionalen Erschöpfung führen" (Stamm 2002).

In einem ihrer Fragebogen beschäftigt sich Stamm mit dieser Mitempfindensmüdigkeit, die sich von einem reinen Burnout, das durch simples Zu-viel-Arbeiten entstehen kann, unterscheidet. Hier einige Aussagen, deren Bejahung in gewisser Häufung auf Mitempfindensmüdigkeit hinweist. Gefragt wird jeweils, inwieweit dieses Phänomen in der letzten Woche aufgetreten ist:

- Ich fühle mich anderen Menschen entfremdet.
- Ich zwinge mich, bestimmte Gedanken oder Gefühle, die mich an ein beängstigendes Erlebnis erinnern, zu vermeiden.
- Ich stelle fest, dass ich bestimmte Aktivitäten oder Situationen meide, weil sie mich an ein beängstigendes Erlebnis erinnern.
- Meine eigene Erinnerung an beängstigende Erlebnisse ist lückenhaft.

- Es fällt mir schwer, ein- oder durchzuschlafen.
- Bei der kleinsten Provokation reagiere ich gereizt oder bekomme einen Wutanfall.
- Während der Arbeit mit einem Opfer habe ich mir vorgestellt, gegen den Täter gewalttätig zu werden.
- Ich bekomme manchmal Flashbacks, die mit den Menschen zusammenhängen, denen ich helfe.
- Ich habe als Erwachsene/r selbst traumatische Situationen durchlebt.
- Ich habe als Kind selbst traumatische Situationen durchlebt.
- Ich meine, dass ich ein traumatisches Erlebnis aus meinem Leben noch „durcharbeiten" muss.
- Die traumatischen Erlebnisse eines der Menschen, denen ich helfe, rauben mir den Schlaf.
- Ich glaube, dass ich mich am traumatischen Stress derjenigen, denen ich helfe, „angesteckt" habe.
- Durch meine Arbeit als jemand, der anderen hilft, fühle ich mich manchmal wie in einer Falle.
- Meine Arbeit mit Klienten hat in mir ein Gefühl der Hoffnungslosigkeit hervorgerufen.

Sie sehen, es handelt sich um Aussagen, die sich zum einen auf eigene erlebte Traumatisierungen beziehen, zum anderen das zu starke Mitschwingen oder sogar die intensive Übertragung von traumatischem Stress der KlientIn auf die HelferIn ansprechen. Solche Übertragungen und Gegenübertragungen können besonders dramatisch sein, wenn die KlientIn dissoziativ gespalten ist. Maggie Phillips schreibt dazu:

> „Beispielsweise wurde ich bei der Arbeit mit einer 45-jährigen multiplen Patientin mit chronischen psychophysiologischen Beschwerden im Laufe einer einzigen Sitzung zunächst wütend auf eine erwachsene Alter-Persönlichkeit, die die Selbstfürsorge vernachlässigt hatte; dann bemühte ich mich, einer traumatisierten Kind-Persönlichkeit, die über entsetzliche Flashbacks berichtete, nährende Zuwendung zu geben; und schließlich fühlte ich mich von den Ansprüchen einer jugendlichen Teilpersönlichkeit, die die zeitliche Begrenzung unserer Sitzung zu überschreiten und mehr Aufmerksamkeit von mir zu bekommen versuchte, überfordert" (Phillips & Frederick 2003).

## 19.5 Sekundäre und stellvertretende Traumatisierung

Werden solche Themen nicht von der HelferIn bearbeitet, kann sich eine sogenannte sekundäre Traumatisierung oder auch eine stellvertretende Traumatisierung einstellen. Sekundär traumatisiert kann man sein, wenn man zum einen eigene Extremstresserfahrungen außerhalb der Therapie oder Betreuung von traumatisierten Menschen erlebt hat; zum anderen aber eine intensive traumatische Übertragung durch das erfährt, was von der traumatisierten Person ausgeht. Das kann zum Beispiel bedeuten: Eine TherapeutIn ist mit den Belastungen in ihrer eigenen Biografie bislang recht gut klargekommen; doch dann kommt eine PatientIn in ihr Behandlungszimmer, die in ihrer Person oder Lebensgeschichte einige Ähnlichkeiten mit einer der besonderen Belastungen im Leben der TherapeutIn aufweist – und plötzlich entwickelt sich eine „Traumakette“ (siehe Kapitel 13). Es stellen sich bei der TherapeutIn Symptome von Mitempfindensmüdigkeit ein, die vorher nie da waren, und bei genauem Hinsehen zeigt sie nun Symptome einer Posttraumatischen Belastungsstörung (PTBS).

Eine stellvertretende Traumatisierung *(vicarious traumatization)* tritt dann auf, wenn eine HelferIn auch ohne eigene Traumaerfahrung die Traumaerfahrungen der KlientIn sozusagen aufnimmt und in sich entsprechende Symptome produziert, die der Posttraumatischen Belastungsstörung und den entsprechenden körperlichen Folgesymptomen der Traumatisierung entsprechen (Pearlman & Saakvitne 1995, Saakvitne 1996). Für Letzteres ein …

**Beispiel**

Eine Kollegin sagte einmal: „Erst als ich nachts senkrecht im Bett saß mit allen Symptomen einer Nierenkolik, fiel mir auf: Moment mal, die mit den Nierenproblemen ist doch meine Klientin! Als ich das erkannt hatte, ließen die Schmerzen sofort nach.“

Werden die stellvertretende oder die Sekundärtraumatisierung nicht bearbeitet, vergrößert dies die Gefahr, dass die HelferIn Gegenübertragungsgefühle ausagiert, um ihr eigenes Selbst vor dem Zerfall oder der Stressverarbeitungsstörung PTBS zu bewahren oder davon zu „heilen“. Leider führen unbewusste Heilungsversuche nicht selten zu großen Problemen für beide: HelferIn und KlientIn. Wenn eine HelferIn nur agiert, statt ihren Job sorgfältig zu machen, können folgende Phänomene auftreten:

**Blame the Victim:** Das Opfer wird für die Tat selbst verantwortlich gemacht. Auf einmal fängt die HelferIn an, entwertend mit ihrer Schutzbefohlenen umzugehen, mindestens innerlich: „Na, kein Wunder, dass ihr Mann sie schlägt, sie schreit ja manchmal geradezu danach." – „Wenn sie so nuttig herumläuft, muss sie sich nicht wundern, wenn sie auch wie eine Nutte behandelt wird." – „So ein Weichei – kein Wunder, dass der von anderen herumgeschubst wird." Etc. Tendenziell handelt es sich bei *Blame the Victim* um „täterloyale", manchmal sogar um „täteridentifizierte" Argumente, und im schlimmsten Fall kann dies enden in:

**Körperlicher, emotionaler oder sexueller Ausbeutung der Schutzbefohlenen:** Nichts ist schrecklicher für eine Traumaüberlebende, als erneut Opfer von Gewalt und Übergriffen zu werden. Leider kommt es – gerade in stationären Einrichtungen, aber auch in Beratungsstellen und ambulanten Praxen und natürlich durch Angehörige – nur allzu oft vor, dass Gewaltopfer erneut in ihrer Bewegungsfreiheit eingeschränkt, fixiert, geschlagen, gedemütigt, gehänselt, in ihrer Not emotional und/oder sogar sexuell ausgebeutet werden. Dieses Mal von Menschen, an die sie sich, vielleicht mit dem Gefühl „zum letzten Mal", um Unterstützung bittend gewendet haben.

**GutachterInnen:** Übrigens zähle ich zu den Tätern *emotionaler Ausbeutung* und *Blame the Victim* auch solche grausamen Gutachter, die sich einem Opfer mit der Einstellung nähern – und dies auch oft genug verbal und nonverbal kundtun: „Ich werde Sie schon noch der Lüge überführen." Dass sie durch ein Urteil des Bundesgerichtshofs aus dem Jahr 2001 sogar dazu verpflichtet sein sollen, davon auszugehen, dass die zu Begutachtenden die Unwahrheit sagen, macht die Sache nur noch schlimmer. Mehrfach ist mir von KollegInnen berichtet worden, dass sich PatientInnen suizidiert haben, nachdem sie von einem Gutachter „in die Mangel genommen" worden waren, und eine solche ultimative Verzweiflungstat des traumatisierten Menschen kann auch ein Trauma für die Hinterbliebenen und für die betroffene HelferIn sein.

Die Aussagepsychologie ist für komplex Traumatisierte als Gutachterhintergrund höchst problematisch, und man kann nur hoffen, dass diese Art der Begutachtung, die von der „Nullhypothese: Die Patientin lügt" ausgehen soll, endlich abgeschafft wird. Denn solche Gutachten enden meist damit, dass die sogenannte Nullhypothese nicht zurückgewiesen werden kann. Schon einige Male habe ich selbst eine KlientIn viele Monate lang stabilisieren müssen, weil ihre GutachterIn zum Schluss gekommen war: „Man kann nicht eindeutig zurückweisen, dass die Patientin sich zwar nicht bewusst, aber doch unbewusst einige Schilderungen ausgedacht hat." Ich halte das für eine ausgesprochen Täter schonende Art der Schlussfolgerung, um das einmal ganz deutlich zu sagen. Und ich verstehe gut, dass es Spannungsverhältnisse gibt zwischen solchen GutachterInnen und TherapeutInnen, die die PatientIn/KlientIn in der Regel lange kennen und begleiten. Die GutachterIn hält die TherapeutIn für befangen, die TherapeutIn hält die GutachterIn für befangen – nur jeweils in der entgegengesetzten Richtung. Das ist eine sehr schwierige Situation, insbesondere vor

Gericht, wenn dann Aussage gegen Aussage steht und die Betroffenen große Mühe haben, ein Gegengutachten beibringen zu dürfen. Es ist daher kein Wunder, dass viele BehandlerInnen ihre PatientInnen / KlientInnen eher davon warnen, den juristischen Weg einzuschlagen – zu groß ist die Gefahr, dass dieser zu Retraumatisierungen führt, wenn die Betroffene hinterher dasteht, als hätte sie sich ihr Leid nur ausgedacht. Eine wirklich unhaltbare Situation.

**Zynismus** ist wohl die schärfste Waffe aller HelferInnen, um sich das Grausame, mit dem sie ständig umgehen müssen, sozusagen vom Hals (eigentlich eher: vom Herzen) zu halten oder zu schaffen. Wer in dem Feld „Umgang mit traumatisierten Menschen" arbeitet, dem oder der ist es vertraut, manchmal mit KollegInnen „abzulästern" oder auch mit viel Schnodderigkeit das eigene Entsetzen zu kaschieren. Das ist zunächst eine Art natürlicher Schutz, und dagegen ist nichts zu sagen – solange im unmittelbaren Umgang mit den Schutzbefohlenen Wärme und Mitempfinden dominieren. Wird jedoch der Ton auch in diesen Gesprächen rauer, ja macht sich die HelferIn in Gegenwart der KlientIn über diese lustig, entwertet sie mit herablassenden „Deutungen" oder entsprechenden Äußerungen in Berichten oder Gutachten, dann geht das sicher zu weit. Mein Wunsch ist, dass sich KollegInnen ein Herz fassen, solche entwertenden KollegInnen ansprechen und sie gegebenenfalls auch deutlicher abmahnen oder zur Supervision auffordern.

**„Das ist ein hoffnungsloser Fall":** Wer den Balken im eigenen Auge nicht sieht, kann den Splitter beim anderen Menschen für tödlich halten. Kümmert man sich nicht um die eigene Sekundärtraumatisierung, um die eigene Mitempfindensmüdigkeit und Hoffnungslosigkeit, dann kann man schnell zu dem Ergebnis kommen: „Bei der (schutzbefohlenen) Person ist Hopfen und Malz verloren." Statt die Therapie der hilfesuchenden Person und ihrer derzeitigen realen Lebenssituation anzupassen und mit ihr über alle äußeren und inneren Gefährdungen zu sprechen, ihr Mut zur Veränderung zu machen und sehr kleinschrittig zu arbeiten – das ist insbesondere bei komplex traumatisierten Menschen über lange Zeit nötig –, resignieren viele HelferInnen. Leider. Denn oft genug denkt ja die Betroffene selbst, dass sich wohl nie etwas zum Besseren wenden kann. Sie bemerkt, dass sie „zwei Schritte vor und mindestens anderthalb zurück" macht. Und bevor sie sich mit Verve für ihre eigenen Angelegenheiten einsetzen kann, braucht sie dringend andere UnterstützerInnen, die ihr Mut zusprechen. Meine supervisorische Arbeit besteht, um eine Metapher aus dem Boxkampf zu verwenden, zu großen Teilen darin, „mit dem Handtuch zu wedeln und Erfrischungsgetränke zu reichen", bevor es in die nächste „Runde" mit der KlientIn geht. So rede ich denn der KollegIn gut zu: Doch, das ist zu schaffen. Doch, Sie machen ganz viel gut und richtig. Doch, es lohnt sich, ganz bestimmt. Am Ende wird es so sein: „Alles wird gut" oder doch zumindest viel besser …

**Beziehungsabbruch herbeiführen:** Hält man die Arbeit oder überhaupt den Kontakt mit einer traumatisierten Person nicht aus, bearbeitet das aber nicht für sich, dann wird man direkt oder indirekt, bewusst oder unbewusst daran arbeiten, die Beziehung zu dieser Person zu beenden. Dazu einige …

### *Beliebte Beispiele aus dem TherapeutInnenalltag:*

a. Es müsste ein Verlängerungsantrag an die Krankenkasse gestellt werden, aber „irgendwie" denkt die TherapeutIn nicht daran;
b. oder sie schreibt ihren Antrag so, dass der Gutachter ihn ganz bestimmt ablehnen wird (leider lehnen Gutachter oft genug auch Therapien ab, bei denen die KollegInnen mit Fachkompetenz und Herzblut bei der Sache sind und die Prognose günstig wäre …).
c. Sie legt der KlientIn nahe, eine Therapiepause zu machen, obwohl diese eigentlich weitermachen will.
d. Sie „vergisst" Vereinbarungen oder Termine mit der KlientIn
e. und provoziert sie so oft, bis sie von sich aus das Weite sucht.
f. Sie fahndet nach therapieschädigendem Verhalten bei der KlientIn, um sie hinauswerfen zu können.
g. Sie schiebt sie in einen stationären Aufenthalt ab, obwohl dieser eigentlich gar nicht indiziert ist.
h. Sie beendet die Therapie am Telefon oder per Brief, damit sie die KlientIn gar nicht mehr sehen muss und garantiert nicht wieder „schwach wird". Und so weiter.

Natürlich kann man all diese Verhaltensweisen als verständlich ansehen, kann sie auch, je nach Sichtweise, als „unprofessionell" bezeichnen und sich wünschen, im eigenen Notfall niemals so zu reagieren bzw. seinerseits als PatientIn so jemandem nie in die Hände zu fallen. Doch Hand aufs Herz: Wer hat als HelferIn noch niemals solche Impulse gehabt im Umgang mit schwer traumatisierten Menschen? Solche Empfindungen, Gefühle und Verhaltensweisen, wie ich sie gerade geschildert habe, halte ich nicht nur statistisch für normal, sondern auch menschlich für verständlich. Wichtig ist daher, dass sich die HelferInnen solche Anwandlungen selbst bewusst machen und sich ihrerseits entsprechende Hilfe und Unterstützung suchen, um sie gerade nicht oder nicht mehr unreflektiert auf die Schutzbefohlenen zu übertragen. Mir ist immer lieber, eine KollegIn spricht davon, und wir können uns das von allen Seiten ansehen, als wenn sie glaubt, alle Probleme, die sie hat, wären nur der KlientIn oder deren Erlebnissen und der im Hintergrund agierenden Täter geschuldet.

„Und wie geht es Ihnen damit?" ist deshalb eine sehr wichtige Frage in unterstützenden zwischenmenschlichen Kontakten aller Art, wenn wir wissen, dass jemand mit traumatisierten Menschen arbeitet oder mit ihnen zusammenlebt oder sie auf andere Weise unterstützt.

Mir ist es selbst öfter so gegangen: Nach meinem Eindruck hat eine Therapie sich „überlebt", die KlientIn hätte sich eigentlich längst abnabeln sollen. Wenn sie aber noch sehr an den Terminen mit mir hängt, warte ich darauf, dass sie möglicherweise nur dann gehen kann, wenn sie einen spätpubertären Konflikt mit mir veranstaltet. Ich versuche dann, mich zu wappnen, und ein paarmal ist es genau so passiert: Eine Klientin konnte (auch nach einer langen Therapie) nur so aus dem Kontakt mit mir gehen, indem sie einen Krach inszenierte, der nicht mehr zu kitten war. Manchmal kann man nach Jahren doch wieder an die Therapie anknüpfen, um zu gelegentlichen Stabilisierungssitzungen zusammenzukommen oder eine „richtige" Abschlusssitzung zu machen.

## 19.6 Die drittschlimmste Bedrohung der Helfer-Psyche: Das Ausmaß des Leids und die Schilderungen der Qualen des Opfers nicht ertragen

Man sollte denken, dies sei das Schwierigste für eine mitempfindende Seele, doch die meisten KollegInnen, die ich gesprochen habe, fanden die beiden anderen genannten Bedrohungen – die aktuelle Gefährdung der KlientIn und die mangelnde Unterstützung, ja Entwertung durch KollegInnen, (Fach-)Öffentlichkeit und Vorgesetzte – noch schlimmer.

Natürlich haben wir „Psycho-Profis" gelernt, uns immer wieder selbst gut zu schützen, wenn uns KlientInnen von ihren erlittenen Qualen berichten. Doch niemand von uns ist aus Holz. Auch TherapeutInnen weinen oder sind auf andere Weise oft sehr mitgenommen von dem, was sie da täglich zu hören und zu sehen bekommen. Auch wenn wir das der KlientIn kaum zeigen. Eine Träne ist in Ordnung, aber wenn wir hemmungslos in Gegenwart der KlientIn schluchzen würden, wäre die KlientIn irritiert, ja, sie würde vermutlich denken: „Aha, so etwas darf ich der TherapeutIn nie wieder erzählen – das hält die ja gar nicht aus."

So halten wir es also aus, aber es hat seinen Preis: Wir erleben enormen Stress, und wir müssen ohnmächtig, entsetzt und traurig ZeugInnen der Opfergeschichte unserer Schutzbefohlenen werden. Sich dem Leid zu verschließen ist kontraproduktiv für die Therapie. Würden wir uns zu sehr von der KlientIn distanzieren, könnten wir nicht hilfreich sein. Unsere Gratwanderung lautet also: Mitempfinden ja, aber nicht im Schmerz versinken. Das gelingt mal besser, mal schlechter. Niemand von uns

TraumatherapeutInnen – für mitfühlende Angehörige und liebevolle FreundInnen und PartnerInnen wird Ähnliches gelten – ist „abgebrüht" genug, um nicht gelegentliche depressive Episoden zu durchleben, in manchen Nächten aus Albträumen zu erwachen, so manches Mal den Kopf in den Händen zu vergraben, zu weinen und einfach traurig und verzweifelt, hilflos und einsam zu sein.

So viel Leid sehen wir, werden Zeugen des Wiedererlebens und der Erzählung und der Durcharbeitung von zahlreichen ehemals todesnahen entsetzlichen Situationen. Wir TherapeutInnen sogar in allen blutigen Einzelheiten. Das ist manchmal schwer, sehr schwer auszuhalten. Häufig genug erleben wir, dass das Opfer zusätzlich stigmatisiert wird: als krank, als LügnerIn, als Fantasierende, Übertreibende … Und im Bereich häusliche und sexuelle Gewalt – also den Gewaltformen, die überwiegend Kindern und Frauen angetan werden – kommen die Täter in der Regel ungestraft davon. Die wenigsten Opfer erleben es, dass sie z. B. durch das Opfer-Entschädigungs-Gesetz anerkannt werden, weil sie keine „Beweise" haben. Ihr misshandelter Körper, ihre geschundene Seele sind den Behörden nicht Beweis genug. Das ist bitter, für die Überlebenden und für die TherapeutInnen.

Wobei wir wieder bei dem Punkt der mangelnden äußeren Anerkennung sind, der so vielen Opfern, aber auch vielen TherapeutInnen zu schaffen macht. So mancher Kollege, so manche Kollegin hat mir in Supervisionen schon gesagt: „Das Leid der KlientInnen auszuhalten, das schaffe ich. Aber was in dieser Gesellschaft den Opfern zusätzlich angetan wird und wie sehr man sie allein lässt, wie sehr ich mich auch isoliert fühle, stigmatisiert in der Art: ‚Du musst das wohl nötig haben, dir so viel Leid reinzuziehen' – das ist manchmal kaum auszuhalten."

## Scham, Schuld und Verantwortung

Kein Wunder, dass viele HelferInnen sich gern über kurz oder lang des Kontakts mit manchen traumatisierten Menschen entledigen möchten. Zum einen also müssen TherapeutInnen die Schilderungen des Leids der KlientInnen aushalten, zum anderen geht es auch noch häufig um solch unangenehme Themen wie Scham, Schuld und Verantwortung. In Traumatherapien wird um solche Themen regelrecht gerungen:

Die KlientIn fühlt sich beschämt, dass sie traumatisiert wurde, dass „es" ihr passiert ist, dass sie – im Fall sexueller Gewalt – so „beschmutzt, besudelt" wurde. Sie fühlt sich „dreckig" und zutiefst schlecht, es ist ihr alles Mögliche peinlich, sie will eigentlich gar nicht „darüber" reden. Die Gegenübertragung der TherapeutIn ist entweder: „Na gut, dann reden wir nicht darüber" – doch damit verstärkt sie nur die Vermeidung. Oder sie beeilt sich, die KlientIn „aufzuklären": „Nein, Sie sind nicht schmutzig, es ist doch der Täter, der Sie beschmutzt hat!" Aber so etwas will die

KlientIn seltsamerweise erst einmal nicht hören, oder sie hört es zwar, aber es geht „zum einen Ohr rein und zum anderen wieder raus“. Sich die Selbstbezichtigungen der KlientIn anzuhören, ihre Qualen nachzuempfinden, ohne in „Blame the victim“ zu verfallen, ihre Vermeidung mitzumachen oder umgekehrt ihr sofort eine andere Sicht der Dinge anzubieten, das ist harte Arbeit. „Erzählen Sie mir mehr davon, was das ist, dass Sie sich so schmutzig fühlen? Wie fühlt sich das an? Seit wann fühlen Sie sich so? Wie lange ist das (die Traumatisierung) her? Und wenn Sie von heute aus darauf schauen, was sagen Sie dazu?“ Die Erkenntnis zu fördern ist unsere Aufgabe. Doch sie vorwegzunehmen oder zu vermeiden ist eine klassische therapeutische Gegenübertragung, die in Supervision bearbeitet werden sollte.

„Ich bin doch selbst schuld“, sagen alle, die aufgrund überwältigender Lebenserfahrungen eine „erlernte Hilflosigkeit“ entwickelt haben. Sie fühlen sich wie in einer griechischen Tragödie schuldlos-schuldig. „Wenn ich nicht dahin gegangen wäre“ – „Wenn ich ihm nicht vertraut hätte“ – „Wenn ich die Zimmertür abgeschlossen hätte“ – „Wenn ich nicht so naiv, hässlich, haltlos, dumm, hilflos …“ eigentlich: „Wenn ich nur ein anderer Mensch wäre, von heute aus darauf schauen könnte und es noch mal machen könnte“, dann wäre das alles nicht passiert. Diese zutiefst depressive „Wahrheit“ verhindert echte Trauer. Doch, es ist passiert, und man konnte nichts, gar nichts dagegen tun. Auch hier gilt es auszuhalten, mitzuschwingen, nachzufragen, bis die Persönlichkeit den Mut findet, genau hinzusehen: „Nein, es stimmt nicht. Eigentlich konnte ich nichts tun. Heute würde ich dieses oder jenes sicher anders machen. Aber damals konnte ich nichts dagegen tun, dass es passiert ist. Und es ist wirklich passiert. Wie schrecklich.“ In Traumatherapien erleben wir, dass diese Erkenntnis „Es ist wirklich passiert. Wie schrecklich“ immer wieder einmal auftaucht und wieder zu verschwinden scheint, so lange, bis die Trauer, die mit dieser Erkenntnis verbunden ist, ausreichend und Stück für Stück durchlebt wurde.

Welche Verantwortung muss eine Person übernehmen, wenn sie selbst TäterIn war? Nicht wenige traumatisierte Menschen quälen später Schwächere, zum Beispiel andere Schutzbefohlene. Ein anderes Lebewesen gedemütigt, geschlagen, emotional missbraucht oder sogar sexuell ausgebeutet zu haben, das zu gestehen fällt schwer. TherapeutInnen müssen hier ein offenes Ohr haben, müssen sogar von sich aus solche möglichen heiklen Punkte ansprechen (da eine TäterIn in der Regel von sich aus sehr wenig zugeben wird) und müssen ermutigen, sich dem Thema Schuld und Verantwortung offen zu stellen. Das kostet Kraft. Und die KlientIn emotional nicht im Stich zu lassen, sondern ihr zu helfen, sich dieser Verantwortung adäquat zu stellen (z. B. die betroffenen Kinder in Sicherheit zu bringen oder bringen zu lassen) und nach Kompensationsmöglichkeiten zu suchen, das ist schon eine besondere Herausforderung an jede HelferIn.

## Trauer

Kaum jemand hat das, was in Bezug auf die Trauer unserer Schutzbefohlenen auf uns HelferInnen zukommt, so gut ausgedrückt wie Luise Reddemann (1998b). Daher aus einem ihrer Beiträge hierzu ein längeres Zitat:

„Ich lade die Leserin einmal ein zu überprüfen, wie sie selbst mit sich und anderen umgegangen ist, als es Zeit zum Trauern war. Haben Sie Ihren Gefühlen der Trauer, vielleicht auch der Wut, der Verzweiflung Raum gegeben? Haben Sie sie anderen gegenüber ausgedrückt? Haben Sie sich erlaubt, dass Trauern Sie schwach und verletzlich macht? Konnten Sie sich zugestehen zu weinen und darüber hinaus auch zu klagen, vielleicht sogar Ihren Schmerz herauszuschreien? Wenn Sie Psychotherapeutin sind, bitte ich Sie, sich zu fragen, ob Sie Ihren trauernden Patientinnen Raum für dies alles lassen können? Wer alle diese Fragen bejaht, ist mit sich in liebevollem Kontakt und hat wahrscheinlich erfahren, dass das Trauern das Leben bereichern kann."

Und, so möchte ich hinzufügen, wer die Fragen nicht alle bejahen kann, wird noch einiges an eigener Entwicklung vor sich haben, um KlientInnen adäquat begegnen zu können …

Richard Chefetz, der ehemalige Präsident der internationalen Traumaforschungsgesellschaft ISSD, setzte auf die wertvolle Unterstützung, die Kollegen einander geben können. Im Editorial einer Zeitschriftenausgabe schrieb er dazu (Übersetzung MH): „Ich verlasse mich da auf die wertvollen Beziehungen zu befreundeten KollegInnen, zu denen inzwischen eine ganze Reihe gehören. Fünf von uns treffen sich einmal im Monat, als Kerngruppe. Wir fühlen uns miteinander sicher. Wir kennen voneinander die Lebensumstände, die Partnerschaften, Kinder, Arbeitsbedingungen, Hobbys, Operationen, Verluste und Traumata. Wir weinen miteinander, wenn wir uns wieder einmal in unserer Arbeit verstrickt haben, manchmal vor Erleichterung, manchmal mit der Erkenntnis, was für eine Last wir uns da wieder aufgebürdet haben. Wir fordern einander heraus, wenn wir uns übernommen haben, schimpfen miteinander, wenn wir erneut das Versprechen, uns gut um uns selbst zu kümmern, gebrochen haben, und konfrontieren einander, wenn nötig … Haben Sie solche kollegialen Beziehungen? Ich hoffe ja. Wenn nicht, denken Sie daran, was durch sie möglich wäre. Sie würden es sehr mögen – nein, ich glaube, Sie würden allmählich da hineinwachsen, diese Beziehungen zu mögen und die KollegInnen zu lieben, die für Sie unersetzlich werden" (Chefetz 2003).

## Druck und Wut

In einer Psychotherapie wird die KlientIn oft in eine Zwickmühle geraten, weil sie einerseits ermutigt wird, unangenehme Wahrheiten zu enthüllen, andererseits aber von der TherapeutIn gebremst wird, da sie in frühen Behandlungsstadien eher noch von Gefühlen überwältigt zu werden droht, die sie noch nicht steuern kann. Das kann für beide Beteiligten bedeuten, mit sehr viel Druck und unangenehmen Gefühlen umgehen zu müssen.

Umgekehrt ist die Therapie auch eine Quelle von Stress und Wut für die TherapeutIn, weil sie sich oft in die Rolle der TäterIn gedrängt fühlt: Als MisshandlerIn, wenn sie darauf besteht, dass unangenehme Themen behandelt werden; als MittäterIn, wenn sie sich schonend verhält und die KlientIn ihr vorwirft, ihr Leid zu bagatellisieren, wegzudrücken, zu verschweigen …

Harvey Schwartz hat in seinem wunderbar weisen Buch *Dialogues with forgotten voices* seinen KollegInnen ins Gewissen geredet: „Früh traumatisierte Menschen haben die scheußlichsten Formen von Machtmissbrauch in intimen Situationen erlebt, die unsere Spezies kennt … Die TherapeutIn muss in der Lage sein, die potenzielle Wiederholung und unbewusste Reinszenierung von Beziehungsmustern innerhalb der therapeutischen Beziehung zu erkennen: Herrschaft, Folter, Opferung, Erpressung, Verführung, ‚Schlag-zu-und-Verschwinde', Geiselnahme und Verrat … Sie muss eine Umgebung schaffen, in der gemeinsames Fragen, geteilte Autorität und letztlich gegenseitiges Anerkennen und Beeinflussen stattfinden können, ohne die fundamental asymmetrischen Aspekte der therapeutischen Beziehung zu leugnen" (Schwartz 2000, siehe auch Kapitel 14).

Ja, sie muss, sie muss, die TherapeutIn. Und was ist mit ihr? Wie soll sie Phänomene wie „Herrschaft, Folter, Opferung, Erpressung, Verführung, ‚Schlag-zu-und-Verschwinde', Geiselnahme und Verrat" aushalten, wenn sie im Therapiezimmer reinszeniert werden? Es ist die hohe Kunst, und es erfordert eine Art Dissoziation, die nicht zur Bedrohung der Selbstkohärenz werden darf: einerseits mitzuschwingen, empathisch zu sein, warmherzig und liebevoll, andererseits fördernd und fordernd, und dann auch noch mit einem Teil der eigenen Psyche außerhalb des Prozesses zu bleiben – besonders wenn die Klientin sehr gespalten ist. Und das, was gerade in der Therapie geschieht, beobachten, analysieren und versuchen, kurz-, mittel- oder sogar langfristige Therapiestrategien zu entwerfen, aus denen man wiederum die nächsten Schritte, den nächsten Vorschlag ableitet.

Wen wundert's, dass man zwischendurch müde, sehr müde wird, auch des Mitempfindens müde? Zumal dann, wenn Therapieerfolge – wie es bei unserer komplex traumatisierten Klientel der Fall ist – sich nur sehr spät oder manchmal auch gar nicht einstellen?

Christian Reimer, ein lebenskluger und erfahrener Psychotherapeut und Ausbilder, hat sich des Öfteren (siehe u.a. 1994, 1997, 2000b) mit dem Thema der Schwächen und Nöte von Therapeuten beschäftigt. Für ihn ist einer der Hauptgründe für die „belastende Therapeut-Patient-Beziehung" folgender: „… relativ wenige Erfolgserlebnisse in der Therapie, zumindest im Hinblick auf Heilung, und daraus resultierende Enttäuschungen und Kränkungen bis hin zu resignativen und pessimistischen Einstellungen und Verhaltensweisen gegenüber Patienten" (Reimer 2000b).

Vermutlich hängen diese Kränkungen mit zu hohen Erwartungen an das zusammen, was denn „Heilung" sein soll, und wenn die PatientInnen diesen nicht gerecht werden, wird sozusagen das Kind mit dem Bade ausgeschüttet. Ergebnis: Die TherapeutIn resigniert und verliert die Hoffnung.

Häufig ist es die mangelnde Persönlichkeitsreife der TherapeutInnen, die in ihnen solche überhöhten Erwartungen entstehen lässt, welche von den KlientInnen, die über lange Jahre hinweg in ihrer Entwicklung behindert und auch noch gequält wurden, nur enttäuscht werden können. Hier wird es darauf ankommen, die Erwartungen an die Möglichkeiten anzupassen und mit kleinen Schritten froh zu werden, statt vordefinierten Heilungsvorstellungen nachzuhängen, die nur frustriert und enttäuscht werden können.

Was also tun? Hier einige Vorschläge, die ich gesammelt habe, von Profis für Profis und für solche, die es werden wollen. Es ist eine Sammlung von wichtigen Punkten. Vielleicht nehmen Sie die Liste gelegentlich für einen momentanen Check zur Hand, den Sie ab und zu wiederholen können. Sie werden sich wundern, wie einfach manche dieser Punkte klingen – aber versuchen Sie mal, sie konsequent in die Tat umzusetzen und zum dauerhaften Bestandteil Ihres Lebens zu machen!

## Psychohygiene – Checkliste einiger wichtiger Punkte

Bitte ankreuzen: 1 = Das mache ich schon genügend, 2 = Davon könnte ich mehr tun

| | 1 | 2 |
|---|---|---|
| 1. Zahl der traumatisierten KlientInnen beschränken | ☐ | ☐ |
| 2. Regelmäßige Supervision / Intervision | ☐ | ☐ |
| 3. Nicht mehr als sieben Therapiestunden täglich | ☐ | ☐ |
| 4. Regelmäßige Fortbildungen zur Stärkung des beruflichen Kompetenzgefühls | ☐ | ☐ |
| 5. „Abschiedsrituale“ für jede KlientIn am Ende jeder Sitzung, um sie auch innerlich „hinauszugeleiten“ | ☐ | ☐ |
| 6. Tresorübung („Päckchen ablegen“) für belastendes Material am Ende des Behandlungstages | ☐ | ☐ |
| 7. Einen inneren sicheren Ort aufsuchen | ☐ | ☐ |
| 8. Sich um eigene kindliche und verletzte Anteile kümmern, sie dann an den „sicheren Ort“ bringen | ☐ | ☐ |
| 9. Einsame Spaziergänge, Tagebuch schreiben | ☐ | ☐ |
| 10. Erholsame (!) Urlaube ca. alle drei Monate | ☐ | ☐ |
| 11. Eigene Psychotherapie, wann immer nötig | ☐ | ☐ |
| 12. Spaßfaktor erhöhen: (mit den Kindern) spielen und inlinern, Musik machen und hören, Kino und Theater, Belletristik und Comics lesen, malen und bildhauern … | ☐ | ☐ |
| 13. Körperliche Stressresistenz erhöhen: Ausdauersport (Laufen, Schwimmen, Radfahren, Wandern …), Workout mit Geräten, Lichttherapie, Sauna … | ☐ | ☐ |

| | 1 | 2 |
|---|---|---|
| 14. Gefühl für Kraft und eigene Sicherheit erhöhen: Kampfsport, Wing Tsun, Wen Do und anderes Selbstsicherheits- und Selbstverteidigungstraining | ☐ | ☐ |
| 15. Sanfter Umgang mit dem Körper: Tai-Chi, Qigong, Massage, Aromatherapie, Shiatsu ... | ☐ | ☐ |
| 16. Beziehungen pflegen: Partnerschaft, Familie, Freunde, Nachbarn, Freizeitsportler | ☐ | ☐ |
| 17. Liebevoller Umgang mit Natur und Tieren: Gartenarbeit, Haustiere, Pferde ... | ☐ | ☐ |
| 18. Handwerklich arbeiten, tüfteln | ☐ | ☐ |
| 19. Wut herauslassen: Boxsack, in den Wald schreien, Holz hacken ... | ☐ | ☐ |
| 20. Ein Fest für die Sinne feiern: Düfte, Essenzen, schönes Essen, Klänge, visuelle Genüsse ... | ☐ | ☐ |
| 21. Humor! Dafür sorgen, dass es etwas zu lachen gibt | ☐ | ☐ |
| 22. Spiritualität: Sinnsuche, Meditation, Gebet, Retreat ... | ☐ | ☐ |
| 23. Zeit für Tränen | ☐ | ☐ |
| 24. Gesellschaftliches, soziales, berufliches und / oder umweltpolitisches Engagement | ☐ | ☐ |

Betrachten Sie die Liste keineswegs als abgeschlossen, sondern als unvollständig. Fügen Sie also die Punkte hinzu, die Sie für wichtig halten, um dem Stress Ihrer Arbeit gewachsen zu sein. Und dann tun Sie es bitte auch! Häufig halten wir das, was in der Liste steht, für überflüssigen Luxus, nach dem Motto: „Für so etwas habe ich gar keine Zeit – ich muss schließlich arbeiten!“ Doch die Erfahrung zeigt:

**Die Zeit, die Sie auf solche Aktivitäten oder Mußestunden verwenden, bekommen Sie mindestens doppelt zurück: Einmal dadurch, dass Sie danach wieder über mehr Schwung verfügen. Zum anderen, indem Sie weniger Ausfälle durch Krankheiten haben.**

## 19.7 Warum es sinnvoll ist, wenn die HelferIn liebevoll für sich sorgt

Für sich selbst liebevoll zu sorgen wird nicht nur Ihnen guttun, sondern auch Ihre Schutzbefohlenen erleichtern („Soooo sehr scheine ich Sie ja nicht runterzuziehen!") und ihnen ein gutes Vorbild sein. Wie wollen Sie jemandem beibringen, für sein inneres verletztes Kind gut zu sorgen, wenn Sie es selbst nicht für Ihr eigenes tun? Das wirkt wenig überzeugend. Und umgekehrt: Wenn Sie selbst eine Ausstrahlung haben, nicht nur achtsam und liebevoll, sondern auch kraftvoll und wehrhaft zu sein, fördern Sie bei der KlientIn den Eindruck, dass Wut und andere „powervolle" Gefühle ebenso einen Platz in dieser Welt haben wie Leises und Zartes. Und wenn Sie mit ihr lachen können, sodass sie merkt: Die TherapeutIn lacht nicht über mich, sondern vielleicht über sich, über die Komik in der Situation und auf jeden Fall mit mir zusammen – das hilft mehr als tausend Worte, eine Distanz zu den Qualen zu finden. In meinen Therapien kommt es durchaus häufig vor, dass eine Klientin innerhalb von einer Stunde leise und laut ist, lacht und weint und ein großes Spektrum an Empfindungen zeigen kann, ohne von ihnen jeweils „übermannt" zu werden. Um immer wieder ein kleines Stück Distanz zum Schwierigen zu finden, kann ein gemeinsames Lächeln oder Lachen ausgesprochen hilfreich sein.

Wenn ich mich jedoch „ausgewrungen" fühle, merke ich sehr deutlich, dass die Leichtigkeit sowohl für das Zarte wie auch für das Humorvolle fehlt – und dann brauche ich eine Pause, sobald es geht.

Ein anderes Beispiel: Oft bekomme ich von TeilnehmerInnen bei Fortbildungen Sätze zu hören wie etwa: „Wie schön, von jemandem in die Traumatherapie eingeführt zu werden, die nicht hohlwangig und depressiv wirkt – das würde mich eher abschrecken!" So etwas halte ich inzwischen für ein richtiges Kompliment. Und wenn ich mich selbst – was ja vorkommt – schon einmal „hohlwangig und depressiv" fühle, dann weiß ich: Auftanken ist nötig ...

## 19.8 Manchmal „trotz allem" eine tiefe Freude: Posttraumatisches Wachstum

Die Arbeit mit traumatisierten Menschen kann – und das möchte ich nun zum Schluss sehr betonen! – auch eine ganz besondere Freude sein und die eigene Persönlichkeit zutiefst bereichern, wie u. a. Beth Stamm (2000) und Frauke Rodewald (1997) in Studien herausgefunden haben. Mit der KlientIn zusammen die Erfahrung zu machen, aufrichtig und präsent, mit allen Anteilen und allen Sinnen, mit allen

Fähigkeiten und allen Kenntnissen und Erkenntnissen einen gemeinsamen Prozess zu durchlaufen, der nicht nur der Integration der Traumatisierungsgeschichte der KlientIn dient, sondern oft genug auch deren Persönlichkeit zum ersten Mal aus dem Status des reinen „Überlebens" herausholt – dieser oft langjährige Prozess ermöglicht eine intensive Begegnung. Zu sehen, wie die KlientIn aus der Verzweiflung und dem Tal der Tränen auftaucht, sie wachsen, aufblühen und erstarken zu sehen, kann für sie selbst eine wundervolle Erfahrung sein, man spricht dann von „posttraumatischem Wachstum" (Hueber 2017, Josef & Herbst 2014, Pljevaljcic 2012). Es kann auch den begleitenden Menschen eine tiefe innere Freude vermitteln, die eine Belohnung in sich darstellt.

Ich persönlich möchte diese Erfahrungen nicht missen – und Sie wahrscheinlich auch nicht. Im Gegensatz zu Angehörigen und FreundInnen müssen wir TherapeutInnen uns in der Beziehung und häufig nach einer sehr intensiven Zeit der Begegnung möglichst überflüssig machen. Auch das verlangt noch einmal etwas von uns: Die KlientIn loszulassen, sie vielleicht sogar „über den Nestrand zu stupsen", wenn wir den Eindruck haben, dass sie nun „flügge" ist – das tun viele von uns sicher mit einem lachenden und einem weinenden Auge. Da ist uns jemand ans Herz gewachsen, und nun soll sie sich von uns abwenden und ihr Leben ohne die TherapeutIn bewältigen. So wichtig dieser Schritt ist: Viele, gerade früh traumatisierte KlientInnen brauchen es auch, bei Bedarf wiederkommen zu können.

Viele beenden die Therapie, drücken mir die Hand oder nehmen mich – manche zum ersten Mal – in den Arm und gehen aus der Tür, für immer. Wenn sie noch einmal in eine existenzielle Krise geraten, mit der sie nicht allein fertigwerden, kommen manche tatsächlich für ein paar Sitzungen wieder. Andere kommen wieder, wenn ein nächstes Therapiestadium „dran" ist. Wieder andere glauben, sie müssten noch einmal für längere Zeit kommen – aber bei näherem Hinsehen war es doch nur „Katzenjammer", und sie kommen eigentlich schon ganz gut ohne die Therapeutin zurecht. Und wieder andere – das sind die meisten – kommen nur ab und zu vorbei oder schreiben eine Karte, um mir ihr neugeborenes Kind zu zeigen, von ihren beruflichen Erfolgen zu erzählen und so etwas zu sagen wie: „Es geht mir immer noch gut. Klar gibt es Probleme, aber ich werde damit fertig. Danke, dass Sie mich auf diesem Weg ein Stück begleitet haben." Eigentlich aber lässt sich mit Worten nicht ausdrücken, was da an Zwischenmenschlichem in der Therapie alles geschehen ist. Letztlich, wenn es gelingt, ist es ein Wunder.

# Nachwort

*„11. Gebot: Du sollst dich erinnern."*
(Freya Klier)

Was wissen Sie jetzt, wenn Sie das Buch gelesen haben, über Traumabehandlung? Dass es lange dauern kann, bis man sich nicht mehr nur unwillkürlich erinnert, sondern auch weiß, dass es sich um eine Erinnerung handelt? Dass Traumatherapie sehr viel mit Ressourcen, mit dem Bestärken von kraftvollen Fähigkeiten zu tun hat und die Auseinandersetzung mit dem Unaushaltbaren sehr dosiert erfolgt? Dass die Durcharbeitung, die Konfrontation mit den größten Schrecken, nur kurze Momente dauern muss? Dass es bei den meisten früh traumatisierten Menschen darum geht, ihr chronisches Misstrauen in eine sichere Bindungsfähigkeit zu verwandeln und ihre zersplitterte und unsichere Persönlichkeit in ein starkes, nach innen beschützendes und nach außen wehrhaftes Selbst zu verwandeln? Dass dabei vor allem die intensive therapeutische Begegnung und sehr gutes Handwerkszeug aufseiten der BehandlerIn von Nutzen sind?

Was ich am Ende von Kapitel 19 mit dem „Wunder" angedeutet habe, lässt sich hingegen nicht aufschreiben oder per Lektüre erfahren, sondern nur erleben: Lernen in achtsamer und liebevoller Begegnung. Ihre Feinfühligkeit wird es der TherapeutIn erleichtern, ein sicheres Bindungsangebot zu machen, das die KlientIn auch annehmen kann (siehe Nord et al. 2000).

Genauso bedeutsam, wenn nicht noch wichtiger aber ist die Fähigkeit der traumatisierten Person, „trotz allem" die Begegnung mit der helfenden Person zu suchen. Der Prozess der Veränderung, der dann beginnt, verläuft individuell verschieden. Was ich Ihnen in diesem Band berichtet habe, sind Erfahrungen, wie ich sie und wie viele KollegInnen sie gemacht haben. Wie es für Sie ist, wenn Sie selbst in einen solchen Prozess „einsteigen"? Versuchen Sie es.

Dieses Buch möchte Sie ermutigen, …

- als Betroffene/r eine traumazentrierte Psychotherapie für sich ernsthaft zu erwägen,
- als KollegIn eine Ausbildung in Methoden der Traumabehandlung zu beginnen oder fortzusetzen,
- als Angehörige/r mehr verstehen zu wollen über das Thema Trauma und Traumabehandlung (und vielleicht wissen Sie tatsächlich jetzt mehr darüber),
- als JournalistIn, MitarbeiterIn einer Strafverfolgungsbehörde, GutachterIn oder WissenschaftlerIn mehr Interesse für die Psychotraumatologie zu entwickeln.

Denn wir brauchen dringend Ihre Unterstützung. Für die Zentren für Psychotraumatologie, für Traumanetzwerke, für Initiativen, Projekte, Websites, Chats, Erholungs- und Fluchtwohnungen, für all die Intiativen wie die Bundesarbeitsgemeinschaft für bedarfsgerechte Nothilfe (BAGbN), für die Emanuelstiftung für Überlebende ritueller Gewalt, für die Initiative Phoenix für bedarfsgerechte Traumatherapie und viele, viele andere, die Sie im Netz finden. Für Beratungsstellen, für ambulante und stationäre Traumabehandlungsangebote. Für die gesundheitspolitische Arbeit der PsychotraumatologInnen, eine Lobby für traumatisierte Menschen zu sein. Ganz besonders früh und langjährig misshandelte Kinder, Jugendliche und Erwachsene benötigen unseren Schutz und unsere Unterstützung; dazu gehört auch, die nötigen traumazentrierten Psychotherapien adäquat zu finanzieren.

„Du sollst dich erinnern", schreibt Freya Klier, und sie meint natürlich ein historisches Erinnern. Wir alle müssen uns erinnern, um aus Erfahrungen – individuellen, familiären, gesellschaftlichen Erfahrungen – lernen zu können. Traumata hindern uns an solchen Lernerfahrungen, jedenfalls dann, wenn sie unintegriert bleiben. Wer das Schweigen in den Familien nach dem Zweiten Weltkrieg und, wie Freya Klier betont, das drohende Schweigen nach der „Wende" über das DDR-Regime bewusst erlebt hat, weiß, wie verheerend es sich auswirkt, wenn eine Gesellschaft einfach versucht, zur Tagesordnung überzugehen, und sich nicht erinnern will. „Du sollst dich erinnern" ist eine politische Mahnung. Und da das Persönliche politisch ist und das Politische persönlich, wie wir seit der zweiten deutschen Frauenbewegung wissen, heißt das auch, sich an die eigene Nase zu fassen.

Erinnern Sie sich ausreichend an die Schrecken, die Sie erlebt haben? Haben Sie genügend daraus gelernt? Viele müssen diese Frage sicher, wenn sie ehrlich sind, verneinen. Sonst wäre unsere Gesellschaft eine solidarischere, wenn es um die Unterstützung Schwächerer geht, weil sich die Menschen gut daran erinnern könnten, wie sie selbst einmal verzweifelt waren, am Boden lagen, nicht mehr weiterwussten, ganz darauf angewiesen waren, dass jemand ihnen eine Hand reicht und ihnen hilft.

Vielleicht noch etwas ganz Unmodernes, weil „Moralisches" zum Schluss: Mir ist aufgefallen, dass einige Wörter aus der Mode kommen, während wir uns an andere offenbar gewöhnen sollen. Trösten, beschützen, sich engagieren, zornig und anständig sein – wer benutzt noch solche Begriffe? Nur die vom chronisch hämischen SPIEGEL als „Gutmenschen" bezeichneten? Wer spricht noch von „Kummer", wenn „Stress" das einfachere Wort ist? Wie oft wird „warmherzig" in der Alltagssprache verwendet, im Vergleich zu „cool" sein? „Den Rücken breit machen" – auch so ein unmoderner Ausdruck. Gerade steht bei unserer Regierung die „Solidargemeinschaft" auf der Ausmusterungsliste, Solidarität wird nur für regierungskonforme Maßnahmen erwartet. Stattdessen wird häufig gedroht mit Kürzungen und Streichungen, besonders bei denen, die ohnehin wenig haben. Apropos: Wer spricht eigentlich angesichts der Drohung, Grundsicherungsbeziehern die „Stütze" zu kürzen, wenn sie nicht bereit seien, jeden x-beliebigen Job anzunehmen, noch davon, dass viele das einfach nicht können, weil sie behindert oder krank, minderjährig oder mit der Erziehung von kleinen Kindern beschäftigt sind? Wer hat bei den Corona-Maßnahmen bedacht, dass diejenigen, die man bestrafen wollte, die „Ungeimpften", häufig gar nicht geimpft werden durften, weil sie unter Folgen komplexer Traumatisierungen litten wie Asthma, COPD, gerade eine Krebsbehandlung durchmachten, allergisch gegen Inhaltsstoffe der neuen Vakzine waren etc.? Nein, sie wurden zusammen mit allen, die einfach „ungehorsam" waren, entwertet, beschimpft, bedroht, ausgeschlossen.

Wer macht den Rücken breit für chronisch traumatisierte Menschen, die aufgrund ihrer überdauernden Stressverarbeitungsstörung häufig nicht länger als maximal drei bis vier Stunden täglich arbeiten können – und das ist schon eine Zielvorgabe, für die viele sehr sorgfältige und langjährige therapeutische Begleitung benötigen?! Wie grausam sollen wir Menschen (weiterhin) behandeln, die bereits misshandelt wurden und dadurch ohne eigene Schuld in Not geraten sind? Und wer sagt laut auf der politischen Bühne, dass die meisten dieser Armen, bei denen noch zusätzlich gespart werden soll, Frauen und Kinder sind?

Seien wir realistisch, fordern wir das Unmögliche. Oder besser: Halten wir unsere positive Utopie aufrecht und fordern das durchaus Machbare. Denn wer traumatisierte Menschen adäquat unterstützt, spart Geld für Psychiatrien, Gefängnisse, Krankenhäuser, Arbeits- und Sozialämter. Der Gewinn? Wie wäre es mit so etwas Altmodischem wie der Verwirklichung dessen, was Menschen ausmachen kann und nie aus der Mode kommen darf: „Humanität"?!

Vielen Dank für Ihre Aufmerksamkeit.

Michaela Huber

# Literatur

Ebenso wie in Band 1 eine Vorbemerkung zu Auswahl und Nutzungswert der Literaturangaben:

Um einen Literaturtitel in die Literaturliste aufzunehmen, waren mir folgende Kriterien wichtig:

Bedeutung der FachkollegInnen im Hinblick darauf, ob sie andere KollegInnen und / oder kontroverse Diskussionen angeregt haben sowie solide Forschungsergebnisse vorlegen können (Sie werden daher nur wenige Beiträge aus der sogenannten „FalseMemory"-Bewegung finden, da diese meistens unzulässige und polemische Verallgemeinerungen aus minimalen Ergebnissen der Gedächtnisforschung vorgenommen haben und ihre Beiträge daher als unwissenschaftlich ausgeschieden sind);

Bedeutung der Publikationsorgane (die ihrerseits in der Regel eine sehr strenge Auswahl treffen hinsichtlich der fachpolitischen Relevanz und Wissenschaftlichkeit des Beitrags);

Bedeutung des Themas für die Fachdiskussion (so habe ich, um ein Beispiel zu nennen, mehrere Beiträge zum Thema „compassion fatigue", deutsch: „Mitempfindensmüdigkeit", aufgenommen, weil dieses Thema unter Psychotraumatologen derzeit viel diskutiert wird).

**Noch ein wichtiger Hinweis:** Eine weitere, noch umfangreichere Literaturliste zu allen wesentlichen grundlegenden Themen der Psychotraumatologie finden Sie in Band I.

Michaela Huber

ABBOTT, R. & LAVRETZKY, H. (2013): Tai Chi and Qigong for the Treatment and Prevention of Mental Disorders. *Psychiatr Clin North Am*, 36 (1), S. 109–119.

ABNEY, V.D., YANG, J.A. & PAULSON, M.J. (1992): Transference and counter-transference issues unique to long-term group psychotherapy of adult women molested as children. *Journal of Interpersonal Violence*, Vol 7 (4), S. 559–569.

ACHTERBERG, J., DOSSEY, B. & KOLKMEIER, L. (1996): Rituale der Heilung. Die Kraft von Phantasiebildern im Gesundungsprozess. München: Goldmann.

ALDERMAN, T. (1997): The Scarred Soul. Understanding & Ending Self-Inflicted Violence. A Self-Help Guide, Oakland: New Harbinger.

ALLEN, J.G., KELLY, K.A. & GLODICH, A.M. (1997): A psychoeducational program for patients with trauma-related disorders. *Bulletin of the Menninger Clinic*, 61 (2), S. 222–239.

ALSLEBEN H. et al. (2004): Psychoedukation Angst- und Panikstörungen. Manual zur Leitung von Patienten und Angehörigengruppen. München: Urban & Fischer.

AMENDT, G. (1992): Das Leben unerwünschter Kinder. Frankfurt: Fischer.

ARATA, C.M. (2002): Child sexual abuse and sexual revictimization. *Clinical Psychology: Science and Practice*, 9 (2), S. 135–164.

ARBEITSKREIT RITUELLE GEWALT & HAHN, B. (2014): Rituelle Gewalt, das (Un)Heimliche unter uns. Münster: Dialog Medien.

ARZT, S. et al. (2017): Sexualität, Macht und Gewalt. Heidelberg: Springer.

ASTIN, M., OGLAND-HAND, S.M. & FOY, D.W. (1995): Posttraumatic stress disorder and childhood abuse in battered women: comparison with married distressed women. *Journal of Consulting and Clinical Psychology*, 63, S. 308–312.

BAIN, O. & SANDERS, M. (1993): Wege aus dem Labyrinth. Fragen von Jugendlichen zu sexuellem Missbrauch. Ruhnmark: Donna Vita.

BAKER, A.J., TABACOFF, R., RORNUSCIOLO, G. & EISENSTADT, M. (2003): Family secrecy: A comparative study of juvenile sex offenders and youth with conduct disorders. *Family Process*, 42 (1), S. 105–116.

BALTZ-OTTO, U. (Hrsg.) (1999): Wir reden leise von der Hoffnung. Literarische Worte, die berühren und trösten. Zürich: Benziger.

BANGE, D. (2007): Sexueller Missbrauch an Jungen. Die Mauer des Schweigens. Göttingen: Hogrefe.

BANGE, D. (2011): Eltern von sexuell missbrauchten Kindern: Reaktionen, psychosoziale Folgen und Möglichkeiten der Hilfe. Göttingen: Hogrefe.

BANYARD, V.L., WILLIAMS, L.M. & SIEGEL, J.A. (2001): Understanding links among childhood trauma, dissociation, and women's mental health. *American Journal of Orthopsychiatry*, 71 (3), S. 311–321.

BASS, E. & DAVIS, L. (2001): Trotz allem. Wege zur Selbstheilung für sexuell missbrauchte Frauen. Berlin: Orlanda.

BÄUML, J. et al. (2018): Handbuch der Psychoedukation für Psychiatrie, Psychotherapie und Psychosomatische Medizin. Stuttgart: Schattauer.

BAUSUM, J. & BESSER, L.-U. (2013): Traumapädagogik: Grundlagen, Arbeitsfelder und Methoden für die pädagogische Praxis. Weinheim: Beltz-Juventa.

BAYER, K. (2002): Stressbewältigung. So werde ich belastbarer. Bindlach: Gondrom.

BECKER, T. (1999): Ritual Abuse: A German Cult-Counsellors Perspective, Vortrag auf dem Symposium „Psychic Trauma and Dissociation", Utrecht, 28. Oktober.

BECKER, T. (2001): Beratung im Bereich Ritueller Gewalt: Risiken und Nebenwirkungen, in: May, A. et al. (Hrsg.) (2001): Rituelle Gewalt, Berlin: Verlag die Jonglerie, S. 91–111.

Becker, T. & Kühn, M. (2019): Rituelle Gewalt – eine Herausforderung für die Traumapädagogik? *Trauma und Gewalt*, 2, S. 140–150.

Becker-Fischer, M. & Fischer, G. (1996): Sexueller Missbrauch in der Psychotherapie, was tun? Heidelberg: Asanger.

Beckrath-Wilking, U. et al. (2013): Traumafachberatung, Traumatherapie & Traumapädagogik: Ein Handbuch zur Psychotraumatologie im beraterischen & pädagogischen Kontext. Paderborn: Junfermann.

Belik, C. (2007): Cyberstalking – Stalking im Internet, Foren, Newsgroups, Chats, per E-Mail: Ergebnisse einer Online-Befragung von Opfern, TäterInnen und indirekt Betroffenen. Norderstedt: BoD.

Belli, H. et al. (2012): Dissociative symptoms and dissociative disorder comorbidity in patients with obsessive-compulsive disorder. *Compr Psychiatry*, 53 (7), S. 975–980.

Benatar, M. (2000): A qualitative study of the effect of a history of childhood sexual abuse on therapists who treat survivors of sexual abuse. *Journal of Trauma and Dissociation*, 1 (3), S. 9–28.

Benjamin, J. (1993): Die Fesseln der Liebe. Psychoanalyse, Feminismus und das Problem der Macht. Frankfurt: Fischer.

Bergsson, M. & Luckfiel, H. (1998): Umgang mit ‚schwierigen' Kindern. Auffälliges Verhalten – Förderpläne – Handlungskonzepte. Berlin: Cornelsen.

Bert, S. C. et al. (2009): The Influence of Maternal History of Abuse on Parenting Knowledge and Behavior *Fam Relat* 58 (2), S. 176–187.

Berzoff, J. & Kita, E. (2010): Compassion fatigue and countertransference: Two different concepts. *Clinical Social Work Journal*, 38, S. 341–349.

Besser-Siegmund, C. (1989): Die sanfte Schmerztherapie mit mentalen Methoden. Düsseldorf: Econ.

Beule, C. (2011): Darüber spricht man(n) nicht: Sexueller Missbrauch an Jungen. Saarbrücken: VDM.

Bickel, L. & Tausch-Flammer, D. (1998): In meinem Herzen die Trauer. Texte für schwere Stunden – Ein Begleitbuch. Freiburg: Herder.

Bills, L. J. & Kreisler, K. (1993): Treatment of Flashbacks with Naltrexone. *American Journal of Psychiatry*, 150, S. 1430.

Birk, A., Pross, C. & Lansen, J. (Hrsg.) (2002): Das Unsagbare. Die Arbeit mit Traumatisierten im Behandlungszentrum für Folteropfer. Berlin, Heidelberg: Springer.

Birsl, U. (Hrsg.) (2011): Rechtsextremismus und Gender. Opladen: Budrich.

Bisson, J. I., Jenkins, P. L., Alexander, J. & Bannister, C. (1997): Randomised controlled trial of psychological debriefing (PD) for victims of acute burn trauma. *British Journal of Psychiatry*, 171, S. 78–81

Blackburn Knight, R. (2002): A Man's Recovery from traumatic childhood abuse: The insiders. Boston: Haworth.

Blakemore, E. (2020): Geschichte der PTBS: Von der „Kriegsneurose" zur Traumadiagnose. *National Geographic Online*, 22. Juni. ↗ https://www.nationalgeographic.de/wissenschaft/2020/06/geschichte-der-ptbs-von-der-kriegsneurose-zur-traumadiagnose.

Bleiberg, E. (2002): How to help children at risk of developing a borderline or narcissistic personality disorder. *Brown University Child and Adolescent Behavior Letter*, 18 (6), S. 1–4.

Bleimling, J. (2018): Gegenübertragung und soziales Trauma. Eine Mikroanalyse des szenischen Erinnerns der Shoah in videografierten Zeitzeugengesprächen. Gießen: Psychosozial-Verlag.

BLOOM, S. (1997): Creating Sanctuary: Toward the Evolution of Sane Societies. New York: Routledge.

BLUME, E.S. (1991): Secret Survivors. Uncovering Incest and its Aftereffects in Women. New York: Ballantine.

BLUMSTENGEL, K. (2009): Gefahrenzone World Wide Web: Sexuelle Ausbeutung von Kindern durch Kontaktaufnahme im Internet. KgKJH, Kompetenzzentrum geschlechtergerechte Kinder- und Jugendhilfe Sachsen-Anhalt e.V.

BODE, S. (2013): Kriegsenkel: Die Erben der vergessenen Generation. Stuttgart: Klett-Cotta.

BODE, S. (2015): Die vergessene Generation: Die Kriegskinder brechen ihr Schweigen. Stuttgart: Klett-Cotta.

BÖHM, K. (2021): EMDR in der Psychotherapie der PTBS: Traumatherapie schonend und nachhaltig umsetzen. Heidelberg: Springer.

BOHUS, M. (2002): Borderline-Störung. Fortschritte der Psychotherapie. Göttingen: Hogrefe.

BOHUS, M.J., LANDWEHRMEYER, G.B. et al. (1999): Naltrexone in the treatment of dissociative symptoms in patients with borderline personality disorder: An open-label trial. *Journal of Clinical Psychiatry*, 60 (9), S. 598–603.

BOISSET-PIORO, M., EDAILE, J. & FITZCHARLES, M. (1995): Sexual and physical abuse in women with fibromyalgia syndrome. *Arthritis and Rheumatism*, 38 (2), S. 235–241.

BOLEN, J. (1993): The impact of sexual abuse on women's health. *Psychiatric Annals*, 23, S. 446 ff.

BONEY-MCCOY, S. & FINKELHOR, D. (1995): Psychosocial sequelae of violent victimization in a national youth sample. *Journal of Consulting & Clinical Psychology*, 63, S. 726–736.

BOON, S. (1997): The treatment of traumatic memories in DID: Indications and contraindications. *Dissociation*, 10, S. 65–80.

BOON, S. & DRAIJER, N. (1993): Multiple personality disorder in The Netherlands: A clinical investigation of 71 patients. *American Journal of Psychiatry*, 150 (3), S. 489–494.

BOON, S. et al. (2013): Traumabedingte Dissoziation überwinden. Ein Skills-Training für Klienten und ihre Therapeuten. Paderborn: Junfermann.

BOSS, A., SCHLEIFLING-HIRSCHBIL, L. & RÜDDEL, H. (1999): Therapie-Evaluation einer stationären Gruppe „Traumabewältigung“ innerhalb der psychosomatischen Behandlung und Rehabilitation von Patientinnen mit chronischer PTB. *Verhaltenstherapie*, 9 (4), S. 200–210.

BOSS, P. (2000): Leben mit ungelöstem Leid. Ein psychologischer Ratgeber. München: Beck.

BOWMAN, E.S. & COONS, P.M. (2000): The differential diagnoses of epilepsy, pseudoseizures, dissociative identity disorder, and dissociative disorder not otherwise specified. *Bull Menninger Clin.*, 64 (2), S. 164–180.

BOYSEN, G.A. (2011): The scientific status of childhood dissociative identity disorder: A review of published research. *Psychother Psychosom*, 80 (6), S. 329–334.

BRAND B. & LOEWENSTEIN R.J. (2010): Dissociative disorders: an overview of assessment, phenomenology and treatment. *Psychiatr Times*, 27, S. 62–69.

BRAND B. ET AL (2012): Where are we going? An update on assessment, treatment, and neurobiological research in dissociative disorders as we move toward the DSM-5. *J Trauma Dissociation*, 13, S. 9–31.

BRAND, B. et al. (2016): Separating facts from fiction: An Empirical Examination of Six Myths About Dissociative Identity Disorder. *Harv Rev Psychiatry*, 24 (4), S. 257–270.

BRAUN, B. (1989): The BASK (behavior, affect, sensation, knowledge) model of dissociation. *Dissociation*, 1, S. 4–23.

BREITENBACH, E. (1998): Mütter missbrauchter Mädchen. Eine Studie über sexuelle Verletzung und weibliche Identität. Darmstadt: Centaurus.

BREITENBACH, E. et al. (2020): Geschlecht und Gewalt. Opladen: Budrich.

Breitenbach, G. (2010): Innenansichten dissoziierter Welten extremer Gewalt. Ware Mensch: Die planvolle Spaltung der Persönlichkeit. Kröning: Asanger.

Breitenbach, G. & Requardt, H. (2001): Psychotherapie mit entmutigten Klienten. Therapeutische Herausforderungen. Kröning: Asanger.

Breitenbach, G. & Requardt, H. (2012): Komplex-systemische Traumatherapie und Traumapädagogik.: Ein Handwerksbuch für die Praxis. Kröning: Asanger.

Bremner, J.D. & Marmar, C.R. (Hrsg.) (1998): Trauma, Memory, and Dissociation. Washington, D.C.: American Psychiatric Press.

Brenneis, C.B. (1996): Memory systems and the psychoanalytic retrieval of memories of trauma. *Journal of the American Psychoanalytic Association*, 44 (4), S. 1165–1187.

Brenner, I. (1999): Deconstructing DID. *American Journal of Psychotherapy*, 53 (3), S. 344–359.

Breslau, N., Davis, G.C., Andreski, P., Peterson, E.L. & Schultz, L.R. (1997): Sex differences in posttraumatic stress disorder. *Psychological Review*, 103, S. 670–686.

Breslau, N., Davis, G.C., Peterson, E.L. & Schultz, L. (1997): Psychiatric sequelae of posttraumatic stress disorder in women. *Archives of General Psychiatry*, 54, S. 81–87.

Brewster, S. (1997): Wie ein Anker im Strudel der Gewalt. Ein Ratgeber für Freunde und Verwandte misshandelter Frauen. Frankfurt: Fischer.

Brière, J.N. (1992): Child Abuse Trauma: Theory and Treatment of the Lasting Effects. New York: Springer.

Brière, J.N. (2003): Multiscale Dissociation Inventory (MDI). Psychological Assessment Resources.

Brisch, K.H. (Hrsg.) (2016): Sucht und Trauma. Stuttgart: Klett-Cotta.

Brisch, K.H. & Hellbrügge, T. (Hrsg.) (2022): Bindung und Trauma. Risiken und Schutzfaktoren für die Entwicklung von Kindern, Stuttgart: Klett-Cotta.

Brodsky, B.S., Cloitre, M. & Dulit, R.S. (1995): Relationship of dissociation to self-mutilation and childhood abuse in borderline personality disorder. *American Journal of Psychiatry*, 152, S. 1788–1792.

Bronisch, T. (2001): Probleme der Komorbidität von Posttraumatischer Belastungsstörung und Borderline-Persönlichkeitsstörungen. *Persönlichkeitsstörungen: Theorie und Therapie (ptt)*, 4, S. 216–225.

Bronisch, T. et al. (2000): Krisenintervention bei Persönlichkeitsstörungen. Stuttgart: Klett-Cotta.

Brown, D., Scheflin, A. & Hammond, C. (1998): Phase-Oriented Trauma Treatment. In: dies: Memory, Trauma, Treatment & the Law, New York: Norton.

Brown, J., Cohen, P., Johnson, J.G. & Smailes, E.M. (1999): Childhood abuse and neglect: Specificity of effects on adolescent and young adult depression and suicidality. *Journal of the American Academy of Child and Adolescent Psychiatry*, 38 (12), S. 1490–1496.

Brown, L.S. (1996): Politics of Memory, Politics of Incest: Doing Therapy and Politics that Really Matter. *Women & Therapy*, 19, S. 5–18.

Bryant, R.A. et al. (2010): Preliminary Evidence of the Short Allele of the Serotonin Transporter Gene Predicting Poor Response to Cognitive Behavior Therapy in Posttraumatic Stress Disorder. *Biol Psychiatry*, 67, S. 1217–1219.

Brzank, P. (2009): (Häusliche) Gewalt gegen Frauen: sozioökonomische Folgen und gesellschaftliche Kosten: *Bundesgesundheitsblatt – Gesundheitsforschung – Gesundheitsschutz*, 52, S. 330–338.

Bucholz, K.K., Glowinski, A., McLaughlin, T. et al. (2002): Association between self-reported childhood sexual abuse and adverse psychosocial outcomes: Results of a twin-study. *Archives of General Psychiatry*, 59 (2), S. 139–145.

Bühn, R., Mathieu, M. & Pich, H. (2001): Was sehen Sie, Frau Lot? Eine künstlerische Auseinandersetzung zu sexueller Gewalt an Mädchen und Frauen – gegen Täterschutz, Bremen: ↗ www.frau-lot.de.

Bürgin, D. & Rost, B. (1997): Traumatisierung im Kindesalter. *Persönlichkeitsstörungen: Theorie und Therapie (ptt)*, 1, S. 24–31.

Busse, S.A. (2000): Was gehen den Staat die Sekten an? Eine kritische Analyse der Enquete-Kommission „Sogenannte Sekten und Psychogruppen". Berlin: Peter Lang.

Butler, J. (1991): Das Unbehagen der Geschlechter. Frankfurt: Suhrkamp.

Butollo, W., Gavranidou, M. & Maragkos, M. (1999): Entwicklung, Trauma, Bindung und Persönlichkeitsstörungen. *Persönlichkeitsstörungen: Theorie und Therapie (ptt)*, 3, S. 53–63.

Butollo, W., Hagl, M. & Krüsmann, M. (1999): Kreativität und Destruktion posttraumatischer Bewältigung. Forschungsergebnisse und Thesen zum Leben nach dem Trauma. Stuttgart: Klett-Cotta.

Butollo, W., Krüsmann, M. & Hagl, M. (1998): Leben nach dem Trauma. Über den therapeutischen Umgang mit dem Entsetzen. Stuttgart: Klett-Cotta.

Canacakis, J. (1990): Ich begleite dich durch deine Trauer. Zürich: Kreuz.

Carson, A.T. & Baker, R.C. (1994): Psychological correlates of codependency in women. *Int. J. Addict*, 29 (3), S. 395–407.

Cassidy, S. (1995): Die Dunkelheit teilen. Spiritualität und Praxis der Sterbebegleitung. Freiburg: Herder.

Cassuto Rothman, J. (1998): Wenn ein Kind gestorben ist. Trauerbegleiter für verwaiste Eltern. Freiburg: Herder.

Cavanagh, A. et al. (2015): Countertransference in trauma therapy. *J Trauma Stress Disor Treat*, 4 (2), 1000149 (open source).

Ceh, J. (1995): Entspannen jederzeit! Techniken zur besseren Stressbewältigung. München: mvg.

Chandy, J.M., Blum, R.W. & Resnick, M.D. (1996): Gender-specific outcomes for sexually abused adolescents. *Child Abuse & Neglect*, 20, S. 1219–1231.

Charf, D. (2018): Auch alte Wunden können heilen: Wie Verletzungen aus der Kindheit unser Leben bestimmen und – wir dennoch Frieden in uns selbst finden können. München: Kösel.

Chefetz, R.A. (2003): On matters of mattering. *Journal of Trauma & Dissociation*, 4, S. 1–4.

Chodorow, N. (1985): Das Erbe der Mütter. Psychoanalyse und Soziologie der Geschlechter. München: Frauenoffensive.

Chu, J.A. (1998): Rebuilding Shattered Lives. The Responsible Treatment of Complex Post-Traumatic and Dissociative Disorders. New York: Wiley.

Church, D. et al. (2018): Guidelines for the Treatment of PTSD Using Clinical EFT (Emotional Freedom Techniques). *Healthcare (Basel)*, 6 (4), 146 (open source).

Claas, P. & Schulze, C. (2002): Prozessorientierte Psychotherapie bei der Traumaverarbeitung. Tübingen: dgvt-Verlag.

Claes, L. & Vandereycken, W. (2012): Schmerzen gegen den Schmerz, Ostfildern: Patmos.

Classen, C.C. et al. (2005): Sexual Revictimization: A Review of the Empirical Literature. *Trauma, Violence, Abuse* 6 (2), S. 103–129.

Cloitre, M. (2021): Complex PTSD: Assessment and treatment. *European Journal of Psychotraumatology*, 12, Issue Sup 1.

Coid, J., Wilkins, J., Coid, B. & Everitt, B. (1992): Self-mutilation in female remanded prisoners II: A cluster analytic approach towards identification of a behavioural syndrome. *Criminal Behavior and Mental Health*, 2, S. 1–14.

COLEMAN, E., DWYER, S.M. & POLLONE, N.J. (Hrsg.) (1996): Sex Offender Treatment: Biological Dysfunction, Intrapsychic Conflict, Interpersonal Violence. New York: Haworth.

CONNELL, R.W. (2013): Der gemachte Mann: Konstruktion und Krise von Männlichkeit. Heidelberg: Springer.

COOK, B. & PHILLIPS, S.G. (1995): Verlust und Trauer. Bedeutung – Umgang – Bewältigung. München: Urban & Fischer.

COONS, P.M. & MILSTEIN, V. (1994): Factitious or malingered multiple personality disorders: Eleven cases. *Dissociation*, 7 (2), S. 81–85.

COONS, P.M. (1998): The dissociative disorders: Rarely considered and underdiagnosed. *Psychiatric Clinics of North America*, 21, S. 637–648.

CRAISSATI, J., MCCLURG, G. & BROWNE, K. (2002): The parental bonding experiences of sex offenders: A comparison between child molesters and rapists. *Child Abuse & Neglect*, 26 (9), S. 909–921.

CROOS-MÜLLER, C. (2017): Alles gut – Das kleine Überlebensbuch: Soforthilfe bei Belastung, Trauma & Co. München: Kösel.

CUSAK, K. & SPATES, C. (1999): The cognitive dismantling of eye movement desensitisation and reprocessing (EMDR) treatment of posttraumatic stress disorder PTSD. *Journal of Anxiety Disorders*, 13, S. 87–89.

CYRULNIK, B. (2002): Mein Lebensglück bestimme ich. Wien: Kremayr & Scheriau.

DACKWEILER, R.M. & SCHÄFER, R. (2002): Gewalt-Verhältnisse. Feministische Perspektiven auf Geschlecht und Gewalt. Frankfurt: Campus.

DALENBERG, C.J. (2000): Countertransference and the Treatment of Trauma. Washington, DC: American Psychological Association.

DALENBERG C.J. et al. (2007): Scientific study of the dissociative disorders. *Psychother Psychosom*, 76, S. 400–401.

DALENBERG C.J. et al. (2012): Evaluation of the evidence for the trauma and fantasy models of dissociation. *Psychol Bull*,138, S. 550–588.

DALENBERG C.J. et al. (2014): Reality versus fantasy: reply to Lynn et al. (2014). *Psychol Bull*, 140, S. 911–20.

DALICHOW, I (2001): Das westliche Totenbuch. Wege zu Abschied, Bestattung, Trauer und dem Danach. München: Goldmann.

DAMMANN, G. & JANSSEN, P.L. (Hrsg.) (2001): Psychotherapie der Borderline-Störungen. Krankheitsmodelle und Therapiepraxis – störungsspezifisch und schulenübergreifend. Stuttgart: Thieme.

DAMMERMANN C. (2002): Kommerzielle sexuelle Ausbeutung von Kindern vor dem Hintergrund von Sexismus, Rassismus und sozialen Ungleichheiten. In: Deutsches Jugendinstitut (Hrsg.): Sexueller Missbrauch von Kindern. Wiesbaden: VS Verlag für Sozialwissenschaften.

DANIELI, Y. (1994): Countertransference, trauma and training. In: Wilson, J.P. & Lindy, J.D. (Hrsg.): Countertransference and Posttraumatic Stress Disorder. New York: Guilford, S. 368–388.

DAVIDSON, J.R.T. (1997): Biological therapies for posttraumatic stress disorder: An overview. *Journal of Clinical Psychiatry*, 58 (Suppl. 9), S. 29–32.

DAVIDSON, J.R., TUPLER, L.A., WILSON, W.H. & CONNOR, K.M. (1998): A family study of chronic post-traumatic stress disorder following rape trauma. *Journal of Psychiatric Research*, 32, S. 301–309.

DAVIES, J.M. & FRAWLEY, M.G. (1994): Treating the Adult Survivor of Childhood sexual abuse. New York: Basic Books.

De Tierry, B. (2020): The Simple Guide to Complex Trauma and Dissociation: What It Is and How to Help. London: Jessica Kingsley.

Deegener, G. (1995): Sexueller Missbrauch: Die Täter. Weinheim: Beltz.

Deegener, G. (1998): Kindesmissbrauch – erkennen, helfen, vorbeugen, Weinheim: Beltz.

Deegener, G. (Hrsg.) (1999): Sexuelle und körperliche Gewalt. Therapie jugendlicher und erwachsener Täter. Weinheim: Psychologie Verlags Union.

Deutsches Jugendinstitut (Hrsg.) (2012): Sexueller Missbrauch von Kindern: Dokumentation der Nationalen Nachfolgekonferenz „Kommerzielle sexuelle Ausbeutung von Kindern".

Diamond, J. (2004): The irritable male syndrome. Managing the four key causes of depression and aggression. Emmaus: Rodale.

Diegelmann, C., Isermann, M., Kaiser, W. & Priebe, S. (2002): EMDR and breast cancer. Poster vorgestellt auf der EMDRIA-Konferenz in San Diego.

Dinwiddie, S., Heath, A. C. & Dunne, M. P. et al. (2000): Early sexual abuse and lifetime psychopathology: A co-twin-control study. *Psychological Medicine*, 30, S. 41–52.

Dittmann, L. (2016): Gewalttätige Mädchen und junge Frauen. München: GRIN.

Downing, G. (1996): Körper und Wort in der Psychotherapie. Leitlinien für die Praxis. München: Kösel.

Drees, A. (1996): Folter: Opfer, Täter, Therapeuten: Neue Konzepte der Behandlung von Gewaltopfern. Gießen: Psychosozial-Verlag.

Drewes, D. (1997): Schützt unsere Kinder! Augsburg: Pattloch.

Duros, P. & Crowley, D. (2014): The Body Comes to Therapy Too. *Clinical Social Work Journal*, 42, S. 237–246.

Dutton, M. A., Burghardt, K. J., Perrin, S. G. et al. (1994): Battered women's cognitive schemata. *Journal of Traumatic Stress*, 7 (2), S. 237–255.

Dyregrov, A. & Mitchell, J. T. (1992): Work with traumatized children: Psychological effects and coping strategies. *Journal of Traumatic Stress*, 5 (1), S. 5–17.

Eberle, L. & Grossbongardt, A. (2022): „Die Alarmsignale gingen nicht an." So haben die Behörden im Missbrauchsskandal von Lügde versagt. *Der Spiegel*, 7, 11. Februar.

Eckers, D. (2003): EMDR bei Kindern und Jugendlichen. *PsychotherapeutenFORUM*, Nr. 1, S. 11 ff.

Ehlers, A. (1999): Posttraumatische Belastungsstörung. Fortschritte der Psychotherapie. Göttingen: Hogrefe.

Ehlers, A. & Clark, D. M. (2000): A cognitive model of posttraumatic stress disorder. *Behav Res Ther*, 38 (4), S. 319–345.

Ehring, T. & Ehlers, A. (2018): Ratgeber Trauma und Posttraumatische Belastungsstörung: Informationen für Betroffene, und Angehörige. Göttingen: Hogrefe.

Elkind, S. N. (1992): Resolving Impasses in Therapeutic Relationships, New York: Guilford Press

Elliott, M. (1995): Female Sexual Abuse of Children. New York: Guilford.

Emerson, D. (2015): Trauma-Yoga in der Therapie: Die Einbeziehung des Körpers in die Traumabehandlung. Eine Anleitung für Therapeuten. Lichtenau: Probst.

Enders, U. (Hrsg.) (1995): Zart war ich, bitter war's. Handbuch gegen sexuelle Gewalt an Mädchen und Jungen. Köln: Kiepenheuer & Witsch.

Endo, T. et al. (2006): Attention deficit/hyperactivity disorder among abused children. *Psychiatry Clin Neurosci*, 60 (4), S. 434–438.

Engelfried, C. & Heiliger, A. (1998): Sexuelle Gewalt: Männliche Sozialisation und potentielle Täterschaft. Frankfurt a.M.: Campus.

Engl, V. (2002): Faktoren einer erfolgreichen stationären Psychotherapie von traumatisierten Patientinnen und Patienten. In: Sachsse, U., Özkan, I. & Streeck-Fischer, A. (Hrsg.): Traumatherapie – Was ist erfolgreich? Göttingen: Vandenhoeck & Ruprecht, S. 28–38.

Enquetekommission sogenannte Sekten und Psychogruppen (1998): Endbericht. Bonn: Deutscher Bundestag Konferenzbericht.

Erickson, M.H. (1998): Hypnosetechniken zur Therapie akuter psychiatrischer Störungen im Krieg. In: E.L. Rossi (Hrsg.): Gesammelte Schriften von Milton H. Erickson, 5: Innovative Hypnotherapie I. Heidelberg: Carl-Auer, S. 52–60.

Eschenröder, C.T. (Hrsg.) (1997): EMDR. Eine neue Methode zur Verarbeitung traumatischer Erinnerungen, Tübingen: dgvt-Verlag.

Esslinger, K. (1998): Traumaexposition zur Traumasynthese. Traumazentrierte Psychotherapie: Kognitive Verhaltenstherapie und EMDR im Vergleich. *Persönlichkeitsstörungen: Theorie und Therapie (ptt)*, Band 2, S. 59–76.

Farber, B.M. (1995): Übertragung, Gegenübertragung und Gegenwiderstand bei der Behandlung von Opfern von Traumatisierungen. *Hypnose und Kognition* 12 (2), S. 68–83.

Faulde, C. (2002): Wenn frühe Wunden schmerzen. Glaube auf dem Weg zur Traumaheilung. Mainz: Matthias-Grünewald.

Fedrigotti, A. (2000): 30 Minuten für erfolgreiche Stressbewältigung. Offenbach: Gabal.

Fegert, J.M. et al. (2014): Sexueller Missbrauch von Kindern und Jugendlichen: Ein Handbuch zur Prävention und Intervention für Fachkräfte im medizinischen, psychotherapeutischen und pädagogischen Bereich. Heidelberg: Springer.

Felitti, V.J. et al. (1998): Relationship of childhood abuse and household dysfunction to many of the leading causes of death in adults. The Adverse Childhood Experiences (ACE) Study. *Am J Prev Med*, 13 (4), S. 245–258.

Felmingham, K. et al. (2007): Changes in Anterior Cingulate and Amygdala After Cognitive Behavior Therapy of Posttraumatic Stress Disorder. *Psychological Science*, 8 (2), S. 127–129.

Fergusson, D.M., Horwood, L.J. & Lynskey, M.T. (1996): Childhood sexual abuse and psychiatric disorder in young adulthood: II. Psychiatric outcomes of childhood sexual abuse. *Journal of the American Academy of Child and Adolescent Psychiatry*, 34, S. 1365–1374.

Figley, C.R. (1995): Compassion Fatigue. New York: Brunner/Mazel.

Filchner, M. (2017): Das Münchhausen-by-proxy-Syndrom: Schuldunfähigkeit oder erbarmungsloses Kalkül? Dortmund: Studylab.

Fincke, A. (1998): Wie gefährlich ist Bert Hellingers Therapie? *Psychologie heute*, 4.

Fine, C.G. (1999): The tactical integrationalist perspective on the treatment of dissociative identity disorder and allied dissociative disorders. *American Journal of Psychotherapy*, 53 (3), S. 361 ff.

Fine, P.M. & Theesen, K.A. (1993): Child and adolescent case studies using Naltrexone for PTSD. *Biological Psychiatry*, 33, S. 162 ff.

Fischer, F.M. (2020): Die Therapie von Sucht, Trauma und Bindungsstörungen bei Kindern und Jugendlichen. *Sozialpsychiatrische Informationen*, 4.

Fischer, G. & Riedesser, P. (Hrsg.) (1998): Lehrbuch der Psychotraumatologie. München: UTB.

Fisher, H. (2000): Das starke Geschlecht. Wie das weibliche Denken die Zukunft verändern wird. München: Heyne.

Fitzgerald, L.F. (1993): Sexual harassment: Violence against women in the workplace. *American Psychologist*, 48, S. 1070–1076.

Flatten, G., Hofmann, A., Liebermann, P., Wöller, W., Siol, T. & Petzold, E. (2001): Posttraumatische Belastungsstörung. Leitlinie und Quellentext. Stuttgart: Schattauer.

FLEMING, J., MULLEN, P.E., SIBTHORPE, B. & BAMMER, G. (1999): The long-term impact of childhood sexual abuse in Australian women. *Child Abuse & Neglect*, 23, S. 145–159.

FLIESS, C. & IGNEY, C. (2010): Handbuch rituelle Gewalt. Erkennen – Hilfe für Betroffene – Interdisziplinäre Kooperation. Lengerich: Pabst Science Publishers.

FLIESS, C. et al. (2018): Befreiung des Selbst. Therapiekonzepte zum Ausstieg aus organisierter ritueller Gewalt. Kröning: Asanger.

FLINT, G.A. (2001): Emotional Freedom. Techniques for Dealing with Emotional and Physical Distress. Vernon: NeoSolTerric Enterprises.

FOA, E., RIGGS, D.S., MASSIE, E.D. & YARCZOWER, M. (1995): The impact of fear activation and anger on the efficacy of exposure treatment for PTSD. *Behavior Therapy*, 26, S. 487–500.

FOA, E.B. et al. (2007): Prolonged Exposure Therapy for PTSD: Emotional Processing of Traumatic Experiences. New York: Oxford University Press.

FOBIAN, C., LINDENBERG, M. & ULFERS, R. (2018): Jungen als Opfer von sexueller Gewalt. Baden-Baden: Nomos.

FOBIAN, C. & ULFERS, R. (2021): Jungen und Männer als Betroffene sexueller Gewalt. Heidelberg: Springer.

FONAGY, P., LEIGH, T., STEELE, M., STEELE, H., KENNEDY, R., MATTOON, G., TARGET, M. & GERBER, A. (1996): The relation of attachment status, psychiatric classification, and response to psychotherapy. *Journal of Consulting and Clinical Psychology*, 64, S. 22–31.

FOOTE, B. & PARK, J. (2008): Dissociative Identity Disorder and Schizophrenia: differential diagnoses and theoretical issues. *Curr Psychiatria Rep*, 10 (3), S. 217–222.

FOOTE, B. et al. (2006): Prevalence of Dissociative Disorders in Psychiatric Outpatients. *The American Journal of Psychiatry*, 16 (4), S. 623–629.

FORD, J. & KIDD, P. (1998): Early childhood trauma and disorders of extreme stress as predictors of treatment outcome with chronic posttraumatic stress disorder. *Journal of Traumatic Stress*, 11 (4), S. 743–761.

FOX, V. et al. (2021): Suicide risk in people with posttraumatic stress disorder: a cohort study of 3.1 million people in Sweden. *Journal of Affective Disorders*, 279, S. 609–616.

FRANKE, A. & KÄMMERER, A. (Hrsg.) (2001): Klinische Psychologie der Frau. Ein Lehrbuch. Göttingen: Hogrefe.

FRANKEL, A.S. & DALENBERG, C. (2006): The Forensic Evaluation of Dissociation and Persons Diagnosed with Dissociative Identity Disorder: Searching for Convergence. *Psychiatr Clin N Am*, 29, S. 169–184.

FRANKL, S.A. & O'HEARN, T.C. (1996): Similarities in responses to extreme and unremitting stress: Cultures of communities under siege. *Psychotherapy, Theory, Research, and Practice*, 33 (3), S. 485–502.

FRASER, G.A. (Hrsg.) (1997): The Dilemma of Ritual Abuse. Cautions and Guides for Therapists. Washington: American Psychiatric Press.

FREUD, S. (1912/1996): Zur Dynamik der Übertragung. Gesammelte Werke, Bd. 8. Frankfurt a.M.: Fischer, S. 364–374.

FREVERT, U. (1999): „Mann und Weib, und Weib und Mann." Geschlechter-Differenzen in der Moderne. München: Beck.

FREYD, J.J. (1996): Betrayal Trauma: The Logic of Forgetting Childhood Abuse. Cambridge, MA: Harvard University Press.

FRIEBEL, H. (2020): Wenn sich Jungen selbst verletzen. *Sozialpsychiatrische Informationen*, 4.

FRIEDMAN, M. (2000): A guide to the literature on pharmacotherapy for PTSD. *PTSD Research Quarterly*, 11 (1), S. 1–7.

FRÖHLING, U. (2015): Vater unser in der Hölle. München: mvg.

Frommberger, U. (2000): Posttraumatische Belastungsstörungen. In: Hartwich, P. et al. (Hrsg.): Posttraumatische Erkrankungen. Konvergenz psychischer und somatischer Veränderungen, Sternenfels: Verlag Wissenschaft & Praxis, S. 11–28.

Frommberger, U. & Keller, R. (2007): Empfehlungen von Qualitätsstandards für stationäre Traumatherapie: Indikation, Methoden und Evaluation stationärer Traumatherapie in Rehabilitation, Akutpsychosomatik und Psychiatrie. Lengerich: Papst.

Fuckert, D. (2002): Traumazentrierte Psychotherapie in der Nachfolge Wilhelm Reichs. Ein integratives körpertherapeutisches Modell. In: Sachsse, U., Özkan, I. & Streeck-Fischer, A. (Hrsg.): Traumatherapie – Was ist erfolgreich? Göttingen: Vandenhoeck & Ruprecht, S. 83–112.

Gahleitner, S.B. (2019 a): Organisierte und rituelle Gewalt. *Trauma und Gewalt*, 3, S. 97.

Gahleitner, S.B. (2019 b): Ausstiegsberatung am Traumahilfezentrum München e.V. *Trauma und Gewalt*, 2, S. 152–158.

Gahleitner, S.B. & Gunderson, C.L. (2009): Gender, Trauma, Sucht: Neues aus Forschung, Diagnostik und Praxis. Kröning: Asanger.

Gallwitz, A. & Paulus, M. (1998): Grünkram. Die Kinder-Sex-Mafia in Deutschland. Hilden: VDP.

Gartner, R.B. (1999): Betrayed as Boys: Psychodynamic Treatment of Sexually Abused Men. New York: Guilford.

Gast, U. (2000): Diagnostik und Behandlung dissoziativer Störungen. In: Lamprecht, F. (Hrsg.): Praxis der Traumatherapie, Stuttgart: Klett-Cotta, S. 164–211.

Gast, U. (2002): Komplexe Dissoziative Störungen. Konzeptionelle Untersuchungen zur Diagnostik und Behandlung der Dissoziativen Identitätsstörung und ähnlicher Erkrankungen. Habilitationsschrift zur Erlangung der Venia Legendi für das Fach Psychotherapeutische Medizin an der Medizinischen Hochschule Hannover.

Gast, U. (2003): Der psychodynamische Ansatz zur Behandlung komplexer dissoziativer Störungen. In: Eckhardt-Henn, A. & Hoffmann, S.O. (Hrsg.): Dissoziative Bewusstseinsstörungen: Theorie, Symptomatik, Therapie. Stuttgart: Schattauer.

Gast, U., Oswald, T. & Zündorf, F. (2000): SKID-D. Strukturiertes klinisches Interview für DSM-IV Dissoziative Störungen. Göttingen: Hogrefe.

Gast, U. et al. (2001): Prevalence of dissociative disorders among psychiatric inpatients in a German university clinic. *J Nerv Ment Dis*, 189, S. 249–257.

Gast, U., Rodewald, F., Kersting, A. & Emrich, H.M. (2001): Diagnostik und Therapie Dissoziativer (Identitäts-)Störungen. *Psychotherapeut*, 46, S. 289–300.

Gast, U. et al. (2006): Die dissoziative Identitätsstörung – häufig fehldiagnostiziert. *Dtsch Ärztebl*, 103 (47), S. 3192–3200.

Gast, U. & Wirtz, G. (2016): Dissoziative Identitätsstörung bei Erwachsenen. Expertenempfehlung und Praxisbeispiele. Stuttgart: Klett-Cotta.

Geissler, A. (2020): Weibliche Gewalt in intimen Paarbeziehungen: Impulse für eine Enttabuisierung. Baden-Baden: Nomos.

Geuter, U. (2018): Praxis Körperpsychotherapie: 10 Prinzipien der Arbeit im therapeutischen Prozess. Heidelberg: Springer.

Gil, E. (2013): Working with Children to Heal Interpersonal Trauma. New York: Guilford.

Ginzburg K. et al. (2010): Clandestine psychopathology: unrecognized dissociative disorders in inpatient psychiatry. *J Nerv Ment Dis*, 198, S. 378–381.

Gleaves, D.H. (2000): The integration of science and practice: A direction for the field of trauma and dissociation. *Journal of Trauma & Dissociation*, 1 (3), S. 1–8.

Gleaves, D.H. & Eberenz, K.P. (1995): Correlates of dissociative symptoms among women with eating disorders. *J. Psychiatr. Res.*, 29 (5), S. 417–426.

Glover, H. (1992): Emotional numbing: A possible endorphin-mediated phenomenon associated with posttraumatic stress disorder and other allied psychopathologic states. *Journal of Traumatic Stress*, 5, S. 643–675.

Gold, S.N. & Seifer, R.E. (2002): Dissociation and sexual addiction / compulsivity: A contextual approach to conceptualization and treatment. *Journal of Trauma and Dissociation*, 5 (4), S. 59–82.

Gonzales, A. & Mosquera, D. (2012): EMDR and Dissociation: The Progressive Approach. A.I.

Goodwin, J. & Attias, R. (Hrsg.) (1999): Splintered Reflections: Images of the Body in Trauma. New York: Basic Books.

Görlitz, G. (2001): Körper und Gefühl in der Psychotherapie – Basisübungen. Stuttgart: Klett-Cotta.

Görlitz, G. (2003): Körper und Gefühl in der Psychotherapie – Aufbauübungen. Stuttgart: Klett-Cotta.

Goulding, R.A. & Schwartz, R.C. (1995): The Mosaic Mind: Empowering the Tormented Selves of Child Abuse Survivors. New York: Norton.

Graessner, S., Gurris, N. & Pross, C. (1996): Folter. An der Seite der Überlebenden. Unterstützung und Therapien. München: Beck.

Graham, D.L.R. (1994): Loving to Survive. New York: NYU Press.

Grand, S. (1997 a): The paradox of innocence: Dissociative adhesive states in perpetrators of incest. *Psychoanalytic Dialogues*, 7 (4), S. 465–490.

Grand, S. (1997 b): On the gendering of traumatic dissociation: A case of mother-son incest. *Gender and Psychoanalysis*, 1, S. 55–77.

Grandt, G., Grandt, M. & van der Let, P. (1999): Ware Kind. Missbrauch und Prostitution. Düsseldorf: Patmos.

Grässer, M. & Hovermann, H. (2020 a): Ressourcenübungen für Kinder und Jugendliche: Kartenset mit 60 Bildkarten. Weinheim: Beltz.

Grässer, M. & Hovermann, H. (2020 b): Noch mehr Ressourcenübungen. Weinheim, Beltz.

Grosch, W.N. & Olsend, D.C. (1994): When Helping Starts to Hurt: A New Look at Burnout Among Psychotherapists. New York: Norton

Gruber, J. & Grube, M. (2016): Geschlechtsspezifische Aspekte bei unipolarer Depression. *DNP Der Neurologe und Psychiater,* (17), S. 49–58.

Grün, A. (1997): Geborgenheit finden – Rituale feiern. Wege zu mehr Lebensfreude. Stuttgart: Kreuz.

Gschwend, G. (2002): Notfallpsychologie und Trauma-Akuttherapie: Ein kurzes Handbuch für die Praxis. Bern: Hans Huber.

Gussone, B. & Schiepek, G. (2000): Die „Sorge um sich". Burnout-Prävention und Lebenskunst in helfenden Berufen. Tübingen: dgvt-Verlag.

Guterman, N.B. & Lee, Y. (2005): The Role of Fathers in Risk for Physical Child Abuse and Neglect: Possible Pathways and Unanswered Questions.: *Child Maltreatment,* 10 (2), S. 136–149.

Haas, S. (2000): Welche psychopharmakologischen Behandlungsansätze gibt es für posttraumatische Erkrankungen? In: Hartwich, P. et al. (Hrsg.): Posttraumatische Erkrankungen. Konvergenz psychischer und somatischer Veränderungen. Sternenfels: Verlag Wissenschaft & Praxis, S. 49–70.

HALL, L. A. et al. (1998): Mother's Potential for Child Abuse: The Roles of Childhood Abuse and Social Resouces. *Nurs Res*, 47 (2), S. 87–95.

HANTKE, L. & GÖRGES, H. J. (2012): Handbuch Traumakompetenz: Basiswissen für Therapie, Beratung und Pädagogik. Paderborn: Junfermann.

HÄRLE, D. (2016): Praxisbuch traumasensitives Yoga: Über die heilende Wirkung von Yoga bei komplexem Trauma. Paderborn: Junfermann.

HÄRLE, D. (2019): Yoga traumasensitiv unterrichten: Affektregulation, Selbstwirksamkeit und Körperwahrnehmung verbessern. Kröning: Asanger

HARTWICH, P. et al. (Hrsg.) (2000): Posttraumatische Erkrankungen. Konvergenz psychischer und somatischer Veränderungen, Sternenfels: Verlag Wissenschaft & Praxis.

HASE, M. et al. (2013): Eye Movement Desensitization and Reprocessing (EMDR): Eine ungewöhnliche Form der Psychotherapie. *Ärzteblatt.de,* PP 12, S. 512.

HASSAN, S. (1996): Combatting Cult Mind Control. Rochester: Park Street Press.

HEIGL-EVERS, A. & HEIGL-EVERS, F. (1989): Ethik in der Psychotherapie. *Psychother. Psychosom. Med. Psychol.*, 39, S. 68–74.

HEILIGER, A. (2000): Täterstrategien und Prävention. Sexueller Missbrauch an Mädchen innerhalb familialer und familienähnlicher Strukturen. München: Frauenoffensive.

HEIM, C., EHLERT, U., HANKER, J. P. & HELLHAMMER, D. H. (1998): Abuse-related posttraumatic stress disorder and alterations of the hypothalamic-pituitary-adrenal axis in women with chronic pelvic pain. *Psychosomatic Medicine*, 60, S. 309–318.

HENDERSON, J. (2001): Embodying Well-Being oder: Wie man sich trotz allem wohl fühlen kann. Bielefeld: AJZ-Verlag.

HENKE, B. E. (1994): Coping with Compassion Fatigue. Saint Louis, MO: Concordia Publishing.

HENSEL, T. (2006): EMDR mit Kindern und Jugendlichen. Ein Handbuch. Göttingen: Hogrefe.

HERBERT, C. (2002): Traumareaktionen verstehen und Hilfe finden. Ein Ratgeber für Traumaüberlebende, ihre Familien und Menschen, die mit Traumatisierten arbeiten. Oxford: Blue Stallion.

HERMAN, J. L. (2018): Die Narben der Gewalt. Traumatische Erfahrungen verstehen und überwinden. Paderborn: Junfermann, 5., aktualisierte Aufl.

HILGARD, E. (1977): Multiple controls in human thoughts and action. New York: Wiley.

HILLE, K. (2002): Gestalttherapie und Trauma. In: Sachsse, U., Özkan, I. & Streeck-Fischer, A. (Hrsg.): Traumatherapie – Was ist erfolgreich? Göttingen: Vandenhoeck & Ruprecht, S. 113–139.

HILLER, R. & HENSEL, T. (2019): ResonaT – Ressourcenorientierte narrative Traumatherapie: Kindern und Jugendlichen mit komplexen Traumafolgestörungen helfen. Göttingen: Vandenhoeck & Ruprecht.

HILPERT, K. et al. (Hrsg.) (2020): Sexueller Missbrauch von Kindern und Jugendlichen im Raum von Kirche: Analysen – Bilanzierungen – Perspektiven. Freiburg: Herder.

HIPP, B. (2001): Stressbewältigung – fit in 30 Minuten. Offenbach: Gabal.

HIRSCH, M. (1995): Sexuell missbrauchte Patienten in der Gruppenpsychotherapie. *Gruppenpsychotherapie und Gruppendynamik*, 30, S. 301–314.

HOBBS, M., MAYOU, K. R., HARRISON, B. & WORLOCK, P. L. (1996): A randomised controlled trial of psychological debriefing for victims of road traffic accidents. *British Medical Journal*, 313, S. 1438–1439.

HOCHAUF, R. (2003): Zur Rekonstruktion früher traumatischer Erinnerungen. *Persönlichkeitsstörungen: Theorie und Therapie (ptt)*, 7, S. 44–55.

Hocking, P. J. (1996): 37 to One, Living as an Integrated Multiple. Brandon: The Safer Society Press.

Hoffmann, S. O. & Eckart-Henn, A. (2000): Von der Hysterie zur histrionischen Persönlichkeitsstörung: ein historischer und konzeptioneller Überblick. *Persönlichkeitsstörungen: Theorie und Therapie (ptt)*, 3, S. 128–137.

Hofmann, A. (1995): Beginnings – The start of an inpatient program for DID-patients in a German hospital. *Dissociation*, 8, S. 125 ff.

Hofmann, A. (1996): EMDR – eine neue Methode zur Behandlung posttraumatischer Belastungsstörungen. *Psychotherapeut*, 41, S. 368–372.

Hofmann, A. (1999): EMDR in der Therapie psychotraumatologischer Belastungssyndrome. Stuttgart: Thieme.

Hofmann, A. (2002): Gewaltopfer im Strafverfahren – Opferschutz und Beschuldigtenrechte aus der Sicht der Psychotraumatologie. In: S. Barton (Hrsg.): Verfahrensgerechtigkeit und Zeugenbeweis. Interdisziplinäre Studien zu Recht und Staat. Baden-Baden: Nomos.

Hofmann, A. (2014): EMDR: Praxishandbuch zur Behandlung traumatisierter Menschen. Stuttgart: Thieme.

Hofmann, A. (2020): Depressionen behandeln mit EMDR: Techniken und Methoden für die psychotherapeutische Praxis. Stuttgart: Klett-Cotta.

Hogan, N. et al. (2021): Cost-effectiveness of "screen-and-treat" interventions for post-traumatic stress disorder following major incidents. *BMJ Open*, 11, e049472 (open source).

Holderegger, H. (1993): Der Umgang mit dem Trauma. Stuttgart: Klett-Cotta.

Hollyfield, M. et al. (2007): Acupuncture for Posttraumatic Stress Disorder. A Randomized Controlled Pilot Trial. *Journal of Nervous and Mental Disease*, 195 (6), S. 504–513.

Horie, M. & H. (1997): Befreiung aus dem Labyrinth – Trauma und Traumabewältigung. Wuppertal: R. Brockhaus.

Hornor, G. & Fischer, B. (2016): Child Sexual Abuse Revictimization: Child Demographics, Familial Psychosocial Factors, And Sexual Abuse Case Characteristics. *Journal of Forensic Nursing*, 12 (4), S. 151–159.

Horowitz, M. J. (1997): Persönlichkeitsstile und Belastungsfolgen. Integrative psychodynamisch kognitive Psychotherapie. In: Maercker, Andreas (Hrsg.) (1997): Therapie der posttraumatischen Belastungsstörungen. Berlin: Springer.

Hosansky, A. (1996): Wege durch das Land der Trauer. Freiburg: Herder.

Howell, E. F. (2002): „Good Girls", „Sexy Bad Girls", and „Warriors": The role of trauma and dissociation in the creation and reproduction of gender. *Journal of Trauma and Dissociation*, 3 (4), S. 5–32.

Howell, E. F. (2016): The dissociative mind in psychoanalysis. London: Routledge.

Howell, E. F. (2020): Trauma and Dissociation Informed Psychotherapy: Relational Healing and the Therapeutic Connection. New York: Norton.

Huber, M. (1998): Erfolgsstories oder: Wie Frauen traumatische Erfahrungen überwinden. In: Mues, I. (Hrsg.): Was Frauen bewegt und was sie bewegen. Frankfurt: Fischer, S. 114–128.

Huber, M. (2001): Aussteigen?! Gespräche und Monologe von Kultüberlebenden. In: May, A. et al. (Hrsg.) (2001): Rituelle Gewalt, Berlin: Verlag die Jonglerie, S.75–90.

Huber, M. (2003): Warum erleben viele Traumatisierte den Zwang, sich selbst zu verletzen? In: Huber, M.: Trauma und die Folgen. Trauma und Traumabehandlung, Teil 1. Paderborn: Junfermann.

Huber, M. (2010 a): Der innere Garten: Ein achtsamer Weg zur persönlichen Veränderung. Paderborn: Junfermann.

HUBER, M. (2010 b): Multiple Persönlichkeiten – Überlebende extremer Gewalt. Ein Handbuch. Paderborn: Junfermann.

HUBER, M. (2011): Viele Sein. Ein Handbuch. Paderborn: Junfermann.

HUBER, M. (2013): Der Feind im Innern. Wie finden wir den Weg aus Ohnmacht und Gewalt? Paderborn: Junfermann.

HUBER, M. (2015): Der geborgene Ort. Sicherheit und Beruhigung bei chronischem Stress. Paderborn: Junfermann.

HUBER, M. (2018 a): Der innere Ausstieg. Transgenerationale Gewalt überwinden. Norderstedt: BoD.

HUBER, M. (2018 b): Opfer oder Mittäterinnen? Grausame Mütter und das lange Leiden der Kinder. Stern.de, ↗ https://www.stern.de/gesellschaft/missbrauch--warum-muetter-ihre-eigenen-kinder-quaelen-8207144.html.

HUBER, M. (2020): Täterinnen – Zerstörerische Mütter: Ihre Behandlung, ihre Kinder. Audio-CD. Schwarzach: Auditorium Netzwerk.

HUBER, M. et al. (Hrsg.) (2018): Integration des Fremden? Trauma, Dissoziation und Migration. Paderborn: Junfermann.

HUBER, M. et al. (Hrsg.) (2019): Aus vielen Ichs ein Selbst? Trauma, Dissoziation und Identität. Paderborn: Junfermann.

HUBER. M. (o.J.): „Spannungsregler" und „Ressourcium": Beide Materialien sind bei ↗ https://kikt-thema.de bestellbar und erhältlich.

HUEBER, K.A. (2017): Posttraumatische Reifung. Eine Gegenperspektive zur posttraumatischen Belastungsstörung. München: GRIN.

HUNTER, M. (1991): Abused Boys: The Neglected Victims of Sexual Abuse. Lexington: Lexington Books.

HUNTER, M. (Hrsg.) (1995): Adult Survivors of Sexual Abuse. Treatment Innovations. Thousand Oaks, CA: Sage.

IGNEY, C. (2019 a): „Sie könnten es sehen. Es ist mitten in der Gesellschaft." *Trauma und Gewalt*, 2, S. 160–168.

IGNEY, C. (2019 b): Organisierte und rituelle Gewalt in Deutschland. *Trauma und Gewalt*, 3, S. 104–113.

INGWERSEN, H. (1998): Ich entscheide mich für die Liebe. Erfahrungen mit Trauer, Tod und Träumen. Stuttgart: Urachhaus.

INTERNATIONAL SOCIETY FOR THE STUDY OF DISSOCIATION (ISSD) (1998): Behandlungsrichtlinien für die Behandlung der dissoziativen Identitätsstörung. ↗ www.dissoc.de.

JÄCKEL, K. (1996): Wer sind die Täter? Die andere Seite des Kindesmissbrauchs. München: dtv.

JÄGER, W. (1999): Geh den inneren Weg. Texte der Achtsamkeit und Kontemplation. Freiburg: Herder.

JÄGER, W. (2000): Die Welle ist das Meer. Mystische Spiritualität. Freiburg: Herder.

JANSEN, M., RÖMING, A. & ROHDE, M. (Hrsg.) (2003): Gender Mainstreaming. Herausforderung für den Dialog der Geschlechter. München: Olzog.

JERSCHKE, S., MEIXNER, K., RICHTER, H. & BOHUS, M. (1998): The treatment history of patients with borderline personality disorder in the Republic of Germany. *Fortschritte der Neurologie und Psychiatrie*, 66, S. 545–552.

JOHNSON, J.G., COHEN, P., BROWN, J. et al. (1999): Childhood maltreatment increases risk for personality disorders during early adulthood. *Archives of General Psychiatry*, 56, S. 600–606.

JONES, L.B. (2003): Das kleine Handbuch der Traumabewältigung. Seelische Heilung mit dem buddhistischen Geistestraining. Freiamt: Arbor.

Joos, A. et al. (2019): Differential diagnosis of dissociative seizures. *Nervenarzt,* 88 (10), S. 1147–1152.

Joraschky, P. & Petrowski, K. (2003): Die Rolle der Familie bei der Entstehung und Behandlung von sexuellem Missbrauch. *Persönlichkeitsstörungen: Theorie und Therapie (ptt)*, 7, S. 84–94.

Josef, S. & Herbst, G. (2017): Was uns nicht umbringt: Wie es Menschen gelingt, aus Schicksalsschlägen und traumatischen Erfahrungen gestärkt hervorzugehen. Heidelberg: Springer Spektrum.

Jülicher, J. (1999): Es wird alles wieder gut, aber nie mehr wie vorher. Begleitung in der Trauer. Würzburg: Echter.

Jumper, S. A. (1995): A meta-analysis of the relationship of child sexual abuse to adult psychological adjustment. *Child Abuse & Neglect*, 19, S. 715–728.

Kahn, G. (2010): Das Innere-Kinder-Retten. Gießen: Psychosozial-Verlag.

Kaiser Rekkas, A. (1998): Klinische Hypnose und Hypnotherapie. Praxisbezogenes Lehrbuch für die Ausbildung. Heidelberg: Carl-Auer.

Kast, V. (1994): Sich einlassen und loslassen. Neue Lebensmöglichkeiten bei Trauer und Trennung. Freiburg: Herder.

Kast, V. (1997): Trauern. Phasen und Chancen des psychischen Prozesses. Stuttgart: Kreuz.

Kaufmann, R. A. (2002): Ängste, Phobien und andere unnötige Lasten. Heidelberg: Asanger.

Kelley, P. (2001): Trost in der Trauer. Ein Begleitbuch. München: Droemer Knaur.

Kempermann, I., Russ, M. J. & Shearin, E. (1997): Self-injurious behavior and mood regulation in borderline-patients. *Journal of Personality Disorders*, 11 (2), S. 146–157.

Kendler, K. S., Bulik, C. M., Silberg, J. et al. (2000): Childhood sexual abuse and adult psychiatric and substance use disorders in women: An epidemiological and cotwin control analysis. *Archives of General Psychiatry*, 57, S. 953–959.

Kennerley, H. (1996): Cognitive therapy of dissociative symptoms associated with trauma. *Br. J. Clin. Psychol.*, 35 (3), S. 325–340.

Kepner, J. I. (1995): Healing Tasks: Psychotherapy with adult survivors of childhood abuse. San Francisco: Jossey-Bass.

Kind, J. (1997): Suizidale Interaktionen – traumatisierende Bedrohung für den Therapeuten – Chance für die Therapie. *Persönlichkeitsstörungen: Theorie und Therapie (ptt)*, 1, S. 39–48.

Kirsch, A. (2001): Trauma und Wirklichkeit. Wiederauftauchende Erinnerungen aus psychotherapeutischer Sicht. Stuttgart: Kohlhammer.

Klees, E. (2008): Geschwisterinzest im Kindes- und Jugendalter: Eine empirische Täterstudie im Kontext internationaler Forschungsergebnisse. Lengerich: Pabst.

Kloiber, A. (2012): Sexueller Missbrauch an Jungen: Epidemiologie – Erleben – Bewältigung. Heidelberg: Asanger.

Kluft, R. P. (1995 a): Psychodynamic Psychotherapy of Multiple Personality Disorder and Allied Forms of Dissociative Disorder Not Otherwise Specified. In: Barber, J. P. & Crits-Christoph, P. (Hrsg.): Dynamic Therapies for Psychiatric Disorders (Axis I). New York: Basic Books, S. 332–385.

Kluft, R. P. (1995 b): Zur Anwendung hypnotischer Interventionen bei der Behandlung von Dissoziativen Identitätsstörungen. *Hypnose & Kognition*, 12 (2), S. 13–34.

Kluft, R. P. (1996): Treating the traumatic memories of patients with dissociative identity disorder. *American Journal of Psychiatry*, 153 (7), Festschrift Supplement, S.103–110.

Kluft, R. P. (1997): On the treatment of traumatic memories of DID patients: Always? Never? Sometimes? Now? Later? *Dissociation*, X (2), S. 80–90.

Kluft, R. P. (2000): The psychoanalytic psychotherapy of dissociative identity disorder in the context of trauma therapy. *Psychoanalytic Inquiry*, 20 (2), S. 259–283.

Kluft, R. P. (2007): The older female patient with a complex chronic dissociative disorder. *J Women Aging*, 19 (1–2), S. 119–137.

Kluft, R. P. & Fine, C. G. (Hrsg.) (1993): Clinical Perspectives on Multiple Personality Disorder. Washington DC: American Psychiatric Press.

Koher, F. (2003): Gewalt und Geschlecht, Opladen: Leske & Budrich.

Konicki, P. E. & Schulz, S. C. (1989): Rationale for clinical trials of opiate antagonists in treating patients with personality disorders and self-injurious behavior. *Psychopharmacology Bulletin*, 25, S. 556–563.

König, V. (2021): Bin ich traumatisiert? München: Gräfe & Unzer.

Korn, D. L. (2009): EMDR and the Treatment of Complex PTSD: A Review. *Journal of EMDR Practice and Research*, 3 (4), S. 264–278.

Korritko, A. (2001): Trauma und Traumatherapie. Bilder, von denen wir uns kein Bild machen. Jugendpsychologischer Dienst der Landeshauptstadt Hannover: Tätigkeitsbericht.

Kottje-Birnbacher, L., Sachsse, U. & Wilke, E. (Hrsg.) (1997): Imagination in der Psychotherapie. Bern: Hans Huber.

Kraus, A.-K. et al. (2020): Ressourcen von Betroffenen und psychosozialen Fachkräften im Kontext von organisierter und ritueller Gewalt. *Persönlichkeitsstörungen Theorie und Therapie (ptt)*, 3, S. 241–254.

Krens, I. & Krens, H. (2003): Die pränatale Beziehung – Überlegungen zur Ätiologie der Persönlichkeitsstörungen. *Persönlichkeitsstörungen: Theorie und Therapie (ptt)*, 7, S. 17–31.

Kretschmann, U. (1993): Das Vergewaltigungstrauma – Krisenintervention und Therapie mit vergewaltigten Frauen. Münster: Westfälisches Dampfboot.

Kriminologisches Forschungsinstitut Niedersachsen (1995): Sexuelle Gewalt gegen Frauen im öffentlichen und privaten Raum. KFN Bericht 37/BMFSFJ 48.

Krüger, A. & Barth-Musil, U. (2011): Powerbook. Erste Hilfe für die Seele: Traumaselbsthilfe für junge Menschen. Hamburg: Elbe und Krüger.

Krüger, A. & Barth-Musil, U. (2015): Powerbook Spezial: Erste Hilfe für die Seele 2. Hamburg: Elbe und Krüger.

Krüger, A. & Becker, K. J. (2010): Ikonen der Seele. Schamanische, wunderorientierte Aufstellungen und Rituale. Oder: die Sehnsucht der Seele nach sich selbst. Regensburg: Riwei.

Krüger, A. & Reddemann, L. (2007): Psychodynamisch imaginative Traumatherapie für Kinder und Jugendliche PITT-KID. Stuttgart: Klett-Cotta.

Krüger, A. (2012): Erste Hilfe für traumatisierte Kinder. Ostfildern: Patmos.

Krüger, S. (2015): Sexueller Missbrauch an Kindern durch Frauen: Täterinnen, Opfer und Interventionsmöglichkeiten aus Sicht der Sozialen Arbeit. München: GRIN.

Laging, M. (2004): Riskanter Suchtmittelkonsum bei Jugendlichen: Entstehungszusammenhänge, Möglichkeiten der Identifizierung und Prävention. Hamburg: Dr. Kovac.

Lamnek, S. (2003): Geschlecht – Gewalt – Gesellschaft. Opladen: Leske & Budrich.

Lamp, I. (1997): Abschied – Trauer – Neubeginn. Erfahrungen mit Tod und Trauer. Begleitung auf dem Trauerweg. Kevelaer: Butzon & Bercker.

Lamprecht, F. (2000): Praxis der Traumatherapie. Was kann EMDR leisten? Stuttgart: Klett-Cotta.

Lamprecht, F. (2002): Erfolgreiche Traumatherapie mit EMDR und nachfolgende Traumatisierung. In: Sachsse, U., Özkan, I. & Streeck-Fischer, A. (Hrsg.): Traumatherapie – Was ist erfolgreich? Göttingen: Vandenhoeck & Ruprecht, S. 161–173.

Landolt, M. A. & Hensel, T. (2012): Traumatherapie bei Kindern und Jugendlichen. Göttingen: Hogrefe.

Lange, B. C.L. et al. (2018): Adverse Childhood Experiences and Their Relation to Parenting Stress and Parenting Practices. *Community Ment Health,* 55 (4), S. 651–662.

Lange, C. (2001): Sexuelle Gewalt gegen Mädchen. Ergebnisse einer Studie zur Jugendsexualität. Gießen: Psychosozial-Verlag.

Langenmayr, A. (1999): Trauerbegleitung. Beratung – Therapie – Fortbildung. Göttingen: Vandenhoeck & Ruprecht.

Lanktree, C. B. & Briere, J. (1995): Outcome of therapy for sexually abused children: A repeated measures study. *Child Abuse Negl,* 19 (9), S. 1145–1155.

Laszig, P. & Rieg, K. (2002): Ressourcen zur Psychotraumatologie. *Deutsches Ärzteblatt,* Praxis-Computer, Nr. 4, S. 25–27.

Lee, C. (1996): Trauer kennt viele Wege. Für einen individuellen Umgang mit Schmerz und Verlust. München: Droemer Knaur.

Leopold, K. et al. (2013): Psychopharmatherapie der posttraumatischen Belastungsstörungen, in: Maercker, A. (Hrsg.): Posttraumatische Belastungsstörungen. Heidelberg: Springer, S. 297–307.

Leutner, S. & Cronauer, E. (2021): Traumatherapie-Kompass: Begegnung, Prozess und Selbstentwicklung in der Therapie mit Persönlichkeitsanteilen. Göttingen: Vandenhoeck & Ruprecht.

Levine, P. A. (2011): Vom Trauma befreien. München: Kösel.

Levine, P. A. (2016): Trauma und Gedächtnis: Die Spuren unserer Erinnerung in Körper und Gehirn. München: Kösel.

Levine, S. (1997): Noch ein Jahr zu leben. Wie wir dieses Jahr leben können, als wäre es unser letztes. Reinbek: Rowohlt.

Levine, P. A. & Kline, M. (2005): Verwundete Kinderseelen heilen. Wie Kinder traumatische Erlebnisse überwinden können. München: Kösel.

Levold, D., Wedekind, E. & Georgi, H. (1993): Gewalt in Familien. Systemdynamik und therapeutische Perspektiven. *Familiendynamik,* 3, S. 287–311.

Lew, M. (2004): Victims No Longer: The Classic Guide for Men Recovering from Sexual Child Abuse. New York: Harper, 2., überarbeitete Aufl.

Lew, M. & Hoffman, R. (2000): Leaping Upon the Mountains: Men Proclaiming Victory over Sexual Child Abuse. New York: Atlantic Books.

Liedl, A. et al. (2009): Psychoedukation bei posttraumatischen Störungen: Manual für Einzel- und Gruppen-Setting. Stuttgart: Schattauer.

Lindström, H. & Sniehotta, J. (2015): Abwegig – Überleben und Therapie bei ritueller Gewalt. Kröning: Asanger.

Lindy, J. D. (1993): Focal Psychoanalytic Psychotherapy of Posttraumatic Stress Disorder. In: Wilson J. P. & Raphael B. (Hrsg.): International Handbook of Traumatic Stress Syndromes. The Plenum Series on Stress and Coping. Boston: Springer.

Linehan, M. (1998): Dialektisch-behaviorale Therapie der Borderline-Persönlichkeitsstörung. Praxis und Manual. München: CIP-Medien.

Lisak, D. (1994): The psychological impact of sexual abuse: Content analysis of interviews with male survivors. *Journal of Traumatic Stress,* 7, S. 525–548.

Lisak D. & Luster, L. (1994): Educational, occupational, and relationship histories of men who were sexually and/or physically abused as children. *Journal of Traumatic Stress,* 7, S. 507–523.

LOEWENSTEIN, R. J. (1990): Somatoform disorders in victims of incest and child abuse. In: R. P. Kluft (Hrsg.): Incest Related Syndromes of Adult Psychopathology. Washington DC: American Psychiatric Press, S. 75–111.

LOEWENSTEIN, R. J. (1994): Diagnosis, epidemiology, clinical course, treatment and cost effectiveness of treatment for dissociative disorders and MPD: Report submitted to the Clinton-Administration Task Force on Health Care Financing Reform. *Dissociation*, 7, S. 10–25.

LOEWENSTEIN, R. J. (2018): Dissociation debates: Everything you know is wrong. *Dialogues Clin Neurosci*, 20 (3), S. 229–242.

LOTTRITZ, U. (2021): Missbrauchskomplex Münster: Von der Mutter geopfert, in: SZ, ↗ https://www.sueddeutsche.de/panorama/missbrauchsfall-muenster-beihilfe-sexueller-missbrauch-mutter-1.5431711.

LUBORSKY, L. & CRITS-CHRISTOPH, P. (1998): Understanding Transference. The Core Conflictual Relationship Theme Method. Washington, DC: American Psychological Association.

MACCOBY, E. E. (2000): Psychologie der Geschlechter. Stuttgart: Klett-Cotta.

MAERCKER, A. (Hrsg.) (1997): Therapie der posttraumatischen Belastungsstörungen. Berlin: Springer.

MAERCKER, A. (Hrsg.) (2013): Posttraumatische Belastungsstörungen. Berlin, Heidelberg: Springer.

MAERCKER, A. & EHLERT, U. (Hrsg.) (2001): Psychotraumatologie. Jahrbuch der Medizinischen Psychologie, 20. Göttingen: Hogrefe.

MAIER, P. (2016a): Initiation – Erwachsenwerden in einer unreifen Gesellschaft: Übergangsrituale. Münster: Monsenstein und Vannerdat.

MAIER, P. (2016b): Initiation – Erwachsenwerden in einer unreifen Gesellschaft. Band II: Heldenreisen. Münster: Monsenstein und Vannerdat.

MÄNNER GEGEN MÄNNER-GEWALT (Hrsg.) (2002): Handbuch der Gewaltberatung, Hamburg: OLE.

MARCH, J. S., AMAYA-JACKSON, L., MURRAY, M. C. & SCHULTE, A. (1998): Cognitive-behavioural psychotherapy for children and adolescents with posttraumatic stress disorder after a single-incident stressor. *Journal of the American Academy of Child and Adolescent Psychotherapy*, 7, S. 585–593.

MARKOWITSCH, H. J., KESSLER, J., WEBER-LUXENBURGER, G., VAN, D., ALBERS, M. & HEISS, W. D. (2000): Neuroimaging and behavioral correlates of recovery from amnestic block syndrome and other cognitive deteriorations. *Neuropsychiat. Neuropsychol. Behav. Neurol.* 13, S. 60–66.

MARKS, I., LOVELL, K., NOSHIRVANI, H., LIVANOU, M. & THRASHER, S. (1998): Treatment of Posttraumatic Stress Disorder by exposure and/or cognitive restructuring. *Archives of General Psychiatry*, 55, S. 317–325.

MARKS, J. (1979): The Search for the Manchurian Candidate – The CIA and Mind Control. London: Norton.

MARONE, N. (1995): Erlernte Hilflosigkeit überwinden. Frankfurt: Fischer.

MÄRTENS, M. & PETZOLD, H. (Hrsg.) (2002): Therapieschäden. Risiken und Nebenwirkungen von Psychotherapie. Mainz: Matthias Grünewald.

MARX, F. et al. (2021): Rites to a Good Life: Everyday Rituals of Healing and Transformation. Oakland: Warrior Films

MARYA, S. (1999): Schmetterlingsfrauen: Ein Selbsthilfebuch für Frauen mit multipler Persönlichkeit. München: Frauenoffensive.

MASLOW, A. H. (1977): Motivation und Persönlichkeit. Olten: Walter.

Mavranezouli, I. et al. (2020): Cost-effectiveness of psychological treatments for post-traumatic stress disorder in adults. *Plos One*, 30. April (open access).

May, A. & Remus, N. (Hrsg.) (2002): Traumatisierte Kinder. Berlin: Verlag die Jonglerie.

May, A. et al. (Hrsg.) (2001): Rituelle Gewalt, Berlin: Verlag die Jonglerie.

Maywald, Jörg (2002): Die Position des Kindes stärken. In: May, A. & Remus, N. (Hrsg.): Traumatisierte Kinder. Berlin: Verlag die Jonglerie, S. 97–115.

McCann, I. L. & Pearlman, L. A. (1990): Psychological Trauma and the Adult Survivor. Theory, Therapy, and Transformation. New York: Brunner/Mazel.

McCarthy, M. K., Goff, D. C., Baer, L., Cioffi, J. & Herzog, D. B. (1994): Dissociation, childhood trauma, and the response to fluoxetine in bulimic patients. *International Journal of Eating Disorders*, 15 (3), S. 219–226.

McGee, M. D. (1997): Cessation of self-mutilation in a patient with borderline personality disorder treated with naltrexone. *Journal of Clinical Psychiatry*, 58 (1), S. 32–33.

Means, J. J. (2000): Trauma & Evil. Healing the Wounded Soul. Minneapolis: Augsburg Fortress.

Meichenbaum, D. (1997): Treating Posttraumatic Stress Disorder. A Handbook and Practice Manual for Therapy. Chichester: Wiley.

Meichenbaum, D. (1999): Behandlungen von Patienten mit posttraumatischen Belastungsstörungen: Ein konstruktiv-narrativer Ansatz. *Verhaltenstherapie*, 9 (4), S. 186–189.

Meiss, O. (1997): Hypnotherapeutische Methoden zur Aufarbeitung von belastenden und traumatischen Erfahrungen. *Psychotherapie*, 2 (1), S. 58–63.

Merrick, J. S. et al. (2019): Benevolent Childhood Experiences (BCEs) in homeless parents: A validation and replication study. *J Fam Psychol*, 33 (4), S. 493–498.

Meshkat, D. et al. (2010): Ärgerattacken bei Depressionen: Geschlechtsspezifische Aspekte. *Journal für Neurologie, Neurochirurgie und Psychiatrie*, 11 (3), S. 22–25.

Messman P. & Long, P. J. (1996): Child sexual abuse and its relationship to revictimization in adult women. *Clinical Psychology Review*, 16 (5), S. 397–420.

Messman-Moore, T. L. et al. (2013): The Role of Substance Use and Emotion Dysregulation in Predicting Risk for Incapacitated Sexual Revictimization in Women: Results of a Prospective Investigation. *Psychology of Addictive Behavior*, 27 (1), S. 125–132.

Metcalfe, J. & Jacobs, W. J. (1996): A „hot-system/cool-system" view of memory under stress. *PTSD Research Quarterly*, 7, S. 1–3.

Michelson, L. K. & Ray, W. J. (Hrsg.) (1996): Handbook of Dissociation; Theoretical, Empirical, and Clinical Perspectives. New York: Plenum Press.

Migdow, J. (2003): The problem with pleasure. *Journal of Trauma & Dissociation*, 4, S. 5–26.

Miller, A. (2013): Jenseits des Vorstellbaren. Therapie bei ritueller Gewalt und Mind Control. Kröning: Asanger.

Miller, A. (2016): Werde, wer du wirklich bist. Rituelle Gewalt und Mind Control überwinden. Kröning: Asanger.

Miller, S. L. & Manzer, J. L. (2021): Safeguarding Children's Well-Being: Voices from Abused Mothers Navigating Their Relationships and the Civil Courts. *Journal of Interpersonal Violence*, 36 (9–10), S. 4545–4569.

Mitchell, J. T. & Everly, G. S. (1998): Stressbearbeitung nach belastenden Ereignissen. Zur Prävention psychischer Traumatisierung. Edewecht: Verlagsgruppe Stumpf & Kossendey.

Möller, B., Morten, A. & Regner, F. (1999): Politische Traumatisierung: Verfolgung, Folter, Erzwungene Migration und Möglichkeiten therapeutischer Hilfe. *Zeitschrift für Politische Psychologie*, Nr. 1 und 2.

Möller, H. (2001): Aggression und Autoaggression bei Frauen. In: Franke, A. & Kämmerer, A. (Hrsg.): Klinische Psychologie der Frau. Ein Lehrbuch. Göttingen: Hogrefe, S. 609–631.

Möller-Leimkühler, A. M. (2009): Männer, Depression und „männliche Depression". *Fortschr Neurol Psychiatr*, 77 (7), S. 412–422.

Mommert-Jauch, P. (2021): Embodiment – die Wechselwirkung zwischen Körper und Seele: Mental- und Körperübungen für innere Stärke und Ausgeglichenheit. Stuttgart: Trias.

Moosbach, C. (1997): Gottflamme du Schöne. Lob- und Klagegebete. Gütersloh: GTB.

Morgan, C. A., Grillon, C., Lubin, H. & Southwick, S. M. (1997): Startle deficits in women with sexual assaultrelated PTSD. *Annals of the New York Academy of Sciences*, 821, S. 486–490.

Mosquera, D. (2019): Working with Voices and Dissociative Parts: A trauma-informed approach. A Coruña: INTRA-TP.

Mosser, P. (2012): Wege aus dem Dunkelfeld: Aufdeckung und Hilfesuche bei sexuellem Missbrauch an Jungen. Wiesbaden: VS Verlag für Sozialwissenschaften.

Mosser, P. & Lenz, H.-P. (2013): Sexualisierte Gewalt gegen Jungen: Prävention und Intervention. Heidelberg: Springer.

Mucci, C. (2019): Beyond individual and collective trauma. Intergenerational transmission, psychoanalytic treatment, and the dynamics of forgiveness. London: Routledge.

Mullen, P. E., Martin, J. L., Anderson, J. C. et al. (1993): Childhood sexual abuse and mental health in adult life. *British Journal of Psychiatry*, 163, S. 721–732.

Müller, M. & Schnegg, M. (1999): Unwiederbringlich. Vom Sinn der Trauer. Hilfen bei Verlust und Tod. Freiburg: Herder.

Müller, U. & Schröttle, M. (2004): Lebenssituation, Sicherheit und Gesundheit von Frauen in Deutschland. Kurzfassung der Untersuchung. Bundesministerium für Familie, Senioren, Frauen, und Jugend (BMFSFJ).

Müller-Commichau, W. & Schaefer, R. (2000): Wenn Männer trauern. Über den Umgang mit Abschied und Verlust. Mainz: Grünewald.

Narayan, A. J. et al. (2018): Positive childhood experiences predict less psychopathology and stress in pregnant women with childhood adversity: A pilot study of the benevolent childhood experiences (BCEs) scale. *Child Abuse Negl*, 78, S. 19–30.

Narayan, A. J. et al. (2021): Intergenerational transmission and prevention of adverse childhood experiences (ACEs). *Clin Psychol Rev*, 85, 101997 (open source).

Neumann, D. A., Houskamp, B. M., Pollock, V. E. & Brière, J. (1996): The long-term sequelae of childhood sexual abuse in women: A meta-analytic review. *Child Maltreatment*, 1, S. 6–16.

Neysters, P. & Schmitt, K.-H. (1993): Denn sie werden getröstet werden. Das Hausbuch zu Leid und Trauer, Sterben und Tod. München: Kösel.

Nick, S. et al. (2018): Organisierte und rituelle Gewalt in Deutschland: Kontexte der Gewalterfahrungen, psychische Folgen und Versorgungssituation. *Trauma und Gewalt*, 3, S. 244–261.

Nick, S. et al. (2019): Organisierte und rituelle Gewalt in Deutschland: Praxiserfahrungen, Belastungen und Bedarfe von psychosozialen Fachkräften. *Trauma und Gewalt*, 13 (2), S. 114–127.

Nick, S. et al. (2022): Organisierte und rituelle Gewalt in Deutschland: die psychotherapeutische Behandlung von Betroffenen. *Trauma und Gewalt*, 1, S. 40–57.

Nijenhuis, E. R.S. (1999): Somatoform Dissociation: Phenomena, Measurement, and Theoretical Issues. Assen: Van Gorcum.

Nijenhuis, E.R.S. (2003): Looking into the brains of patients with dissociative disorders. *The International Society for the Study of Dissociation News*, 21, S. 6–9.

Nijenhuis, E.R.S. (2019): Die Trauma-Trinität: Ignoranz, Fragilität, Kontrolle. Göttingen: Vandenhoeck & Ruprecht.

Nolen-Hoeksema, S. & Larson, J. (1999): Coping with Loss. London: Erlbaum.

Noma, S. (2011): Dissociative Disorders and Self Injury. *Seishin Shinkeigaku Zasshi*, 113 (9), S. 912–917.

Nonne, M. (1917): Über erfolgreiche Suggestivbehandlung der hysterieformen Störungen bei Kriegsneurosen. *Zeitschrift für die gesamte Neurologie und Psychiatrie*, 37, S. 191 ff.

Nord, C., Höger, D. & Eckert, J. (2000): Bindungsmuster von Psychotherapeuten. *Persönlichkeitsstörungen: Theorie und Therapie (ptt)*, 4 (2), S. 76–86.

Nyberg, E., Frommberger, U. & Berger, M. (1997): Therapie posttraumatischer Stressreaktionen bei Verkehrsunfallopfern. In: Maercker, A. (Hrsg.): Therapie der posttraumatischen Belastungsstörungen. Berlin: Springer, S. 337–356.

Oates, S.R.K. (1996): The Spectrum of Child Abuse: Assessment, treatment, prevention. New York: Brunner/Mazel.

Oldham, J.M. et al. (2001): Practice Guidelines for the Treatment of Patients with Borderline Personality Disorder (American Psychiatric Association Practice Guidelines). *American Journal of Psychiatry*, 158 (10), Supplement 52.

Oloffson, N. et al. (2011): Physical and psychological symptoms and learning difficulties in children of women exposed and non-exposed to violence: a population-based study. *International Journal of Public Health,* 56 (1), S. 89–96.

Olson, S. E. (1997): Becoming One: A story of triumph over Multiple Personality Disorder. Pasadena: Trilogy Books.

Otzelberger, M. (2000): Suizid. Das Trauma der Hinterbliebenen, Erfahrungen und Auswege. Berlin: Ch. Links.

Ouimette, P.C., Wolfe, J. & Chrestman, K.R. (1996): Characteristics of posttraumatic stress disorder-alcohol abuse comorbidity in women. *J Subst Abuse*, 8 (3), S. 335–346.

Özkan, I. (2002): Problembereiche in der traumazentrierten Arbeit mit ethnischen Minoritäten. In: Sachsse, U., Özkan, I. & Streeck-Fischer, A. (Hrsg.): Traumatherapie – Was ist erfolgreich? Göttingen: Vandenhoeck & Ruprecht, S. 72–82.

Paolucci, E.O., Genuis, M.L. & Violato, C. (2001): A meta-analysis of the published research on the effects of child sexual abuse. *Journal of Psychology*, 135 (1), S. 17–36.

Parnell, L. (1999): EMDR – der Weg aus dem Trauma. Paderborn: Junfermann.

Parnell, L. (2003): EMDR-Therapie mit Erwachsenen. Kindheitstrauma überwinden. Stuttgart: Klett-Cotta.

Paternoga, K. (2018 a): Der äußere und innere Ausstieg der kleinen Sophie. In: Huber, M.: Der innere Ausstieg. Norderstedt: BoD.

Paternoga, K. (2018 b): „Netzwerkarbeit – Therapie und (Kinder-)Schutz bei ritueller, organisierter Gewalt." In: Huber, M. et al. (Hrsg.): Integration des Fremden?! Trauma, Dissoziation und Migration. Paderborn: Junfermann.

Paternoga, K. & Schmitter-Boeckelmann, A. (2013): Traumatisierte Pflegekinder. Moderne Erkenntnisse der Psychotraumatologie helfen Pflegekinder anders zu verstehen und ihre Entwicklung besser zu fördern. *Trauma & Gewalt*, 4, S. 348–354.

Paul, C. (2000): Wie kann ich mit meiner Trauer leben? Ein Begleitbuch. Gütersloh: Gütersloher Verlagshaus.

Paulsen, S. (2020): Trauma und Dissoziation mit neuen Augen sehen: Ego-State-Therapie und EMDR bei DIS und PTBS. Lichtenau: Probst.

PEARLMAN, S. D. & SAAKVITNE, K. W. (1995): Trauma and the Therapist: Countertransference and Vicarious Traumatization in Psychotherapy with Incest Survivors. New York: Norton

PEICHL, J. (1997): Psychotherapeutische Techniken bei traumabedingten Störungen – Eine Zwischenbilanz. *Persönlichkeitsstörungen: Theorie und Therapie (ptt)*, 1 (3), S. 103–112.

PEICHL, J. (2001): Die Transformation der traumatischen Erinnerung – Techniken der Traumatherapie. Eine Revue der Erklärungsmodelle und Therapieansätze. In: Streeck-Fischer, A., Sachsse, U. & Özkan, I. (Hrsg.): Körper, Seele, Trauma. Biologie, Klinik und Praxis. Göttingen: Vandenhoeck & Ruprecht, S. 151–173.

PEICHL, J. (2017): Innere Kinder, Täter, Helfer & Co. Stuttgart: Klett-Cotta.

PELTZER, K., AYCHA, A. & BITTENBINDER, E. (Hrsg.) (1995): Gewalt & Trauma. Psychopathologie und Behandlung im Kontext von Flüchtlingen und Opfern organisierter Gewalt. Frankfurt: IKO – Verlag für interkulturelle Kommunikation.

PERREN-KLINGLER, G. (Hrsg.) (1995): Trauma: Vom Schrecken des Einzelnen zu den Ressourcen der Gruppe. Bern: Haupt.

PERREN-KLINGLER, G. (Hrsg.) (2000): Debriefing. Erste Hilfe durch das Wort. Hintergründe und Praxisbeispiele. Bern: Haupt.

PERRIS, C. & MCGORRY (Hrsg.) (1998): Cognitive Psychotherapy of Psychotic and Personality Disorders: Handbook of Theory and Practice. Chichester: John Wiley.

PERRY, N. E. (1993): Therapists' Experiences of the Effects of Working with Dissociative Patients. Tagungsmanuskript eines Vortrags vor der internationalen ISSD-Tagung, Chicago.

PETER, R. (2000): Wege aus der Nacht. Der heilsame Prozess der Trauer. Augsburg: Pattloch.

PHILLIPS, M. (2000): Finding the Energy to Heal. How EMDR, Hypnosis, TFT, Imagery, and Body-Focused Therapy Can Help Restore Mindbody Health. New York: Norton.

PHILLIPS, M. & FREDERICK, C. (2003): Handbuch der Hypnotherapie bei Posttraumatischen und dissoziativen Störungen. Heidelberg: Carl-Auer.

PIEKEN, G. et al. (2018): Gewalt und Geschlecht: Männlicher Krieg – weiblicher Frieden? Dresden: Sandstein Kommunikation.

PIERCY, M. (2003): Sehnsüchte (Originaltitel: The Longings of Women). München: Heyne.

PIETH, M., VON CRANACH, M. & BESOZZI, C. et al. (2002): Gewalt im Alltag und organisierte Kriminalität. Die Ergebnisse eines nationalen Forschungsprogramms. Bern: Haupt.

PITMAN, R., ALTMAN, B., GREENWALD, E., LONGPRE, R., MACKLIN, M., POIRE, R. & STAKETEE, G. (1991): Psychiatric complications during flooding therapy for posttraumatic stress disorder. *Journal of Clinical Psychiatry*, 52, S. 17–20.

PLJEVALJCICI, P. (2012): Posttraumatisches Wachstum nach dem Krieg: Trauma, posttraumatisches Wachstum und psychische Belastetheit im Hinblick auf die Emotionsregulation. Riga: AV Akademikerverlag.

POLDRACK, A., MAERCKER, A., MARGRAF, J. et al. (1999): Posttraumatische Belastungssymptomatik und Gedankenkontrollstrategien bei Verkehrsunfallopfern. *Verhaltenstherapie*, 9 (4), S. 190–199.

POPPKE, B. (2003): Babys und Busen. Stichprobe zur medialen Berichterstattung über Frauen im Rahmen des Global Media Monitoring Project.

PORGES, S. (2021): Heilen mit der Polyvagaltheorie. Lichtenau: Probst.

PRIOR, S. (1996): Object Relations in Severe Trauma: Psychotherapy of the Sexually Abused Child. Northvale, NJ: Jason Aronson.

PUTNAM, F. W. (1989): Diagnosis and Treatment of Multiple Personality Disorder, New York: Guilford; deutsch (2003): Diagnose und Behandlung der Dissoziativen Identitätsstörung. Paderborn: Junfermann.

Putnam, F. W. (1997): Dissociation in Children and Adolescents. A Developmental Perspective. New York: Guilford.
Putnam, F. W. & Carlson, E. B. (1998): Hypnosis, Dissociation, and Trauma: Myths, Metaphors, and Mechanisms. In: J. D. Bremner & R. C. Marmar (Hrsg.): Trauma, Memory, and Dissociation. Washington, D. C.: American Psychiatric Press, S. 27–55.
Quinnet, P. G. (2000): Es gibt etwas Besseres als den Tod. Suizidgefährdung – Rat und Hilfe. Freiburg: Herder.
Radden, J. (1996): Divided Minds, Successive Selves: Ethical Issues in Disorders of Identity and Personality. Cambridge, MA: MIT Press/Bradford Books.
Radio Berg, (2022): Priester Gummersbach: Neue Vorwürfe im Missbrauchsprozess, Quelle: ↗ https://www.radioberg.de/artikel/priester-gummersbach-neue-vorwuerfe-im-missbrauchsprozess-1221811.html (16. 2.).
Rauwald, M. (Hrsg.) (2020): Vererbte Wunden: Transgenerationale Weitergabe traumatischer Erfahrungen. Weinheim: Beltz.
Reddemann, L. (1998 a): Psychotherapie auf der inneren Bühne. *Persönlichkeitsstörungen: Theorie und Therapie (ptt)*, 2, S. 88–104.
Reddemann, L. (1998 b): Trauer und Neuorientierung: „Es ist was es ist." *Persönlichkeitsstörungen: Theorie und Therapie (ptt)*, 2, S. 97–103.
Reddemann, L. (2001): Imagination als heilsame Kraft. Zur Behandlung von Traumafolgen mit ressourcenorientierten Verfahren, Stuttgart: Klett-Cotta.
Reddemann, L. (2016): Imagination als heilsame Kraft. Stuttgart: Klett-Cotta, 19., vollst. Bearb. Neuauflage.
Reddemann, L. & Dehner-Rau, C. (2020): Trauma verstehen, bearbeiten, überwinden: Ein Übungsbuch für Körper und Seele. Stuttgart: Trias
Reddemann, L., Hofmann, A. & Gast, U. (2003): Behandlung dissoziativer Störungen. Stuttgart: Thieme.
Reddemann, L. & Sachsse, U. (1997): Praxis der traumazentrierten Psychotherapie I: Stabilisierung. *Persönlichkeitsstörungen: Theorie und Therapie (ptt)*, 3, S. 113–147.
Reddemann, L. & Sachsse, U. (1998): Praxis der traumazentrierten Psychotherapie II: Traumaexposition. *Persönlichkeitsstörungen: Theorie und Therapie (ptt)*, 3.
Reddemann, L. & Sachsse, U. (2000): Traumazentrierte Psychotherapie der chronifizierten, Komplexen Posttraumatischen Belastungsstörung vom Phänotyp der Borderline-Störung, in: Kernberg et al., a.a.O., S. 555–572.
Regner, F. & Bittenbinder, E. (Hrsg.) (2000/2001)): Politische Traumatisierung: Therapie im Kontext. *Zeitschrift für Politische Psychologie*, 4 und 1.
Reich, A. (2022): Kreative Traumatherapie mit Kindern und Jugendlichen: Übungen zur Verarbeitung von Belastungen und zur Ressourcenaktivierung. Stuttgart: Kohlhammer.
Reimer, C. (1994): Lebensqualität von Psychotherapeuten. *Psychotherapeut*, Band 39, S. 73–78.
Reimer, C. (1997): Gefahren bei der Ausübung des psychotherapeutischen Berufes. *Psychotherapeut*, 42, S. 307–313.
Reimer, C. (2000 a): Ethik der Psychotherapie. In: C. Reimer, J. Eckert, M. Hautzinger, E. Wilke (Hrsg.): Psychotherapie – Ein Lehrbuch für Ärzte und Psychologen. Heidelberg: Springer, S. 536–554.
Reimer, C. (2000 b): Berufliche Belastungen und Probleme der Lebensqualität von Psychotherapeuten. *Persönlichkeitsstörungen: Theorie und Therapie (ptt)*, 4, S. 69–75.
Remschmidt, H (2019): Wenn junge Menschen töten. Ein Kinder- und Jugendpsychiater berichtet. München: Beck.

Resick P. A. et al. (2017): Cognitive Processing Therapy for PTSD: A Comprehensive Manual. New York: Guilford.

Resnick, H., Kilpatrick, D., Dansky, B., Saunders, B. & Best, C. (1993): Prevalence of civilian trauma and posttraumatic stress disorder in a representative national sample of women. *Journal of Consulting and Clinical Psychology*, 61, S. 984–991.

Rest, F. (1998): Den Sterbenden beistehen. Ein Wegweiser für die Lebenden. Wiesbaden: Quelle & Meyer.

Richter-Appelt, H. (2003): Körpererfahrungen und Sexualität bei sexuell traumatisierten Frauen. *Persönlichkeitsstörungen: Theorie und Therapie (ptt)*, 7, S. 56–66.

Riessbeck, H. et al. (2019): Traumakonfrontation – Traumaintegration: Therapiemethoden im Vergleich. Stuttgart: Kohlhammer.

Rilke, R. M. (1912/1922): Duineser Elegien (Nachdruck). Frankfurt: Insel.

Rilke, R. M. (1996): Werke. Hrsg. von Manfred Engel et al. Frankfurt: Insel.

Rinaldi, M. et al. (2019): Hospital Admission for Severe Pediatric Dissociative Disorder. *J Nerv Ment Dis*, 207 (5), S. 406–409.

Rivera, M. (1996): More Alike than Different: Treating Severely Dissociative Trauma Survivors. Toronto: University of Toronto Press.

Rivera, M. (2002): Informed and supportive treatment for lesbian, gay, bisexual and transgendered trauma survivors. *Journal of Trauma and Dissociation*, 5 (4), S. 33–58.

Rodewald, F. (1998): Indirekte Traumatisierung und Einsatz von Copingstrategien bei Therapeutinnen mit den Arbeitsbereichen sexuelle Traumatisierungen und/oder dissoziative Identitätsstörung. Diplomarbeit, Universität Göttingen, Fachbereich Biologie, Studiengang Psychologie.

Romano, E. & de Luca, R. V. (1997): Exploring the relationship between childhood sexual abuse and adult sexual perpetration. *Journal of Family Violence*, 12 (1), S. 85–9.8

Romanus-Ludewig, A. (2019): Resilienz- und bindungsorientierte Traumatherapie (RebiT). Paderborn: Junfermann.

Romanus-Ludewig, A. (2022): Trauma bewältigen: Übungen zur Selbsthilfe und für die Therapie. Paderborn: Junfermann.

Rose, S. & Bisson, J. (1998): Brief early psychological interventions following trauma: A systematic review of the literature. *Journal of Traumatic Stress*, 11, S. 697–710.

Rosen, L. N. & Martin, L. (1996): Impact of childhood abuse history on psychological symptoms among male and female soldiers in the U.S. Army. *Child Abuse & Neglect*, 20 (12), S. 1147–1160.

Ross, C. A. (1995): Satanic Ritual Abuse. Principles of Treatment. Toronto: University of Toronto Press.

Ross, C. A. (1997): Dissociative Identity Disorder: Diagnosis, Clinical Features, and Treatment of Multiple Personalities. New York: Wiley.

Ross-Gower, J., Waller, G., Tyson, M. & Elliott, P. (1998): Reported sexual abuse and subsequent psychopathology among women attending psychology clinics: The mediating role of dissociation. *British Journal of Clinical Psychology*, 37, S. 313–326.

Rossi, E. L. (1991): Die Psychobiologie der Seele-Körper-Heilung. Neue Ansätze der therapeutischen Hypnose. Essen: Synthesis.

Rossmanith, S. (2013): Sind Frauen die besseren Mörder? Spektakuläre Fälle einer Gerichtspsychiaterin. Frankenthal: Amalthea Signum.

Rost, C. (Hrsg.) (2014): Ressourcenarbeit mit EMDR: Vom Überleben zum Leben. Bewährte Techniken im Überblick. Paderborn: Junfermann.

Rost, C. (Hrsg.) (2016): EMDR zwischen Struktur und Kreativität: Bewährte Abläufe und neue Entwicklungen. Paderborn: Junfermann.

Rost, C. & Overkamp, B. (2018): Selbsthilfe bei posttraumatischen Symptomen: Übungen für Körper, Geist und Seele. Paderborn: Junfermann.

Roth, A. S., Ostroff, R. B. & Hoffman, R. E. (1996): Naltrexone as a treatment for repetitive selfinjurious behavior: An open-label trial. *Journal of Clinical Psychiatry*, 57, S. 233–237.

Rothbaum, B. O. & Foa, E. B. (1997): Kognitive Verhaltenstherapie der Posttraumatischen Belastungsstörung. In: Maercker, A. (Hrsg.): Therapie der posttraumatischen Belastungsstörungen. Berlin: Springer, S. 103–121.

Rothenhausler, H. B. & Kapfhammer, H. P.: Outcome in borderline disorders. A literature review. *Fortschritte der Neurologie und Psychiatrie*, 67, S. 200–217.

Rothkegel, S. (1996): Der gefrorene See. Gestalttherapeutische Traumabearbeitung mit Folteropfern. In: Graessner, S., Gurris, N. & Pross, C. (1996): Folter. An der Seite der Überlebenden. Unterstützung und Therapien. München: Beck, S. 129–149.

Rothschild, B. (2002): Der Körper erinnert sich. Die Psychophysiologie des Traumas und der Traumabehandlung. Essen: Synthesis.

Rüdiger, T.-G. (2020): Die onlinebasierte Anbahnung des sexuellen Missbrauchs eines Kindes: Eine kriminologische und juristische Auseinandersetzung mit dem Phänomen Cybergrooming. Frankfurt: Verlag für Polizeiwissenschaft.

Rudolph, M. (2019): „Die im Dunkeln sieht man nicht" – Organisierte rituelle Gewalt in Deutschland. *Stimmen der Zeit*, 144, S. 563–577.

Rudolph, N. (2017): Rituelle Gewalt in Deutschland: Eine quantitative Analyse. Berlin: epubli.

Ruhe, H.-G. (1998): Methoden der Biographiearbeit. Weinheim: Beltz.

Ruppert, F. & Banzhaf, H. (2017): Mein Körper, mein Trauma, mein Ich: Anliegen aufstellen – aus der Traumabiografie aussteigen. München: Kösel.

Russ, M., Roth, S. D., Kakuma, T., Harrison, K. & Hull, J. W. (1994): Pain perception in self-injurious borderline patients: naloxone effects. *Biological Psychiatry*, 35, S. 207–209.

Russell, P. (1998): The role of paradox in the repetition compulsion. In: J. G. Teicholz und D. Kriegman (Hrsg.): Trauma, Repetition, and Affect Regulation: The Work of Paul Russell. New York: The Other Press, S. 1–22.

Ryle, A. (1997): Cognitive Analytic Therapy and Borderline Personality Disorder: The Model and the Method. Chichester: Wiley.

Ryle, A. & Kerr, I. B. (2002): Introducing Cognitive Analytic Therapy. Principles and Practice. Chichester: Wiley.

S. I. E. (2011): Rituelle Gewalt – vom Erkennen zum Handeln. Lengerich: Pabst.

Saakvitne, K. W. (1996): Transforming the Pain: A Workbook on Vicarious Traumatization. New York: Norton.

Sachs, A. & Galton, G. (Hrsg.) (2008): Forensic Aspects of Dissociative Identity Disorder. London: Karnac Press.

Sachs, R. G. & Peterson, J. A. (1994): Processing Memories Retrieved by Trauma Victims and Survivors: A Primer for Therapists. Tyler, Texas: Family Violence and Sexual Assault Institute.

Sachs, R. G., Frischholz, E. & Wood, J. I. (1988): Marital and family therapy in the treatment of multiple personality disorder. *Journal of Marital and Family Therapy*, 14, S. 249–259.

Sachsse, U. (1996): Selbstverletzendes Verhalten. Psychodynamik – Psychotherapie. Das Trauma, die Dissoziation und ihre Behandlung. Göttingen: Vandenhoeck & Ruprecht, 3. überarb. Aufl.

SACHSSE, U. (1998 a): Traumasynthese durch Traumaexposition. *Persönlichkeitsstörungen: Theorie und Therapie (ptt)*, 2, S. 72–76.

SACHSSE, U. (1998 b): Traumaexpositionstechniken. Die Bildschirm-Technik (Screen-Technik). *Persönlichkeitsstörungen: Theorie und Therapie (ptt)*, 2, S. 77–84.

SACHSSE, U. & HERBOLD, W. (2018): Selbst-Verletzung. Ätiologie, Psychologie und Behandlung von selbstverletzendem Verhalten. Stuttgart: Schattauer.

SACHSSE, U., ÖZKAN, I. & STREECK-FISCHER, A. (Hrsg.) (2002): Traumatherapie – Was ist erfolgreich? Göttingen: Vandenhoeck & Ruprecht.

SAIGH, P.A. (Hrsg.) (1995): Posttraumatische Belastungsstörung. Diagnose und Behandlung psychischer Störungen bei Opfern von Gewalttaten und Katastrophen. Bern: Hans Huber.

SAKHEIM, D. & DEVINE, S. (Hrsg.) (1992): Out of Darkness. Exploring Satanism and Ritual Abuse. New York: Lexington Books.

SALLENAVE, D. (1999): Das Schweigen der Mütter. Missbraucht und für immer zerstört. Berlin: Ullstein.

SALTER, A.C. (1988): Treating Child Sex Offenders and Victims. A Practical Guide. Thousand Oaks: Sage.

SALTER, A.C. (1995): Transforming Trauma: A Guide to Understanding and Treating Adult Survivors of Child Sexual Abuse. Thousand Oaks: Sage

SALTER, A.C. (1997): Shiny Waters. New York: Pocket Books; deutsch (1997): Die Psychologin. München: Goldmann.

SALTER, A.C. (2000): White Lies. New York: Pocket Books; deutsch (2001): Tödliches Vertrauen. München: Goldmann.

SAPELZA, R. (2017): Menschenhandel – Frauen als Täterinnen. Eine qualitative Analyse von Strafverfahren. Frankfurt: Verlag für Polizeiwissenschaft.

SAR, V. et al. (2014): Dissociative identity disorder among adolescents. *J Trauma Dissociation*, 15 (4), S. 402–419.

SAXE, G.N. et al. (2016): Trauma Systems Therapy for Children and Teens. New York: Guilford.

SCHEIDT, C.E. (2000): Konversion und Dissoziation – alternative oder komplementäre Konzepte der Hysterie? *Persönlichkeitsstörungen: Theorie und Therapie (ptt)*, 3, S. 146–153.

SCHLEIFFER, R. (2001): Der heimliche Wunsch nach Nähe. Bindungstheorie und Heimerziehung. Münster: Votum.

SCHMAHL, C. & BOHUS, M. (2000): Behandlung von dissoziativen Symptomen bei Borderline-Persönlichkeitsstörungen mit Naltrexon. Ergänzende Bemerkungen. *Nervenarzt* 71, S. 427.

SCHMAHL, C., STIGLMAYR, C., BÖHME, R. & BOHUS, M. (1999): Behandlung von dissoziativen Symptomen bei Borderline-Persönlichkeitsstörungen mit Naltrexon. *Nervenarzt*, 70, S. 262–264.

SCHMID, J. (2011): Dissoziative Kinder. In: Huber, M.: Viele Sein. Ein Handbuch. Paderborn: Junfermann.

SCHMID, J. (2013): Täterintrojekte befinden sich noch im alten Film. In: Huber, M.: Der Feind im Innern. Paderborn: Junfermann.

SCHMIDTCHEN, S. (1989): Kinderpsychotherapie – Grundlagen, Ziele, Methoden. Stuttgart: Kohlhammer.

SCHMITTER-BOECKELMANN, A. (2018): Die Psychotherapie der kleinen dissoziativen Sara. In: Huber, M.: Der innere Ausstieg. Transgenerationale Gewalt überwinden. Norderstedt: BoD.

SCHMOLL, A. & WILLEMS, D. (2018): Vom Opfer zum Täter – und zurück? Täter-Opfer-Statuswechsel. Vortrag auf dem 23. DPT-Kongress, Dresden.

SCHNEIDER, W. (Hrsg.) (2003): Kleine Helden. Frankfurt: Suhrkamp.

Schone, R., Gintzel, U., Jordan, E., Kalscheuer, M. & Münder, J. (1997): Kinder in Not. Vernachlässigung im frühen Kindesalter und Perspektiven sozialer Arbeit. Münster: Votum.

Schröder, J. et al. (2018): Psychiatric impact of organized and ritual child sexual abuse: Cross-sectional findings from individuals who report being victimized. *Int J Environ Res Public Health*, 15 (11), S. 2417.

Schröder, J. et al. (2020): Was erschwert die Aufdeckung organisierter und ritueller Gewaltstrukturen? *Psychiatr Prax*, 47 (5), S. 249–259

Schroeter, P.T., Dahme, B. & Nutzinger, D.O. (2002): Self-injurious behavior in women with eating disorders. *American Journal of Psychiatry*, 159 (3), S. 408–411.

Schubbe, O. (2006): EMDR bei Komplextraumatisierung durch sexualisierte Gewalt. In: Hensel, T. & Meusers, M. (Hrsg.): EMDR mit Kindern und Jugendlichen. Göttingen: Hogrefe.

Schulte-Markwort, M. et al. (2019): Selbstverletzendes Verhalten: Entwicklungsrisiken erkennen und behandeln. Weinheim: Beltz.

Schützwohl, M. & Maercker, A. (1997): Posttraumatische Belastungsreaktionen nach kriminellen Gewaltdelikten. *Zeitschrift für Klinische Psychologie*, 26, S. 258–268.

Schwabe, M. et al. (2021): Freiraum mit Risiko: Niedrigschwellige Erziehungshilfen für sogenannte Systemsprenger. Weinheim: Beltz-Juventa.

Schwartz, H. (2000): Dialogues with Forgotten Voices. Relational Perspectives on child Abuse, Trauma and Treatment of Dissociative Disorders. New York: Basic Books.

Seidler, G.H., Hofmann, A. & Rost, C. (2002): Der psychisch traumatisierte Patient in der ärztlichen Praxis. *Deutsches Ärzteblatt*, 5, S. 295–299.

Seiwert, L. (2002): Mehr Zeit fürs Glück. München: Gräfe und Unzer.

Seligman, M.P. (2000): Erlernte Hilflosigkeit. Weinheim: Beltz.

Sender, I. (2000): Ratgeber Borderline-Syndrom. Wissenswertes für Betroffene und deren Angehörige. München: CIP-Medien.

Shah, H. & Weber, T. (2016): Trauer und Trauma: Die Hilflosigkeit der Betroffenen und Helfer und warum es so schwer ist, die jeweils andere Seite zu verstehen. Kröning: Asanger.

Shalev, A., Bonne, O. & Eth, S. (1996): Treatment of posttraumatic stress disorder: A review. *Psychosomatic Medicine*, 58, S. 165–182

Shapiro, F. (1998): EMDR. Grundlagen und Praxis. Paderborn: Junfermann.

Shapiro, F. (2012): EMDR. Grundlagen und Praxis. Paderborn: Junfermann, 2., überarb. Aufl.

Shapiro, F. (2022): EMDR. Grundlagen und Praxis. Paderborn: Junfermann, 3., überarb. Aufl.

Shapiro, F. & Silk Forrest, M. (1999): EMDR in Aktion. Paderborn: Junfermann.

Shelliem, M. & Tumani, V. (2002): Neurolinguistisches Programmieren (NLP) in der Traumatherapie. In: Sachsse, U., Özkan, I. & Streeck-Fischer, A. (Hrsg.): Traumatherapie – Was ist erfolgreich? Göttingen: Vandenhoeck & Ruprecht, S. 140–160.

Sherman, J.J. (1998): Effects of psychotherapeutic treatments of PTSD: A meta-analysis of controlled clinical trials. *Journal of Traumatic Stress*, 11, S. 413–435.

Silberg, J. (Hrsg.) (1996): The Dissociative Child. Diagnosis, Treatment, and Management. Lutherville: Sidran.

Sills, F. (2012): Foundations in Craniosacral Biodynamics. Volume Two: The Sentient Embryo, Tissue Intelligence, and Trauma Resolution. Berkeley: North Atlantic Books.

Simon, R.I. (1999): Chronic posttraumatic stress disorder: A review and checklist of factors influencing prognosis. *Harvard Review of Psychiatry*, 6, S. 304–312.

Sinason, V. (2002): Attachment, Trauma and Multiplicity. Working with Dissociative Identity Disorder. New York: Taylor & Francis.

Sinason, V. (Hrsg.) (1994): Treating Survivors of Satanist Abuse. New York: Routledge.

Sjoberg, R. L. (2001): Childhood abuse and later revictimisation of women. *Lancet*, 8, S. 358 ff.
Smith Stover, C. & Spink, A. (2012): Affective Awareness in Parenting of Fathers with Co-Occurring Substance Abuse and Intimate Partner Violence. *Adv Dual Diagn*, 5 (2), S. 74–85.
Smith, G., Cox, D. & Saradjian, J. (2000): Selbstverletzung – „Damit ich den inneren Schmerz nicht spüre". Ein Ratgeber für betroffene Frauen und ihre Angehörigen. Zürich: Kreuz.
Somé, S. E. (1999): Die Gabe des Glücks. Westafrikanische Rituale für ein anderes Miteinander. Berlin: Orlanda.
Somer, E. (2002): Maladaptive daydreaming: A qualitative inquiry. *Journal of Contemporary Psychotherapy*, 32, S. 197–212.
Sommer, J. (2016): Die psychotherapeutische Versorgungsrealität komplex traumatisierter Menschen in Deutschland. Ergebnisse einer Studie der Initiative Phoenix – Bundesnetzwerk für angemessene Psychotherapie e.V. *Trauma und Gewalt*, 10 (4), S. 308–319.
Sonnenmoser, M. (2004): Dissoziative Störungen: Häufig fehlgedeutet. *Ärzteblatt.de,* PP3, S. 372.
Sonnenmoser, M. (2011): Psychotherapie mit Männern: Was sie wirklich wollen. *Ärzteblatt PP*, 10, S. 405.
Specht-Tomann, M. & Tropper, D. (2001): Zeit zu trauern. Kinder und Erwachsene verstehen und begleiten. Düsseldorf: Patmos.
SPIEGEL (2003): Tyson droht Vergewaltigter mit neuer Vergewaltigung. ↗ https://www.spiegel.de/panorama/kriminalitaet-tyson-droht-vergewaltigter-mit-neuer-vergewaltigung-a-250810.html (Abruf am 5.10.2022).
Spiegel, Y. (2000): Der Prozess des Trauerns. Gütersloh: Gütersloher Verlagshaus.
Spira, J. L. & Yalom, I. D. (Hrsg.) (1996): Treating Dissociative Identity Disorder. San Francisco: Jossey-Bass.
Spitzer, C., Stieglitz, R.-D. & Freyberger, H. (2021): Fragebogen zu Dissoziativen Symptomen FDS. Göttingen: Hogrefe-Testzentrale, 4. Aufl.
Stahl, C. & Lemke, J. (2018): Du Täter, du Opfer: Stark gegen Mobbing und Gewalt. Garmisch: Gräfe und Unzer.
Stamm, B. H. (Hrsg.) (2002): Sekundäre Traumastörungen. Wie Kliniker, Forscher & Erzieher sich vor traumatischen Auswirkungen ihrer Arbeit schützen können. Paderborn: Junfermann.
Staples-Lewis, C. (1998): Über die Trauer. Düsseldorf: Benziger.
Steele, K. et al. (2017). Die Behandlung traumabasierter Dissoziation: Eine praxisorientierte, integrative Vorgehensweise. Lichtenau: Probst.
Steele, K., van der Hart, O. & Nijenhuis, E. R.S. (2001): Dependency in the treatment of complex posttraumatic stress disorder and dissociative disorders. *Journal of Trauma and Dissociation*, 2 (4), S. 79–116.
Steele, K., van der Hart, O. & Nijenhuis, E. R.S. (2003): Allgemeine Behandlungsstrategien komplexer dissoziativer Störungen. In: Hoffmann, S. O. & Eckart-Henn, A. (Hrsg.): Dissoziative Störungen des Bewusstseins. Stuttgart: Thieme.
Steele, W. & Machiodi, C. A. (2011): Trauma-informed Practices with Children and Adolescents. London: Routledge.
Steil, R. (2000): Kognitiv-behaviorale Behandlung der Posttraumatischen Belastungsstörung – ein kurzer Überblick. In: Hartwich, P. et al. (Hrsg.): Posttraumatische Erkrankungen. Konvergenz psychischer und somatischer Veränderungen, Sternenfels: Verlag Wissenschaft & Praxis, S. 71–84.
Stein D. J. et al. (2013): Dissociation in posttraumatic stress disorder: evidence from the World Mental Health Surveys. *Biological Psychiatry,* 73, S. 302–312.

Stein, J. A., Golding, J. N., Siegel, J. M. et al. (1998): Long-term psychological sequelae of child sexual abuse. In: Wyatt, G. E. & Powell, G. J. (Hrsg.): Lasting effects of child sexual abuse. Newbury Park, CA: Sage, S. 135–154.

Stein, M. B., Koverola, C., Hanna, C., Torchia, M. G. & McClarty, B. (1997): Hippocampal volume in women victimized by childhood sexual abuse. *Psychol. Med.*, 27, S. 951–959.

Stein, M. B., Yehuda, R., Koverola, C. & Hanna, C. (1997): Enhanced dexamethasone suppression of plasma cortisol in adult women traumatized by childhood sexual abuse. *Biological Psychiatry*, 42, S. 680–686.

Steinbauer, M., Jagsch, R. & Kryspin-Exner, I. (2002): Stress im Polizeiberuf. Verarbeitung belastender Ereignisse im Dienst. Frankfurt: Verlag für Polizeiwissenschaft.

Streeck-Fischer, A. (Hrsg.) (1998): Adoleszenz und Trauma. Göttingen: Hogrefe.

Streeck-Fischer, A., Kepper, I., Lehmann, U. & Schrader-Mosbach, H. (2002): Gezeichnet fürs Leben. Stationäre Psychotherapie am Beispiel eines schwer traumatisierten Kindes. In: Sachsse, U., Özkan, I. & Streeck-Fischer, A. (Hrsg.) (2002): Traumatherapie – Was ist erfolgreich? Göttingen: Vandenhoeck & Ruprecht, S. 54–71.

Streeck-Fischer, A., Sachsse, U. & Özkan, I. (Hrsg.) (2001): Körper, Seele, Trauma. Biologie, Klinik und Praxis. Göttingen: Vandenhoeck & Ruprecht.

Strong, M. (1998): A Bright Red Scream: Self-mutilation and the Language of Pain. New York: Penguin.

Stub, T. et al. (2020): Combining psychotherapy with craniosacral therapy for severe traumatized patients: A qualitative study from an outpatient clinic in Norway. *Complementary Therapies in Medicine*, 49, 102320 (open source).

Sutar, R. & Sahu, S. (2019): Pharmacotherapy for dissociative disorders: a systematic review, in: *Psychiatry Research*, 281, DOI: 10.1016/j.psychres.2019.112529.

Sutherland, W. G. (1990): Teachings in the Science of Osteopathy. Sutherland Cranial Teaching, Texas.

SWR.de (2022): Der Missbrauchsfall von Staufen – eine Chronologie. ↗ https://www.swr.de/swraktuell/baden-wuerttemberg/suedbaden/staufen-chronologie-100.html (17. Februar).

Taylor, M., Trotter, D. & Csuka, M. (1995): The prevalence of sexual abuse in women with fibromyalgia. *Arthritis and Rheumatism*, 38 (2), S. 229–234.

Teegen, F. (2001): Traumatische Gewalterfahrungen und Posttraumatische Belastungsstörungen. In: Franke, A. & Kämmerer, A. (Hrsg.): Klinische Psychologie der Frau. Ein Lehrbuch. Göttingen: Hogrefe, S. 255–283.

Terr, L. (1995): Schreckliches Vergessen, heilsames Erinnern. Traumatische Erfahrungen drängen ans Licht. München: Kindler.

Terrahe, S. (2003): Der innere Kompass. Freiburg: Herder.

Teuber, K. (2000): „Ich blute, also bin ich." Selbstverletzung der Haut von Mädchen und jungen Frauen. Herbolzheim: Centaurus.

Thaler Singer, M. & Lalich, J. (1997): Sekten. Wie Menschen ihre Freiheit verlieren und wiedergewinnen können. Heidelberg: Carl-Auer.

Thich Nhat Hanh (1992): Ich pflanze ein Lächeln. Wege der Achtsamkeit, München: Goldmann.

Tiede, I. (1997): Mädchenprostitution. Ein Versuch, aus dem Elternhaus auszubrechen. Reinbek: Rowohlt.

Tinker, R. H. & Wilson, S. A. (2006): EMDR mit Kindern. Paderborn: Junfermann.

Toprak, A. (2015): Jungen und Gewalt: Die Anwendung konfrontativer Pädagogik mit türkeistämmigen Jungen. Heidelberg: Springer.

TOREM, M. (1996): Medications in the Treatment of Dissociative Identity Disorder. In: Spira, J. L. & Yalom, I. D. (Hrsg.): Treating Dissociative Identity Disorder. San Francisco: Jossey-Bass.

TRESS, W., WÖLLER, W., HARTKAMP, N., LANGENBACH, M. & OTT, J. (2002): Persönlichkeitsstörungen. Leitlinie und Quellentext. Stuttgart: Schattauer.

TSAI, G. E., CONDIE, D., WU, M. T. & CHANG, I. W. (1999): Funcional magnetic resonance imaging of personality switches in a woman with dissociative identity disorder. *Harvard Review of Psychiatry*, 7, S. 119–122.

TSAI, P. F. et al. (2018): Tai Chi for Posttraumatic Stress Disorder and Chronic Musculoskeletal Pain: A Pilot Study. *J Holist Nurs*, 36 (2), S. 147–158.

TSCHUDIN, V. (1999): Counselling for Loss and Bereavement. London: Baillière Tindall.

TUMANI, V. (1998): Traumatherapie in der Hypnotherapie und dem Neurolinguistischen Programmieren (NLP). *Persönlichkeitsstörungen: Theorie und Therapie (ptt)*, 2, S. 67–72.

UFFMANN, A. (1998): Trauern und leben. Begleitung durch die Landschaften der Trauer. Stuttgart: Kreuz.

ULLMAN, S. (2016): Sexual Revictimization, PTSD, and Problem Drinking in Sexual Assault Survivors. *Addict Behav*, 53, S. 7–10.

ULMER, G. A. (2003): Die Kraft des Lebens liegt in dir. Stressbewältigung heute. Stuttgart: Ulmer.

UNABHÄNGIGE AUFARBEITUNGSKOMMISSION ZUR AUFARBEITUNG SEXUELLEN KINDESMISSBRAUCHS (2021): Sexueller Kindesmissbrauch durch Frauen. Zusammenfassung der Ergebnisse aus dem Forschungsprojekt, erhältlich über ↗ https://www.aufarbeitungskommission.de/mediathek/sexueller-kindesmissbrauch-durch-frauen/.

UNGERER, D. (1999): Stress und Stressbewältigung im Einsatz. Feuerwehr, Technisches Hilfswerk, Rettungsdienst. Stuttgart: Kohlhammer.

UPLEDGER, J. E. & VREEDEVOGD, J. D. (1994): Lehrbuch der Kraniosakraltherapie. Heidelberg: Springer.

URAL, C. (2015): Childhood Traumatic Experiences, Dissociative Symptoms, and Dissociative Disorder Comorbidity Among Patients with Panic Disorder. *J Trauma Dissociation*, 16 (4), S. 463–475.

VACHSS, A. (2002): The difference between „sick" and „evil". *Parade* (14. Juli).

VACHSS, A. & LEGGEWIE, C. (1994): Über das Böse. Frankfurt: Eichborn.

VAN DER HART, O. (1982): Abschied nehmen. Abschiedsrituale in der Psychotherapie. München: Pfeiffer.

VAN DER HART, O, NIJENHUIS, E. R.S. & STEELE, K. (2003): The haunted self: Chronic traumatization and the psychology of action. New York: Norton.

VAN DER HART, O., NIJENHUIS, E. R.S. & STEELE, K. (2008): Das verfolgte Selbst. Paderborn: Junfermann.

VAN DER HART, O., STEELE, K., BOON, S. & BROWN, P. (1995): Die Behandlung traumatischer Erinnerungen: Synthese, Bewusstwerdung und Integration. *Hypnose und Kognition*, 12 (2), S. 34–67.

VAN DER HART, O., VAN DER KOLK, B. A. & BOON, S. (1998): Treatment of dissociative disorders. In: Bremner, J. D. & Marmar, C. R. (Hrsg.): Trauma, Memory, and Dissociation. Washington, D. C.: American Psychiatric Press, S. 253–283.

VAN DER HART, O. et al. (2010): Dissociation of the Personality in Complex Trauma-Related Disorders and EMDR: Theoretical Considerations. *Journal of EMDR Practice and Research*, 4 (2), S. 76–92.

VAN DER KOLK, B. (2015): Verkörperter Schrecken, Lichtenau: Probst.

Van der Kolk, B. A., Burbridge, J. A. & Suzuki, J. (1997): The psychobiology of traumatic memory: Clinical implications of neuroimaging studies. In: R. Yehuda & A. C. McFarlane (Hrsg.): Psychobiology of Posttraumatic Stress Disorder. New York: New Yorker Academy of Sciences.

Van der Kolk, B. A., McFarlane, A., Weiseath, L. (2000): Traumatic Stress. Grundlagen und Behandlungsansätze, Paderborn: Junfermann.

Van Etten, M. & Taylor, S. (1998): Comparative efficacy of treatments for post-traumatic stress disorder: A meta-analysis. *Clinical Psychology and Psychotherapy*, 5, S. 126–144.

Van Herste, H. G. (2009): Das Mutter(un)tier: Das Boderline-Syndrom Teil 2 – Frauen als Täterinnen im Bereich des sexuellen Kindesmissbrauchs. Norderstedt: BoD.

Vanderlinden, J. & Vandereycken, W. (1995): Hypnose bei der Behandlung von Anorexie und Bulimie. München: Quintessenz.

Vaughn, K., Armstrong, M., Gold, R., O'Connor, N., Jenneke, W. & Tarrier, N. (1994): A trial of eye movement desensitization EMDR compared to image habituation training and applied muscle relaxation in posttraumatic stress disorder. *Journal of Behavior Therapy and Experimental Psychiatry*, 25, S. 283–291.

Vermilyea, E. G. (2000): Growing Beyond Survival. A Self-Help Toolkit for Managing Traumatic Stress. Baltimore: Sidran.

Vielfalt e.V.: ↗ www.vielfalt-info.de: Materialien zum Thema „Viele sein", „Multiple Persönlichkeiten", „Rituelle Gewalt", „Klinikliste" etc.

Von Weiler, J. (2011): Im Netz: Tatort Internet – Kinder vor sexueller Gewalt schützen. Zürich: Kreuz.

Voorendonk, E. M. et al. (2020): Trauma-focused treatment outcome for complex PTSD patients: results of an intensive treatment programme. *European Journal of Psychotraumatology*, 11 (1), S. 1–11

Wagner-Link, A. (1995): Verhaltenstraining zur Stressbewältigung. Stuttgart: Pfeiffer bei Klett-Cotta.

Waites, E. A. (1993): Trauma and Survival: Post-traumatic Stress and Dissociative Disorders in Women. New York: Norton.

Walker, E., Katon, W., Hansom, J., Harrops-Griffiths, J., Holm, L., Jones, M., Hickock, L. & Jemelka, R. (1992): Medical and psychiatric symptoms in women with childhood sexual abuse. *Psychosomatic Medicine*, 54, S. 638–664.

Walling, M., O'Hara, M., Reiter, R., Milburn, A., Lilly, G. & Vincent, S. (1994 b): Abuse history and chronic pain in women: II. A multivariate analysis of abuse and psychological morbidity. *Obstetrics and Gynecology*, 84 (2), S. 200–206.

Walling, M., Reiter, R., O'Hara, M., Milburn, A., Lilly, G. & Vincent, S. (1994 a): Abuse history and chronic pain in women: I. Prevalence of sexual abuse and physical abuse. *Obstetrics and Gynecology*, 84, S. 193–199.

Walser, L. (2018): Frauen als Täterinnen. Sexuelle Gewalt gegen Kinder. München: GRIN.

Wardi, D. (1997): Siegel der Erinnerung. Das Trauma des Holocaust – Psychotherapie mit den Kindern der Überlebenden. Stuttgart: Klett-Cotta.

Watkins, B. & Bentovim, A. (1992): The sexual abuse of male children and adolescents: A Review of current research. *Journal of Child Psychology & Psychiatry*, 33, S. 197–248.

Watkins, H. H. (1980): The silent abreaction. *International Journal of Clinical and Experimental Hypnosis*, 28 (2), S. 101–113.

Watkins, J. G. & Watkins, H. H. (1997): Ego States. Theory and Therapy. New York: Norton.

WATKINS, L. E. et al. (2018): Treating PTSD: A Review of Evidence-Based Psychotherapy Interventions. *Front Behav Neurosci*, 12, S. 258.

WEINBERG, D. (2017): Traumatherapie mit Kindern. Stuttgart: Klett-Cotta.

WEINER, N. & KURPIUS, S. E.R. (1995): Shattered Innocence: A Practical Guide for Counselling Women Survivors of Childhood Sexual Abuse. Briston, PA: Taylor & Francis.

WEINSTEIN, D., STAFFELBACH, D. & BIAGGIO, M. (2000): Attention deficit hyperactivity disorder and post-traumatic stress disorder: Differential diagnosis in childhood and sexual abuse. *Clinical Psychology Review*, 20 (3), S. 359–378.

WEISS, W. (2021): Philipp sucht sein Ich. Zum pädagogischen Umgang mit Traumata in den Erziehungshilfen. Weinheim: Beltz.

WERSIN, P. & SCHOPPMANN, S. (2019): Selbstverletzendes Verhalten: Wie Sie Jugendliche unterstützen können. Köln: Balance Buch und Medien.

WETZEL, S. (1996): Entspannung und Meditation. Thesen und Übungen. Jütchendorf: Selbstverlag.

WHITFIELD, C. L. (2003): The Truth about Depression. Choices for Healing. Deerfield Beach: Health Communications.

WILLIAMS, M. B. & POIJULA, S. (2002): The PTSD Workbook. Oakland, CA: New Harbinger.

WILSON, D., SILVER, S., COVE, W. & FOSTER, S. (1996): Eye movement desensitisation and reprocessing (EMDR): Effectiveness and autonomic correlates. *Journal of Behavioral Therapy and Experimental Psychiatry*, 27, S. 219–229.

WILSON, J. P. & LINDY, J. D. (Hrsg.) (1994): Countertransference and Posttraumatic Stress Disorder. New York: Guilford.

WINCHEL, R. M. & STANLEY, M. (1991): Self-injurious behavior: A review of the behavior and biology of selfmutilation. *American Journal of Psychiatry*, 148 (3), S. 306–317.

WIRTGEN, WALTRAUT (Hrsg.) (1997): Trauma – Wahrnehmen des Unsagbaren. Heidelberg: Asanger.

WIRTZ, U. & ZÖBELI, J. (1995): Hunger nach Sinn. Menschen in Grenzsituationen – Grenzen der Psychotherapie. Zürich: Kreuz.

WOLF, D. (2002): Einen geliebten Menschen verlieren. Vom schmerzlichen Umgang mit der Trauer. Mannheim: PAL.

WOLF, D. & MERKLE, R. (1997): Kraftquellen für den Alltag. Unsere ganz persönliche Sammlung positiver Gedanken. Mannheim: PAL.

WOLINSKY, S. (1993): Die alltägliche Trance. Heilungsansätze in der Quantenpsychologie. Freiburg: Lüchow.

WOLINSKY, S. (1997): Die dunkle Seite des inneren Kindes. Der nächste Schritt in der Quantenpsychologie. Freiburg: Lüchow.

WÖLLER, W. (2005): Traumawiederholung und Reviktimisierung nach körperlicher und sexueller Traumatisierung. *Fortschr Neurol Psychiatr*, 73, S. 83–90.

WÖLLER, W. & REDDEMANN, L. (2013): Trauma und Persönlichkeitsstörungen: Ressourcenbasierte Psychodynamische Therapie (RPT) traumabedingter Persönlichkeitsstörungen. Stuttgart: Schattauer.

WOODSUM, G. M. (1998): The Ultimate Challenge. A Revolutionary, Sane and Sensible Response to Ritualistic and Cult-related Abuse. Laramie: Thomson-Shore Inc.

WURTZEL, E. (2000): Bitch. Ein Loblied auf gefährliche Frauen. München: Goldmann.

WUTTKE, G. (2003): Pornografie an Kindern. Die Folgen und Wirkungen von Kinderpornografie. Opladen: Leske + Budrich.

YEHUDA, R. (Hrsg.) (1998): Psychological Trauma. Washington: American Psychiatric Press.

Young, R. E., Bergandi, T. A. & Titut, T. G. (1994): Comparison of the effects of sexual abuse on male and female latency-aged children. *Journal of Interpersonal Violence*, 9, S. 291–306.
Zurek, G. et al. (2008): Traumabasierte Psychoedukation für Betroffene von Terroranschlägen. *ZPPM*, 6, S. 63–74.

# Anhang

## Anhang 1: Checkliste – Stadien der Traumaarbeit

**Vorbemerkung:** Anhand dieser Checkliste können TraumatherapeutInnen erkennen, in welchem Stadium der Behandlung sie sich mit der KlientIn gerade befinden. Dabei ist es in der Praxis häufig so, dass man auf mehreren Ebenen gleichzeitig arbeitet. Doch wann immer es in der Traumatherapie zu Schwierigkeiten, Stockungen, Barrieren und „Widerstand" kommt, ist es ratsam, diese Liste noch einmal zu konsultieren, um zu sehen: Haben wir aus den früheren Therapiestadien etwas übersehen oder sind die Barrieren und unerwarteten Schwierigkeiten auf Themen (z. B. aus dem Bereich „Basics") zurückzuführen, die nicht ausreichend, gar nicht oder schon lange nicht mehr in der Therapie behandelt worden sind? Und umgekehrt: Je mehr Punkte nach und nach behandelt und „abgehakt" werden können, auf einem umso besseren Fundament steht die Behandlung und desto schneller kann man vorwärts gehen.

### *1. Basics*

#### Settingbedingungen:

- Zeit, Bezahlung, Eigenbeteiligung, Medikation, Zusammenarbeit von stationärer und ambulanter Psychotherapie und anderen Instanzen.
- Abklärung von Vertragsfähigkeit der KlientIn. Wenn nein: keine ambulante Behandlung, sondern nur stationär, nicht selten sogar erst einmal geschlossen untergebracht.

#### Verträge und Vereinbarungen:

- Therapievertrag, Selbstschutzverträge (u. a. über Basisfunktionen wie Essen, Trinken, Miktion, Stuhlgangsentleerung, Mindestmenge an Schlaf …; darüber, dass die KlientIn keine radikalen Beschlüsse fasst, ohne das mit der TherapeutIn besprochen zu haben; anfangs: sich nicht so schwer zu verletzen, dass genäht werden muss – später: dass selbstschädigendes Verhalten überhaupt vermieden werden kann),

- Formulierungen wie: „Wenn ich / wir den Druck verspüre/n (Symptomverhalten), werde ich / werden wir stattdessen alles dafür tun, mich / uns zu schützen, indem ich / wir …"; Notfallliste (erste Punkte sind Dinge, die die KlientIn selbst tun kann: Reorientierung, Umgebungswechsel, Ablenkungen, Übungen machen …; dann folgt das Einbeziehen anderer aus dem privaten sicheren Umfeld, und erst dann folgen die Punkte, in denen professionelle Menschen einbezogen werden müssen …)
- Ggf. „Horrorliste": Eher eine Tablette mehr nehmen, damit nicht geschnitten wird etc.; eher doch die Schrecken aufmalen oder -schreiben, um den Druck zu entlasten; eher ein Glas Wein trinken, einmal kiffen, um sich nicht zu suizidieren, wenn sonst keine Möglichkeiten der Hilfe in Reichweite sind etc.
  Das ist pragmatisches Arbeiten mit komplex Traumatisierten, die noch wenige „gesunde" Möglichkeiten haben, sich zu helfen.
  Wichtig: Wenn sie keine gesünderen Selbsthilfemöglichkeiten – mehr – haben, müssen sie mit dem „Harmlosesten" anfangen!

### Beziehungsaufbau:

- Vertrauensvolle Arbeitsbeziehung herstellen.
- Bei Persönlichkeitsstörungen und auch bei heftigen k-PTBS-bedingten Bindungsstörungen beginnt die „eigentliche" traumatherapeutische Arbeit erst nach Überwindung der ersten großen Beziehungskrise zwischen TherapeutIn und KlientIn, da die Phasen Idealisierung und nachfolgende Entwertung der TherapeutIn durch die KlientIn erst überwunden werden müssen, bevor die KlientIn sich tatsächlich mit sich selbst auseinandersetzen und das Modell „TraumatherapeutIn als ‚Coach'" akzeptieren kann. Dies kann Jahre dauern!

### Täterkontakt:

- Ausmaß und Intensität des Kontakts zu (ehemaligen) Tätern? Weiter fortgesetzte Traumatisierungen?
- Ist die KlientIn selbst TäterIn – früher / heute?
- Formen und Inhalte des Täterkontakts kontrollieren („Don't call us, we call you"), Wohnungswechsel, Schloss austauschen, Namenswechsel nach dem Umzug, totale Auskunftssperre, alle Social-Media-Konten (Facebook etc.) löschen, Freundin bzw. Profis zur Hilfe holen, anzeigen … bzw. irgendwann endgültig beenden. Auch das kann Jahre dauern.

### Umgang mit Abhängigen, insb. Kindern:

- Sind diese ausreichend versorgt / geschützt, während die KlientIn in Therapie ist?
- Achtsamer Umgang der KlientIn mit ihren Schutzbefohlenen, z. B. eigenen Kindern, Haustieren oder Menschen, mit denen sie beruflich arbeitet.

### Anamnese:

- Kann bei schwer dissoziativen KlientInnen schwierig sein und muss evtl. sehr vorsichtig durchgeführt werden.
- Traumatisierungen in frühen Behandlungsstadien nicht in Einzelheiten, sondern nur in groben Stichworten explorieren!

### Diagnosestellung:

- Kann bei stark dissoziativen KlientInnen oft erst allmählich präzisiert werden. „Traumadiagnostik ist Prozess-Diagnostik." Erst wenn das vertrauensvolle Arbeitsbündnis stärker gefestigt ist, wird deutlicher, wie tief die strukturelle Dissoziation wirklich ist, welche Zustände die KlientIn also bewusst oder zumindest mit Mühe wirklich kontrollieren kann und welche kaum oder gar nicht.
- Auch die Abhängigkeitsbeziehungen zu Tätern werden erst im Lauf der Zeit deutlicher. Das bestimmt dann wiederum die Präzisierung der Diagnosen und ggf. auch die Gesamtprognose der Behandlung.

## 2. *Stabilisierung*

### Externe Lebensbedingungen:

- Sichere Wohnung, körperliche Integrität, nicht (mehr) selbst TäterIn sein.
- **Achtung:** Anfangs sieht es oft so als, als wäre das alles gegeben, doch mit der Zeit stellt sich heraus, wie es wirklich ist.

### Selbstverletzendes und selbstschädigendes Verhalten in konstruktives Stresscoping verwandeln:

- Selbsthass wird milder durch sorgsames, liebevolles Verhalten der Helfenden.
- Reduzierung oder Beendigung von Täterkontakten verbessert die Selbstwirksamkeit.
- Verstehen des eigenen „Gewordenseins" fördert die Empathie mit dem eigenen Leid und den inneren Kindanteilen.

- Respektvolles Einbeziehen von „Spiegelsplittern der Täter im Innern“ (täterimitierende Zustände, Anteile, innere „Leute“) reduziert die Wucht der inneren sadistischen Reinszenierungen und den Druck nach Täterkontakt.

## Soziales Netz aufbauen:

- Wenn die KlientIn große Schwierigkeiten hat, andere Menschen kennenzulernen, die keine TäterInnen sind, muss das u.U. kleinschrittig eingeübt werden: Wie lernt man jemanden überhaupt kennen, der „in Ordnung ist“? Wie lädt man jemanden zum Kaffee ein? Wie antwortet man auf Kontaktversuche von Menschen, die „einfach nur freundlich“ sind? Wie unterscheidet man „sichere“ von „unsicheren“ Menschen? Was traut man sich zu sagen, zu fragen, von sich selbst zu zeigen, und was sagt, fragt, zeigt man besser – erst einmal – nicht? Wann – erst! – erlaubt man jemandem die sexuelle Annäherung?
- Wie übersteht man den ersten Krach mit jemandem, ohne die Beziehung vollständig abzubrechen? Wie knüpft man abgebrochene gute Beziehungen wieder an? Wie erträgt man es, mit mehreren Menschen in einem Raum zu sein? Darf man mehrere Menschen gernhaben? Etc.
- Tatsächlich geht es meist um sehr fundamentale Beziehungsfragen, denn anfangs haben viele k-PTBS-KlientInnen ausschließlich professionelle Kontakte – und solche zu Tätern.

## Innere Kooperation fördern durch:

a. Innere Landkarten: „Wie sind Sie MANCHMAL? Es geht um Cluster von Denken, Fühlen, Verhalten. Anschließend ist es wichtig zu kennzeichnen, welche Zustände oder Anteile Sie einigermaßen unter Kontrolle halten können, und welche ohne Ihr bewusstes Zutun oder sogar gegen Ihre bewusste alltägliche Kontrolle ‚herauskommen‘, oder von welchen Anteilen Sie wissen, dass andere Menschen sie beobachtet haben etc.“ Dann durch ein …
b. inneres hilfreiches Team (aus eigenen hilfreichen und imaginierten Anteilen): gute Introjekte – also jemanden, den man kennt –, mental „hinzuholen“, ein Krafttier, Fantasiefiguren oder Charaktere aus Filmen, Büchern, TV etc.
   Nicht vergessen: Ein Foto mit dem Titel „Ich, umgeben von meinen inneren Helfern“ mental erstellen zu lassen, als Ressourcenbild, das immer wieder aktiviert werden kann.
c. Das Etablieren von BeobachterInnen / WächterInnen / HelferInnen: **Wächter** gibt es bei vielen KlientInnen schon; man kann sie bitten, gut aufzupassen, denn als eine Art „innere Schleuser“ können sie helfen, Material aus dem Innenleben dosiert an die Oberfläche zu bringen.

**Beobachter** gibt es deshalb immer, weil während der Depersonalisation sich ein erlebender von einem sich abtrennenden Teil / Zustand trennt und dort beobachtende Momente existieren, sozusagen „zwischen den Zuständen". Hat eine KlientIn bewusst keine inneren Beobachter, kann man welche kreieren, z. B. in Form eines imaginierten Falken oder Adlers, der – wenn man ihn bittet – über die innere Landschaft „fliegt" und beobachtet, was in welcher Region los ist, um das dann an Wissen „mitzubringen".

**Innere Helfer** sind alle Anteile, die wohlmeinend kommentieren, Wissen beitragen, den Rücken breit machen können, kreativ sind, mit Humor Dinge leichter machen können etc.

d. Tagebuchschreiben und Malen (möglichst mit Timer, der laut klingelt, damit man sich nicht in Abreaktionen malt oder schreibt): Für Nerds gibt es auch Tagebuch-Apps ...

   Viele Menschen können sehr gut malen, und sie tun es gern, beginnend bei Ressourcenbildern. Anregungen geben die Karten des von mir entwickelten *Ressourciums*: 99 Spielkarten für Menschen, die glauben, keine Ressourcen zu haben.[28] Für Kinder und Jugendliche haben Melanie Gräßer und Heike Hovermann zum Beispiel zwei schöne Ressourcen-Karten-Boxen zusammengestellt (2020a und 2020b).
e. Das Nutzen von Fingersignalen: Ideomotorische Fingersignale etablieren, wenn möglich; wenn nicht möglich, ein bewusst etabliertes Zeichen für „Stopp" vereinbaren entweder mit Fingern, mit der Hand oder auf andere Weise (Stirnrunzeln, Backen aufblasen, Beine übereinanderschlagen, Schultern hochziehen etc.).
f. Etablieren eines sicheren / geborgenen Orts (Huber 2015) bzw. der Übung „Der innere Garten" (Huber 2010). Zahlreiche weitere schöne Übungen finden Sie u. a. in König 2021, Romanus-Ludewig 2019, Rost et al. 2014, Rost & Overkamp 2018.
g. Einüben von Reorientierung: Beruhigendes oder Ablenkendes sehen, hören, riechen, schmecken; 5-4-3-2-1-Übung, rückwärts zählen, summen, Ball fangen und zurückwerfen, Atemübungen, Umgebungswechsel etc.
h. Das Erreichen und die Festigung der Symptomstabilisierung: Vorher-nachher-Kontrolle der Symptomatiken nutzen, Erfolge feiern, Entwicklungsgeschichte innerhalb der Therapie erzählen, Behandlungsplanung immer wieder neu etablieren ...
i. Die Einführung und das Üben von Selbstberuhigungstechniken: Musikstücke auswählen, die beruhigen, Atemübungen, Klopftechniken, Körper-Problem-Ressourcen-Technik (KPR), Hand-aufs-Herz-Technik (HaH) etc., kann mit EMDR verknüpft werden (Huber 2013). Schließlich gilt es, den ...

---

28 Erhältlich über: ↗ https://kikt-thema.de/. Hier finden sich auch andere schöne Materialien, insbesondere für die Arbeit mit Kindern.

j. Selbstrückgriff auf Ressourcen zu etablieren und zu überprüfen: sich selbst in Krisen reorientieren, sich ablenken und selbst „runterklopfen" oder mit anderen Hilfsmitteln immer öfter aus hilflos ausgelieferten Situationen herausbugsieren können.

## *3. Exploration und Distanzierung von Traumamaterial*

### Zunächst nur in Stichworten:

- Details eher vermeiden, da sie Abreaktionen auslösen! Nur Stichworte, Überschriften, nicht bis ins Einzelne erzählen lassen.
- Darauf achten, dass die KlientIn nicht denkt, die TherapetIn wolle es nicht hören, sondern dass sie versteht: Es geht um ihre eigene Sicherheit, da die Einzelheiten Flashbacks nach sich ziehen könnten.

### Aus der Beobachterposition (Screen-Technik):

- Sich selbst von außen sehen, von sich ggf. in der dritten Person sprechen, innere BeobachterInnen, die affektfern berichten können, die Infos geben lassen etc.
- Wer oder was nicht dabei sein muss: alle/s (z. B. Anteile, die jünger sind als das zu explorierende Geschehen) an den sicheren Ort bringen.
- Per Bildschirmtechnik („Flachbildschirm an der gegenüberliegenden Wand") vorstellen und als „Film aus Ihrem Leben" anschauen. Eventuell dabei „die / den da" beobachten, „die / der das erlebt hat". Bis zur Durcharbeitung darf das noch ich-dyston bleiben, zumindest für die Alltagsperson!

### (Anschließend) in einem Tresor oder in anderen Containments (s. u.) verpacken; außerdem:

- akustisches Material „im Studio auf einem Studioband aufnehmen und es von dort auf Audio-Datei oder CD überspielen";
- olfaktorisches (Geruchs-) und
- gustatorisches (Geschmacks-)Material in eine „Flasche", per „Trichter"; von dort aus in ein Containment „wegpacken", bis es bearbeitbar ist;
- Schmerz und schwierige Gefühle in andere Modalität verwandeln (Schwere, Form, Wärme, Farbe, „Tier" etc.), z. B. auf einen imaginären Bildschirm projizieren, in die obere rechte Ecke „wandern" und dabei kleiner werden lassen.

Wiederum **Selbstberuhigung**: z. B. Lichtübung, Trösten und In-Sicherheit-Bringen der verletzten eigenen Anteile, Pegeltechnik, Muskelentspannung, Body-Workout etc.

### Containments – sichere „Behältnisse“:

- Videofilm
- Filmspule, Videokassette, CD, DVD, Festplatte, USB-Stick (was präferiert wird)
- Flasche
- Audio-Datei / CD
- Tresor oder anderes Containment (Koffer, Schublade, Kellerregal …)
- Silo (für unbekannte/s, intrusive/s Material / Affekte)
- Bunker, auch unterirdisch oder unter einem See, in einer Höhle …
- Päckchen, die in Behältnissen abgelegt werden können.

### Gezielte Dissoziation:

- Erlaubte Amnesie („Muss mich nicht jederzeit erinnern.“)
- Wände, Schutzmauern und Türen (neue Trennlinien, um unerwünschte Re-Assoziation zu blockieren)
- Reorientierung bei problematischen Wechseln des Persönlichkeitszustands, „Switches“ bzw. Flashbacks („Kann bitte jemand hierher nach vorn kommen, der sich in Raum und Zeit orientieren kann?“)
- Beobachterposition – eventuell auch Beobachter des Beobachters; für noch schwieriges Material um Hilfe bitten.

## 4. *Traumasynthese*

Bedeutet: gezielte Exposition, kontrolliertes Durcharbeiten insbesondere von emotionalem und körperlich gespeichertem Material, sogenannten Affekten (Psychophysiologie).

- Wer oder was nicht dabei sein muss: alle/s an den sicheren oder Ruhe- bzw. Geborgenen Ort.
- Fingersignale: Ist es in Ordnung, das jetzt durchzuarbeiten?
- Teilnehmer: Beobachter/In/nen + alle Anteile, die das erlebt haben + innere HelferInnen, BeobachterInnen + Alltagsperson.

## BASK-Modell:

**B**ehavior: vollständige Geschichte, „was passiert ist“, „wie ich mich verhalten habe“
**A**ffects: alle wesentlichen Gefühle i.S. von Emotionen, die beteiligt waren
**S**ensation: alle wesentlichen Körperempfindungen, die …
**K**nowledge: alle wesentlichen Gedanken u. Bewertungen, die …

- Beginnen mit einem einfacheren Trauma oder einem belastenden, aber nicht traumatogenen Lebensereignis (small trauma) oder einem „jüngeren“ Trauma – nicht mit dem schwersten oder frühesten;
- danach möglichst chronologisch (frühes zuerst).

## Bei langjähriger Traumatisierung ähnlicher Art:

- erstes Mal,
- schlimmstes Mal,
- letztes Mal

… getrennt explorieren, gemeinsam durcharbeiten.

- **Ein BASK-Element** (z. B. die Todesangst) herausgreifen, das bislang ein Hotspot oder pathogener Kern war.
- **„Join hands“:** Eventuell die Erfahrungen der inneren Anteile, die bislang Erfahrungsqualitäten allein gespeichert haben, gemeinsam wahrnehmen und verstehen, um diese Erfahrung für einen kurzen Augenblick zu teilen und sie „durchlaufen“ zu lassen, damit sie „im Archiv abgelegt werden kann“.
- **Techniken:** Screen / EMDR
- **In Pausen:** Selbstberuhigungsübungen (Progressive Muskelenspannung, Lichtübung, Atemübung), auch Ablenkung (etwas Wasser oder Tee trinken, Fenster öffnen, kurz über anderes sprechen etc.)
- **Erfolge feiern:** „Das habe ich / haben wir schon geschafft, den Rest schaffe ich / schaffen wir auch noch!“
- **Prozentangaben:** Wie viel Prozent der ursprünglichen Erlebnisqualität waren das jetzt? Was braucht es, damit es „genug“ ist?
- Nicht mehr als **drei Durchgänge pro Sitzung**.
- Bei **sequenzieller Traumasynthese** (getrennte Elemente bearbeiten): „Pakete“ ähnlicher Erfahrungsqualitäten bündeln.
- **Mindestdauer der Exposition:** 20 Sekunden
- **Gesamtdauer der Traumasynthesesitzung:** maximal anderthalb Stunden
- Am Schluss genug Zeit für **Bodycheck** lassen: Wie fühlt sich der Körper jetzt an? (Bei Restspannungen oder Schmerzen noch eine kurze Sequenz, um „Reste“ aus dem Körper zu bekommen oder beiseitezuschieben / in Tresor etc. zu packen) Selbstberuhigung, Reorientierung und alltagsorientiertes Gespräch.

## 5. Integration, Trauerarbeit und Arbeit an Konflikten

- Kooperation und Überblendung von Persönlichkeitsanteilen Schritt für Schritt begleiten (bei dissoziativ gespaltenen KlientInnen besonders wichtig).
- Echte Trauer („Es ist wirklich passiert. Es ist mir passiert. Das ist wahr. Wie schrecklich, wie traurig …“) vertreibt die Depression.
- Zorn auf den Täter und Sich-ernst-Nehmen ist anders als wütendes Ausagieren (z. B. sind dann Überlegungen möglich wie: „Würde es mir helfen, wenn ich ihn jetzt noch anzeige?“).

### Integration von Traumamaterial überprüfen:

- Symptomverbesserung? Gar Symptomauflösung?
- Allgemeine Erleichterung? Loslassen können?
- Trauerprozesse?
- Fortschreiten zu komplexeren Themen / Traumatisierungen?

- Eventuell die Exposition wiederholen mit Themen, die noch unbearbeitet sind.
- Sinnfragen und Spiritualität: „Wozu habe ich das alles überlebt? Um Zeugnis abzulegen? Anderen zu helfen? Meine Talente zu entfalten, meine Berufung zu finden?“
- Erfolgreiche Trauerarbeit verringert die starken Über- und Unterreaktionen, also Impulsdurchbrüche durch Angst oder Wut genauso wie depressive Einbrüche und suizidale Krisen.

### Auftauchen neuer Themen:

- Konflikte auf dem Niveau „normaler Probleme“
- Neue Abwehrmechanismen: Humor, Verstehen, kognitives Distanzieren, Mitgefühl, Rückgriff auf Ressourcen, Erinnern an gute Erfahrungen und Selbstwirksamkeit …
- Beziehungsthemen: stabilere Beziehungen – andere Krisen – neue Herausforderungen …
- Berufliche Neuorientierung: Anknüpfen oder Neuanfang? Schul- und Ausbildungsabschlüsse nachmachen, anspruchsvollere und besser bezahlte Jobs annehmen können …
- Spirituelle Fragen: liebevolle Zugewandtheit zur Natur, zu Tieren und Menschen; Sinnfragen ans Leben …

# Anhang 2: Selbstverletzung: Dem Teufelskreis entkommen

## *Der Teufelskreis der Selbstverletzung ist folgendermaßen beschreibbar:*

1. Ein Auslöser tritt auf. Therapeutische Maßnahmen: Auslöser identifizieren und – wo möglich – (sich davon) entfernen.
2. **Negative Gefühle / Gedanken** sind die Folge der auslösenden Erfahrung. Therapeutische Maßnahmen: Affektmodulation und -kontrolle erhöhen, kognitives Reframing (Umstrukturieren).
3. **Dissoziation** folgt auf die negativen Gefühle und Gedanken; Ergebnis:
4. **Analgetischer (schmerzdämpfender) Effekt:** Die / der Betroffene fühlt sich betäubt für den Schmerz des Auslösers. Stattdessen tritt auf:
5. **Selbstverletzendes Verhalten** (SVV), was zur Folge hat:
6. **Unmittelbar positive Effekte:** Ausschüttung von Endorphinen, Dissoziation wird kurzgeschlossen (SVV „ankert"), Angst wird reduziert, negative Gefühle verschwinden.
7. **Negative Konsequenzen:** Scham, intensives Gefühl von Kontrollverlust, intensives Schuldgefühl: intensive emotionale Verletzlichkeit – was wiederum den nächsten Zirkel auslöst:
8. Ein **Auslöser** tritt auf – nächster SVV-Zirkel beginnt.

## *Erhebung der Gründe für Selbstverletzung*[29]*:*

**„Wenn Ihre Wunde / Narbe sprechen könnte, was könnte sie sagen?"**

U. a. die folgenden Antworten sind möglich: „Ich bin da, …"

1. um Stress / Spannungszustände zu verringern;
2. als biologische Antwort auf traumatische Erlebnisse;
3. als Möglichkeit, wieder die Kontrolle über sich selbst zu gewinnen;
4. als Möglichkeit, Schmerz nach außen zu bringen. (Therapeutische Intervention: „Lassen Sie Ihre Gefühle *sprechen,* nicht *handeln*");
5. als Katalysator, sich um sich selbst zu kümmern, …
   a. indem es erforderlich ist, sich ritualisiert um die eigenen Wunden oder sonstige Bedürfnisse zu kümmern;
   b. als Reinszenierung des Täterverhaltens nach der Misshandlung;

---

29 Siehe auch Kapitel 7 in Band 1.

6. als eine Möglichkeit, sich zu rächen:
   a. am Täter,
   b. an „unbotmäßigen" inneren Anteilen
   (Therapeutische Intervention: „Wessen Hand / Arm / Bein / Genitalien … haben Sie verletzt?"
   Und bei EMDR-Sitzungen: „Gehen Sie dem nach …");
7. als eine Möglichkeit, den Körper so zu verunstalten, dass er zu unattraktiv wird für weitere Misshandlungen;
8. als Ausdruck von Wut / Hass;
9. als „Marker" für ein Ereignis;
10. als eine Möglichkeit, sich daran zu erinnern, was geschah (daher ist es therapeutisch sehr sinnvoll, auch die alten Narben zu thematisieren, die oft zu alten Traumata hinführen);
11. als Selbstbestrafung;
12. als Möglichkeit für einen abgespaltenen Selbstanteil (Innenperson), sich zu äußern;
13. als eine Möglichkeit, andere (Eltern, PartnerIn, TherapeutIn) zu bestrafen;
14. als Hilfeschrei;
15. als eine Möglichkeit, Dissoziation auszulösen.

## *Therapeutische Maßnahmen, den Teufelskreis der Selbstverletzung zu durchbrechen*

### A. Sprechen Sie mit der KlientIn über den Teufelskreis der Selbstverletzung (SV) auf eine Weise, dass sie ihre persönlichen Erfahrungen einbringen kann.

1. In der Sitzung die Checkliste des Teufelskreises (siehe unten) ausfüllen; dabei kann die TherapeutIn fragen: „Welche Auslöser gibt es bei Ihnen?"
   **Achtung:** Der Erfolg der Arbeit hängt sehr davon ab, ob Sie den Trigger richtig benennen.
   Also nicht: „Immer, wenn ich mich ungerecht behandelt fühle" oder: „Immer, wenn ich in Stress bin", sondern ganz konkret ein bestimmter situativer Faktor, der zu einem konkreten Ereignis gehörte: „Als er mich am Telefon eine Nervensäge nannte." – „Als mich meine kleinere Tochter zum dritten Mal in der Nacht geweckt hat." – „Als ich im ‚Tatort' die Vergewaltigungsszene vor Augen hatte" etc.

2. Die KlientIn bitten, ihre Gefühle aufzuschreiben, die vom Trigger ausgelöst wurden …

3. und anschließend ihre darauffolgenden negativen Gedanken.
   Anmerkung: Es kann auch umgekehrt sein, dass die KlientIn beschreibt, dass sie regelmäßig zunächst negative Gedanken hat, die dann problematische Gefühle auslösen.

4. Wie fühlte sie ihre Angst
   a. körperlich,
   b. emotional?

5. Die KlientIn beschreibt ihre eigene Dissoziation / den Prozess des Wegdriftens, Switchens etc.
   **Tipp:** Fragen Sie sie dann, ob sie an der Stelle noch wusste, was der Auslöser war! Meist ist die Dissoziation (Tunnelblick, immer dieselben Gedanken, Gefühle, Verhaltensweisen …) ein ideales Distanzierungsmittel gegen das, was der Trigger auslösen sollte (Abreaktion, Erinnerung etc.). Mehr noch: Der Trigger selbst wird „unterwegs vergessen".

6. Wie genau erlebte sie den schmerzdämpfenden Effekt der Dissoziation während, vor, nach der SV?

7. Welche positiven Auswirkungen / Belohnungen gab es durch die SV?

8. Welche negativen Konsequenzen erlebte sie?

## B. Bewältigung der negativen Gefühle, die der Auslöser hervorruft:

1. Maßnahmen zur Affektmodulation und -kontrolle:
   a. Die KlientIn gibt dem Gefühl einen Namen (z. B. Scham, Wut, Angst etc.).
   b. Erlernen von Möglichkeiten der Selbstberuhigung und -tröstung:
      - Muskelentspannung,
      - Atemtechniken,
      - Imaginationsübungen (eventuell mithilfe von aufgesprochenen Übungen durch die TherapeutIn oder durch Audiodateien)[30],
      - Meditation und andere Achtsamkeitsübungen.

2. Entwicklung von Möglichkeiten, negative Gefühle in Containments zu „packen":
   a. die Metapher des „Behältnisses" oder „Containments":
      - „Stellen Sie sich ein Behältnis vor, das groß genug wäre, das Gefühl, mit dem Sie da gerungen haben, zu beherbergen."
      - „Zeichnen Sie dieses Behältnis."

30 Auch von einigen meiner Übungen aus *Der innere Garten* bzw. *Der geborgene Ort* gibt es Audiodateien, die bei ↗ http://www.junfermann.de abgerufen werden können.

- „Stellen Sie sich bildlich vor, das Gefühl in dem gezeichneten Behältnis zu verstauen."
- „Gehen Sie in ein Geschäft und kaufen Sie ein Behältnis, das dieses gezeichnete symbolisiert und ersetzt. Oder basteln Sie eins."
- „Schreiben Sie zehn Minuten lang auf, was Ihnen gerade zu diesem Gefühl einfällt, und tun Sie die Aufzeichnung in das gekaufte oder gebastelte Behältnis."

b. Falls die KlientIn unsicher ist, ob das Behältnis reicht:
- „Slow-leak-Metapher" von Kluft: Gefühl dringt, wenn überhaupt, nur sehr langsam durch eine kleine Öffnung ...
- Eventuell ein Behältnis daneben stellen (auch erst visualisieren, incl. Verbindungen, dann zeichnen, dann ein Behältnis kaufen / selbst basteln etc.).

c. Bei negativen, verzerrten Gedanken:
- mit Kognitiver Verhaltenstherapie behandeln,
- mit EMDR behandeln.

## C. Bei Dissoziation:

1. Reorientierungstechniken, z. B.:
   a. Sich an Gegenständen festhalten, die sie mit ihrer gegenwärtigen Erwachsenen-Wirklichkeit verbinden, etwa Autoschlüssel, Ehering etc.
   b. 5-4-3-2-1-Übung
   c. Mit der Hand etwas im Raum berühren: den Boden, das Blatt einer Pflanze ...
   d. Reorientierung durch TherapeutIn oder geschulte andere Außenstehende
   e. Falls d. gut eingeübt ist: Erwachsenenanteil an der Hand nach vorne ziehen, leichten Druck mit der anderen Hand gegen die Schulter, Selbstberuhigung: „Alles, was zu viel ist, bitte jetzt zurück. Alles innen bitte mithelfen, dass ..." (wieder Zug an der dominanten Hand) „... das Erwachsenen-Ich" (oder Host-Name) nach vorne kommen kann."

2. Umgebung ändern:
   a. ins Haus gehen, falls es die KLientIn draußen „überkommt";
   b. aus dem Haus gehen, falls sie drinnen von ihren Gedanken / Impulsen überwältigt zu werden droht.

3. Notfall-Liste erstellen und durchgehen
   Bei Punkt 1 anfangen (die ersten drei bis vier Punkte sollen Selbstregulationsmechanismen sein, dann folgen Kontakte zu Nahestehenden, dann zu Institutionen ...).

4. Statt sich selbst zu verletzen, das Trauma zeichnen
   Maximal eine halbe Stunde, Wecker stellen! Anschließend die Zeichnung in ein verschließbares Behältnis tun.

5. „Horrorliste" erstellen
   a. beginnend mit „harmlosen Betäubungen":
      - Unterarme in Eiswasser
      - mit Eiswürfel die Stelle, die sonst verletzt werden „muss", abreiben
      - mit Massageigel abreiben
      - mit Bleistift die Stellen markieren, statt zu schneiden
      - mit dem Gummiband „zwitschen"
      - eine Beruhigungs- oder Schlaftablette mehr nehmen, ein Glas Alkohol mehr trinken, eine Zigarette mehr rauchen …
   b. … bis hin zu anderen schädigenden Handlungen, die aber etwas mehr unter Kontrolle sind.
      - Für manche ist es z. B. leichter, ihr Erbrechen zu kontrollieren als ihr Schneiden; für andere ist es umgekehrt.
      - **Entscheidend ist hier:** Die KlientIn verpflichtet sich, mit dem anzufangen, das sie besser unter Kontrolle hat.

## Strategien zur Bewältigung von selbstverletzendem Verhalten

### A. Selbstschutzvertrag:

„Jedes Mal, wenn ich den Impuls bekomme, mich zu verletzen (bei Multiplen den Plural verwenden), werde ich stattdessen versuchen, mich selbst zu schützen, indem ich …" – dann folgt die Notfall-Liste.

1. Zusatz zum Selbstschutzvertrag: Wenn der Impuls stark ist, werde ich als Erstes stattdessen ein Bild von dem Impuls zeichnen, den ich habe.
2. Die TherapeutIn schaut dieses Bild mit der KlientIn zusammen an und bittet die KlientIn: „Erzählen Sie mir bitte mehr über das Bild." Daraus ergeben sich häufig zusätzliche Informationen, etwa: „Oh, ich kann mich gar nicht erinnern, das gemalt zu haben!"
3. An die TherapeutIn: Sprechen Sie immer über dieses „das" und auch über jedes SVV. Benennen Sie es, bitten Sie um mehr Informationen dazu.
4. Versuchen Sie gar nicht erst, „keine Selbstverletzung" vertraglich zu vereinbaren, da dies unvermeidlich zu einem Machtkampf führt.
5. Sehr wohl aber können Sie über Verhalten „vor der Durchführung der Verletzung" verhandeln und eine Notfall-Liste erstellen, die z. B. so aussehen kann:

**Notfall-Liste**

1. **Body-Workout** machen, z. B. joggen, schwimmen, ins Sportstudio gehen, sich am häuslichen Laufband oder Hometrainer abarbeiten, aber Achtung: Nicht zu lange ...
   (Das ermöglicht es, Endorphine auszuschütten, unterbricht den Kreislauf also an einer Stelle präventiv.)
2. Eine kurze Episode aus einem **Lieblingsvideo** (wenn es ein harmloses ist) oder einer **Lieblingsserie** anschauen (Endorphine!).
3. **Lieblings-Atemübungen** bzw. Lieblings-Qigong- oder Tai-Chi-Übungen eine Viertelstunde lang machen.
4. Die gelernte **Entspannungstechnik** (Autogenes Training, PMR ...) eine Viertelstunde lang anwenden.
5. Eine **Achtsamkeitsübung** aufrufen. Es gibt Apps mit solchen Übungen, z. B. *Body2Brain* oder *dbt112*. Claudia-Kroos-Müller (2017), die eine ganze Reihe von kleinen, liebevoll illustrierten Büchlein mit einfachen, aber wirkungsvollen „Grounding"-Übungen geschrieben hat, ist die Erfinderin der kostenlosen, sehr schön gemachten App *Body3Brain*, die ich sehr empfehlen kann.
6. Ins **Tagebuch** schreiben (ggf. eine Tagebuch-App nutzen), was gerade in ihr vorgeht (15 Min.).
7. Das Gefühl / den Drang zeichnen. (15 Min.)
8. Ihre **PartnerIn (an-)rufen**, mit ihm / ihr über ihre Not sprechen, sich trösten lassen.
9. Ihre **beste FreundIn anrufen** ...
10. **„Betäubung"** und **„Horrorliste"** (Eiswasser etc., siehe oben).

## B. In der Sitzung zuerst malen / ein Containment finden für den Drang zum SVV

1. Wenn die KlientIn nicht malen oder Tagebuch schreiben kann, Folgendes versuchen:
   a. mit Ton arbeiten,
   b. mit Puppen arbeiten,
   c. mit Kuscheltieren arbeiten,
   d. Ressourcenübung, imaginativ,
   e. Konferenz: Die verschiedenen inneren Anteile verhandeln lassen, was hilft.
   f. Die KlientIn soll Musik mitbringen, die ihren diversen Stimmungslagen entspricht; dabei aussuchen: Musik zum Entspannen, Musik zum Ablenken, Musik zum Aufmuntern …
   g. Summen, Singen, Tanzen, lustige Körperübungen machen (1-2-3-Übung etc.).
2. Versuchen Sie nie, die KlientIn zu etwas zu zwingen, was sie nicht tun will – sonst reinszenieren Sie nur ihre Opfersituation.

## C. Prozessieren, prozessieren, prozessieren:

„Erzählen Sie mir mehr davon." „Darüber sollten wir vielleicht mehr hören." „Wie genau können Sie mir das näher beschreiben?" „Sie können gern mit mir darüber sprechen." „Möchten Sie mir vielleicht etwas mehr darüber erzählen?" Auf diese Weise bekommt die KlientIn die Gelegenheit, von ihrer Scham zu erzählen, sie zu überwinden, und dies ist ein gutes „Gegengift" gegen SVV.

**Achtung:** Die einzige Ausnahme sind Programme. Das detaillierte Sprechen darüber kann das Programm auslösen. Hier gilt es eher, die Trigger zu meiden und ein Programm „ins Leere laufen zu lassen", also nicht zu tun, was das Programm „will", das man tun soll …

---

Klientin: ______________________ Datum ______/______/______

Selbstverletzendes Verhalten: ______________________

### Der Zirkel der Selbstverletzung

**Auslöser (Trigger):** Welches Erlebnis oder Ereignis löste das Gefühl aus, sich so schlecht zu fühlen, dass Sie sich verletzen müssen?

______________________

______________________

______________________

**Negative Emotionen:** Welche negativen Emotionen / Gefühle hatten Sie aufgrund Ihres auslösenden Erlebnisses oder Ereignisses?

______________________

______________________

______________________

**Negative Gedanken:** Welche negativen Gedanken hatten Sie dann? Was sagten Sie zu sich selbst?

______________________________________________

______________________________________________

______________________________________________

**Dissoziation:** Wie haben Sie sich innerlich von diesen negativen Gefühlen und Gedanken zurückgezogen? Hat sich dabei Ihre Wahrnehmung verändert?

______________________________________________

______________________________________________

______________________________________________

**Betäubender Effekt:** Haben Sie sich wie betäubt gefühlt? Wenn ja: Wie erlebten Sie den betäubenden Effekt der Dissoziation? Wo in Ihrem Körper fühlte es sich taub oder gefühllos an?

______________________________________________

______________________________________________

______________________________________________

**Unmittelbare positive Auswirkungen:** Wenn Sie sich selbst verletzt haben, welche unmittelbare Entlastung oder Erleichterung oder andere „positive" Auswirkungen sind dann eingetreten (z. B. wieder Kontakt zu sich oder zur Umwelt haben, sich innerlich ruhiger fühlen, schlechte Gefühle gehen weg etc.)?

______________________________________________

______________________________________________

______________________________________________

**Negative Konsequenzen:** Welche negativen Konsequenzen haben Sie als Ergebnis Ihres selbstverletzenden Verhaltens erlebt (z. B. Scham, Schuldgefühle, Gefühl des Kontrollverlusts, emotionale Verletzbarkeit etc.)?

______________________________________________

______________________________________________

______________________________________________

# Anhang 3: Lauter kreative Ideen – Tipps und Tricks, wenn „nichts mehr geht"

## *Vorbemerkung: Dos und Dont's*

Viele Menschen kommen zu uns in Traumabehandlung und haben schon so viel hinter sich, dass sie davon überzeugt sind, dass ohnehin nichts hilft. Dennoch: *Hoping against hope,* wie die Engländer sagen, lässt sich das Fünkchen Hoffnung von uns nutzen, um doch noch zu versuchen, einiges im Leben dieser „entmutigten Klienten" (Breitenbach & Requart 2001) zum Besseren zu wenden. Bevor die Dos kommen, einiges zu den Don'ts.

### Wenn Sie nicht in die Bredouille kommen wollen, sollten Sie eher nicht:

- **Zu früh ermutigen, Traumamaterial im Detail zu erzählen,** und dann auch noch fragen: „Und wie haben Sie sich dabei gefühlt?", da Sie sonst Abreaktionen auslösen können.
  **Stattdessen:** Deutlich machen, dass Sie durchaus bereit und in der Lage sind, zuzuhören und auch mitzutragen, was an Leid von der KlientIn erlebt wurde. Dennoch darauf bestehen, dass Sie anfangs die Traumatisierungen nur in Stichworten benannt bekommen, eher affektfern und „aus der Vogelperspektive" exploriert.
- **Rasch anfangen, Traumamaterial durchzuarbeiten.** Dann kann es sehr gut sein, dass man statt einer Durcharbeitung ein erneutes Flashback auslöst. Und Flashbacks sind keine Traumaintegration, sondern reine Wiedererlebensschrecken.
  **Stattdessen:** Erst sehr sorgfältig stabilisieren. Außerdem sollte die KlientIn von einem Trauma grundsätzlich erst einen „Film" oder eine „schriftliche Geschichte in Stichworten" erstellt und diese Zusammenfassung imaginär oder real mindestens bis zur nächsten Stunde in ein „Behältnis" (Tresor oder Ähnliches) verpackt haben. Wenn es tatsächlich gelingt, Distanz zum „heißen Affekt" des Traumas zu gewinnen, kann das Trauma durchgearbeitet werden.
- **Leicht narzisstisch kränkbar sein,** denn dann werden Sie von der KlientIn – insbesonders, wenn sie früh traumatisiert, also von ihren Eltern vernachlässigt oder misshandelt wurde oder deren Traumata „tragen" musste – so viel „um die Ohren" bekommen, dass Ihnen Hören und Sehen vergehen wird.
  **Stattdessen:** Versuchen Sie, so gut es geht, es nicht persönlich zu nehmen. Schließlich sind Sie meistens nicht gemeint, sondern die Wut der KlientIn gilt den Eltern; die sind nicht da – Sie aber sind es und bekommen es „ab". Doch Achtung: Manchmal kann es doch sein, dass Sie persönlich gemeint sind. Schulen Sie sich darin, den Unterschied zu erkennen:

Wann handelt es sich „nur“ um Übertragung, und wann haben Sie wirklich etwas gesagt oder sich auf eine Weise verhalten, die Ihre KlientIn vielleicht zu Recht an Ihnen kritisiert? Im Zweifelsfall: Seien Sie sich nicht zu schade für eine „Ohnmachtserklärung“: Wir HelferInnen – und auch die „beste“ TraumatherapeutIn – machen einfach Fehler. Vermutlich alle möglichen. Wir benehmen uns einfach schlecht, manchmal. Auch wenn wir uns noch so große Mühe geben, anständig und sorgfältig zu sein. „O je, das tut mir leid“ – es kann sein, dass Sie das während einer Psychotherapie so Manches mal sagen müssen. Und hoffentlich meinen Sie es auch so …

- **Eine VertreterIn des „Laissez-faire“-Stils sein** und einer KlientIn alle Grenzüberschreitungen einfach „durchgehen“ lassen. Dann kann es sein, dass Sie über kurz oder lang auf eine kumpelhaft-derbe Art („Blöde Kuh“) behandelt und nicht ernst genommen werden.
- **Stattdessen:** Bestehen Sie darauf, mit Respekt behandelt zu werden, und ahnden Sie Grenzüberschreitungen. Auch verbale Gewalt ist Gewalt.

### Beispiel

Als ein aggressiver Selbstanteil in einer multiplen Klientin mich einmal „Arschloch“ tituliert und mit einer Schimpfkanonade „beschossen“ hat, habe ich sehr bald unterbrochen: „Stopp! So nicht. Wir können über alles sprechen, aber ich behandle euch mit Respekt und ich will von euch mit Respekt behandelt werden.“ Als deutlich wurde, dass die Impulskontrolle in der Persönlichkeit fehlte, also dieser Anteil immer wieder „heraus“-kam, um mich zu beschimpfen, habe ich die Sitzung abgebrochen und die KlientIn nach Hause geschickt. Nicht ohne ihr zu sagen, dass sie beim nächsten Mal wiederkommen kann und wir dann noch einmal über unseren Therapievertrag sprechen würden.

In der nächsten Stunde habe ich mit der Klientin eine Zusatzklausel zu unserem Therapievertrag ausgearbeitet, den sie „mit dem Namen, der im Pass steht, also für alle Anteile“ unterschrieben hat: „Ich / Wir sind mit folgendem ‚Gewaltverzichtsvertrag‘ einverstanden: Wenn die TherapeutIn ‚Stopp!‘ sagt, heißt das, dass eine Grenze bei ihr überschritten wurde. Wir werden mit ihr darüber sprechen, um was es sich handelt, und werden uns bemühen, wieder mit Sorgfalt und Respekt mit uns und mit ihr umzugehen. Wenn Sie zum zweiten Mal ‚Stopp!‘ sagt, ist dies eine Warnung: Wenn wir so weitermachen, also weiter Grenzüberschreitendes gesagt oder getan wird, müssen wir für heute gehen. Wenn sie das dritte Mal „Stopp!“ sagt, müssen wir wirklich gehen, und wir verpflichten uns, dann aufzustehen und, ohne Gewalt gegen uns oder die Therapeutin anzuwenden, nach Hause zu fahren. Wir können aber zum nächsten Termin wiederkommen.“

Die Klientin war ein wenig gekränkt, dass diese Vereinbarung nötig war („Vertrauen Sie uns so wenig?“), aber ich habe in aller Freundlichkeit darauf bestanden. Daraufhin trat das grenzüberschreitende Verhalten nie wieder auf.

- **In Mitleid zerfließen,** denn dann wird die KlientIn das Gefühl bekommen: „Der kann ich nichts erzählen – die bricht ja gleich ein."
  **Stattdessen:** Mitempfinden ja, Zerfließen nein. Eine gesunde Distanz hilft sehr, und Erfahrung auch.
- **Stets abgebrüht und „cool" sein,** denn dann kann die KlientIn wenig Mitgefühl mit sich selbst empfinden. An Ihrer Reaktion wird sie vielleicht zum ersten Mal spüren: „Das muss ja wirklich schrecklich gewesen sein."
  Sie braucht es **stattdessen**, dass Sie – wenn auch im Nachhinein – „ZeugIn" des Geschehens werden, damit sie selbst ZeugIn ihres eigenen Leids werden kann, das sie im Moment des Traumas und der Zeit danach nur noch zersplittert wahrnehmen konnte. Eine warmherzige Reaktion ist im Allgemeinen besser als zu viel „Coolness". Allerdings gibt es KlientInnen, die auf jede empathische Reaktion der TherapeutIn erst einmal mit Misstrauen und Rückzug reagieren. Daher: Es ist ein Hin und Her, ein vorsichtiger Beziehungs-„Tanz". Feinfühligkeit ist vonnöten.
- **Instant-Erfolge erwarten,** denn unsere Klientel wirkt zunächst – und dieses „Zunächst" kann Jahre bedeuten – eher veränderungsresistent.
  **Stattdessen:** Geben Sie ihr Zeit. Und sich selbst auch. Seien Sie mit kleinen Schritten nicht nur zufrieden, sondern seien Sie froh darüber. Wenn es zu schnell geht, kippt es auch schnell. Machen Sie den Rücken breit, hinter dem sich Ihre KlientIn allmählich in einem geschützten Raum entwickeln kann. Auch wenn das bedeutet, immer wieder die Kostenfrage im Auge zu behalten und darüber zu sprechen. Wenn Traumatisierungen über lange Zeit gingen, dauert es auch lange, um davon zu genesen.
- **Versprechen, dass Sie Ihre KlientIn „nie verlassen"** oder „immer für sie da" sind. Um Himmels willen: Sie haben die Aufgabe, sich nach kürzerer oder längerer Zeit (und das dürfen Sie nie aus dem Auge verlieren) für die KlientIn „überflüssig" zu machen, weil sie auf eigenen Beinen stehen soll.
  **Stattdessen:** Thematisieren Sie immer wieder einmal die Frequenz der Behandlungsstunden. Wann müssen es zwei oder drei Stunden in der Woche sein? – Etwa weil man sich innerlich bei der KlientIn „über die Dörfer" bewegen, also von der Alltagsperson über diverse Innenregionen und wieder zurück bewegen muss? Wann kann und sollte es eher weniger sein, und wie „schleicht" man sich raus? Für viele komplex Traumatisierte ist es nötig zu wissen: „Wenn ich will, kann ich auch später noch die TherapeutIn sehen."
  **Aber Achtung:** Immer nur im therapeutischen Rahmen! Ein „Anfreunden" ist nicht drin; schließlich kann es sein, dass die KlientIn Sie noch einmal in einer Krisensituation dringend als TherapeutIn braucht! Und in jedem Fall sind und bleiben Sie immer ihre (Ex-)TherapeutIn; eine gleichwertige Freundschaft könnte ohnehin niemals entstehen.
- Weitere Hinweise in Kapitel 10, „Grundhaltungen".

***Und jetzt zum Empfehlenswerten. Erst einmal einige allgemeine Hinweise:***

- **Sprechen Sie das Unbewusste Ihrer KlientIn immer mit an.** An anderer Stelle in diesem Buch habe ich bereits Sigmund Freuds Zitat gebracht, das hier noch einmal wiederholt werden soll: „Das Bewusstein schwimmt wie eine Nussschale auf dem Meer des Unbewussten."
  Einer Hamburgerin gegenüber habe ich einmal ein ähnliches Beispiel benutzt: „Das, was gerade jetzt bei Ihnen ‚vorne' ist, also was Sie gerade im Augenblick an Wissen zur Verfügung haben, passt vielleicht in eine Schublade. Was sonst noch in Ihrem Gehirn vorhanden ist und was wir hier in der Therapie dringend benötigen, ist im Vergleich dazu so groß wie die Speicherstadt. Und wir werden immer wieder auf dieses riesige gespeicherte Wissen zurückgreifen und dabei Ihre inneren Beobachter- und Helferanteile um Hilfe bitten müssen, die uns vielleicht sagen werden, in welchen Regionen wir mal nachfragen oder nach dem Rechten sehen sollten."
  Zusätzlich wissen wir von traumatisierten Menschen (siehe Band 1): Zwischen dem Alltagsbewusstsein und den emotionalen Zuständen, in denen Traumainhalte gefühlt, gewusst und „gelebt" werden, können zahlreiche tiefe Spalten und Risse bestehen. Umso mehr liegt es an uns TherapeutInnen, viel dafür zu tun, diese Spaltungen zu überwinden.
- **„Ihr Unbewusstes weiß die Lösung."** Sie können jederzeit, wenn Sie nicht mehr weiterwissen, in der KlientIn „nach innen fragen".

### Beispiel

Die KlientIn sagt: „Ich weiß jetzt auch nicht weiter. Sagen Sie mir doch, was ich tun soll" und sieht Sie erwartungsvoll an. Dann könnten Sie natürlich zum einen so etwas zurückfragen wie: „Kann es sein, dass Sie möchten, dass ich jetzt die Erwachsene von uns beiden sein soll?" Nicht schlecht. Dann müssen Sie aber auch mit jeder Art von Antwort leben, zum Beispiel mit dieser: „Ja, genau" – und es trifft Sie ein weiterer erwartungsvoller Blick. In diesem Fall sind Sie mit wenigen weiteren Sätzen sehr schnell bei der Erfahrung der KlientIn, dass immer andere über sie bestimmt haben und sie inzwischen eine Art „Erlernte Hilflosigkeit" entwickelt hat. Und/oder Sie befinden sich mitten in einem Machtgerangel. Vielleicht heben Sie sich eine solche Reaktion für den Zeitpunkt auf, wenn die KlientIn partout keine Selbstexploration betreiben oder Entscheidungen selbst treffen will.

Sie können es aber auch anders versuchen, indem Sie etwas sagen wie: „Können Sie sich einen Moment lang konzentrieren und mal nach innen hören oder spüren? Und wie ist es, wenn ich jetzt sozusagen in Sie hineinspreche und sage: Hallo, Innenleben von (Name der KlientIn). Wir haben hier ein Problem, und dafür brauchen wir jetzt die Weisheit des Unbewussten oder der Teile da innen, die gerade hier nicht vorne sind. Hier sitzt die Außenperson und sagt gerade: Jetzt weiß ich auch nicht weiter. Also brauchen wir jetzt

> alles da innen, was helfen kann. Die Frage ist: Gibt es etwas Wichtiges, was wir jetzt dazu erfahren oder wissen sollten? Können Sie bitte jetzt ganz sorgfältig nach innen spüren – es könnte ein Bild auftauchen vor Ihrem inneren Auge oder ein Gedanke oder ein Körpergefühl oder sonst irgendetwas ...“

Wenn Sie so arbeiten, kann es sein, dass die KlientIn nach kurzer Zeit lernt, dass sie sich nicht immer an andere wenden muss, weil da tatsächlich sehr viel in ihr ist, was sie weiterbringen kann. Sie können immer, wenn Blockaden auftauchen, eine solche Frage stellen, und häufig wird deutlich, dass der Widerstand etwas mit einem Konflikt oder einer „anderen Seite“ der vielen „Seelen in ihrer Brust“ zu tun hat.

- **Täterimitierende Zustände oder Anteile immer im Blick haben und den Kontakt mit ihnen suchen.** TraumaklientInnen haben häufig intensive Täterintrojekte. Solch ein „Geist, der stets verneint“ will wahrgenommen und in die Therapie einbezogen werden. Je stärker die KlientIn gespalten ist, desto abgespaltener und „autonomer“ agieren auch die Anteile in ihr, die täterloyal und/oder täterimitierend denken, fühlen und handeln. Sie verkörpern all den Hass des Täters auf die KlientIn, seine Verachtung, sein „Du sollst nicht anders sein, als ich dich haben will, du sollst dich mir unterwerfen!“. Einige KlientInnen haben diesen Hass längst verinnerlicht zu Selbsthass, zu einem resignativen „Ein besseres Leben ist für mich nicht drin“. All diese Anteile, Zustände – bei hochdissoziativen Menschen auch „innere Leute“ in der Persönlichkeit – bitte ansprechen und achtsam versuchen, sie zu verstehen (s. Kapitel 14).
  Die Devise ist: Aus Täterintrojekten starke Mahner, innere Skeptiker/Kritiker und vielleicht sogar wohlmeinende Beschützer werden zu lassen. Das ist eigentlich der Prozess, den wir hoffentlich alle durchmachen. Unsere früh traumatisierten Mitmenschen haben das aber noch nicht lernen können, als sie in dem entsprechenden Alter waren; die meisten kommen nämlich frühestens ab Mitte 20 aus den sie quälenden Verhältnissen heraus und lernen erst dann, dass die quälenden inneren Stimmen dazu da sind, sie letztlich davor zu warnen, sich zu sorglos zu verhalten, weil die Täter sie sonst wieder real quälen werden. Sozusagen ein präventives Selbst-Bashing, damit die wirkliche Katastrophe nicht eintritt. Sobald mehr „gute, sichere“ Menschen um eine solche Person herum sind, kann der Differenzierungsprozess beginnen: Was und wem glaubt man wirklich? Den genaueren Prozess habe ich in meinem Buch *Der Feind im Innern* (2013) beschrieben.
- **Aggressive Selbstanteile beachten.** Nicht alles, was aggressiv ist in einer traumatisierten Person, ist ein Täterintrojekt. Es gibt auch Selbstanteile, die gelernt haben, dass man niemandem trauen darf, weil schließlich alle Menschen gefährlich waren. Diese Anteile sind häufig in der Pubertät und danach entstanden (vorher war die Bindung zumindest an die Mächtigen in der Herkunftsfamilie zu stark,

um solch offensiv selbstverteidigende Zustände oder Anteile länger überdauern zu lassen). Wer sind wir, der KlientIn etwas Selbstverteidigendes auszureden – auch wenn es erst einmal so drastisch klingt wie ein Täterintrojekt? Schließlich stimmte es, jedenfalls für einige, vielleicht für die wichtigsten Menschen in ihrem Leben: Die anderen wollten nichts Gutes für sie, sie wollten sie ausbeuten. Wut, Hass, Zorn sind bedeutsame Empfindungen, auch des Sich-Wehrens gegen Unerträgliches. Sie sollten prinzipiell erst einmal wertgeschätzt werden. Und keine Angst vor starken Gefühlen! Gerade im Zorn kann sehr viel Kraft enthalten sein, die der Persönlichkeit sonst selten zur Verfügung steht. Für die KlientIn wird es wichtig sein, Kontrolle über diese Aggressionen zu bekommen. Wenn die TherapeutIn signalisiert, dass sie selbst solche Empfindungen wie selbstverteidigenden Zorn kennt, ist es für die KlientIn leichter, ihre aggressiven Selbstanteile zu achten. In jedem Fall ist das, was man anschauen und dem man einen Platz geben kann, viel weniger gefährlich als das, was man nicht haben „darf" und deshalb wegdrücken (dissoziieren, leugnen, verdrängen) muss.

- **Alles positiv ausdrücken und Erfolge feiern, wo immer möglich.** Wenn Sie einer KlientIn sagen: „Sie brauchen keine Angst vor mir zu haben", ist das ein dummer Spruch, den auch viele Täter sagen. Und er stimmt in der Regel nicht, auch nicht bei Ihnen, denn manchmal wird die KlientIn, ob Sie das nun wollen oder nicht, vor Ihnen Angst haben, und es wird eher wichtig sein, dieser Angst einen Platz zu geben, sie ernst zu nehmen, über sie zu sprechen. Außerdem ist ein solcher Satz deshalb zur Beruhigung ungeeignet, weil das Unbewusste keine Negationen hört. (Versuchen Sie jetzt einmal, nicht an einen Bären zu denken!) Viele traumatisierte Menschen befinden sich in ständigen Trancezuständen, und da haben sie noch weniger Möglichkeiten als ein hellwacher Alltagsverstand, Negationen richtig einzuordnen. Also gewöhnen Sie es sich bitte an – und bringen Sie es auch Ihrer KlientIn bei –, alles so klar und so positiv wie möglich auszudrücken. Wenn Sie sie also von Ihrer Harmlosigkeit überzeugen wollen, könnten Sie so etwas fragen wie: „Woran könnten Sie wohl merken, dass Sie hier bei mir in diesem Raum, jetzt in dieser Minute sicher sind?" Und wann immer etwas in dem Sinne ist, wie Sie es als therapeutische Begleitung gut finden, bestärken Sie es sofort. Ob es ein Gedanke ist: „Das war wirklich eine Schweinerei, was der mit mir gemacht hat." – „Genau. Eine Schweinerei – können Sie wahrnehmen, was Sie damit genau meinen?" Oder ein Gefühl: „Jetzt geht es mir besser." – „Wie schön, können Sie wahrnehmen, was im Einzelnen besser geworden ist?" Oder ein Verhalten: „Das hat ganz gut geklappt." – „Prima! Was genau haben Sie getan, damit es klappen konnte?"
  Für die AnalytikerInnen unter den LeserInnen: Wir sind in der Traumatherapie keine „neutrale Projektionsfläche", sondern empathisch an der Seite der Überlebenden, und wir deuten die Übertragungsbeziehung (für uns) nur dann, wenn es

unbedingt erforderlich ist! Wann immer etwas erfolgreich war, sind wir explizit erfreut und fordern die KlientIn heraus, sich etwas Besonderes zu gönnen. Damit verhalten wir uns insbesondere gegenüber früh traumatisierten Menschen lebenspraktisch genau anders als die Eltern, die ihnen eben nicht „gegönnt“ haben, dass sie groß, stark und unabhängig werden konnten. Mit unserem Verhalten fördern wir nicht Abhängigkeit und Unterwerfung, sondern Autonomie.

## *Die kreativen Ideen*

Und nun einige konkrete Beispiele für die kreativen Ideen von TherapeutInnen und KlientInnen. Es sind wirklich nur Beispiele – und vielleicht fordern sie Sie heraus, sich nie mit einem „Nichts geht mehr“ zu begnügen, sondern immer wieder aufs Neue nach einer Lösung zu suchen.

### Zeitprogression: Als-ob-Technik

Anja Nielsen (Name geändert) kommt ganz aufgeregt in die Therapiestunde: „Ich weiß jetzt, was ich mache! Ich schmeiße meine blöde Schwesternausbildung und werde schwanger, dann heiratet Alex (ihr selbstverliebter, gern mit Drogen experimentierender, beziehungsgestörter Freund) mich bestimmt. Die Pille habe ich schon heute weggelassen.“ Der Therapeutin bricht der Schweiß aus. Wie soll sie die Lawine, die da den Berg hinunterrast, noch aufhalten? Sie versucht erst, ein wenig gegenzuhalten: „Wow, Sie haben heute ja einen richtigen Schwung. Können wir uns das Ganze mal in Ruhe anschauen?“ Doch die Klientin will nichts davon wissen: „Sie können mich nicht vom Gegenteil überzeugen. Es ist alles beschlossene Sache.“ Daraufhin schaltet die Therapeutin um: „O.k. Dann schlage ich vor, dass wir uns das, was Sie vorhaben, mal so richtig ausmalen.“ Die Klientin schaut sie misstrauisch an. „Sie wollen mir das doch nicht ausreden, oder?“ – „Würden Sie sich das denn ausreden lassen?“ – „Nein.“ – „Na also. Sie kennen doch schon die Bildschirmtechnik, bei der Sie sich dort drüben an der Wand einen Flachbildschirm vorstellen, auf den Sie Ihre inneren Bilder projizieren können. Ich schlage vor, dass wir uns sozusagen von hier und heute aus einmal anschauen, wie das so Schritt für Schritt wird, wie Sie sich das vorgestellt haben. Also, Sie haben heute die Pille weggelassen. Können Sie sich die Anja dort vorstellen, wie sie schwanger wird?“

Nach kurzer Zeit erlebt Anja intensiv, indem sie auf die Wand starrt und die Bilder aus ihrem Innern dorthin projiziert, wie sie schwanger wird, wie der Freund reagiert. Erst will sie rasch darüber hinweggehen, dann sagt die Therapeutin aber: „Schauen Sie genau hin. Sie kennen Alex doch jetzt schon ganz gut. Wenn die Anja ihm erzählt, dass sie schwanger ist, wie reagiert er wohl?“ – Und dann sieht Anja, dass Alex hin- und hergerissen ist, und wird schon ein wenig nachdenklicher. Die Therapeutin ermutigt sie, weiterzuschauen: „Und können Sie die Anja dort sehen, wie sie das Kind zur Welt bringt? Wer ist dann bei ihr?“ Wieder möchte Anja gern „sehen“, dass Alex dabei ist, aber die Bilder dazu bleiben blass. Die Therapeutin fragt: „Waren Sie schon einmal bei einer Entbindung dabei?“ Anja nickt, sie hat während ihrer Pflegeausbildung schon mehrere Geburten miterlebt. „Und, können Sie sich vorstellen, dass Alex gern dabei ist?“ Anja bläst die Backen auf, pustet die Luft hörbar aus, schaut auf die „Leinwand“ und schüttelt den Kopf. „Nicht wirklich.“ – „Und dann, wenn Sie mit dem Baby nach Hause kommen, wird er sich freuen?“ – „Ja.“ – „Und wer wird nachts aufstehen, wenn das Baby schreit?“ – „Na ich. Er wohl eher nicht.“ – „Und dann, wenn das Baby wächst, nach zwei, vier, acht, zwölf Monaten. Sitzen Sie mit dem Kind zu Hause oder was machen Sie dann?“

Anja schaut und schaut, dann wendet sie den Blick von der Wand und beißt sich auf die Unterlippe. „Ach Scheiße, und ich hab es mir so schön vorgestellt … Nein, es wäre ziemlich öde. Und wenn ich dann keine Ausbildung habe, kann ich wie meine Mutter an der Aldi-Kasse landen.“ – „Und Alex?“ – „Den würde das Geschisse um das Kind ziemlich nerven. Der wäre wahrscheinlich mindestens jeden zweiten Abend bei seinen Kumpels.“ Anja schiebt das Kinn vor und sieht die Therapeutin trotzig an: „Vielleicht wird es aber auch ganz schön!“ Die Therapeutin schaut Anja liebevoll an. Dann nickt sie, ganz langsam. „Es wäre schön – wenn es schön wäre, gell?“ Dann reicht sie Anja ein Taschentuch …

## Ein Täterintrojekt „entdecken“ und ansprechen

Lonny Prieß (Name geändert) leidet extrem unter ihrer Fibromyalgie. Sie lebt im ständigen Krieg mit dem Körper, der sie, so empfindet sie das, „immer bestraft, wenn ich etwas Gutes für mich tun möchte. Es könnte mir so gut gehen, wenn der Körper mir nicht immer einen Strich durch die Rechnung machen würde!“ Seit vielen Jahren läuft sie von Arzt zu Arzt, und schließlich ist sie in der „Frauengruppe“ (häufig ein Synonym für eine Gruppe misshandelter Frauen) einer Klinik für psychosomatische Medizin gelandet. Dort wird sie, die künstlerisch hochbegabt ist, gebeten, einmal ihr „Innenleben“ wie eine Art Landschaft zu malen (zur inneren Landkarte siehe Kapitel 13). Als ich in der Klinik zur Supervision bin, möchte Lonny mir unbedingt noch ihr Bild zeigen, und ich nehme mir vor der Abreise noch eine Viertelstunde Zeit und setze mich mit ihr in eine ruhige Ecke. Von der behandelnden Kollegin weiß ich, dass Lonny offenbar als Kind sexuelle Gewalt erlitten hat. Sie hält mir ein großes buntes Bild entgegen und will wissen: „Was sehen Sie darin? Können Sie mir sagen, was das Bild zu bedeuten hat?" – „Ja, schauen wir mal zusammen drauf. Was können Sie erkennen, wenn Sie das Bild jetzt so betrachten?" „Tja", meint sie zögernd, „ich bin ganz verblüfft, was ich da gemalt habe. Es sieht aus wie ein großer verzweigter Baum mit vielen Gestalten darin."

Und so ist es. Mit der Besonderheit, dass dieser Baum mehrere Stämme hat, von denen einige wie „später angesetzt, zur Stütze des Ursprungsbaums" aussehen, wie wir gemeinsam, über das Bild gebeugt, herausfinden. Und in den Zweigen – von denen einige ihrerseits mit den Wurzeln an den größeren Ästen „andocken", sind Gestalten, gemalt oder als Kollage eingeklebt – also in sehr unterschiedlichen Gestaltungsstilen – aufs Papier gebracht. „Die Kleine, die Freche, die …", deutet Lonny auf eine Gestalt nach der anderen. Dann zögert sie und weist verzagt auf die Mitte des Bildes. „Mit allen da würde ich klarkommen, das ist zwar ein bunter Haufen, aber ich kann mir vorstellen, damit zu leben. Aber der hier …" – sie deutet auf das Bild eines Panthers, der lässig, groß und schwarz mitten im Baum liegt – „der macht mich ganz verzweifelt. Immer wenn ich einen kleinen Fortschritt gemacht habe und den nächsten Schritt unternehmen will, wird er wach und springt mich an, und dann bekomme ich diese Schmerzen." – „Hmm", meine ich, „aber vielleicht ist das ein ganz wichtiger, dieser Panther." Lonny schaut mich erschrocken an. „Aber ich will den weghaben!" – „Na ja, das kann ich verstehen, wenn Sie so viele Schmerzen haben und den Panther dafür verantwortlich machen", sage ich. „Was soll ich nur tun?!", ruft Lonny. „So ein Panther im Baum, da würde ich sagen, der hat etwas ganz Wichtiges zu sagen oder zu tun", meine ich vorsichtig und schaue sie dabei genau von der Seite an. Ihre Blinzelfrequenz verstärkt sich daraufhin deutlich, und ich spreche weiter, wie beiläufig:

„Vielleicht sollte man mal den Panther, wenn der gerade so ruhig im Baum liegt und nicht so aktiv sein muss, fragen, warum er dem Körper so zusetzt, wie er das tut." Ihr Blinzeln verwandelt sich in ein Augenflattern, und ich füge beruhigend hinzu: „Einfach nur so viel jetzt, wie es in Ordnung ist, es muss ja auch nicht heute sein, aber ich glaube, der Panther hat etwas Wichtiges zu sagen (ihr Kopf nickt kaum merklich) und wir sollten ihm respektvoll zuhören." Daraufhin entspannt sich Lonny körperlich, während mit ihren Augen etwas Seltsames geschieht: Ihre Pupillen verengen sich, der Blick wird glasig, ein kurzer scharfer Blick streift mich wie ein Laserstrahl – und ich spüre: wie eine Raubkatze, sprungbereit, misstrauisch, aber auch erstaunt zuhörend, neugierig, sodass ich wage zu sagen: „Vielleicht weiß der Panther sehr viel und könnte durchaus sagen, welchen Sinn das hat, was er tut." Jetzt nickt der Kopf, langsam und deutlich. Dann Augenflattern, Blinzeln – Lonny greift sich an den Kopf, „tut weh", streicht sich über die Augen und murmelt: „Es ist komisch, während wir gerade gesprochen haben, hat sich innen etwas von der Spannung gelegt. Irgendwie habe ich nicht alles mitbekommen, was Sie gesagt haben, es klang so weit weg. Vielleicht haben Sie recht, dass ich mit dem da innen Kontakt bekommen muss, aber ich habe ganz große Angst, und alleine schaffe ich das nicht, und ich will bald nach Hause."

Zwei Jahre später treffe ich Lonny wieder, in einer anderen Klinik. Freudestrahlend kommt sie auf mich zu: „Sie haben wohl damals schon mal zu meiner Therapeutin gesagt, ich könnte multipel sein und der Panther ein aggressiver Anteil, ein sogenanntes Täterintrojekt. Das wollte ich aber partout nicht annehmen. Inzwischen gab es einige Aufs und Abs, und jetzt ist hier die Diagnose richtig bestätigt worden, und ich arbeite an der inneren Zusammenarbeit, gemeinsam mit der Therapeutin hier. Der Panther ist jetzt schon ein ganz starker Beschützer geworden, und es geht mir körperlich sehr viel besser. Schauen Sie – ich habe jetzt schon zwei Ausstellungen mit meinen Bildern, eine davon hier in der Klinik, und ich kann sogar Bilder verkaufen!"

## „Das Lasso auswerfen und sich daran entlanghangeln"

Viele Langzeittraumatisierte können sich überhaupt nicht vorstellen, wohin die therapeutische Reise einmal gehen soll. Sie wollen „nicht mehr so viel Angst haben, nicht mehr so depressiv sein" und so weiter, aber sie wissen nicht, wo sie denn hinwollen. Hier hilft das, was ich das „Lasso auswerfen" nenne: Sich vorstellen, welches konkrete Ziel man anpeilen will, und zwar, wenn es sein muss, für jede Stunde, insbesondere aber für jede schwierige Stunde, die mit Konflikten, Traumamaterial, „heißen Gefühlen" oder Durcharbeitung zu tun hat.

### Beispiel

Simone Klein (Name geändert) hat sehr große Angst vor einer bestimmten Konfrontation mit einem Trauma, bei dem sie selbst zur Täterin an einem Lebewesen wurde: Sie musste auf Geheiß eines Täters, der sie jahrelang gequält hat, ein Kätzchen töten. Sie schämt sich, sie will nicht, aber sie merkt: Der Täter hat sie nicht nur zwingen können zu tun, was er wollte. Er hat in gewisser Weise immer noch Macht über sie. Er hat ihr eingeimpft: „Immer, wenn du etwas wirklich willst, wirst du schon sehen. Dann werden andere leiden müssen – oder du wirst leiden. Am besten, du rührst dich nicht und gehorchst, wenn ich dir sage, was du tun sollst."

Wir werfen das Lasso aus: Wohin soll es gehen, was soll dabei herauskommen, wenn wir gut mit dem Trauma gearbeitet haben? Simone zögert keine Sekunde: „Freiheit. Dann kann ich endlich wieder studieren, verreisen – und das tun, was ich gern tun möchte." Wir suchen ein Bild für diese Freiheit. Ihr gefällt das von dem Lasso, das sich an einem starken Baum festmacht: „So, und jetzt durch das Schreckliche zum Licht im Baum." Sie hält während der Traumaarbeit beide Hände zu Fäusten geballt übereinander – so, als hielte sie ein Lasso in der Hand ...

## Die Sandhur

So gut wie alle Traumatisierten haben Angst davor, von schlimmen Gefühlen überflutet zu werden. Ich gebe oft das Bild der Sanduhr mit:

Wir arbeiten hier nur mit der Menge, die in der Zeit, die wir hier zusammen sind, durch die schmale Stelle der Sanduhr rieselt …

## Vorsicht, Durchzug!

Wer zu schnell an die Durcharbeitung, etwa mit EMDR (s. Kapitel 18), herangeht, erlebt oft das Phänomen: Wenn man zu viele Türen gleichzeitig öffnet, bekommt man Durchzug.

KlientInnen, die sehr drängeln, an die Durcharbeitung mit EMDR zu gehen, die aber noch zu instabil sind, leuchtet dieses Bild meist ein. Folge: Wir arbeiten eher mit der Bildschirmtechnik, „schauen uns" das Schwierige „aus der Distanz" an und „packen den Film dann weg, in einen Tresor weg". Folge: kein Durchzug, sondern frischer Wind …

## Schlafenlegen

Je gespaltener eine KlientIn ist, desto „autonomer" treten Anteile ans Licht, handeln und tauchen wieder ab. Solange die Gesamtpersönlichkeit noch keine Kontrolle über solche, u.U. mit starken Affekten (Körperreaktionen wie Schmerzen z.B., und/oder starken Emotionen) einhergehenden Wechseln von Persönlichkeitsanteilen hat, sind insbesondere Zeiten brisant, in denen die TherapeutIn aus Krankheits- oder Urlaubsgründen nicht zur Verfügung stehen kann. Außerdem sind neben dem eigenen Geburtstag und dem der Täter aus der Herkunftsfamilie alle Feiertage schwierig, besonders Weihnachten und Silvester, weil es da „früher" in Misshandlungsfamilien oft sehr schlimm war. Auch Wechsel von ambulanter zu stationärer Behandlung können so stressreich sein, dass eine Dekompensation der Persönlichkeit droht.

Hier ein Beispiel, das mir freundlicherweise meine Kollegin Elisabeth Braun aus Hamburg zur Verfügung gestellt hat und das ich zum Zweck der besseren Lesbarkeit leicht bearbeitet habe:

Meine 32-jährige Patientin mit dissoziativer Identitätsspaltung (DIS), die ich vier Jahre ambulant behandelt hatte, kam nach drei Monaten stationären Aufenthalts, der sie leider nicht stabilisierte, sondern suizidal werden ließ, zu mir zurück, mit einer Entlass-Medikation von täglich 30 mg Valium, worüber ich alles andere als glücklich war. Wie sich herausstellte, hatten die Kollegen in der Klinik die „volle Dröhnung“ für nötig gehalten, weil sowohl die Alltagsperson als auch ein bestimmter Innenanteil suizidal waren. Vorher war die Suizidalität nur in einzelnen Persönlichkeitsanteilen aufgetreten, entweder in der „Gastgeberin“ oder einer Innenperson. Nun war die Situation offenbar besonders brisant.

Nach einem ersten Kontakt rief ich sie vereinbarungsgemäß alle 24 Stunden an, um den Selbstschutzvertrag zu erneuern, den sie nicht länger „halten“ konnte als eben 24 Stunden. Nach einer Woche waren wir beide erschöpft, zudem stand mein Urlaub kurz bevor, und es war klar: So konnte es nicht weitergehen. Da erinnerte ich mich an das „Schlafenlegen“, das wir schon einmal zu Beginn der Therapie gemacht hatten. Ich erinnerte die Patientin daran und wir sprachen das weitere Vorgehen miteinander ab: Ich „legte“, nach einer kurzen Tranceinduktion, erst einen der beiden Anteile an seinem sicheren Ort „schlafen“, dann tat ich dasselbe mit dem anderen Anteil, an seinem sicheren Ort. Entscheidend war das Vertrauen der beiden Persönlichkeitsanteile, dass ich sie, wie versprochen, in einer Woche „wecken“ würde. Danach würden wir eine Verabredung für die Zeit meines Urlaubs treffen.

Nach einer Woche war die Situation beruhigt, und das „Schlafen“ konnte bis nach meinem Urlaub fortgesetzt werden. Nach dem Urlaub „weckte“ ich die beiden Persönlichkeitsanteile; sie hatten sich „erholt“, und es war kein Valium mehr nötig. Offenbar hatte das gesamte Persönlichkeitssystem eine große Entlastung erfahren:

- Die „Wachgebliebenen“ hatten Ruhe und viel Zeit miteinander, besonders die kindlichen Anteile genossen das sehr.
- Die „Schlafenden“ bekamen Abstand von ihrem suizidalen Muster und wirkten danach sichtlich „ausgeschlafen“.
- Ich als Therapeutin konnte beruhigt in den Urlaub fahren.
- Und last, but not least: Schlafenlegen war ein guter Ersatz für Valium …

## Unter Erinnerungsdaten „hindurchtauchen“

Diese Übung ist ähnlich wie die des Schlafenlegens. Nehmen wir an, um den Jahreswechsel ohne ernsthaften Suizidversuch zu überstehen, sind besondere Maßnahmen nötig. Dann können alle Anteile oder Bereiche der Persönlichkeit, die suizidal werden (oder von einem der in Kapitel 15 benannten „Programm“-Zwänge betroffen sind), bei der Annäherung an Silvester sich rechtzeitig vorher (oft bedeutet das: schon vor Weihnachten) weit von der Oberfläche, in den Hintergrund zurückziehen. So weit, dass die Persönlichkeit es so wahrnehmen kann, dass diese Anteile kein

Zeitempfinden mehr haben und „unter" dem brisanten Datum „hindurchtauchen". Sie dürfen erst wieder nahe an die Oberfläche kommen, wenn das Datum vorüber ist (also z. B. erst am 7. Januar). Wenn nicht klar ist, welche Anteile der Persönlichkeit das sind, kann man die innere Landkarte noch einmal aktualisieren lassen und zurate ziehen.

## EMDR bei hochdissoziativen Persönlichkeiten

Meine Kollegin Annelie Wagner aus Saarburg ist äußerst kreativ, wenn sie mit ihren multiplen KlientInnen nach Möglichkeiten der Verarbeitung der vielen Schrecken sucht. Hier drei Tipps aus der EMDR-Arbeit:

**Tipp 1:** Nachdem wir ein einzelnes Trauma mit EMDR integriert hatten, fragte ich das System: „Was habt ihr jetzt schon gelernt?" Eine Teilpersönlichkeit, die das Trauma bislang getragen hatte, meinte: „Ich bin stolz auf mich und stark." Dieses verankerten wir per EMDR mit wenigen, etwas langsameren bipolaren Stimulationen, wobei möglichst alle Teilpersönlichkeiten dieses Gefühl „bekommen" sollten …

**Tipp 2:** Ein System befürchtete, von einem Trauma auf viele andere zu kommen und davon überflutet zu werden. Es wollte aber mit einem Trauma anfangen, und am Ende der Durcharbeitung bat ich, das Trauma in den Tresor zu „packen" und mir ein Handzeichen zu geben, wenn alles im Tresor „verschwunden" war. Nach einer Weile fragte ich, zu wie viel Prozent das inzwischen geschehen sei, und erhielt die Antwort: „Zu 80 Prozent." „Gut, und jetzt den Rest auch noch", sagte ich und machte wieder eine Runde EMDR. Hinterher hatte ich den Eindruck, dass die Klientin das Trauma tatsächlich ausreichend „weggetan" hatte. Wir konnten es danach in Teilen weiter bearbeiten.

**Tipp 3:** Übrigens verankere ich grundsätzlich alle positiven imaginativen Übungen mithilfe von EMDR.

## Die „Antivirus-CD"

Das Folgende ist ein kreativer Beitrag der Kollegin Susanna Cartellieri, damals Oberärztin einer psychosomatischen Klinik. (Heute würde man anstelle einer imaginären CD eine Software auf den „Gehirncomputer" aufspielen, die „Schadprogramme" in „Quarantäne packen" kann, und man würde u. U. als imaginäres Speichermedium einen USB-Stick o. Ä. verwenden.)

Eine rituell misshandelte Klientin, die sich sehr gut mit Computern auskennt, hat dies mit mir zusammen entwickelt. Sie war von zahlreichen „Programmen" gebeutelt, handelte also immer wieder selbst-fremd so, wie die Täter ihr das eingebläut hatten. Besonders schlimm waren die ständigen Kontakte zu den Tätern, für die sie häufig zunächst amnestisch war und die sie in manchen ihrer Teilpersönlichkeiten offenbar auch immer wieder initiierte, indem sie „brav" dort anrief und die Täter einließ, wenn sie klingelten etc. Da sie Antiviren-Programme kannte, haben wir imaginär eine Antivirus-CD in ihren „Gehirn-Computer" eingelegt. Natürlich unbesehen haben wir alle „Viren-Dateien" („Programm"-Zwänge) isoliert und diese „rausgezogen" auf eine Extra-CD, die wir dann in einen „Tresor gepackt" haben. Das hat nicht nur bei dieser Klientin, sondern auch noch bei einigen anderen erstaunlich gut funktioniert. Der – oft über hypnotherapeutische Techniken von Tätern etablierte – Druck, sich täterloyal zu verhalten, ließ drastisch nach, und die Persönlichkeit konnte sich jeweils selbstbeschützend verhalten.

## Die Schleuse

Dies ist eine imaginäre Übung, die ich entwickelt habe, um die „Unterschieds-Bildung" zu erleichtern: Damit etwas nicht „von da nach dort sickert", kann man eine Schleuse „dazwischenschalten", durch die „man hindurchmuss".

Beispiel: Viele traumatisierte Innenanteile drängen an die Oberfläche; es droht eine Dekompensation. Also wird „kurz unter der Oberfläche" eine Schleuse etabliert, wie sie in Flughäfen als Metalldetektor zu finden ist. Jeder Anteil, der „heraus"will, muss erst durch die Schleuse. Dabei werden alle „brisanten" Affekte (wie „Waffen") herausgenommen, und hindurch kommt nur, wer von den „Wächtern" für „o.k." befunden wurde.

Ein anderes Beispiel: Eine heikle Innenarbeit, die einer Klientin wie „feine Neurochirurgie" vorkommt, ist nötig. Damit die Arbeit mit höchstmöglicher Sorgfalt und Ruhe getan werden kann, müssen alle beteiligten Anteile in eine besondere Etage, in einen besonderen „OP-Trakt" und eine Schleuse wie vor einem Operationssaal passieren, wo alle „Bakterien abgespült" werden. Nach der Arbeit, die in einem besonderen Zustand getan wird (heilsame Trance), gehen alle Anteile wieder durch die „Schleuse", und alle Reste von Belastungen werden „abgespült". Dann ziehen sie imaginär ihre „Alltagssachen" wieder an und können mit der Außenwelt in Kontakt treten.

## Zeitperlen mit Kraft

Viele früh Traumatisierte können eine rasche Vitalisierung schlecht verkraften und müssen wieder „die Physiologie eines Lurchs im Winter“ annehmen. Sobald sie zu positiv „aufwachen“, „dimmen“ sie sich wieder herunter, indem sie rauchen, trinken oder Junkfood essen … Wenn Energien sich in der Persönlichkeit verwandeln, etwa indem zerstörerische Persönlichkeitszustände zu beschützenden Anteilen werden, kann der Überschuss in ein Glas mit „Retard-Kraftperlen“ getan werden, imaginär natürlich. Und immer, wenn Teile der Persönlichkeit Kraft benötigen, können sie vom „Hüter des Glases“ eine Ration „Kraft-Zeitperlen“ bekommen, deren Wirkung sich langsam über 24 Stunden entfaltet. Auch weniger gespaltene Persönlichkeiten können von dieser Übung profitieren.

## „Clonen“ von inneren Helfern

Diese Geschichte kommt von der inzwischen in Berlin praktizierenden Trauma-Psychotherapeutin Gabriele Kahn (siehe auch ihr Buch *Das Innere-Kinder-Retten,* 2010):

Bei einer inneren Rettungsaktion sollte ein kindlicher Anteil an einen inneren sicheren Ort gebracht werden. Als innere HelferInnen gab es ein Introjekt: die innere Oma sowie eine Vorstellung eines „Muskelmanns“. Da die Klientin diese Helfer zu schwach fand, haben wir kurzerhand den Muskelmann „geklont“ und aus einem zehn Muskelmänner gemacht. Als die Erwachsene immer noch Angst hatte, bei der inneren Rettungsaktion selbst das traumatisierte Kind zu „werden“, haben wir an den sicheren Ort einen Engel imaginiert, der sich ihr gegenüber befand und ihr half. Mit EMDR habe ich dann die innere Rettungsaktion unterstützt. Nach dem positiven Ende der Imagination hatte die Klientin keine Flashbacks mehr.

## Das „Power-Kraftwerk“

Diese Übung ist nicht von mir, leider ist mir der Erfinder oder die Erfinderin entfallen, aber ich gebe sie hier gern weiter:

Zerstörerische Anteile der Persönlichkeit verfügen in der Regel über die meiste Power (Kraft, Energie, Wucht …). Häufig wird diese zerstörerische Kraft vom Rest der Persönlichkeit als „zu viel“ wahrgenommen, mit der Folge, dass sie bekämpft, isoliert gehalten und weggedrückt wird, was wiederum sehr viel Kraft kostet, die nicht nach außen gerichtet oder für sinnvolle Zwecke der Persönlichkeit innerlich verwendet werden kann. Um aus diesem Dilemma herauszukommen, kann die Übung hilfreich sein, dass der oder die zerstörerischen Anteile oder Täterintrojekte etwas von ihrer Kraft zur Verfügung stellen. Allerdings ist es in der Regel nicht möglich, diese Kraft unmittelbar von den täterimitierenden Anteilen zu den Opferanteilen zu transferieren. Daher die Idee mehrerer „Staustufen".

Oben im Kraftwerk gibt es einen Turbinenraum ohne Fenster nach draußen. Das ist der „Kraftraum der Power-Riesen", hier können sich die zerstörerischen Anteile austoben und geben ihre Kraft ab (die Imagination muss den Power-Anteilen gefallen, ohne den Rest der Persönlichkeit zu erschrecken; daher im Einzelnen ausarbeiten). Als energiegeladenes Wasser verlässt die Kraft den Turbinenraum und läuft dann über mehrere Staustufen in ein Becken, in dem solche Anteile, die dringend Kraft brauchen, bis zu den Knien im Wasser stehen können (höher darf das energiegeladene Wasser nicht im Becken stehen, sonst wird die Imagination eher als bedrohlich wahrgenommen).

Es ist auch möglich, das energiegeladene Wasser in kleinen Portionen zu trinken, um zu Kräften zu kommen … (Eine ausgearbeitete Version dieser Übung finden Sie, ebenso wie zahlreiche weitere Übungen, in dem von mir herausgegebenen Handbuch *Viele sein,* 2011)

## Die Verwandlung vom Zerstörer zum Helden

Für die Umwandlung der Täterintrojekte und anderer eher zerstörerischer Anteile in starke Beschützer gibt es viele unterstützende Imaginationsübungen, wie z. B. die vorige. Was in jedem Fall hilft, ist, diese Anteile mit Respekt und Sorgfalt zu behandeln, allein schon deshalb, weil sie beim Überleben geholfen haben, indem sie sich im Moment der höchsten Not am weitesten von der Persönlichkeit selbst „wegkatapultiert" und stattdessen mit der Gegenseite, dem damals Mächtigen, identifiziert haben. Da Täter Macht und Angstfreiheit verkörpern, kann man auch gegenüber täterimitierenden Anteilen betonen, wie viel Kraft sie haben, die sie der Gesamtpersönlichkeit zur Verfügung stellen könnten – wenn sie es denn wollen.

Wenn es dann so weit ist, kann eine solche Umwandlung mit positiven Worten begleitet werden: „Unser Held, der von der Finsternis ans Licht geht" etc. Auch eine Namensänderung für solche Persönlichkeitsanteile ist hilfreich: „Stefan" statt „der Chef" zum Beispiel. Oder „die Hinteren" statt „die Dunklen". Und aus inneren „Monstern" werden vielleicht Figuren wie aus der Sesamstraße oder die beiden kritischen Alten aus der Muppet-Show; aus „Vampiren" werden „Wölfe", werden Dingos, werden starke beschützende Wolfshunde …

## Einen Film überspielen und wegtun, ohne ihn anzuschauen

Es ist immer wieder erstaunlich, wie sehr traumatisierte Menschen von häufig sehr einfachen, aber plastischen imaginativen Übungen profitieren können. Nehmen wir an, das Traumamaterial sitzt sozusagen „Oberkante Unterlippe", die Persönlichkeit ist aber noch nicht stabil genug, auch nicht, um ein Trauma auch nur auf dem Bildschirm anzuschauen. Dann gibt es die Möglichkeit, es vom inneren „Filmprojektor" auf einen USB-Stick zu überspielen, wobei der Bildschirm dunkel bleibt. Dann den Stick herausnehmen und in einen Tresor packen. Hauptsache, die Persönlichkeit hat eine vage Ahnung, was für ein Film das ist: „Das Schlimmste" oder „Die Nacht im Landschulheim" – so etwas reicht völlig. Bilder braucht es oft gar nicht, um eine Distanzierung erfolgreich hinzubekommen. Manche KlientInnen haben tatsächlich keine Bilder von ihrem Trauma „parat", dennoch sind sie sich ganz sicher, dass es sich um ein Trauma handelt, und leiden darunter. Oft genügt es schon, diese Art Distanzierung wie beim „Filmüberspielen ohne Bilder" vorzuschalten, um dann eine längere Phase der Stabilisierung beginnen zu können – lange vor der Durcharbeitung …

## „Zellschäden reparieren"

Menschen, die traumatisiert sind, haben meist das Gefühl, dass etwas in ihnen „irreparabel zerstört" ist. In fortgeschrittenen Therapiestadien, wenn es schon gelingt, liebevoll und tröstend nach innen zu wirken, kann es hilfreich sein, sich „Zellreparaturen" imaginär vorzustellen. Das Enzym Q-10 zum Beispiel, das ja tatsächlich Zellschäden reparieren kann, oder Vitamin E oder auch eine ganz andere heilsame Substanz können in die Region der zerstörten Zellen gelangen und ganz langsam und sorgfältig die Schäden reparieren und neue Zellverbindungen aufbauen. Eine solche Imagination stärkt auch die Vorstellung der besseren inneren Kooperation.

## Sinnstiftende Rituale

Wann immer möglich, können Feste gefeiert werden. Nicht nur mit realen Freunden, sondern auch mit den inneren Anteilen. Die inneren Kinder trösten und ihnen ein Spielzimmer einzurichten; ein wunderbares Essen, das alle Lieblingsspeisen von klein bis erwachsen enthält; einen inneren Energiekreis bilden, Freude und Liebevolles miteinander teilen – dafür können fantasievolle Feste und kleine Rituale gefunden werden. (Allerdings müssen rituell misshandelte Personen hier aufpassen, dass sie nicht getriggert werden.)

Bücher, die sich positiv mit Ritualen beschäftigt haben, sind z. B. Achterberg et al. 1996, Grün 1997, van der Hart 2010, Krüger & Becker 2010, Marx et al. 2021, Somé 1999.

Aber auch für Trauer, Abschied und Neubeginn können kleine Rituale hilfreich sein: z. B. einen Friedhof für die zerstörten Anteile in sich liebevoll anlegen und dort ein Trauerritual abhalten. Dies kann auch im Außen inszeniert werden. Ich habe z. B. bei der Trauer um abgetriebene Kinder erlebt, dass auf Veranlassung der betroffenen Frauen in bestimmten dafür eingerichteten Bereichen auf Friedhöfen solch ein Platz geschaffen oder umgewidmet wurde.

Abschiedsrituale wie der „fortlaufende Abschiedsbrief" (und andere gute Ideen im Buch *Abschiedsrituale* [van der Hart 2010]) können dazu dienen, sich aus zerstörerischen Außenbeziehungen zu lösen. Ein Täterintrojekt, das nicht mehr „nach außen kommen" will, kann z. B. folgendermaßen verabschiedet werden: Alle Anteile danken diesem Anteil, dass er im Moment der höchsten Not für alle anderen übernommen hat, ganz aus dem Selbst herauszutreten und sich mit dem Täter zu identifizieren. Sie retten – etwa in einer „Schatzkiste" –, was die Gesamtpersönlichkeit von diesem Anteil lernen kann und behalten möchte. Dann wird dieser Anteil verabschiedet, und bei Bedarf wird auch ein kleines Trauerritual seinetwegen abgehalten. Ich habe es aber auch schon erlebt, dass ein Anteil einfach sein Bündel geschnürt, sich von manchen Anteilen der Persönlichkeit verabschiedet hat und immer weiter nach „hinten gegangen" ist, bis er von der Persönlichkeit nicht mehr wahrzunehmen war.

Für die Entwicklung traumatisierter Menschen durch Psychotherapie hat die DGTD 2018 eine Tagung durchgeführt. Daher empfehle ich für das Thema der Langzeitverläufe den Sammelband *Aus vielen Ichs ein Selbst? Trauma, Dissoziation und Identität* (Huber 2019).

# Index

## R



## S



## T